急重症救护
新概念与新技术

（第二版）　　　　张悦怡 主编

ZHEJIANG UNIVERSITY PRESS
浙江大学出版社

图书在版编目(CIP)数据

急重症救护新概念与新技术 / 张悦怡主编. —杭州:浙
江大学出版社,2009.3(2018.6 重印)
ISBN 978-7-308-06476-7

Ⅰ.急… Ⅱ.张… Ⅲ.①急性病—急救②急性病—护理
③险症—急救④险症—护理 Ⅳ.R459.7　R472.2

中国版本图书馆 CIP 数据核字(2008)第 203113 号

急重症救护新概念与新技术(第2版)

张悦怡　主编

策划组稿		
责任编辑	孙秀丽(sunly428@163.com)	
封面设计	卢　涛	
出版发行	浙江大学出版社	
	(杭州市天目山路 148 号　邮政编码 310007)	
	(网址:http://www.zjupress.com)	
排　　版	杭州中大图文设计有限公司	
印　　刷	嘉兴华源印刷厂	
开　　本	787mm×1092mm　1/16	
印　　张	26.25	
彩　　插	0.25 印张	
字　　数	702 千	
版 印 次	2012 年 9 月第 2 版　2018 年 6 月第 6 次印刷	
书　　号	ISBN 978-7-308-06476-7	
定　　价	49.00 元	

《急重症救护新概念与新技术》
编写名单

主　编　张悦怡
副主编　庄一渝　程丽君　黄建一
参与编写人员（按姓氏笔画为序）

王　芳　　庄一渝　　江　云　　何非方　　何春风

张悦怡　　沈菊亚　　沈菊萍　　陆远强　　金奇红

金金花　　周大春　　周道扬　　赵林芳　　施剑斌

袁国萍　　梁　靖　　程丽君　　黄建一　　鲍德国

虞雪琴

前　　言

随着急诊医学和危重症监护学科的发展,急重症救护领域的概念和技术也日益受到临床医护人员的关注和重视。为了让广大医护人员了解急重症救护领域最新的概念和技术,提高临床医疗工作者遭遇突发事件的抢救应对能力,我们参阅了国内外(尤其是国外)急重症救护领域的相关书籍和最新文献,并结合临床应用中的经验,由从事急诊和监护实践和教学多年的医护人员共同编写了本书。

本书共分五篇,第一、二篇为心脏生命支持的概念与技术,包括:基础生命支持,主要介绍心肺复苏术和美国心脏协会 2010CPR & ECC 指南的内容,由从事心肺复苏实践和急救培训多年的医护专家共同完成;高级心脏生命支持,主要涉及气道管理、呼吸和循环支持方面的相关概念和技术,由具有丰富麻醉、监护和心脏病监护与急救工作经验的临床专家撰写。第三篇为创伤生命支持的概念与技术,主要阐述创伤机制、创伤评估方法和致命性创伤的急救,由从事创伤急救多年的临床医护人员完成。第四篇介绍了国际最新的急诊分诊系统概况,如五级预检分诊法和危重患者常用的监护技术、血液动力学监测和各系统功能评估与监测的方法等,由具有丰富急救和危重病监护经验的专家书写;第五篇为常用抢救操作技术和抢救药物的介绍,共包含 47 项操作技术和 35 类常用的抢救药物,其中的药物为美国心脏协会推荐的复苏领域最新的常用药物,由从事临床急救和培训多年并具有丰富急救药物使用与管理经验的临床专家完成。

该书内容具有科学性和先进性,所介绍的新技术具有可行性。与其他书籍不同的是,编者借鉴了国外先进的理念,试图从独特的角度诠释生命支持相关的技术和概念,以 ABCD 方法说明挽救生命措施的关键步骤,力求急救的流程简单、快捷、清晰而易于实施,其实用性强,能使读者较系统和全面地学习和掌握急重症救护的方法与技能。本书可用作临床医学和护理专业本科教育以及继续教育的教材,也可作为院前急救人员、临床一线的医疗、护理工作者的急救参考书,尤其适合于急重症医护人员作为应对突发意外病人抢救的指导用工具书。

本书在编写及出版过程中,得到了浙江大学出版社、浙江大学医学院各附属医院的许多专家和教授的支持与帮助,而以邵逸夫医院为主的各位作者更是牺牲了自己的诸多业余时间,倾注了大量心血,以保证该书能顺利完成和如期出版,在此表示衷心的感谢! 由于编者水平有限,加之编写时间仓促,书中错误和不足之处在所难免,敬请广大读者批评指正。

张悦怡

2011 年 5 月于杭州

目　　录

附　录

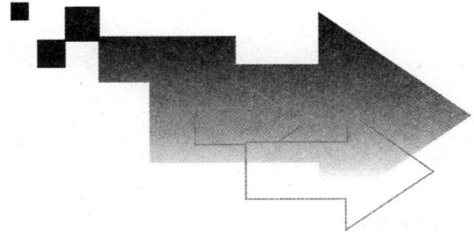

第一篇 心脏生命支持技术：
基础生命支持

第一章　心肺复苏概论

第一节　基本概念与生存链

一、基本概念

心肺复苏(cardio-pulmonary resuscitation,CPR)又称基础生命支持(basic life support, BLS)是指用人工的办法尽快帮助心跳呼吸骤停的患者建立呼吸与循环,从而保证心、脑等重要脏器的血氧供应,为进一步挽救患者的生命打下基础。心肺复苏中最主要的步骤为 A、B、C,即开放气道(airway)、人工呼吸(breathing)、人工循环(circulation)。心肺复苏是急诊心脏救护的重要组成部分,是复苏成功的关键步骤,它贯穿于心脏生命支持的全过程。

心肺脑复苏(cardio-pulmonary-cerebral resuscitation,CPCR)是指在基础生命支持的基础上为减轻心脏骤停患者的中枢神经系统损害而进行的一系列综合性治疗,以达到部分或全部恢复脑组织的功能。心肺脑复苏是临床医学的组成部分。无论哪一个临床医学专业,都将涉及心肺脑复苏的问题。CPCR 更是急诊医学的重要组成部分,是"起死回生"、"救死扶伤"最生动、最具体的体现。CPCR 的过程和成功率反映了整个急诊医疗体系三个组成部分(院前急救——医院急诊室——危重病监护病房)之间的协调程度和工作效率。

二、生存链

近年来,许多临床工作者、管理者和研究人员都意识到,改进急诊救护系统的工作对提高生存率有着极其重要的作用,即抢救心脏骤停者的生命必须依赖一系列紧急措施的有效实施,如果任何一项措施被忽视或延搁,患者的生命就无法挽救。而生存链(chain of survival)的提出使心脏救护各项措施的实施成为可能,生存链各环节的紧密配合可使患者获得最为理想的结果。生存链各环节包括:早期请求急救系统的帮助、早期进行心肺复苏、早期除颤、早期给予高级心脏生命支持的急救措施以及早期实施综合性复苏后治疗(图 1-1)。有效的急救取决于生存链各个部分的密切配合。

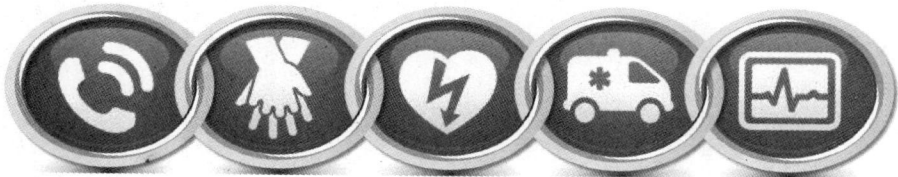

图 1-1　生存链(早期打电话、早期心肺复苏、早期除颤、
早期高级心脏生命支持、早期综合性复苏后治疗)

(一)早期请求急救系统的帮助(打"120"急救电话)

该环节包括患者发生紧急情况后到急救人员赶赴抢救期间所进行的任何活动。医护人员应向公众宣教,使其能认识到心脏病发作的前兆征象如胸痛、呼吸急促等,促使患者在失去知觉前尽早与急救人员联系,从而及早获得专业救助。这是保持该环节有效的关键。

应向公众宣教的在心脏骤停时采取的紧急应对措施的具体内容包括:

1. 旁观者能尽早识别患者处于危急情况并打急救电话。

2. 判断患者是否意识丧失。

3. 现场只有旁观者一人时,如为成人患者,经判断为非窒息性的心脏骤停,应立即拨打"120"急救电话(图1-2),然后开始进行心肺复苏;如为婴幼儿或窒息性心脏骤停的成人(如溺水)应先进行2分钟心肺复苏,再打电话。

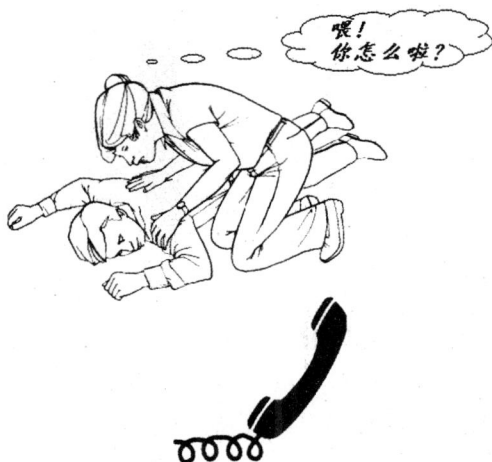

图 1-2　判断反应和打"120"急救电话

4. 急救中心接线员应尽快识别潜在的心脏骤停情况,并指导旁观者采取紧急措施。

5. 急救中心应迅速派遣急救人员携带抢救必需的物品,包括除颤仪和高级心脏生命支持的设备,以最快速度赶赴现场。

6. 识别患者处于心脏、呼吸骤停的临床状态。

上述措施必须在除颤及进行高级生命支持的措施前给予。每一步骤均为早期请求急救帮助这一环节的重要内容。

必须建立一个完善的急诊医疗服务体系,从而使上述措施能及时有效地付诸实施。现今在我国各城市开展的"120"服务系统取得了一定的社会效益,但还需不断完善。比如,急救中心的接线员必须由医护人员担当,在公众求救时能提供具体的指导,如告知来电话者如何判断患者有无心跳和呼吸,如何进行心脏按压及人工呼吸,如何判断急救措施是否有效等。急救中心必须保证快速派出急救车及人员。从接电话到派遣的平均时间必须在1分钟内;急救人员必须经过基础生命支持(BLS)及高级心脏生命支持(ACLS)课程的正规培训,从而在现场能立即实施包括除颤在内的抢救措施,以提高患者的生存率。

(二)早期心肺复苏

患者心脏骤停后立即开始心肺复苏是非常重要的(图1-3)。许多临床研究表明,旁观者及时进行CPR对提高心脏骤停者的生存率有着非常显著的积极效果,除非从打电话到获取除颤仪的间隔时间非常短。在专业急救人员到达进行除颤及进一步抢救之前,对心脏病突发者实施的最为有效的措施是旁观者立即进行 CPR(图 1-4)。尤其是非目击倒下者,CPR 的意义更大。进行基础生命支持的训练能有效地提高院外心脏骤停者的生存率,提高市民的急救意识,使其能更迅速地获取急救医疗体系的帮助,从而争取时间尽早实施除颤。对患者来说,旁观者 CPR 很少造成其严重的损伤,即使对未发生心脏骤停者进行不恰当复苏的情况也不例外。

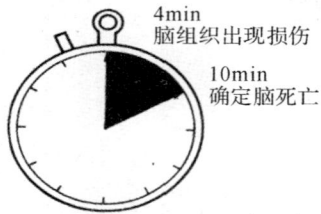

图1-3　CPR开始时间的重要性

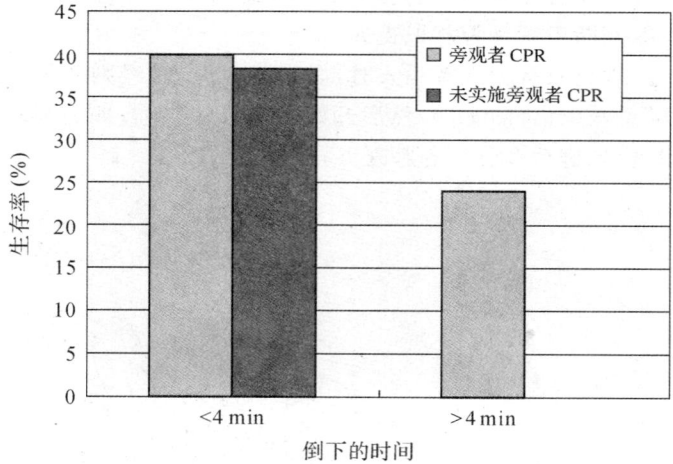

图1-4　旁观者CPR 的作用

对社会人群应进行 CPR 的普及培训,包括学校、军队、工厂、旅馆、饭店等工作区域或公共场所的工作人员和家庭成员等。社区和政府应尽可能提供市民或公众学习 CPR 的条件,从而使能挽救生命的心肺复苏技术得到广泛普及。

尽管旁观者 CPR 有着重要的作用,但它只是个暂时措施。若不尽快进入下一个环节(早期除颤及早期高级心脏生命支持),它将失去本身的价值。旁观者必须意识到及早通知急救系统的重要性,从而使急救人员能及时赶赴现场进行进一步的抢救(表 1-1)。

表 1-1　心脏骤停患者采取 CPR 及 ACLS 措施的及时性与生存率的关系

开始 CPR 的时间(分钟)	开始 ACLS 的时间(分钟)	生存率(%)
0~4	0~8	43
0~4	16	10
8~12	8~16	6
8~12	16	0
12	12	0

如果旁观者单独一人面对成人心脏骤停的情况,应首先确定患者意识已丧失,然后打急救电话寻求帮助并开始 CPR;对于儿童或特殊情况下的成人心脏骤停,最有可能的原因是由呼吸骤停所导致,如创伤、淹溺或药物过量等,复苏者应先采取约 2 分钟生命支持的措施,再通知急救系统。这种情况下,延迟拨打急救电话而立即提供通气支持的措施是恰当的,因为此时室颤的发生率较低而呼吸骤停的可能性非常高。

(三)早期除颤

早期除颤是生存链中对提高患者生存率最有帮助的一环。院外心脏骤停者提高生存率最为关键的措施是:广大受过培训的复苏者能及时获取体外自动除颤仪(automated external defibrillator，AED)进行除颤。据美国心脏协会统计,在心脏骤停的成人患者中,85％是由心室颤动或无脉搏性室性心动过速所引起,最有效的治疗手段就是除颤。从心脏骤停到除颤的间隔时间是成功地将室颤转复为正常节律最重要的变量。每延迟1分钟除颤,复苏的成功率就下降7％～10％,如果10～12分钟以上再进行除颤,生存率几乎为零。除颤进行得越早,患者的预后越好,生存的机会也就越大。如能在火车站、体育场、剧院、工作区域以及公寓楼等人群聚集的公共场所放置AED,就可缩短心脏骤停到除颤的间隔时间。公众可获取除颤仪(public access defibrillator，PAD)的配备可使患者自主循环恢复的可能性增加,最终提高患者的生存率。美国心脏协会要求每一辆救护车均需配备除颤仪,每位救护车上的医务辅助人员(paramedic)都应掌握除颤操作并允许其实施除颤。在医院的所有区域和救护车上,救援人员应有能力对室颤患者提供早期除颤措施。即在高危人群发生心脏骤停时的3±1分钟内实施除颤。近几年来,美国所有社区范围内的公共区域和警车上均配备了AED,并由AHA提供针对非医务人员的AED培训。对公众尤其是警察、保安人员以及有心脏骤停高危性的患者家属等人群提供AED使用的培训,并允许和鼓励这些非医务人员进行AED操作,将使院前心脏骤停者在最初的几分钟内即可获得除颤治疗,从而提供更多的生存机会。

(四)早期高级心脏生命支持(ACLS)

早期的高级心脏生命支持由到达现场的医生、护士或医务辅助人员来提供。它是心脏骤停急救中另一个非常重要的环节。急救人员应携带抢救设备以支持呼吸,建立静脉通路,使用急救药物,控制心律失常,并使患者相对平稳以利及时转送(图1-5)。除此以外,ACLS小组成员还提供许多其他用于治疗非心脏原因所致的心脏、呼吸骤停的评估和措施。具体内容将在后面章节详细叙述。

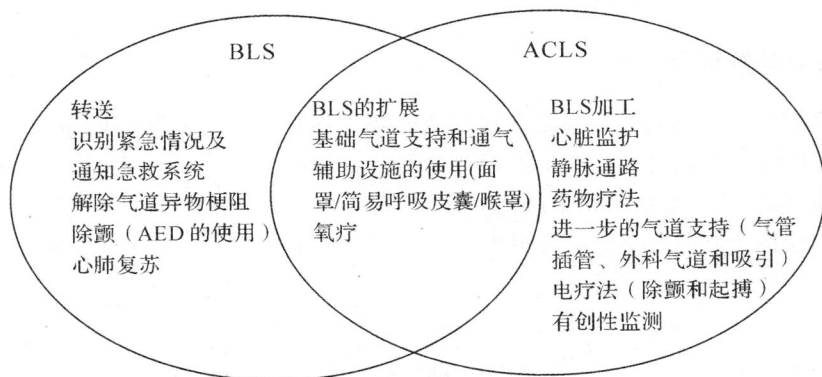

图1-5　急诊心脏救护:基础生命支持和高级心脏生命支持的内涵

(五)早期实施综合性复苏后治疗

自主循环恢复后实施系统化管理对于提高存活者的神经功能完整性至关重要。因此要重视心脏骤停后的治疗。应提供全面、有组织、完整和多科合作的连续性心脏骤停后管理。包括心肺和神经功能支持,按指征提供治疗性低温和经皮冠状动脉介入治疗(PCI),预见、治疗和预防多脏器功能障碍等。应尽早实施脑电图检查以诊断癫痫,并及时解读脑电图结果,对于恢复自主循环的昏迷患者也应给予频繁或持续监测。

(六)急救医疗服务系统的评价

生存链执行力度最好的评价方法是分析经过急救医疗服务系统(EMS)的努力所取得的生存率的数据。虽然对该系统来说,资料收集与分析的花费并不是个小数目,但是只有通过评价,EMS 系统才能常规地、不断地改善其服务。所有的急诊心血管救护系统应通过持续的评价过程来了解和改进他们的工作。为使进行评价的资料更有意义,对各区域 EMS 系统进行比较是非常有必要的。也就是说,应该使用标准化的定义和术语。目前文献中报告的生存率从 0~44% 不等,这些显著的差异是否因为人口、治疗方案、系统组织运行、复苏技术或报告流程的不同所致,目前尚不明确。近年来,在评价心脏骤停的生存链和复苏生存率等情况时,国际上已对使用标准的术语和方法的重要性达成了共识。解释清晰、意义明确的国际通用术语已产生,统一的报告资料的方法也已建立,而心脏骤停研究的方法也已得到改善。

为改进急诊心血管救护系统的工作,必须首先为各社区组织提供一些精确测量生存率现状的基础资料。可通过下列措施达到:

1. 在每个急诊心血管救护系统中建立一套评价机制。

2. 使用标准化的术语和报告方法来精确评估生存率。在此评估中,要与急诊医疗服务系统保持一体化,使之逐渐形成术语使用、资料收集、系统描述和 CPR 研究方法上的一致。

3. 制定提高生存率的切实可行的目标。为达到目标,评价系统的现状(包括生存率)并识别生存链中的弱项是非常有必要的。

4. 建立一个持续质量改进的计划。回顾生存率的情况,认识目标与现状之间所存在的差距,找出改进系统现状的策略并予以实施,评价通过改良后系统的现状。

5. 设计一个有益于社区组织的特殊评价系统。有关的信息应该在地区和全国范围内共享,从而帮助其他社区建立和发展理想的系统组织或机构。

第二节　心肺解剖、功能及挽救生命的措施

一、正常心肺解剖与功能

心血管系统由心脏、动脉、毛细血管和静脉组成。心脏的大小如紧握的拳头,位于胸部正中、胸骨与脊柱之间、膈肌之上。除了正对脊柱的部分和前面正中的一小部分以外,心脏的周围由肺所环绕(图 1-6)。心脏是一个肌性器官,各腔室被一层薄而强有力的心内膜所覆盖。心脏坚韧的肌肉层称为心肌。心脏由心包所包围。冠状动脉是为心肌供血的特殊的动脉。

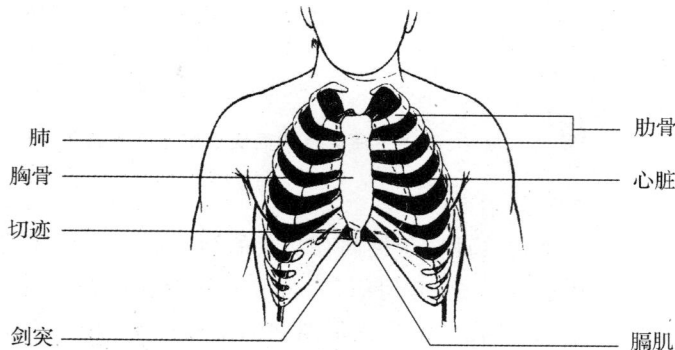

图 1-6　心脏与胸部其他组织的关系

心脏分成 4 个部分,包含 2 个上部(心房)和 2 个下部的腔室(心室)。右半部分的心房和心室接收全身的回心血量。右心室将血液泵入肺动脉并运送到肺。左半部分的心房和心室接收经肺氧合的血液。左心室将氧合血液泵入主动脉以供应全身。心房和心室之间、心

室和两支大动脉(肺动脉和主动脉)之间的瓣膜能使血液排出心脏。这些瓣膜有助于保持血液向前流动并通过心脏的各腔室进入肺动脉或主动脉(图 1-7)。

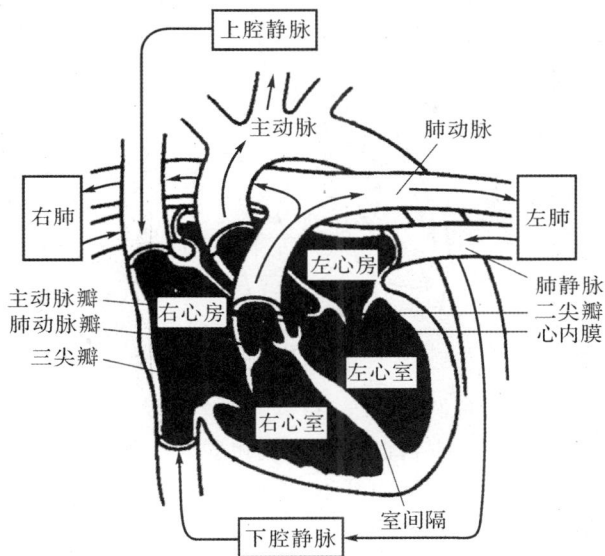

图 1-7　心血管系统的解剖

　　心脏有自己的血液供应系统。冠状动脉是主动脉的第一个分支,负责供给心肌和心内膜含氧血液。两支主要的动脉——左冠状动脉和右冠状动脉的分支形成复杂的网状系统,以保证心脏所有区域的血氧供应。

　　心脏的功能是将血泵入肺,在肺内摄取氧,然后将含氧血液输送到全身并释放出氧。动脉和静脉在身体组织和心脏之间起着运输血液的作用。在组织中,氧和二氧化碳在血液和细胞之间进行交换。这样的过程发生在肺、身体的其他部分以及心脏肌肉本身。

　　成人心脏处于休息状态时,每分钟跳动 60～100 次,每次心跳大约可射血 70ml。在休息时,心脏每分钟大约泵出 5L 的血液。运动时,心脏平均每分钟能泵血 35L,一个 70kg 重的成人体内大约有 6L 的血液。当心脏停止泵血(心脏骤停)时,血液循环停止,而贮存在脑及其他重要生命器官的氧很快就会耗尽。

　　电冲动触发心脏的正常起搏点并通过心脏的特殊传导系统传导到心肌,可引起心肌的一次收缩或心脏的跳动。心肌是受到电冲动的刺激才引起收缩的。心脏有自己的电起搏点。脑内发出的神经冲动或血液内的各种物质可影响起搏点和传导系统的功能,从而发生心率的改变。

　　呼吸系统由四部分组成:①将气体从外界带入身体内部的气道;②肺泡-肺内的小气囊,气体在此进行交换;③神经肌肉部分;④动脉、毛细血管和静脉。

　　气道分成上下两部分。上呼吸道包括鼻、口腔、咽和喉,下呼吸道包括气管、左右支气管和细支气管(支气管的分支,止于肺泡)(图 1-8)。

　　呼吸系统的神经肌肉部分包括脑内的呼吸中枢、支配呼吸肌的神经以及呼吸肌。胸廓由肋骨组成,后面与脊柱相连,前面与胸骨相接。最主要的呼吸肌有:①大而呈薄片状的膈肌,与下部肋缘相连,从前往后扩展并将胸腔与腹腔分隔开来;②肋间肌肉;③一些颈部和肩带部位的肌肉。

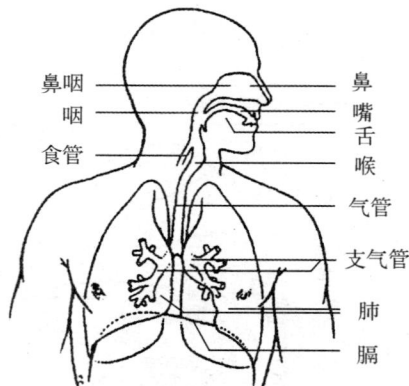

图 1-8　呼吸系统的解剖

肺泡是许多非常小的气囊,它们通过气道接收新鲜的吸入气体(一般包含 21% 的氧,如果正在给氧则含氧量更高)并排出来自血液的二氧化碳。在肺泡周围有许多小血管(毛细血管)围绕。肺泡与毛细血管一起组成肺的基本单位。

肺动脉运送来自右心的低含氧量的血液,通过肺循环进入肺泡周围的毛细血管。毛细血管运送血液到肺泡,在肺泡摄入氧并排出二氧化碳。肺静脉将来自肺的高含氧血液运回到左心。

呼吸系统的功能是携带空气中的氧进入血液并排出体内的二氧化碳。体内所有的细胞都需要持续的氧供才能发挥正常的功能。在代谢过程中产生的二氧化碳必须排出体外。如果供应细胞的氧不足或二氧化碳的排出减少,将会发生酸中毒。

心血管系统的功能是运输来自肺的含氧血液进入体内细胞,并运送细胞内含二氧化碳的血液进入肺内。如果因为呼吸不足、呼吸衰竭或心血管功能受损使心排出量减少,进而引起肺内的含氧血液减少,就会使细胞的氧供减少而发生组织缺氧。此时细胞就会从有氧代谢变为无氧代谢,在此过程中生成的乳酸或其他酸性物质会导致患者发生代谢性酸中毒。

如果呼吸功能受损,二氧化碳的排出减少会导致高碳酸血症。在急性期会引起呼吸性酸中毒;如果转变为慢性高碳酸血症(持续时间超过 48 小时),肾代偿将保留碳酸氢盐以缓冲并部分地纠正酸中毒。

在大多数健康人群的血液中,氧与二氧化碳的水平保持着相对、持续的稳定。引起呼吸冲动的刺激来自脑内的呼吸中枢,而靠近呼吸中枢的动脉血内二氧化碳的水平会影响呼吸的深度与频率。当血液中二氧化碳的水平升高,呼吸中枢就发出增加呼吸次数的信号并通过神经传导至呼吸肌。呼吸频率的增加和深度的加强会一直持续到血液中二氧化碳的水平开始下降。当二氧化碳水平降低后,呼吸中枢就会发出信号,使呼吸的次数减少、频率减慢。反馈系统能使二氧化碳水平和呼吸的频率与深度之间保持持续的线性关系,从而使血液中的二氧化碳水平维持在一个较低的范围内。

在肺泡内,空气中的氧通过肺泡和毛细血管壁进入血液。二氧化碳则按相反方向进行。离开肺泡回流的血液中应含有高浓度的氧。

空气中含有大约 21% 的氧和 79% 的氮。当呼吸时,吸入空气中的氧只有 1/4 被接收入肺内血液,呼出气体中仍含有较高浓度的氧(约 16%)和较少部分(5%)的二氧化碳与水蒸气。在呼吸复苏时,救援者呼出并提供给患者的气体中包含了足够量的氧以维持患者暂时的氧供。这就是口对口呼吸有效的原因。

吸气是一个主动过程。膈肌是最主要的呼吸肌。膈肌收缩并沿腹腔下降以增加胸膜腔的容量。在此同时,肋间肌肉收缩并抬高肋弓以进一步增大胸膜腔的容量。随着胸腔内容量的增大,胸腔内压和肺内压下降而低于大气压水平,这种大气压与肺内压的差别使气体能吸入到肺内。

呼气一般来说是一个被动的过程。当肌肉放松时,肋弓下降,膈肌抬高,使胸腔的容量减小。富有弹性的肺被动变小,使进入肺内的气体排出。

当呼吸停止时,心脏在最初的几分钟内仍能继续其泵血功能,并将贮存的氧带到脑及身体的其他部位。及早对呼吸骤停或窒息(异物气道梗阻)患者采取复苏措施常可避免心脏骤停的发生。

二、呼吸骤停和无效呼吸

呼吸骤停是指呼吸的缺失。无效呼吸是指尽管患者存在呼吸活动,但是不能保持血液中正常的氧和二氧化碳的水平。对于呼吸骤停的患者应提供正压通气,包括口对口、口对面罩或皮囊面罩通气。无效呼吸的患者可能需要正压通气或补充氧气以确保组织足够的氧合。

(一)气道梗阻

最常见的气道梗阻原因是上呼吸道的一些正常结构如舌、会厌等阻塞咽喉背部。任何可导致意识丧失或颌肌张力缺失的情况均可引起舌(会厌)掉入咽后壁而引起气道梗阻。异物梗阻时提供正确、及时的气道急救管理是保证突发异物梗阻者在院外如家中、餐馆等场所中安全的重要步骤。

(二)中枢性呼吸骤停

脑的呼吸中枢保证了正常的呼吸活动的发生,并通过对呼吸频率与深度的调节保持血液中正常的二氧化碳水平。在发生脑卒中、休克或心脏骤停时,脑组织的血液供应不足,导致呼吸中枢的功能受到严重影响。在心脏停止跳动的几秒钟内,呼吸也将停止。

任何导致血液中氧含量降低的情况,不管脑组织的血流是否正常,都能引起呼吸骤停。这些情况包括:药物过量,麻醉药物及巴比妥类药物的应用,头部外伤以及其他一些可干扰正常呼吸肌收缩的疾病与损伤。在这些情况下,患者会出现呼吸停止或无效的喘气式呼吸,常伴有前臂或腿部肌肉的收缩。当确定患者需要进行呼吸复苏或心脏按压时,切勿将濒死呼吸与有效的呼吸混淆。

三、冠状动脉疾病

(一)概述

在美国,每年有近800万人因胸痛或胸部不适而去急诊室就诊,其中200万人(25%)被诊断为包括不稳定型心绞痛(50万人)和急性心肌梗死(150万人)在内的急性冠脉综合征(ACS)而进行住院治疗。在急性心肌梗死患者中,约50万人会死亡,而50%的死亡是突然发生的,而且大多在症状出现后的第一个小时内发生。如果缺血性胸痛未得到及时的治疗,34%的患者会死亡,在17%的患者中,胸痛成为他们最初也是最后的、唯一的症状。急性冠脉综合征已日趋成为中国社会飞速发展的产物,不久我们也将面临同样严峻的问题。

在过去的20年中,急性冠脉综合征的急救管理有了显著的改善。溶栓疗法和经皮冠状动脉介入的一些措施(包括血管成形和支架的放置)可使阻塞的冠状血管再通,从而挽救生命并改进生活质量。早期诊断和治疗急性心肌梗死能显著降低死亡率,减少梗死范围,改善左心室功能并减少心力衰竭的发生率。当然,这些措施在患者症状出现的最初几个小时内付诸实施才更为有效。

目前对 ACS 在有限时间内进行及时治疗的重视,也对非医护人员、第一目击者和急救医疗服务人员提出了更高的要求。对怀疑 ACS 的患者进行早期识别,早期获取专业人员帮助和早期转送医院,进行早期的对症治疗等,能有效降低 ACS 的发病率和死亡率。

(二)与 ACS 相关的一些术语

动脉粥样硬化:是指动脉壁的内膜因逐渐形成的脂质等物质的沉积而增厚、动脉壁弹性消失、动脉管腔狭窄逐渐加重,从而使血流减慢,动脉供血的能力下降。

冠状动脉疾病:是指冠状动脉出现粥样硬化。

急性冠脉综合征:包括一组临床症候群,表现为冠状动脉因不同程度的脂质斑块、血凝块等物质沉积和痉挛所致的急性闭塞,包括不稳定性心绞痛和急性心肌梗死,常可发生猝死。

心肌缺血:是指心脏肌肉的氧供不足而导致胸部不适或心绞痛发作。

胸部不适/缺血性胸痛/心绞痛:是指心肌得不到足够的血氧供应而出现的症状。典型的表现通常被描述为压榨样,非常沉重的、紧缩的、憋闷的胸部疼痛或不适,可放射到手臂、肩膀、下颌、背部或上腹中部。这种感觉可以是"经典"型的或被描述为扩散性的胸部或背部的不适或疼痛。有很多患者往往认为这是一种"压力"感而否认"疼痛"的存在。

心肌梗死:是指心肌因较长时间得不到足够的血氧供应而引起的死亡。

血栓:是指凝血系统对损伤反应而形成的血凝块。其中的成分包括血小板、促凝血蛋白(如凝血酶)以及纤维蛋白。当冠状动脉内形成血栓时,可阻断由其供应的心肌的部分或全部血流,从而引起心肌缺血、缺血性胸痛或心肌梗死。

(三)心脏的病理生理基础

动脉粥样硬化是缓慢而逐渐进展的疾病,常在较早的年龄即开始出现。有些人甚至在20 岁之前就可发生。动脉粥样硬化是一个全身性的疾病过程,可使身体许多部位的动脉受累,如心脏(可导致心脏病突发)、脑(可导致脑卒中)或腿(可使腿部因行走而疼痛或因运动而肌肉痉挛,称为跛行)。

冠状动脉的粥样硬化使患者有发生心绞痛、急性心肌梗死或心脏猝死的危险。在心肌功能受损前很长一段时间,患者可表现为无任何症状。动脉壁的内膜因脂肪组织(脂质、胆固醇)和钙质的沉积而增厚,导致了动脉管腔狭窄的逐渐加重(图 1-9)。调整并控制高危因素可使动脉粥样硬化停止进展,甚至逆转整个过程。

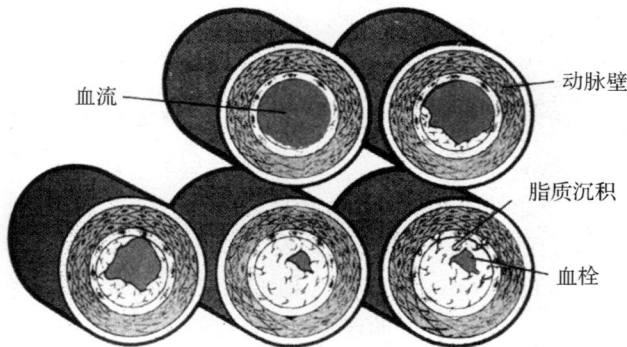

图 1-9　动脉粥样硬化的形成

发生急性冠脉综合征的患者会有不同程度的冠脉闭塞。ACS 的发生常常由于脂质斑块的破裂或侵蚀所引起。未破裂的斑块不会有显著的对血液动力学的影响,但在动脉壁内膜的表面下常常有一些炎性物质浸润，使得斑块变薄并导致其破裂。其他导致斑块破裂的重要因素还有血流速度、血流的稳定性以及血管的解剖等。

斑块破裂后，机体将试着通过血小板和凝血系统的活动来修复此内在的"损伤"。血小板覆盖在破裂斑块的表面，新的血小板聚集到该部位以补充损耗。此时如能给予阿司匹林将非常有效，因其能降低血小板凝集的能力。

凝血系统的活动导致了血栓的形成。富含血小板的血栓能部分地阻塞冠状动脉，影响部分心肌的氧供从而引起心肌缺血。这种缺血可引起长时间的胸部不适或缺血性胸痛。

目前所使用的抗血小板药物包括阿司匹林和新的抗血小板制剂如糖蛋白 Ⅱ b/Ⅲ a 抑制剂等非常有效；而溶栓疗法效果不佳，还可能加重血管的闭塞。

患有急性冠脉综合征的患者可出现不同类型的心肌梗死或处于心肌梗死的危险之中。患者的临床表现是由闭塞动脉的部位、闭塞动脉的大小、闭塞持续的时间和严重程度以及有无形成维持心肌血供的侧支循环所决定的。不同表现的心肌梗死，其治疗也有所不同。不同类型的心肌梗死可通过心电图的特征性改变和心肌损伤的血清标记物的检查来识别。

如果血栓阻塞冠状动脉的时间较长，患者的病情可能会演变而形成特殊类型的心肌梗死，称之为有 Q 波型心肌梗死。该持续存在的血栓为富含血小板的类型，因而早期使用溶栓治疗和经皮冠脉成形术将有很好的效果。

（四）急性冠脉综合征和心肌梗死

冠状动脉疾病是缓慢进展的过程，常表现为无任何症状，直到冠脉狭窄非常严重或发生急性斑块的侵蚀或破裂。动脉狭窄的程度逐渐加重达到 $70\% \sim 90\%$ 时，患者会出现运动后的胸部不适（心绞痛）。随着狭窄的进一步加重，患者在轻微的活动后就会出现严重的心绞痛，甚至在休息时也会出现。

由于斑块的破裂，有冠状动脉疾病和动脉狭窄基础的患者可在任何时候发生急性冠脉综合征而出现急性症状，还可发展为不稳定性心绞痛或心肌梗死，甚至猝死。

1. 心绞痛。心绞痛是冠心病的常见症状。由于心肌暂时得不到足够的血氧供应而引起的短暂疼痛或不适，可位于胸部正中（称为心前区或胸骨下）或扩散到整个前胸部（图1-10）。最初只发生于手臂、肩、颈、颌、背或上腹部的不适而没有前胸部不适时，也可能是心绞痛的表现。老年人、妇女或糖尿病患者的心绞痛与典型疼痛相比，其放射的部位常更为广

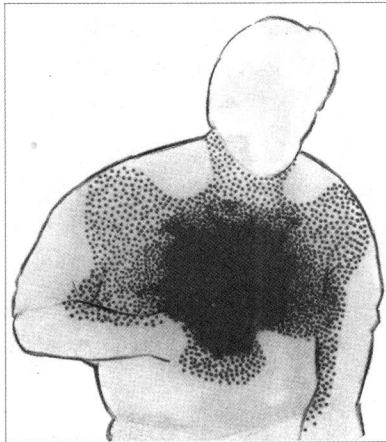

图 1-10 冠脉疾病时疼痛的部位及严重程度

泛、疼痛的描述更为模糊。这些患者还会伴有呼吸急促、晕厥、头痛、虚弱无力或扩散性疼痛。心绞痛可由任何引起心跳加快的因素所诱发,如运动、不寻常的体力消耗、精神心理上的压力等。一般持续 2～15 分钟。引起心绞痛最常见的原因是冠状动脉粥样硬化。随着冠脉狭窄程度的增加,减少心绞痛所做的努力也需加强。心绞痛一般能通过及时的休息或口服硝酸甘油而得到缓解。如果通过休息或在 10 分钟内含服 3 颗硝酸甘油(指先前有冠脉疾病史者)后疼痛未获缓解,应立即拨打急救电话。

不稳定性心绞痛是指长时间的、持续的或在休息时发生(如在夜间因疼痛而使患者惊醒)的疼痛。休息时发作且持续时间超过 20 分钟的疼痛,或新发生的进展性疼痛以及夜间发生的疼痛,具有发生急性心肌梗死和猝死的较大危险。此类患者如经休息或口服硝酸甘油后疼痛未获缓解,应及时拨打"120"。

当患者有新出现的心绞痛(两周之前,但在两个月以内),发作的频率、持续时间或严重程度增加,或轻微的活动即出现疼痛时,应寻求医疗帮助。此类心绞痛相对来说预后较好。

2. 急性心肌梗死(心脏病突发)。心脏病突发通常是在部分心肌较长时间丧失血氧供应(一般在 20～30 分钟以上)的情况下发生的。常因有疾病的冠状动脉严重狭窄或完全阻塞而使依赖其供血的心肌细胞死亡所致。病变冠脉的严重狭窄或完全闭塞,或斑块的破裂伴继发性的血栓形成等往往会导致心脏病突发。血管痉挛(自主或继发于可卡因类药物)、壁间动脉瘤或栓塞也可导致心脏病突发,但较为少见。

当血流受阻较长时间,心肌会缺血(氧供不足而损伤);如果血流不能及时恢复,经该动脉供血的心肌细胞就会死亡(坏死)。心肌缺血还可导致心脏异常节律的出现如室颤。室颤常发生在症状出现的第一个小时内,因此,当新出现或发生持续的不稳定性心绞痛时,获取急救医疗系统的帮助是非常必要的。

心脏病突发的警告征象:

● 胸部不适是心脏病突发的一个最重要的征象。该不适的部位、性质、放射部位等与心绞痛相似,但持续的时间较长,且通过休息或口服硝酸甘油后症状未获缓解或只有部分缓解。

● 其他征象包括出汗、恶心或气急。

● 虚弱无力的感觉可伴随胸部不适出现。

应警觉下列各项:

● 不适感并不严重,患者可能仅仅出现呼吸急促,尤其是老年人、妇女或糖尿病患者。

● 患者看上去并不挺严重或并不具有心肌梗死所有的典型症状。

● 短暂的剧痛或刺痛通常不是心脏病突发的征象。

● 急性心肌梗死的征象可发生于任何年龄(甚至在青年人中)、任何时间及任何地点。

● 不要过于相信患者描述不适时所使用的"尖锐"的词句。有时患者的意思是非常模糊的。他们常常使用该词语来表示"程度"而不是表示"性质"。

许多心脏病突发患者的死亡发生在到达医院前,如果患者能及时寻求帮助(如在症状和体征出现后的数分钟内),死亡常可避免。在心脏病突发时,最常见引起死亡的原因是室颤。而室颤最有效的治疗手段是除颤。如果不能获得除颤仪,患者成功复苏的希望非常渺茫。

大约有一半的心脏病突发者是在院前死亡的,大多数发生于最初症状出现的 1 小时内,因而及时识别心脏病发作的前兆症状是非常重要的。医护人员应向公众宣传心脏病发作的高危因素以及它的前兆症状与体征。

最初的急救措施是让患者保持平静和休息。由于心绞痛及心脏病突发都是由于心脏血供不足所引起,因此要尽量减少活动。心跳加快或血压升高如运动状态时心脏需要更多的氧供,而休息能使耗氧量降至最低。可让患者躺下或坐直,使其保持最舒适而呼吸更易进行的位置。

在已往有心脏病史的患者中,若典型症状持续 10 分钟以上,休息及三次使用硝酸甘油后不能缓解,必须采取急救措施。

对于已往无冠心病史的患者:

- 认识到前兆症状。
- 停止活动并坐下或躺下。
- 若疼痛持续 5 分钟以上,立即打电话寻求帮助,若不能获取"120"的帮助,应立即将患者送至最近的医院急诊室并观察 24 小时。

对于已知有冠心病并使用硝酸甘油的患者:

- 认识到前兆症状。
- 停止活动,坐下或躺下。
- 将一粒硝酸甘油放于患者舌下,3～5 分钟可重复一次,直至总量达 3 粒,大约需 15 分钟(家人使用硝酸甘油时应谨慎,因患者可能先前几分钟已使用过硝酸甘油或有个体差异)。
- 如果症状仍存在,应打电话寻求帮助或尽快将患者送至就近医院,至少观察 24 小时。

因患者可能否认心脏病发作,作为家人应准备好采取必要的基础生命支持措施,持续监测患者的意识、呼吸和脉搏,尽早进行心电监护,如果可能,应及时给予氧吸入。若不及时采取措施,患者可能会发生心律失常,最终导致心脏骤停的出现。如果患者出现了意识丧失,应开始进行 CPR 的 ABC 步骤。

心脏病发作时,患者否认机制的具体表现为:认为仅仅是因为吃的食物导致不适;或认为自己一向很健康,不可能会心脏病发作;不想打扰医生、困扰家人;可自行用些家庭备药;认为如事后证实不是心脏病发作会是一件很可笑的事等。如果患者开始寻找心脏病突发不可能的理由时,为采取积极态度的信号。

院前因急性心肌梗死发生的死亡常不可避免。如果室颤发生时专业人员能及时到达,就可提供 CPR 和除颤,并能建立静脉通路、给药以及提供进一步的通气支持。但这些措施都依赖于对急救医疗系统的尽早通知。

3. 心脏猝死(心脏骤停)。心脏猝死可在心跳及呼吸骤停后发生。可表现为冠心病最初的、唯一的症状,也可在其他一些症状出现前发生,或在已知冠心病者心脏病突发的过程中发生。一般常发生于心脏病突发症状出现的 1 小时内。

心脏骤停发生后的几秒钟内,患者可发生意识丧失及呼吸停止。在早期阶段,患者可出现抽搐情况。脑循环再灌注建立得越早,脑功能恢复的机会也越大。在心脏骤停发生后 4～6 分钟,脑组织的损伤就会发生。但小儿发生冷水淹溺,或巴比妥类药物过量的情况下,即使在心脏骤停后较长时间,仍可能恢复正常的脑功能。心脏骤停的患者需立即进行 CPR 和获取除颤仪进行除颤。

冠心病是心脏骤停最常见的原因。任何可干扰心脏血、氧供应或引起心肌刺激的情况均可导致心脏骤停。这些情况包括呼吸骤停、心脏的直接损伤、药物或心脏节律的干扰等。脑组织本身的损伤一般不会直接引起心脏骤停,常由脑损伤导致呼吸骤停,进而引起心脏骤停。一旦呼吸停止,心脏可能还可维持跳动几分钟,当血氧水平显著降低时心脏即停止跳动。

所有猝死的患者中,心跳骤停最直接的原因是室颤,而室颤是有见证的心脏骤停者中最为常见的初始节律。室颤是一种异常的、混乱无序的节律,使心脏无效地颤动,循环完全停止——即心脏停止泵血。室颤是院前急性心肌梗死患者死亡的罪魁祸首,还与院内死亡率的增加有关。由室颤引起的心脏骤停如不进行电除颤,该异常节律很少能够转复。尽管CPR能暂时保持生命器官的灌注,但除颤是复苏成功的关键,能恢复自主、协调的心脏电活动及心脏功能,从而引起有效的心脏跳动。因此要尽早使用电击除颤。成功地使室颤转复为灌注型节律的可能性随着时间的推移而下降;未治疗的室颤将在几分钟内转为停搏(一直线)。一旦发展为停搏,成功复苏的可能性就非常低。早期除颤将在后面的章节中详细论述。

如果CPR能及时实施,除颤能快速有效地进行,患者就有更好的生存机会。早期除颤是"生存链"中最重要的一环,尤其在改善院外心脏骤停者的预后方面起着重要作用。因而作为医务人员均应熟练掌握除颤的操作方法。除了心室颤动,还有一些其他情况可引起心脏猝死如意外电击伤、淹溺、药物过量、窒息、严重过敏反应、创伤、脑卒中等(图1-11)。

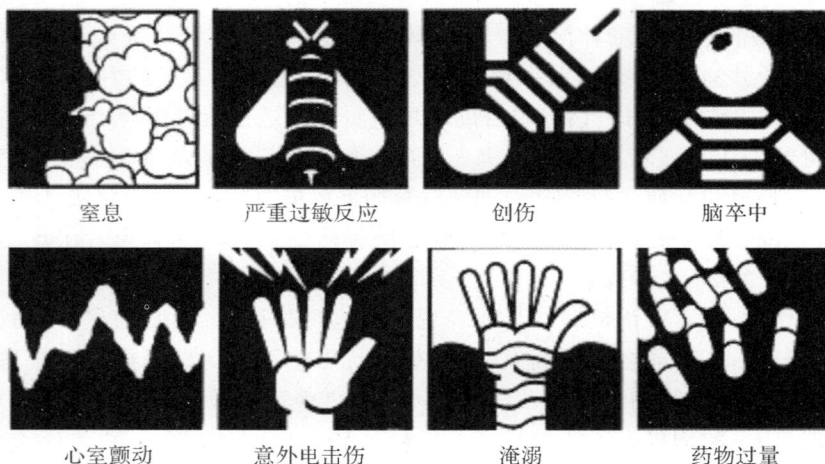

| 窒息 | 严重过敏反应 | 创伤 | 脑卒中 |
| 心室颤动 | 意外电击伤 | 淹溺 | 药物过量 |

图 1-11　猝死的常见原因

第二章　基础生命支持操作技术

第一节　概　述

一、适应证

(一)呼吸骤停

当呼吸缺失或有呼吸但不足以维持有效的通气和给氧时,就会发生呼吸骤停。作为急救人员,应有能力识别呼吸骤停或判断呼吸不足以维持有效氧合或通气的紧急情况。急救人员应立即建立通畅的气道,提供呼吸复苏以预防心脏骤停和低氧对脑及其他器官的损害。对于呼吸骤停或气道梗阻的患者,早期采取有效措施常可预防心脏骤停的发生。

在院外,未出现心跳停止的呼吸骤停的原因有许多,包括溺水、脑卒中、气道异物梗阻、烟雾吸入、会厌炎、药物过量、电击、窒息、外伤或任何原因引起的意识丧失。在院内,此种情况常出现于药物反应或使用镇静药物时,以及脑卒中、心肌梗死或任何原因引起的昏迷等。当呼吸骤停时,心肺氧合还能持续几分钟,脑和其他重要器官的氧供也能暂时地维持。

(二)心脏骤停

心脏骤停时,循环中止,生命器官的氧供中断。患者将没有循环的征象和脉搏。循环征象包括呼吸、咳嗽或回应呼吸复苏所产生的移动。心脏骤停的患者常可在早期出现喘气式呼吸,称为濒死呼吸,该无效的呼吸不能维持正常的氧合与通气,故不可与正常的呼吸相提并论。如果患者存在有效呼吸,那么可以认为其循环是充足的,且不可能已发生心脏骤停。作为循环征象的一项指标,急救人员应学会怎样来区别濒死呼吸和有效的自主呼吸。

心脏骤停时患者可出现下列的节律:室颤、室速、停搏或无脉性电活动。

二、AED 的使用

对室颤和无脉性室速导致的心脏骤停,进行早期除颤的治疗非常有效。如今,体外自动除颤仪(AED)被认为是基础生命支持中非常重要的辅助措施,能使训练有素的救援人员有机会实施生存链的第三环节——早期除颤。对救援人员进行培训和能及时获取 AED 进行除颤的措施与进行 CPR 同等重要。AED 在院外急救中非常有效,其操作也简单易行,在后面的章节中将详细介绍。

第二节　气道异物梗阻及其急救技术

相对于冠心病和其他原因引起的死亡来说,气道异物梗阻并不太常见,但却是心脏骤停可预防的原因。气道梗阻可直接导致通气及循环问题,尤其在患者意识丧失时,故掌握急救的方法尤为重要。

对于淹溺患者来说，气道梗阻并不常见。水不是固体的异物，不会阻塞气道。尽管在溺水患者的口咽部常可发现沙子、海藻等异物，但并没有证据显示它们能完全阻塞气道。许多淹溺患者并未吸入水，即使有吸入的水，也会在上呼吸道和气管内得到吸收。此时患者需要的是立即开始 CPR 的措施，尤其是进行呼吸的复苏以纠正缺氧。因此，对于溺水患者不提倡使用去除气道异物的手法。此手法可引起并发症并将延误 CPR 等对于溺水者来说更为重要的急救措施。

一、气道异物梗阻的原因及预防

(一)原因

上呼吸道梗阻可以引起昏迷及心肺骤停。但因昏迷和心肺骤停而引起上呼吸道梗阻者更为常见。昏迷患者舌后坠可导致上呼吸道梗阻；心肺骤停或进行心肺复苏时胃内容物的反流、头面部外伤、出血等均可引起上呼吸道梗阻，尤其是患者昏迷时更容易发生。

成人的气道异物梗阻常发生于进餐时，肉是引起梗阻最为常见的原因。其他不同种类的食物和异物也可引起儿童和成人异物梗阻。与食物梗阻相关的因素包括试图吞咽大块、未经充分咀嚼的食物，患者血中酒精水平升高及戴有假牙等。老年患者伴有吞咽困难时尤其要注意小心地饮水和进食，以减少异物梗阻的危险性。在餐馆，气道梗阻常被误认为是心脏病发作。

(二)预防

1.将食物切成小块并充分咀嚼，尤其是戴有假牙者。

2.咀嚼或吞咽时避免谈笑。

3.避免过多饮酒，尤其是进餐时。

4.小儿口中有食物时勿让其走、跑或玩。

5.珠宝、大理石饰品、图钉等物品应放在小儿不易获取之处。

6.咀嚼功能较差的小儿应避免吃花生、爆米花、热狗等需充分咀嚼的食物。

二、气道异物梗阻的识别

早期识别气道梗阻是抢救成功的关键。将其与晕厥、脑卒中、心脏病突发、癫痫、药物过量或其他引起急性呼吸衰竭的情况加以区别是非常重要的，因其治疗方法完全不同。

任何人尤其是年轻人突然发生呼吸停止，并逐渐出现口唇青紫、意识丧失而又无任何较为明显的原因，即应考虑异物梗阻。

气道梗阻可分为完全梗阻和部分梗阻。

(一)部分气道梗阻

可分为气体交换好和气体交换差两种情况。

1.气体交换好。患者可保持清醒，咳嗽有力，咳嗽间可听到哮鸣音。此时应鼓励患者用力咳嗽，需陪伴在旁但勿打扰患者。如果患者的气道梗阻持续存在，应及时通知急救系统。

2.气体交换差。可直接发生，也可由气体交换好的状况转变而来，表现为：无力，无效咳嗽，吸气时有高音调杂音，逐渐加重的呼吸困难，甚至出现青紫。其治疗处理同完全气道梗阻。

(二)完全气道梗阻

患者不能说话、呼吸、咳嗽或出现呼吸窘迫征象(图 2-1)，应确定患者是否为异物梗阻。此时患者气体交换受阻，血氧饱和度将急剧下降。因气道阻塞可使气体进入肺发生障碍，患者可出现意识丧失，若不及时采取措施，死亡将不可避免。

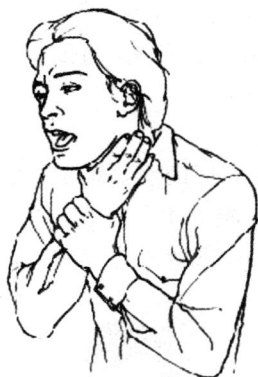

图 2-1　气道异物梗阻的特异性征象

三、成人气道异物梗阻的急救管理

膈下腹部冲击法(Heimlich 手法,见图 2-2)可用于解除气道异物的梗阻。此手法通过抬高膈肌,驱动肺内气体排出而形成人工咳嗽,最终使梗阻在气道的异物随气流排出。每次冲击必须单独、有力地给予。该手法适用于成人和 1 岁以上的儿童。对婴儿不提倡使用。

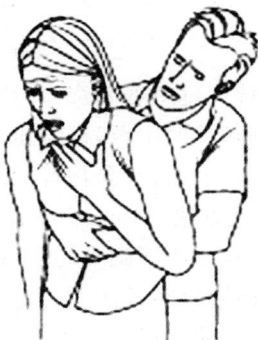

图2-2　清醒患者Heimlich手法的应用

Heimlich 手法使用中,有引起内脏器官损伤的可能,如可导致胸、腹腔内脏器的破裂或撕裂。还可能引起胃内容物反流和误吸。实施该手法后,医生要检查患者以排除任何危及生命的并发症。为减少上述并发症,抢救者应采取正确的手法,避免将手放于剑突或肋弓上。正确位置为脐与剑突连线的中点。

相对来说,婴儿肝脏未受到肋的很好保护。曾有儿童和成人实施 Heimlich 手法后引起腹部损伤和婴儿引起肝脏损伤的报道。因此,提倡使用背部拍击和胸部冲击的方法来解除婴儿的气道异物梗阻,而不建议采用腹部冲击法。见后述。

(一)膈下腹部冲击(Heimlich)手法

该法适用于清醒的成人和儿童患者。抢救者站于患者身后,双手穿过其腰部,按以下操作:

1. 一手握拳。
2. 握拳手拇指侧朝向患者腹部,取脐与剑突连线的中点。
3. 另一手抓住握拳手,使用快速向上的力量冲击患者腹部。
4. 重复冲击直至异物排出或患者转为昏迷。

5. 每一次冲击应单独、有力地进行,以促使异物排出。

必须采用正确的手法置于腹部正中的位置,勿偏左或偏右。若抢救者个子小,可使用自己身体的重量来实施上述手法。

(二)胸部冲击法

有研究指出,胸部冲击可导致胸内压的明显增加,从而利于气道异物梗阻的解除。最近的研究显示,胸部冲击能产生与腹部冲击相同或更高的气道压力。对于妊娠晚期或过度肥胖的清醒患者,因无法实施腹部冲击或其效果不佳时,可用胸部冲击代替(图2-3)。

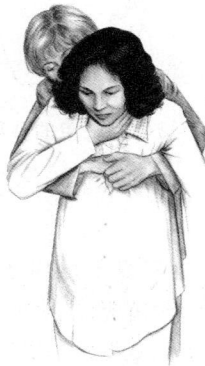

图2-3　清醒患者胸部冲击手法的应用

1. 清醒患者实施胸部冲击法。

(1)操作者站于患者背后,用双臂绕过患者腋窝,环绕其胸部。

(2)用握拳的拇指一侧朝向患者胸骨的中点,避免压于剑突或肋缘上。

(3)另一手抓住握拳手实施向后冲击,直至异物排出或患者转为昏迷。

2. 昏迷患者实施胸部冲击法。此方法适用于所有昏迷的异物梗阻患者。

(1)将患者仰卧,抢救者跪于一侧,手法同胸外心脏按压,将手掌部放于胸骨下半段上。

(2)每一次冲击应单独、有力以促使异物排出。

(3)按30次按压/冲击和2次呼吸的流程实施抢救。

(三)自我冲击手法

当患者发生意外时无他人在场,可使用自我膈下腹部冲击法。具体步骤为:

1. 一手握拳。

2. 将拇指侧朝向腹部,放于脐与剑突连接的中点。

3. 另一手抓住握拳手。

4. 使用快速移动的方法将膈肌向内、向上按压。

如果此手法未成功,可将上腹部快速顶住坚硬物的表面如椅背、桌角等进行冲击,可重复进行直至异物排出。

(四)患者昏迷/转为昏迷的急救

气道梗阻的患者可从最初的清醒转为意识丧失状态。在这种情况下,救援者应了解异物梗阻是导致患者昏迷的原因,应检查咽喉部有无异物;如果救援者到达现场时患者已丧失意识,应按CPR的ABC步骤进行,可能直到尝试呼吸复苏失败时才会了解其昏迷的原因是气道梗阻。当怀疑昏迷患者有异物梗阻或气道梗阻者从清醒转入昏迷状态时,应立即将其安置于地面,启动急救系统并开始CPR;每次开放气道时,应查看口腔有无异物并予以清除,简单的查看不应延搁通气和30次胸外按压的时间。

1. 手指挖除异物法(图 2-4)。此手法仅在专业人员看见固体异物梗阻于昏迷者的气道时运用,不提倡用手指盲目挖异物,因其可能对患者或复苏者有害。抽搐、癫痫患者应避免使用。具体步骤为:

(1)患者脸朝上,保持其气道开放并查看口腔。

(2)清晰地看见异物时,将一只手的食指置入口腔颊部深处直至达舌根部。

(3)使用手指小心地钩出食物到口腔,并予清除,避免盲目清除。

(4)按 CPR 的 ABC 步骤继续实施急救。

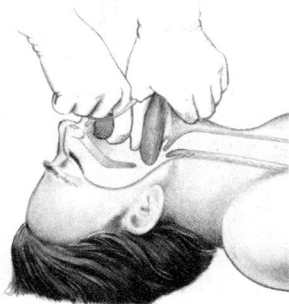

图 2-4 手指挖除异物法

注意勿用力将异物推入气道的深处,如果异物在手指可触及之范围,应尽量小心地将其抓住、挖出和清除。

2. 昏迷患者急救步骤。

(1)打开昏迷患者口腔,查看有无异物,看见异物时可实施手指清除。

(2)如患者意识丧失但未发现有异物梗阻的可能,先试行呼吸复苏。

(3)如无胸廓抬起,调整头部位置再试行通气。

(4)进行胸外按压/冲击 30 次。

(5)打开口腔查看异物,仅在明确有可见异物时才可小心地用手指清除。

(6)试着吹气。如无胸廓抬起,调整头部位置再试行通气。

(7)进行胸外按压/冲击 30 次。

(8)持续进行上述措施直至梗阻解除、吹气时胸部有可见抬起或建立气道的进一步措施(如气管钳、环甲膜穿刺或切开的设备等)已到位。

(9)抢救 2 分钟后获取急救系统的帮助。

(10)如果患者恢复有效呼吸,将其置于康复位并 2 分钟一次监测脉搏情况。

(五)气道异物梗阻解除后的措施

对意识丧失的患者,救援者应通过观察气体的移动、吹气时胸部的抬高或明显的咽喉部异物的清除来确定已成功解除气道的梗阻。

在异物去除后,救援者应:

(1)给予两次呼吸。

(2)检查有无循环征象(脉搏、正常的呼吸、咳嗽和活动),如果没有,进行胸外按压,有条件时接上 AED 或其他手动除颤仪。

(3)如果循环已恢复但仍没有呼吸,应继续呼吸复苏,按 10～12 次/分进行(每 5～6 秒给 1 次呼吸)并每 2 分钟一次检查循环征象。

(4)如果患者的循环和有效呼吸均已恢复,将其置于康复位并继续监测,直至专业急救人员到来。

如果经实施腹部冲击后成功解除了梗阻,应鼓励患者让医生进行检查,以确保没有发生肺吸入或其他腹部冲击手法的并发症。

(六)总结

清醒患者实施解除异物梗阻的措施是非常有效的,常能挽救生命。识别严重或完全的气道梗阻对及时、成功地实施急救至关重要。但气道梗阻的最佳治疗方法仍是通过对公众的宣教来预防其发生。

(七)注意事项

1. 膈下腹部冲击法适用于清醒的成人气道异物梗阻,可能需重复多次。

2. 昏迷患者应实施 CPR。

3. 胸部冲击法适用于清醒的过度肥胖成人、妊娠晚期妇女(因后者增大的子宫与肋弓之间已无空间进行腹部冲击)以及所有昏迷的成人与儿童患者。

4. 作为一个单独的方法,背部拍击法并没有 Heimlich 手法来得有效,故成人不使用背部拍击法。

5. 任何情况下均不能在真人身上尝试进行胸部及膈下腹部冲击的练习。

四、婴幼儿气道异物梗阻的急救

婴幼儿的气道异物梗阻往往发生于进食或玩耍时,且多有父母或大人在场。故此种情况的发生往往有目击者,救援者实施抢救时患儿也还处于清醒状态。婴幼儿严重或完全气道梗阻的征象有:突然发生的呼吸窘迫伴无力的咳嗽或完全缺失,不能说话,严重的喘鸣以及逐渐加重的呼吸困难。这些气道梗阻的症状和体征也可由导致气道肿胀的会厌炎、义膜性喉炎等感染所引起。气道异物梗阻与感染性气道梗阻相比,其症状的发生往往非常突然,不伴有其他疾病或感染的征象如发热、充血、声嘶、流涎、嗜睡或软弱无力等。如果患儿因感染导致气道梗阻,使用腹部冲击或背部拍击-胸部冲击的方法并不能解除气道的梗阻,应立即将患儿送往医院进行治疗。

当出现严重或完全气道梗阻的征象时,应迅速采取解除梗阻的措施。识别气道梗阻的方法同成人。应注意,对于昏迷的患儿,盲目用手指伸入口腔清除异物同样是禁止的,因异物有可能因此而掉入气道深处,从而加重梗阻或造成会厌区域的损伤。

(一)婴儿气道异物梗阻的急救

清醒婴儿可使用背部拍击及胸部冲击法。背部拍击时,应将患儿头朝下俯卧于抢救者前臂上,保证患儿头低于躯干;胸部冲击时,应将患儿仰卧于抢救者前臂上,保持患者头低于躯干(图 2-5)。

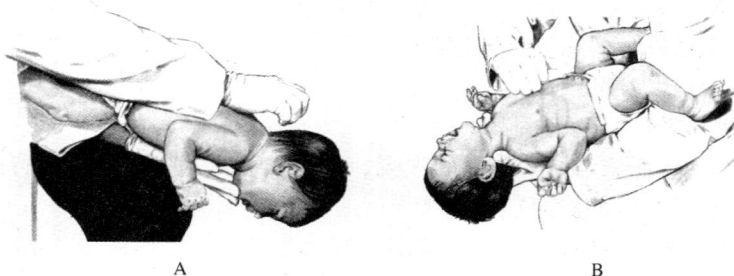

A　　　　　　　　　　B

图 2-5　对婴儿实施背部拍击(A)和胸部冲击法(B)

1.清醒婴儿的急救步骤如下：

(1)患儿脸朝下置于操作者前臂上,有力地托住下颌以支持患儿头部。抢救者前臂可放于自己大腿上以获得支持,保持患儿头低于躯干。

(2)在患儿两肩胛骨联线的中点处用手掌进行5次背部拍击(图2-5A)。

(3)将一手放于患儿背部托住头,另一手支持头颈、下颌。

(4)将患儿转身,使其仰卧,将救援者的手支撑于大腿上,保持患儿头低于躯干。

(5)给予5次快速向下的胸部冲击(图2-5B),其手法及部位同胸外心脏按压,即用两手指放于胸骨的下半段上进行冲击,具体定位方法是:两乳头连线下一横指。

(6)重复实施上述步骤,直至异物排出或患儿转为昏迷。

2.如患儿转为昏迷,则按以下步骤实施抢救：

(1)判断有无反应,叫人帮助,放好体位。

(2)开放气道,查看异物,清楚地看见异物时予以清除。

(3)判断有无呼吸,试着吹气(有梗阻或通气无效)。

(4)调整头部位置再次试着吹气(仍有梗阻或通气无效)。

(5)进行胸外按压/冲击与通气5个循环(30∶2)。

(6)通知急救系统。

(7)继续进行胸外按压与通气的循环,每次实施通气前应查看异物,清楚地看见异物时小心地予以清除。

(8)如果通气有效,应检查循环征象,需要时继续CPR步骤。

(9)如果患儿恢复有效的自主呼吸,置其于康复位并严密监测,直至急救人员到达。

(二)儿童气道异物梗阻的急救(1岁—青少年)

清醒状态下的儿童与成人一样使用膈下腹部冲击(Heimlich)手法(图2-6);昏迷儿童的急救流程同昏迷婴儿,即应开始进行CPR。注意,仅在清楚地看见异物时才可用手指伸入口腔予以清除。

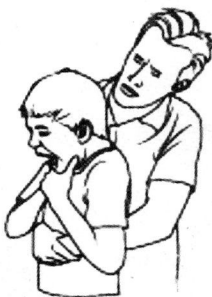

图 2-6　清醒儿童实施膈下腹部冲击

第三节　心肺复苏操作技术

早期行CPR是心肺骤停患者生存链中重要的一环。CPR包括口对口呼吸复苏(或其他的人工通气技术)及心脏按压。包括三个基本的复苏步骤,即CPR的ABC:气道、呼吸及循环。

一、气　道

如果患者无反应,应判断其有无有效的呼吸。大多数情况下,如果气道未开放,则很难精确地评估呼吸情况。为此,应将患者置于仰卧位并保持气道开放。

(一)安置患者体位

为使复苏的努力和评估更为有效,应将患者仰卧于硬、平的表面。如果患者俯卧,应将患者身体作为一个整体来翻身使其仰卧,保持头、肩、躯干一致,同步进行移动而避免扭曲。

(二)救援人员的体位

位于患者一侧,取易于进行呼吸复苏和心脏按压的位置。应随时做好准备,等待携带AED/手动除颤仪的其他复苏者的到达,并进行急救设备的操作。

(三)开放气道

在缺乏肌张力的状态下,患者的舌与会厌可阻塞其咽部。舌是引起昏迷患者气道梗阻最常见的原因(图 2-7A)。由于舌(直接)及会厌(间接)均与下颚相连,将下颚向前移将使舌与会厌抬起而远离咽后壁,从而使气道开放(图 2-7B)。舌及/或会厌引起梗阻的另一原因是:吸气时产生的气道负压可起类似于瓣膜的机械作用而使气道入口被阻塞。

没有头颈部创伤的可能时,可采用头后仰-托下颌手法开放气道。如果口腔内有可见的异物或呕吐物,可用戴手套的食指和中指将其去除(或用布包裹的手进行操作)。专业急救场所可使用吸引器。固体类物质可用食指钩出。

1. 头后仰-托下颌手法。将一手放于患者的前额,用手掌部提供有力而向后压的力量保持头后仰。将另一手的手指放于靠近下颚的骨性组织上,向上抬起下颌使牙齿几近闭合。该手法能支持下颌并有助于头后仰。

不要用力按压下颌的软组织,否则可引起气道阻塞;不要用大拇指抬下颌;口腔也不能完全闭合(除非需进行口对鼻呼吸复苏)。

如果进行口对鼻呼吸,应增加作用于下颌处的手的力量以闭合口腔并提供有效的呼吸复苏。如果患者的假牙已松动,头后仰-托下颌法可使口对口的封合更为容易。如果假牙松动较厉害,应及时去除。

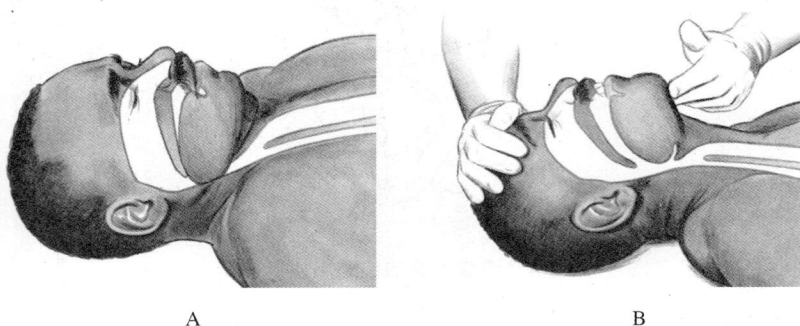

A　　　　　　　　　　　　　　　　B

图 2-7　开放气道手法

A:舌及会厌引起的气道梗阻;B:使用头后仰-托下颌法解除梗阻

2. 下颌前冲手法。对于怀疑或确定有头颈部损伤的患者,不能使用头后仰-托下颌法开放气道,此时建议采用改良性下颌前冲的手法(图 2-8),其核心就是避免颈椎强行弯曲而导致进一步的损伤。

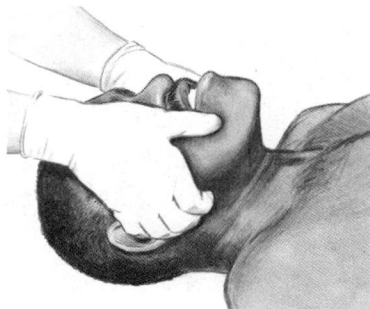

图 2-8　改良性下颏前冲手法

二、呼　吸

(一)评估

判断是否为呼吸缺失或无效的呼吸。评估呼吸时,应将复苏者的耳朵贴近患者的口鼻部,同时保持气道开放。观察患者的胸部:看胸部有无起伏,听呼气时有无气体流出的声音,以及感觉有无气体的流动。如果胸部没有起伏,也无气体呼出,则可判定该患者没有呼吸。评估的过程不能超过 10 秒钟。

大多数心肺骤停的患者没有呼吸,有些表现为上呼吸道梗阻征象的患者,可有表浅的呼吸动作。对这些患者开放气道后,将有可能恢复有效呼吸。还有一些患者仅有微弱、无效的呼吸动作。此外,反射性呼吸动作(濒死呼吸)会在心脏骤停的早期出现。对于无效呼吸或呼吸缺失的患者均应提供快速的呼吸复苏。当无法确定患者是否为有效呼吸时,应视为无效呼吸而立即开始呼吸复苏。

如果患者在复苏中或复苏后恢复了呼吸或循环(有脉搏、正常呼吸、咳嗽或移动),应继续保持气道开放直至患者的意识转为清醒状态而具有保护自己气道的能力。如果患者能维持有效的呼吸和循环,可将其置于康复位。

(二)康复位

用于有呼吸和循环征象的昏迷患者。有自主呼吸的昏迷患者可因舌、黏液或呕吐物而阻塞气道。这些问题可通过将患者置于侧卧位来预防,因为该体位使液体更易于从口腔引流(图 2-9)。

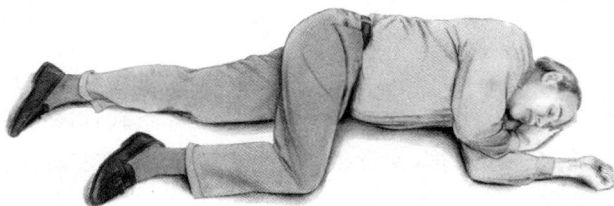

图 2-9　康复位

康复位时应遵循以下 6 个原则:
(1)保持患者尽可能的侧卧状态,支持头部使体液引流更易进行。
(2)该体位应保持固定和平稳。
(3)胸部应避免任何压力,防止对呼吸的影响。
(4)应使其保持安全而易于转为仰卧位的体位,翻身时避免背部、颈部或脊柱的弯曲或旋转。

(5)应使气道的观察和相关措施的实施更为可行。

(6)该卧位本身不会对患者造成伤害。

翻身时尤其要注意保护脊柱。如果怀疑或已有创伤存在,仅在气道无法开放或必须进行 CPR 时才可移动患者。置于康复位的患者仍应持续地进行监测,着重于气道、呼吸情况和末梢肢体灌注的评估。如果患者置于康复位已有 30 分钟,应将其转为相反方向的侧卧位。

(三)呼吸复苏

救援者给予的每一次呼吸复苏均应使患者的肺有效膨胀。

口对口呼吸是将氧输入患者肺内的快速、有效的方法。复苏者呼出的气体中有足够的氧(16%)来满足患者的需求。吹气时,应保持患者的气道开放,并用置于患者前额的手的拇指和食指捏紧鼻子,以防吹入口腔的气体从鼻腔漏出。常规吸气后,用嘴唇封住患者口腔并保持紧密,慢慢地用 1 秒钟的时间进行吹气,应确保每次吹气时患者的胸部都有可见的抬起。

口对口呼吸时,发生胃膨胀的概率非常高。胃膨胀可引起严重的并发症如胃反流、误吸或肺炎;还可使胃内压增加,膈肌抬高,肺活动受限,从而使呼吸系统的顺应性下降。心脏骤停时,由于食管括约肌的松弛,也使胃膨胀的发生率增加。其他相关的因素还有呼吸复苏时吹气过快、用力过猛或所给的潮气量过大等。

美国心脏协会建议,为减少胃膨胀及潜在并发症,同时保证心肺骤停时有足够的动脉血氧饱和度,每次吹气前救援者行常规吸气,通气时给予约 6～7ml/kg 的潮气量,使胸廓有可见抬起即可,每次呼吸用时 1 秒,勿用力过猛和给过大的量。

如果最初的吹气未成功,应调整头部位置再次吹气。不恰当安放的头部和下颌位置是导致通气困难最为常见的原因。如果调整位置再次吹气后仍未成功,专业急救人员应按气道异物梗阻解除的方法实施急救。

对呼吸复苏的几点建议:呼吸复苏时,慢慢地吹两口气,每次吹气用时 1 秒。单纯呼吸复苏时的频率为每分钟 10～12 次(每 5～6 秒钟给一次呼吸)。

当按压与通气同时进行时,一人法和二人法均在 30 次胸外按压后给予 2 次呼吸。CPR 应持续进行。第 2 次吹气后应立即开始胸外按压,手臂离开胸壁的时间(即胸外按压中断的时间)不应超过 10 秒。一旦高级气道设施到位,如气管插管完成后,则不需要中断胸外按压来进行通气。也就是一人持续不间断地以 100 次/分的频率实施胸外按压,另一人以 8～10 次/分(每 6～8 秒 1 次)的频率提供呼吸复苏,每 2 分钟 1 次交换按压和通气人员,防止按压者疲劳和按压质量与频率的下降。

(四)环状软骨按压

环状软骨按压也称为 Sellick 技术,是指对昏迷患者的环状软骨进行按压的手法(图 2-10)。该压力能在呼吸复苏时将气管往后推,使食管在环状软骨与颈椎之间被压迫。在昏迷患者正压通气期间,实施环状软骨按压能有效地预防胃膨胀,从而减少胃反流和误吸的危险。

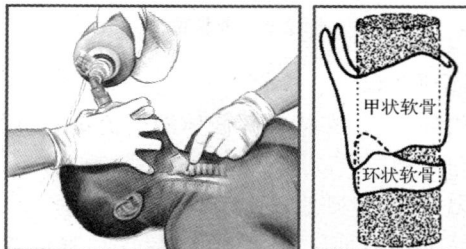

甲状软骨

环状软骨

图 2-10　Sellick 手法

但近年来的多项随机研究显示,环状软骨加压可能会延误或妨碍高级气道管理的实施,而采用环状软骨按压后仍有可能发生误吸。另外,培训施救者正确使用该方法的难度也很大。故而最新指南中不再建议为心脏骤停患者常规实施环状软骨按压。

三、循　环

(一)评估

检查循环征象。心脏骤停会导致循环征象包括脉搏的缺失。常依赖专业急救人员进行脉搏的判断,以确定患者的心脏是否已停止跳动(心脏骤停)。脉搏情况是确定是否需要安置 AED 和开始 CPR 的指征。

研究发现,非医护人员对患者进行脉搏检查时的准确率只有 65%,即错误率达到了 35%。因此美国心脏协会建议,在对非医护人员的 CPR 课程中,不主张进行脉搏检查的培训。因此在抢救时也不应以有无脉搏来判断是否需要使用 AED 或进行胸外按压,而应根据对循环征象的评估来判断。这些循环征象包括有无正常的呼吸、咳嗽或对初次进行的两次呼吸复苏的反应。非医护人员在看、听、感觉有无呼吸的同时应检查患者是否有其他的移动征象。应注意区别正常呼吸与濒死呼吸。一旦确定患者没有有效的呼吸,即视为没有循环处理,应立即开始胸外按压和呼吸复苏,如有可能,尽早使用 AED 或其他手动除颤仪,以尽早对需要的患者实施除颤。

作为专业急救人员,在评估有无呼吸和必要的呼吸复苏后,应检查脉搏。对成人应检查颈动脉搏动,也可以触摸股动脉。在低血压和灌注不良导致外周脉搏消失的情况下,上述部位的脉搏仍可触及。检查颈动脉时,应将一手放于前额保持头后仰,另一手定位气管并用 2～3 指轻轻向同侧移动直至到达气管与胸锁乳突肌之间的纵沟内,感觉是否有搏动。应轻柔地触摸而不是使用压迫的力量。如果 10 秒内不能确定循环情况是否存在,应开始胸外按压或接上 AED。

(二)胸外按压

1. 按压的频率与深度。"有效"的胸外按压是 CPR 时产生血流的基础,该血流使心肌和脑获得了不多但非常重要的氧供。胸外按压增加了室颤型突发心脏骤停者除颤成功的可能性;倒下≥4 分钟后才有条件实施除颤的患者中,胸外按压显得更为重要。为保证按压的"有效",应"用力、快速"地压,频率至少 100 次/分,深度至少 5cm,每次按压后允许胸廓的完全放松,使按压和放松的时间各占 50%。尽可能减少对胸外按压的干扰与中断。

胸外按压技术包含一系列有节奏地作用于胸骨下半段的压力。该按压能通过增加胸腔内压或直接压迫心脏而产生血液的流动。如果呼吸复苏的同时血液能通过胸外按压循环入肺,患者就可得到足够的氧供以维持几分钟的脑及其他重要生命器官的灌注,直至实施除颤。

在 CPR 中,较多数据支持给 80 次/分以上的按压能获得较好的效果。因此,提倡每分钟给 100 次按压。该频率强调的是按压的速度而不是单纯每分钟的数字。事实上,胸外按压因需配合呼吸复苏的进行而使其速度受到了影响,即每分钟实际的按压频率并不能达到 100 次。实际的按压数值是由胸外按压频率的准确把握与按压的持续性、通气支持的次数和每次通气的持续与停顿时间所决定的。有证据显示,在 CPR 中,如果对成人心脏骤停者能提供更高频率的按压,即便是呼吸支持的频率不能达到要求的数值,其复苏成功的可能性也更大。研究证实,15：2 的按压与吹气比可导致过度通气而引起神经系统的损伤,按压的中断与不足和通气频率的过高均可降低心排出量,减少冠脉和脑的血流,胸部也不能完全松弛,故而对复苏不利。如何确定最佳通气与按压配合的方法和按压与通气的比值,以改善生存率和神经系统的预后等方面,尚待进一步的研究。美国心脏协会最新 CPR 指南提出的 30∶2的按压与通气比的建议,是基于专家的一致意见而非清晰的证据所制定,该建议能增加按压的次数,提高冠脉的灌注压,降低过度通气发生的可能性,尽可能减少通气对心脏按压的干扰,并易于教学和技术的同一性。因此不论 1 人还是 2 人法进行成人 CPR,胸外按压与人工呼吸均提倡按 30∶2进行。

如果已由专业人员插入气管导管而使气道受到保护,胸外按压即可按照 100 次/分的频率持续不停顿地进行,在此同时进行 8～10 次/分的通气支持。

胸外按压时患者应置于平卧位。即使实施正确的胸外按压,脑的血流也会比平时减少许多,此时头部如果高于心脏,脑血流会进一步减少,因此,不能在胸外按压时将头部抬高。如果患者卧于床上,应在患者的身下放一与床同样宽的硬板或将其移到硬的地面或其他物体的表面,以保证胸外按压的有效性。为保证按压的效果,应每 2 分钟一次更换按压人员,避免按压者疲劳或按压质量与频率的下降。

2. 胸外按压时手的位置。在患者的胸骨下半段上正确放置手的位置,有两种定位的方法(图 2-11)。

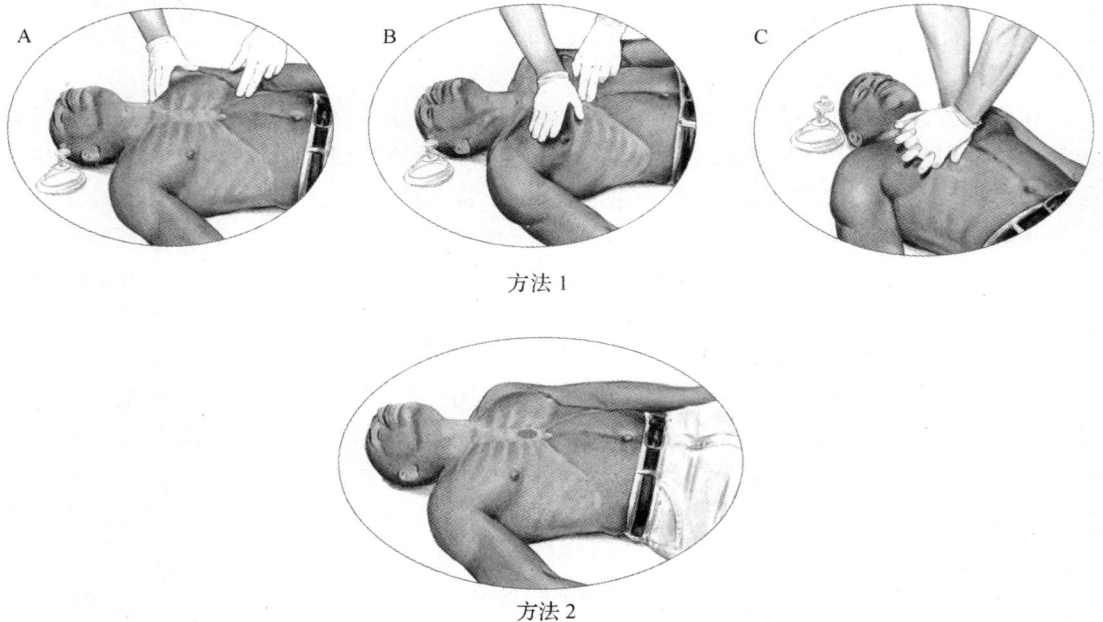

方法 1

方法 2

图 2-11　胸外按压的定位

【方法 1】

(1)先用靠近患者足部的手的 2～3 指来定位患者靠复苏者一侧的胸廓的下缘。

(2)定位的手指慢慢地沿肋弓往上摸,一直到达肋骨与胸骨下缘的中点(剑突)相连的切迹处。

(3)另一手的掌根部置于胸骨的下半段上并避开剑突。

【方法 2】

在胸部正中、两乳头之间放置救援者的一只手掌,目前多采用此简便、快捷的定位方法。两种方法的其余步骤相同,按如下进行:

(1)一只手平行放于位于胸骨上的另一手的上面。复苏者手掌的长轴应位于患者胸骨的长轴上,这样能保持对胸骨足够的下压力量,减少肋骨骨折的可能性。

(2)手指可伸展,也可相互交错,但需离开胸部。有关节炎的复苏者可用一手握住另一已定位的手的腕部进行按压。

3. 恰当的按压技术。有效的按压通过下述各项来获得:

(1)肘部固定,手臂伸直,肩膀应超过手部以使每次的按压能垂直往下,否则患者的躯干就有移动的趋势,会导致一部分力量的削弱而使心脏按压的有效性降低。

(2)按压时应使正常大小的成人的胸骨下陷至少 5cm(2 英寸)或胸廓前后径下陷 1/3~1/2。一般来说,该压力应能足够引起颈动脉或股动脉的搏动。对于体重过轻或过重的成人可能需要对按压的深度略作调整。

(3)胸部按压的放松可使血回流至胸部和心脏。完全的放松能使心脏在按压后回复至正常位置,此时按压者的手可放于胸骨上以保持恰当的按压位置但应解除向下的压力。胸外按压的频率至少应按 100 次/分钟进行。

(4)有效的脑和冠脉的灌注可通过胸外按压与放松各占 50% 的合理比例来获得。

为保持手的位置正确,不要在胸外按压时将手抬离胸壁或以任何形式变换手的位置。每次按压后应允许胸部回复至正常位置。

(三)其他 CPR 技术

心肺骤停时成功的复苏依赖于呼吸支持和心脏按压的有效结合。研究表明,CPR 时血流的形成可能是由于胸腔内压的作用(胸泵机制)或直接心脏按压的作用(心泵机制)。CPR 持续的时间影响了 CPR 时的血流机制。当 CPR 持续的时间较短时,血流的产生往往是心泵为主、胸泵为辅;当心脏骤停或 CPR 持续的时间较长时,往往是以胸泵机制为主,而由心脏按压产生的心排出量显著地减少。

心脏骤停时正确实施的心脏按压大约能产生 60~80mmHg 的动脉收缩压,但舒张压很低,颈动脉的平均压很少超过 40mmHg。由心脏按压所产生的心排出量可能只有正常的 1/4~1/3,而且还将随着 CPR 时间的延长而减少。心脏按压时的血管压力可通过美国心脏协会所提倡的心脏按压的力量、持续时间以及至少 100 次/分钟的按压频率来有效地获得。

在过去的 20 多年中,曾进行过一些用不同技术和设备改善 CPR 中血流情况的重要研究,如背心充气式 CPR、腹部插入按压式 CPR(IAC-CPR)等。但这些方法应严格掌握其使用指征。

1. 单纯按压式复苏。非专业人员如果没有能力,或害怕在没有屏障设施的情况下进行口对口人工呼吸会感染疾病时,可立即开始单纯按压式心肺复苏。有证据显示,对于目击倒下的心脏骤停患者,不进行口对口呼吸的单纯按压式复苏与没有任何形式的复苏相比,前者的预后要好得多。研究显示,在复苏的最初几分钟内,如在成人室颤型骤停者最初 5 分钟的 CPR 中,呼吸复苏并不是必不可少的。如气道已开放,偶然的喘气和胸廓的被动回复可提供一些气体交换。比利时脑复苏小组的研究也发现,心脏按压的同时是否进行口对口的通气支持,对复苏的预后并没有差别;还有一些研究支持单纯心脏按压的有效性。由于心脏按压只产生正常心排出量的 25%,因此对获得足够的通气—灌注循环来说,对通气的要求也有所下降,较低的每分通气量对维持 CPR 中正常的通气-灌注比例可能是必需的。

单纯按压式复苏并不提倡在专业急救人员中使用,尤其在医院内有呼吸复苏皮囊、通气屏障设施等急救设备时。因此该复苏方法只在非医护人员无能力或不愿进行口对口呼吸复苏时,或未经培训的人员协助进行 CPR 时,为使复苏更为简便易行并保持其有效性时才予以考虑。CPR 的最佳方法仍为胸外按压与呼吸复苏的结合。

2. 咳嗽 CPR。有时患者对自己进行 CPR 也是可能的。但仅限于一些非常特殊的情况,如在清醒、平卧、处于监护状态的患者或事先接受过该方法培训的患者,如被监测到心脏骤停,而该骤停的识别又是在患者意识丧失之前,患者可用力地咳嗽,在室颤/无脉性室速初发时可每1~3秒咳嗽1次直至90秒,通常是安全、有效的。随着咳嗽所增加的胸内压将促使脑血流的增加从而维持患者更长时间的意识。进行咳嗽CPR的机会仅限于心脏骤停的最初10~15秒。需要指出的是,对于室颤/无脉性室速的患者,除颤仍为首选的治疗措施。

3. 插入腹部按压式CPR。一人做胸部按压,另一人在患者另一侧于按压胸部的间歇进行腹部按压(脐与剑突之间),两者各占50%。其原理是在胸部按压的间歇即心脏舒张期按压腹部,可阻断腹主动脉血流,提高冠脉灌注压,CPR时提高静脉的回流。院内复苏时,如有充足的人员并接受过此法培训时可考虑使用。

4. 开胸CPR。胸外科手术后早期发生的心脏骤停或胸腹已处于开放状态(如创伤手术)时可考虑。

5. 胸阻抗限制阀装置(ITD)。已插管的成人心脏骤停者,可作为CPR的辅助设施,由经过训练的复苏者使用,可改善血液动力学参数和自主循环恢复率。

其他CPR技术还有:复苏背心式CPR、高频率(>100次/分)按压CPR、机械性活塞CPR(MP-CPR)、主动加压—减压(ACD)CPR、胸腹同步按压—放松式CPR(PTACD)等。与标准CPR比较,均未显示有提高心肺复苏出院生存率的作用。

四、基础生命支持的操作步骤

2010年10月由美国心脏协会发布的最新指南已对基础生命支持的操作步骤作了重要更改。即将CPR的顺序从A—B—C(气道—呼吸—循环)更改为C—A—B(循环—气道—呼吸)。

(一)成人CPR(青春期以上年龄段)操作顺序

1. 一人CPR。

(1)早期评估。确定是否无反应(图2-12)。轻轻拍击或摇动患者肩膀,大声问"喂,你怎么了?",在判断反应的同时快速查看患者有无呼吸或呼吸是否正常(用5~10秒时间)。

(2)早期获取帮助。打"120"或局部区域的急救电话并(图2-12)设法获得除颤器。

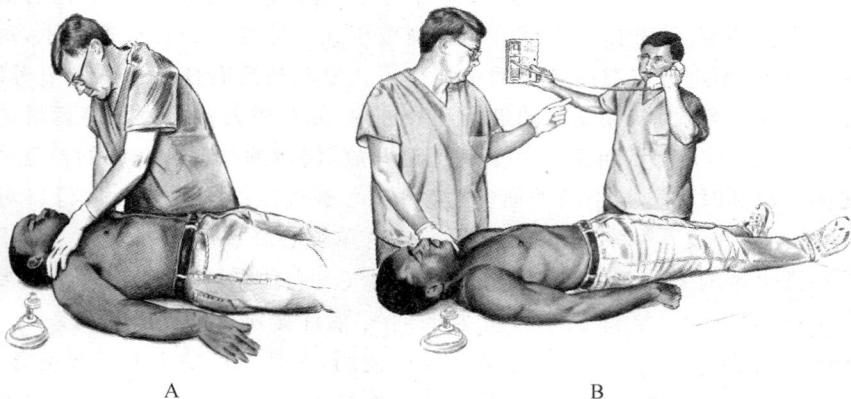

A   B

图 2-12 判断意识(A)与打急救电话(B)

(3)早期开始 CPR 的 C—A—B 步骤。

判断有无颈动脉搏动。将 2~3 个手指放于喉结上,并轻轻向同侧移动直至到达喉结与胸锁乳突肌之间的纵沟内。用 5~10 秒时间检查是否有颈动脉搏动,对非医护人员不主张进行脉搏检查,一旦无有效呼吸,即视为无有效循环。整个评估过程不要超过 10 秒(图 2-13)。

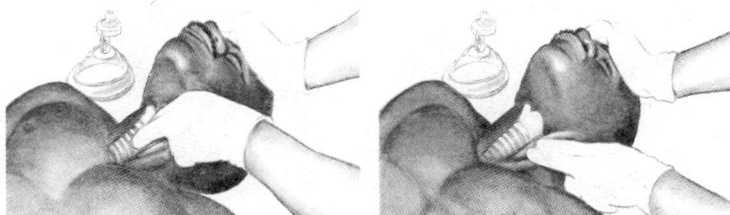

图 2-13　判断有无脉搏

如果患者有脉搏但无有效呼吸,应进行呼吸复苏,每分钟给 10~12 次呼吸,即每 5~6 秒钟吹一口气。

如果无颈动脉搏动,开始进行 30 次胸外按压,用手掌根部置于胸骨下半段,即胸骨正中两乳头之间的按压位置上,借助身体向下的重力按压,有节律地数“1、2、3、4、5……30”。下压胸骨至少 5cm,按每分钟至少 100 次的速度按压。

注意每次按压后应使心脏有回复至正常位置的时间,但手不要离开胸壁按压的位置(图 2-14)。

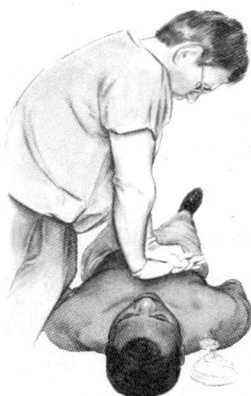

图 2-14　胸外心脏按压

用头后仰托下颌法开放气道:轻轻地用一只手将患者下颌抬高,同时另一手将患者前额向后压使头后仰。疑有外伤患者采用改良性下颌前冲法开放气道。如此法无法有效地开放气道,可改用头后仰托下颌法。

通过口对口或口对屏障装置给予两次呼吸复苏(每次用时 1 秒)。将患者鼻子捏住,施救者常规吸气后严密封住患者口唇进行吹气,观察胸廓是否抬起。如胸廓未抬起,可调整患者头部位置后再次尝试,如仍未成功,则进行胸外按压。

按 30 次按压后吹 2 口气(每次用时 1 秒)的步骤实施,持续进行直至除颤仪到达或专业施救者到达进行替换。如有可能,每 5 个回合的按压与通气后更换按压人员,以保证按压质量。

　　（4）早期除颤。尽早连接除颤器以评估节律并按指征对室颤和无脉性室性心动过速患者实施除颤，越早除颤成功率越高。理想的目标是在病人倒下的 3 分钟内实施除颤。除颤后立即继续进行 5 个循环或 2 分钟的 CPR，然后再评估节律和实施后续抢救。

　　如果脉搏恢复，应检查有无自主呼吸，如呼吸未恢复，每 5～6 秒给一次呼吸，即按 10～12 次/分的频率实施呼吸复苏（图 2-15）。

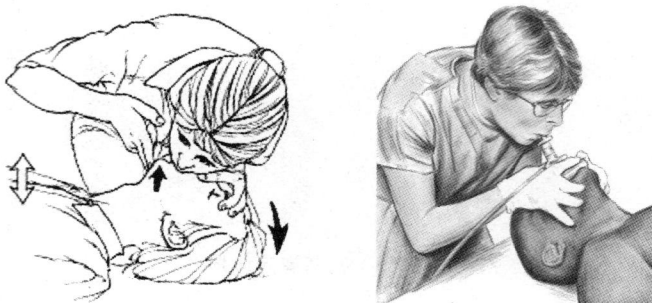

图 2-15　口对口和口对面罩人工呼吸

　　2.第二施救者进入替换第一位进行 CPR。

　　（1）询问是否已通知急救系统并提供必要的帮助。

　　（2）替换第一者进行一人 CPR，更换过程以尽可能短的时间完成，不要超过 10 秒钟。继续按 30∶2 的按压与通气比实施复苏。

　　（3）第一施救者可通过观察第二施救者进行呼吸复苏时的胸部起伏和胸外按压时的脉搏情况来评估复苏的质量。

　　（4）当施救者进行胸外按压与吹气达 5 个循环（大约 2 分钟）时，应及时由另一施救者替代以保证按压质量，两位施救者应轮流进行 CPR 直至急救中心人员到达。

　　3.二人 CPR。专业急救人员实施二人 CPR 时，其中一人于患者一侧进行心脏按压，另一人于患者头部保持其气道开放并使用口对面罩或简易呼吸皮囊提供呼吸复苏。二人 CPR 时的按压速度是至少 100 次/分，按压与吹气按 30∶2 进行，30 次按压后需暂停按压以进行 2 次呼吸复苏，每次吹气用时 1 秒。呼气是在两次吹气中间以及下一个循环的第一次心脏按压时发生的。一旦高级气道设施到位（如已行气管插管），按压与通气即可同步进行。此时按压可持续不间断地按 100 次/分的速度进行，而通气的频率为 8～10 次/分（每 6～8 秒钟一次）。大约 2 分钟的复苏后更换施救人员位置，并尽可能减少按压的中断或延搁时间（按压中断时间不超过 10 秒）。专业施救者成人基础生命支持的流程见图 2-16。

　　4.CPR 中的特殊情况。

　　（1）更换场所。不能为了救援者方便而从繁忙或嘈杂的地点移动患者，除非进行有效的 CPR 后患者已恢复自主循环，或专业人员已到达，可以进行持续不中断的 CPR。如果复苏现场不安全，如在着火的大楼内，应将患者转移到安全区域后立即开始 CPR。

　　（2）楼梯。有些时候患者必须从楼梯上下运送。此时应在楼梯的顶端或尾端进行 CPR，然后快速运送至预先设定并做上标记的地点，停下来进行 CPR，并尽快到达下一地点，再进行 CPR。CPR 的停顿时间应尽可能地短（理想状态下不超过 10 秒）。

　　（3）担架。在救护车运送患者的过程中不要中断 CPR。使用轮子在较低位置的担架时，复苏者可位于患者的一侧，保持手臂在进行按压的固定位置。对于位置较高的担架或运送床，复苏者可将膝盖跪于担架或床上进行心脏按压。

1　无反应
无呼吸或呼吸不正常(如仅有喘气式呼吸)

确保高质量的CPR
・频率至少100次/分
・按压深度至少5cm
・每次按压后使胸廓完全回弹
・尽可能减少对按压的干扰
・避免过度通气

2　启动急救反应体系、获取AED/除颤仪或派第2复苏者完成

3　检查脉搏:
是否在10秒内明确摸到了脉搏?

明显的脉搏

3A　・每5~6秒给1次呼吸
・每2分钟一次检查脉搏

无脉搏

4　开始30次按压与2次呼吸的循环

5　AED/除颤仪到达

6　检查节律
是否有除颤指征?

有

无

7　给1次除颤
然后立即继续进行
2分钟CPR

8　立即继续进行2分钟CPR
每2分钟检查一次节律;继
续CPR直至ALS人员到达
或患者开始有活动出现

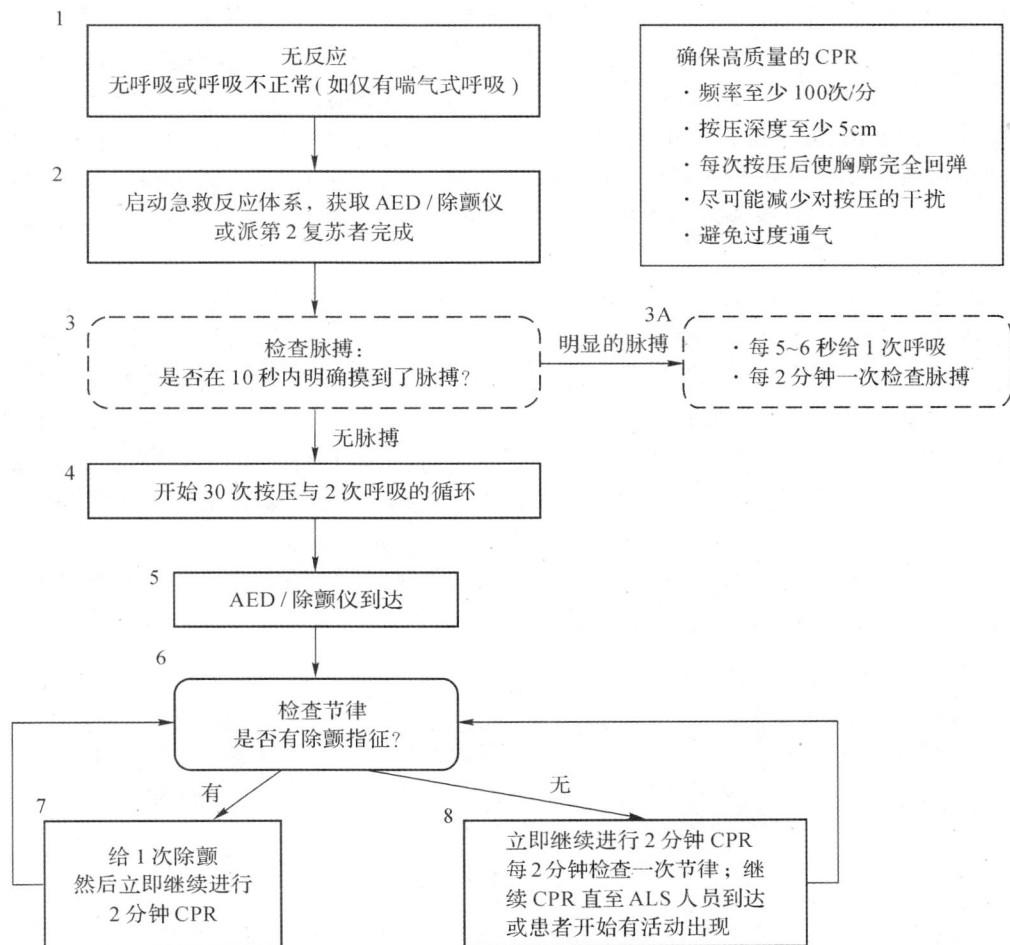

图2-16 成人基础生命支持流程－专业急救人员(HCP)
备注:带虚线框内的措施仅限于专业从业人员实施,不适用于非专业人员

5.CPR的并发症及预防。即使是正确实施的CPR,也会不可避免地引起一些并发症。要注意的是,不能因为害怕并发症而影响复苏者实施有效的CPR。

(1)呼吸复苏的并发症。呼吸复苏常可引起胃膨胀,尤其是快速、大量地吹气时更容易发生。胃膨胀也是儿童CPR的常见并发症。可通过保持气道的开放与限制通气的量来使胸部有可见的抬起,但又不引起食管内压的增加而导致的食管开放,从而减少胃膨胀发生的可能,即吹气时不要过快、过猛(每次吹气用时1秒)。如果在患者吸气和呼气时都能持续地保持气道的开放,胃膨胀的可能性会进一步减少。一人CPR时保持气道的持续开放较为困难,但在二人CPR时能得到很好实施。

胃的明显膨胀可引起反流并因膈肌抬高而减少肺容量。如果在呼吸复苏时发生了胃膨胀,应检查并重新放置气道的位置,观察胸部的起伏并避免过高的气道压力。应持续地进行缓慢吹气,不要试图去排除胃内容物。经验表明,当胃胀满时,用手按压患者上腹部来试图解除胃的膨胀时,往往会引起食物反流。院内可插入胃管以排空胃内容物,如能在气管插管后插入则更为理想。如果发生反流,应将患者侧卧,清除口腔内食物,再将其转为平卧并继续进行CPR。

（2）心脏按压的并发症。正确进行 CPR 的操作能降低并发症的发生率。但即使采用正确的心脏按压方法，也还有可能引起一些并发症。如肋骨骨折、胸骨骨折、肋骨与胸骨的分离、剑突断裂、张力性气胸、血胸、肺挫伤、肝脾撕裂伤、心脏损伤/破裂以及脂肪栓等。在儿童和婴儿人群中，肋骨骨折和其他损伤并不常见。心脏按压时恰当放置手的位置，可以尽可能地减少这些并发症但并不能完全避免。因此，不能仅仅关注 CPR 可能引起的损伤而延搁 CPR 的及时进行。心脏骤停者放弃进行有效 CPR 的唯一例外是患者已死亡。

（二）婴幼儿 CPR

婴幼儿心肺骤停的原因往往与成人不同。大多数婴幼儿的心脏骤停是在严重的气道和呼吸问题或休克的基础上继发的。为提高婴幼儿的生存率，使其获得最佳的神经功能预后，美国心脏协会提出了儿童生存链的概念，包括预防、基础 CPR 的实施、及时获取急救医疗系统的帮助（打急救电话）和及时的高级儿童生命支持（图 2-18）。婴幼儿死亡的原因主要是呼吸衰竭、婴儿猝死综合征（SIDS）、败血症、损伤等。而损伤是儿童和年轻人的首位死亡原因，因此预防其发生是非常重要的。及时的现场目击者实施 CPR 与婴幼儿自主循环和完整的神经功能的恢复密切相关。尤其是呼吸骤停者，其神经功能完整恢复的可能性＞70%。但有机会获得目击者 CPR 的院前心脏骤停患儿目前还不到 1/2。而院前心脏骤停患儿的存活率也仅为 2%～10%，且大多遗留神经功能的障碍。

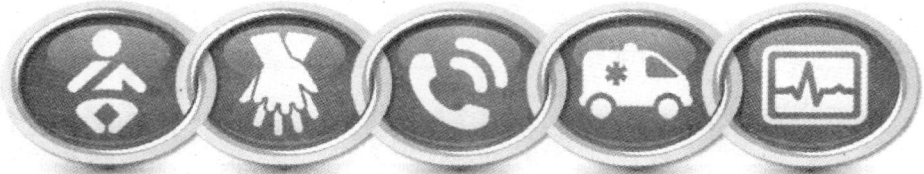

图 2-17　儿童生存链

1. 儿童 CPR（1 岁—青少年）。儿童 CPR 的方法除下述几点外均与成人相同。

（1）如果只有一个救援者在场，且患儿为非目击倒下，在打急救电话之前应先进行 2 分钟的 CPR。如为目击倒下，应先打电话。

（2）胸外按压时使用一只手的手掌部进行，如患儿较大，也可与成人一样使用两只手的力量按压。

（3）婴幼儿的心率在 60 次/分以下伴灌注不良的表现时，即应开始行胸外按压。

（4）使胸骨下陷大约 5cm，即让胸骨至少下陷患儿胸廓前后径的 1/3。

（5）每分钟至少进行 100 次按压，每 30 次按压后给予 2 次呼吸。如抢救者为专业人员，且有 2 人在场，可使用 15∶2 的按压与通气比。

儿童一人 CPR 流程如下：

（1）确定患儿是否无反应。轻轻拍击或摇动患儿肩膀并大声询问"喂！你怎么了"。如无反应，应快速查看有无呼吸或呼吸是否正常。

（2）呼喊求救，大声喊叫"救命！"或"快来人啊！"。

（3）将患者置于平卧位，小心保护头、颈部防止损伤。

（4）确定有无脉搏。用一只手的 2～3 个手指感觉颈动脉搏动情况，另一只手保持头后仰（图 2-18）。整个评估时间不要超过 10 秒。

（5）如果 10 秒内无法确定有无脉搏，或患儿心率在 60 次/分以下伴灌注不良表现，应开始胸外按压，使用与成人相同的方法找到正确的按压位置，注意避开剑突部位，手指勿压在患儿的肋骨上。将胸骨下压约 5cm 或至少下陷胸廓前后径的 1/3,可根据患儿体型大小选择用一只手的掌根部或双手按压(图 2-19)。按每分钟至少 100 次的速度实施。

(6)使用头后仰托下颌法或改良性下颏前冲法开放气道(图 2-20)并给予 2 次口对口呼吸或使用简易呼吸皮囊(图 2-21)进行通气(每次用时 1 秒),每次吹气时应使胸部有可见抬起。

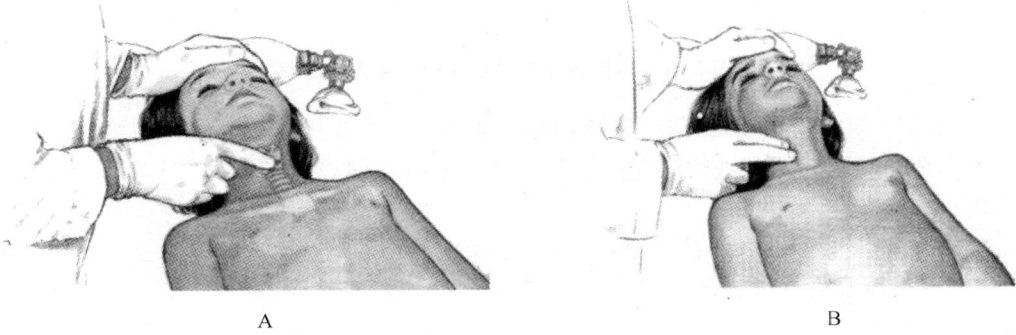

图 2-18 检查儿童的颈动脉搏动

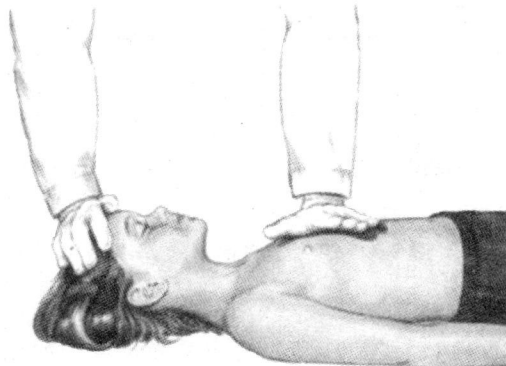

图 2-19 儿童胸外心脏按压(单手实施按压法)

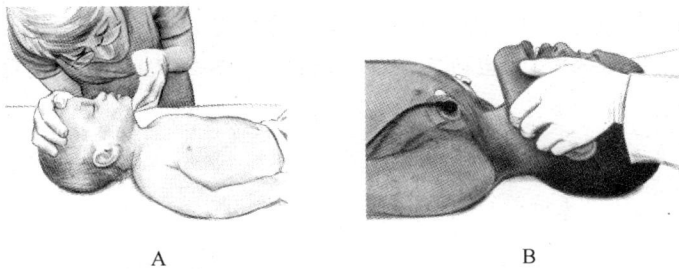

图 2-20 儿童开放气道手法(A:头后仰托下颌法;B:下颏前冲)

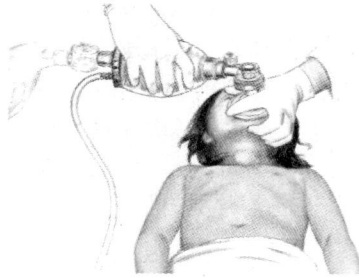

图 2-21　用简易呼吸皮囊实施儿童人工通气

(7)按 30∶2 的按压与通气比实施抢救,专业人员二人法可采用 15∶2 的比值。

(8)5 个循环或约 2 分钟的胸外按压及呼吸复苏后通知急救系统(打"120")并设法获得除颤器。

(9)尽早接上除颤器以评估节律并按指征除颤。

(10)脉搏恢复后检查有无自主呼吸。如呼吸未恢复,每 3～5 秒吹一口气(每分钟 12～20 次)并监测循环情况。

2. 婴儿 CPR(1 岁以下)。考虑到婴儿的大小和稚嫩,实施 CPR 时需略作调整,但基本顺序与成人和儿童相同(图 2-22)。

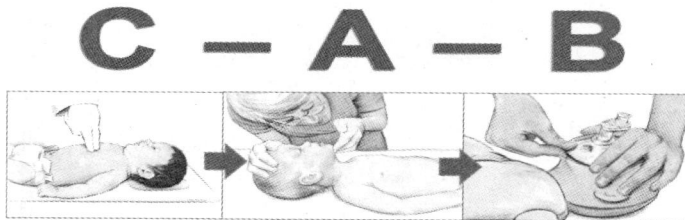

图 2-22　婴儿复苏的 C－A－B 顺序

婴儿一人 CPR 流程如下:

(1)判断患儿是否无反应,轻轻拍击其肩膀或刺激足部。如无反应,应快速查看有无呼吸或呼吸是否正常,查看时间不要超过 10 秒。

(2)呼喊求救,大声喊叫"快来人啊!"

(3)将婴儿仰卧于硬的表面,转换位置时注意保护其头、颈部。

(4)确定有无脉搏。用一只手保持患儿的头后仰状态,另一手的两个手指放于婴儿上臂内侧部位,感觉有无肱动脉搏动,也可检查股动脉搏动(图 2-23)。评估时间为 5～10 秒。

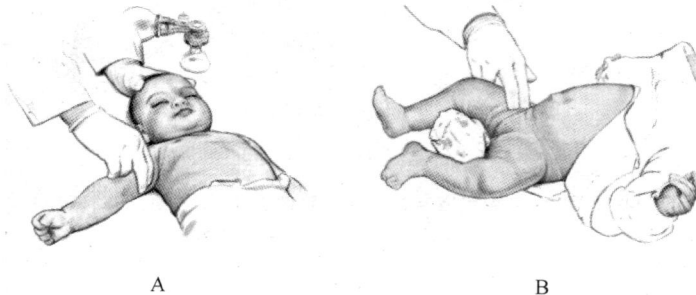

A　　　　　　　　　　　　　　　B

图 2-23　婴儿脉搏的检查 (A 肱动脉;B 股动脉)

(5)如果没有脉搏,或患儿的心率在 60 次/分以下伴灌注不良表现,应开始进行胸外按压。在婴儿两乳头之间划一横线,在连线中点的稍下方放上食指、中指及无名指。用中指及无名指按压所定位置处的胸骨段。由于不同抢救者的手及婴儿的体型大小不一,上述定位仅作为参考。应确保勿按压在剑突上。按压时,婴儿应使胸骨下陷至少达胸廓前后径的 1/3,大约 4cm。按至少 100 次/分的速度实施 30 次按压。

(6)用头后仰托下颌法开放气道,注意头不要过度后仰(图 2-24)。轻轻吹两口气,每口气用时 1 秒(图 2-25)。吹气时注意应将嘴唇封住患儿的口、鼻。如果施救者口唇太小,也可采用口对鼻吹气法,但应闭合患儿的口唇。吹气同时观察胸部的起伏情况。

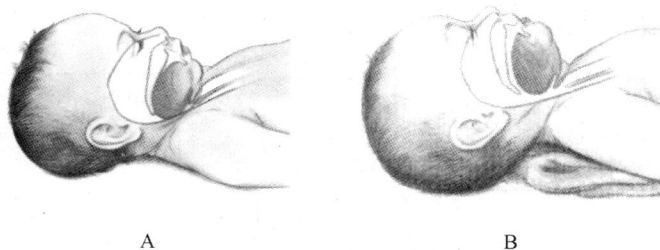

图 2-24　婴儿开放气道方法

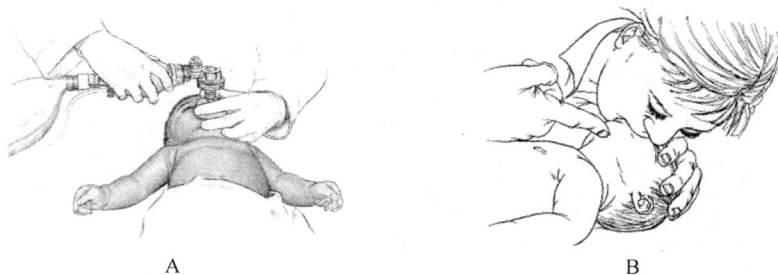

图 2-25　婴儿人工呼吸(A:简易呼吸皮囊辅助呼吸;B:口对口、鼻人工呼吸)

(7)5 个循环的胸外按压及人工呼吸后启动急救系统并设法获得除颤器。

(8)继续按 30 次按压和 2 次人工呼吸的顺序抢救并尽早连接除颤器。

(9)如果脉搏恢复,检查有无自主呼吸。如果无呼吸,按每 3～5 秒钟给 1 次呼吸(每分钟 12～20 次)的频率实施呼吸复苏并监测脉搏情况。

专业施救者婴儿二人 CPR 的流程如下:

如果施救者为专业人员,且有两人在场,则复苏方法调整如下:按压者用两手拇指放于婴儿胸骨中点略下方处,其余手指环抱患儿胸廓,按压时,胸骨上的拇指往下压,其余手指反方向挤压。另一施救者于婴儿头部进行呼吸复苏,按压和呼吸之比改为 15:2(图 2-26)。双拇指按压法能产生更高的冠脉灌注压,而对按压的深度或力度的把握也更准确,从而能产生更高的收缩压和舒张压。

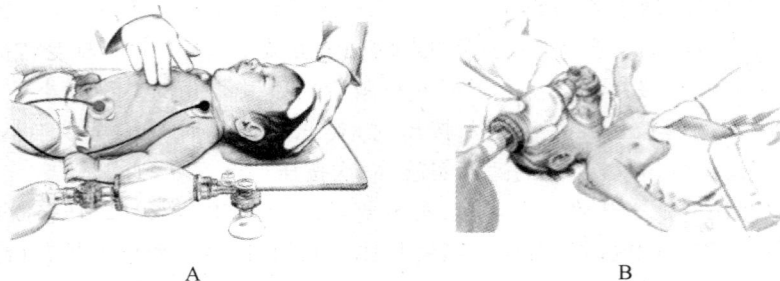

图 2-26　婴儿 CPR 时两种不同的方法(A:一人法,B:二人法)

婴幼儿基础生命支持流程见图 2-27。

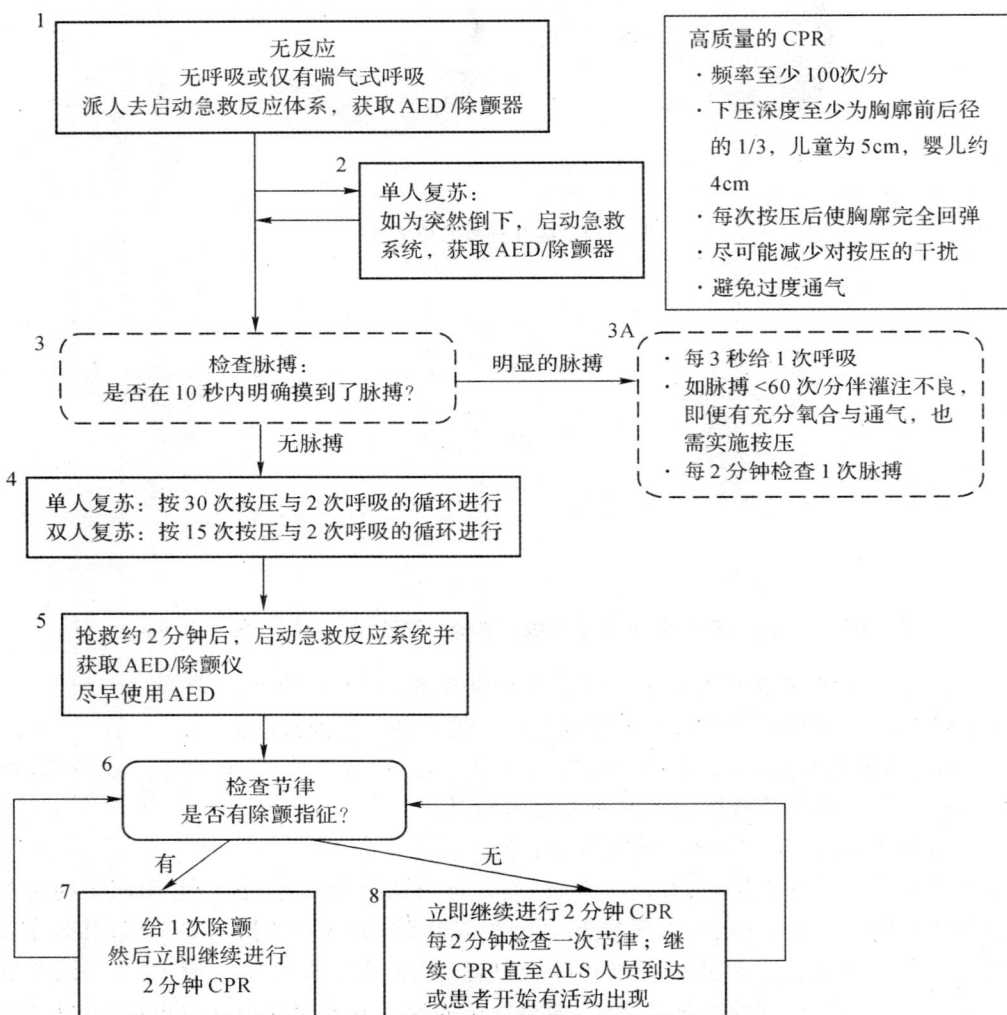

1 无反应
无呼吸或仅有喘气式呼吸
派人去启动急救反应体系，获取 AED /除颤器

高质量的 CPR
·频率至少 100 次/分
·下压深度至少为胸廓前后径的 1/3，儿童为 5cm，婴儿约 4cm
·每次按压后使胸廓完全回弹
·尽可能减少对按压的干扰
·避免过度通气

2 单人复苏：
如为突然倒下，启动急救系统，获取 AED/除颤器

3 检查脉搏：
是否在 10 秒内明确摸到了脉搏？　明显的脉搏

3A
·每 3 秒给 1 次呼吸
·如脉搏 <60 次/分伴灌注不良，即便有充分氧合与通气，也需实施按压
·每 2 分钟检查 1 次脉搏

无脉搏

4 单人复苏：按 30 次按压与 2 次呼吸的循环进行
双人复苏：按 15 次按压与 2 次呼吸的循环进行

5 抢救约 2 分钟后，启动急救反应系统并获取 AED/除颤仪
尽早使用 AED

6 检查节律
是否有除颤指征？　有　无

7 给 1 次除颤
然后立即继续进行
2 分钟 CPR

8 立即继续进行 2 分钟 CPR
每 2 分钟检查一次节律；继续 CPR 直至 ALS 人员到达或患者开始有活动出现

图 2-27　专业人员婴幼儿 BLS 流程

(三)新生儿 CPR

新生儿 CPR 适用于新生儿从宫内娩出至出生后数周或数月内需要复苏的情况。预期、充分准备、精确评估和及时开始生命支持是新生儿复苏成功的关键。建立有效的通气是新

生儿复苏中最为重要的措施。

新生儿评估时,如对下列 3 项均为肯定的回答,则不需复苏。①是否为足月产新生儿?②有无呼吸或哭声? ③是否具有良好的肌张力? 此时可将新生儿与母亲放一起,用干的床单包裹以保温并持续监测其呼吸、活动和肤色。

如对上述任何一项的回答均为否定时,需按顺序采取下列一项或多项措施:①初步稳定措施(包括提供保暖、按需要清理呼吸道、擦干身体和保持皮肤干燥以及刺激等措施);②通气支持;③心脏按压;④给予肾上腺素和/或容量扩张剂。

1. 初步稳定措施。大约需要 60 秒的时间("黄金一分钟")来完成初始评估的各步骤、再次评估和按需要开始通气(图 2-28)。初始评估后是否需要采取进一步措施取决于以下 2 个重要特征:呼吸(呼吸暂停、喘息、呼吸费力或不费力)和心率(是否大于或小于 100 次/分)。心率评估还应包括间歇性地对心前区进行心脏搏动的听诊。当可检测到脉搏时,触摸脐动脉搏动可用于快速评估脉搏情况且比其他部位触诊更为精确。

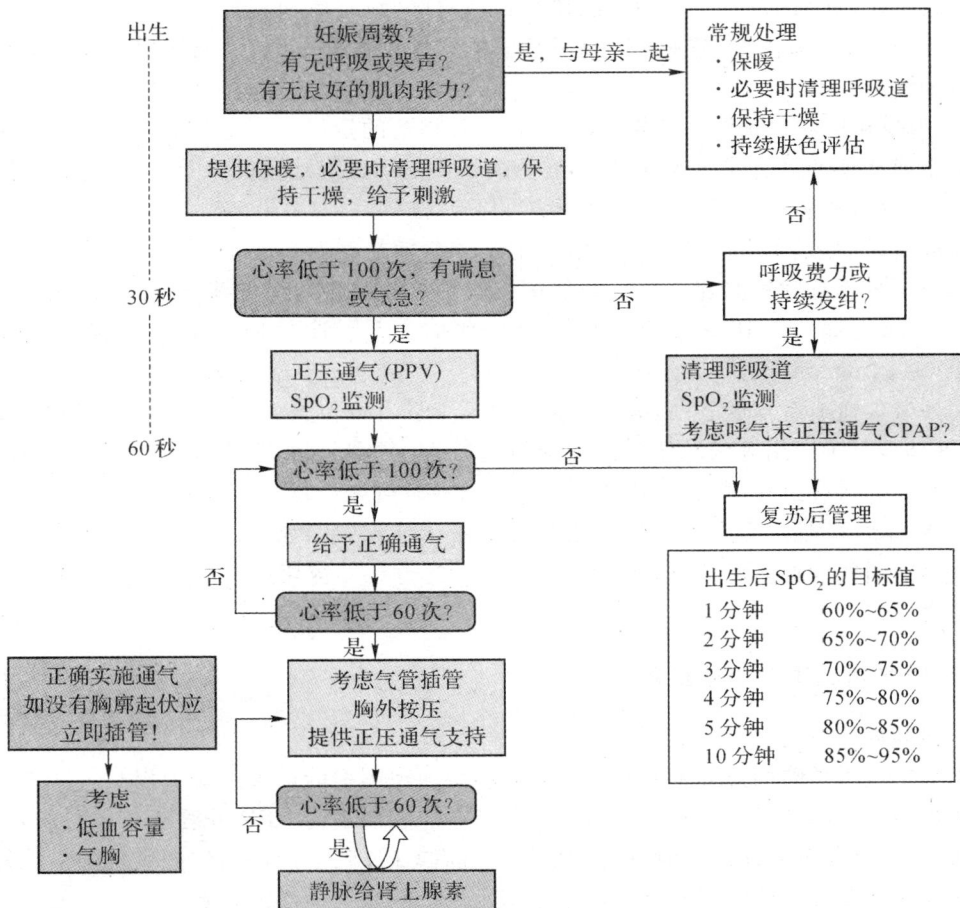

图 2-28 新生儿复苏流程

指脉搏氧饱和度监测仪可对脉搏情况提供持续监测而又不会干扰其他复苏措施的实施,但提供该设施需花 1~2 分钟的时间,而且在心排出量非常低或灌注非常差的情况下不起作用。一旦正压通气或氧疗开始实施,需对心率、呼吸和氧合状况 3 个重要特征同时进行评估。心率的增加是每一步骤实施有效性的最敏感指标。

2.通气支持与心脏按压。新生儿出生后仍处于呼吸暂停或喘息，或实施初始各步骤后心率仍低于100次/分，应开始进行正压通气。一般按40～60次/分的频率进行直至维持心率于≥100次/分。经充分通气和辅助吸氧30秒后，如婴儿的心率仍＜60次/分，应开始心脏按压。由于通气是新生儿复苏中最为有效的措施，而心脏按压可能会造成与有效通气间的冲突，施救者应在开始心脏按压前确保理想的辅助通气的实施。

心脏按压的部位在胸骨下半段上，按压时应使胸廓下陷前后径的1/3。双拇指环抱按压技术推荐用于新生儿复苏时的心脏按压，因其与二指法按压相比，可产生更高的收缩压和冠脉灌注压，故而效果更佳。按压与通气应注意协调以免同时进行。按压放松阶段应使胸廓完全回弹，但施救者的手指不应离开胸壁。按压和通气比为3∶1，即按压90次/分，通气30次/分，以达到120次/分的按压与通气总和并获得最大通气效果。每个按压或通气的动作约持续1/2秒，而呼气发生于每次通气后的首次按压期间。3∶1的按压和通气比推荐用于呼吸障碍作为最主要的原发因素时的新生儿复苏；如果是心脏方面的原因所致，施救者应考虑使用较高比例（如15∶2）。应持续、阶段性地对呼吸、心率和氧合状况进行评估直至自主心率≥60次/分。需注意，应避免对胸外按压的频繁干扰或中断，从而妨碍体循环灌注和冠脉血流的维持。

3.用药和扩容。新生儿复苏中，往往很少有用药的指征。新生儿出现心动过缓常因肺膨胀不全或严重低氧血症所致，而建立充分的通气是纠正上述情况最重要的步骤。然而，如经充分通气（常实施气管插管）、给100％氧和心脏按压后，心率仍＜60次/min，则应考虑使用肾上腺素或扩容或同时应用两项措施。建议经静脉途径给肾上腺素，每次剂量为0.01～0.03mg/kg，应在静脉通路建立后尽快使用。如果气管导管途径已建立，可考虑用较高剂量（0.05～0.1mg/kg），但其安全和有效性尚待评估。不同途径使用的肾上腺素浓度均为1∶10000（0.1mg/ml）。

如怀疑失血或有皮肤苍白、灌注不良和脉搏微弱等疑似失血表现，而经使用其他复苏措施无反应时，可考虑用等张晶体液或输血进行扩容。推荐剂量为10ml/kg，必要时可重复。未成熟儿扩容时应避免过快，应快速输入大量溶液有可能导致心室内出血。

4.复苏后管理。需要复苏的婴儿在其生命体征恢复正常后仍具有随时恶化的风险。一旦充分的通气和循环已建立，婴儿应维持或转送至具有密切监护条件并可提供预期治疗的环境之中。

五、特殊情况下的心肺复苏

(一)溺水

溺水是最可预防的意外发病和死亡原因。游泳池围栏的设置可减少溺水及其损伤的发生。溺水最有害的结果是导致低氧血症。救援者应立即进行CPR并呼叫急救系统，以尽快恢复通气、氧合和再灌注。即时且高质量的旁观者CPR和早期基础生命支持的措施能改善生存率。而缺氧的持续时间和程度决定了溺水患者的预后。溺水患者首要的急救措施是提供通气支持，立即开始人工呼吸能增加存活的机会。从水中救出后，或可能的话，在水中即应提供CPR尤其是呼吸的复苏。对于溺水患者，没有必要花费时间来清除吸入气道内的水分，因溺水者吸入的水分并不多，而且这些水分很快就吸收进入血液循环，而不会成为气道阻塞物，因此不提倡使用去除异物的手法，以减少引起损伤、呕吐、误吸的危险和对CPR的延搁。如单人在现场，应先提供5个循环（约2分钟）的CPR后再离开患者去打急救电话。尽早接上除颤仪或AED，按指征实施除颤。如出现低体温，应做必要的处理。没有必要常规作脊柱的固定,除非现场情况提示有创伤可能,如有明显的损伤或酒精中毒的临床征象或有跳水史、使用滑水板等情况,才作为"潜在的脊髓损伤"考虑。

(二)低温

严重低温状态下,机体重要脏器的功能受到显著抑制,以至于在临床早期评估中表现为"死亡"。但对于心脏骤停者来说,低温有时可起到保护脑和器官功能的作用。由于低温状态的心脏骤停者可完全恢复神经功能,因此不应依据临床表现而过早停止对患者的抢救。因低温的程度而可使心率和呼吸表现为非常地慢,因此对于昏迷伴低温者,应用 30～45 秒来评估呼吸和循环,以确定是否为呼吸或心脏骤停或极度的心动过缓。对于没有呼吸和脉搏者应立即开始呼吸复苏和胸外按压,不要等复温后再开始 CPR。低温的心脏对心血管药物、起搏器刺激和除颤等可能会没有反应,药物代谢也会减慢。因此,如果核心温度<30℃,应对静脉用药进行控制;如核心温度>30℃,可按常规经静脉使用药物,但需延长给药的间隔时间,以防止低温时药物蓄积而产生中毒。监测到有室颤的患者应按常规实施除颤,如首次除颤无效,可先行 CPR 和复温至 30～32℃后再行除颤;严重低温患者的窦性心动过缓是生理性的,因此往往不需要起搏。不要延搁但需轻柔地进行如气管插管、血管置管等紧急措施,避免粗暴搬动;去除湿衣物,使患者与风、热、冷隔离以避免热量的进一步丢失,如可能,给温湿氧吸入;院前可使用被动复温法如使用温热毛毯、加热环境等,并尽快转送医院。院内治疗严重低温型心脏骤停时,应快速恢复中心体温,可采用主动体内复温和侵入性体外复温的措施,包括温湿氧气(42～46℃)吸入、静脉输入温暖液体(43℃的生理盐水)、温暖液体腹腔和胸腔灌洗、食管复温管置入、体外循环加温和心肺转流等。复温期间,低温持续 45～60 分钟的患者因其血管扩张而致容量增大,应考虑补充血容量。

(三)过敏反应

过敏反应是一种严重的、全身性的反应,以皮肤、气道、血管系统、胃肠道等多系统受累为特征。严重者可致气道阻塞、心脏衰竭和死亡。过敏反应的治疗应强调早期识别,监测病情的进展或恶化状况,积极支持气道、通气/氧合和循环等。主要的措施有:

1.积极的容量扩张。致命性的过敏常产生极度的血管扩张,从而极大地增加了血管容量,需要大量的容量补充。应开通至少两路大的静脉通路并使用压力袋,尽快输入大量等张晶体液(常用 4～8L)。

2.静脉给予高剂量肾上腺素。心脏完全停止者应快速给予高剂量肾上腺素,常用方法:1～3mg IV(3 分钟),3～5mg IV(3 分钟),然后用 4～10μg/min 静滴。

3.经静脉使用抗组胺剂。关于过敏性心脏骤停时其使用价值的资料较少,但其有害的作用也较小,故而可考虑尝试。

4.类固醇疗法。心脏骤停期间较少起效,但在复苏后早期使用可能有价值。

5.停搏/PEA 的急救。为过敏反应常见的骤停节律,见第九章相关内容。

6.延长 CPR 的实施。过敏反应者常为年轻人,有健康的心脏和心血管系统,可能对快速血管扩张和低血管容量的纠正等措施有较好的反应。有效的 CPR 可维持足够的氧供,直至过敏反应的灾难性后果得到去除或解决。

(四)创伤所致心脏骤停

尽管有快速有效的院前和创伤中心的反应系统,创伤所致院外心脏骤停者仍少有生存希望。有较好预后的通常为:年轻、有可治疗的穿透性损伤,获得早期(院前)气管插管并及时转送(常≤10 分钟)至创伤中心者。现场因钝性创伤而致心脏骤停者,不论什么年龄都可能是致命的。主要的急救为支持气道、呼吸、循环的各项措施,详见创伤生命支持各章节。

（五）中毒

中毒是引起 40 岁以下人群心脏骤停的主要原因,对严重中毒者使用标准的急救措施并不一定能获得理想的预后。对于心脏骤停或濒临停止的患者,应立即采取支持气道、呼吸和循环的措施并及时获取中毒急救专家和地区中毒中心的帮助。其他对严重中毒者可能有效的措施包括:

（1）比标准方案更高剂量的药物。

（2）其他药物疗法包括氯化钙、胰高血糖素、胰岛素、拉贝洛尔、苯肾上腺素、毒扁豆碱和碳酸氢钠等。

（3）特殊的拮抗剂或解毒剂的使用。

（4）持续更长时间的 CPR 和辅助循环装置的使用如体外膜氧合等。

（六）妊娠患者的心脏骤停

对孕妇施行复苏时,应考虑到面对的是孕妇和胎儿两个患者。胎儿生存的最大希望取决于母体的存活。因此,要充分考虑妊娠的生理变化并采取正确的复苏方法。

当孕期≥20 周时,妊娠子宫会对下腔静脉和主动脉产生压迫,阻止静脉回流和心脏排出。子宫压迫所致的静脉回流受阻可产生低血压或休克,严重者可致心脏骤停;同时静脉回流受阻和心排出量的下降,限制了心脏骤停复苏时胸外按压的有效性。将孕妇置于左侧 15°～30°卧位,或将子宫推向一侧（用手动方法或毛毯卷置于右臀和右腰部）,可解除子宫对下腔静脉和主动脉的压迫。其他措施包括:

1.气道与呼吸支持。激素水平的变化使胃食管括约肌松弛,而增加了反流的危险,因此在复苏早期应保护气道。对于意识不清的孕妇,在进行正压通气或实施气管插管期间应持续进行环状软骨按压。由于气道可能因水肿而狭窄,应选择比普通妇女小 0.5～1mm 的气管导管。妊娠患者因其功能残气量下降而氧耗增加,可快速发生低氧血症,因此要加强给氧和通气支持,可使用临床评估和呼气末 CO_2 检测器等装置确认气管导管的位置。在妊娠晚期,如使用食管检测装置确定气管导管的位置,往往会将已在气管内的导管误认为在食管内而导致气管导管的误拔,故而应选择其他方法。由于母体的膈肌抬高,对通气量的需求可适当减少。

2.循环措施。因妊娠增大的子宫而使膈肌和腹内脏器的位置上移,实施胸外按压时的位置应适当调整。可在胸骨中点稍上方的位置进行。

3.除颤。按标准剂量进行,未显示对胎儿心脏的不良反应。放电前应移去胎儿或子宫监测仪。

4.复苏药物。按标准使用复苏药物。尽管血管加压剂如肾上腺素、多巴胺等会使子宫血流减少,但复苏药物无法替代,因此即使胎儿存活无望,母体仍应进行复苏。

5.子宫切开术（剖宫产）。孕妇心脏骤停时,医护人员应考虑尽早进行子宫切开（剖宫产）。妊娠>24 周的患者如能在心脏骤停的 4～5 分钟内实施剖宫产,胎儿将会有较高的存活率。如无法恢复母体的心脏血流,将会导致母婴皆失。因此,如果心脏生命支持的措施在几分钟内无法逆转心脏骤停,那么 4～5 分钟是允许抢救人员作出剖宫产决定的最长时间。

（七）电击/雷电

遭遇电击/雷电时,电流对心脏、脑、细胞膜和平滑肌可产生直接损伤效应,电流穿过机体组织时,可使电能转化为热能而导致间接损伤效应,可引起室颤或停搏、肌肉骨骼损伤、器官损害和体外/内烧伤。电击/雷电伤的发病率与死亡率均较高,但即时的治疗可提供较好的康复机会。施救者首先要确保复苏现场的安全,然后提供及时的 CPR 与除颤等措施,即使初始评估时患者有死亡的表现,也应积极给予充分的复苏。由于很多受害者都很年轻,没有基础的心肺疾病,如能立即开始心肺支持措施包括 CPR 和尽早除颤等,那么极有可能存活。应早期置入高级气道设施和进行容量补充,并尽早请专家会诊。

六、小　结

心肺复苏技术与任何其他的技术一样,应不断练习才能牢记重要的步骤,从而在紧急情况时能熟练运用。但千万注意切勿在真人身上练习上述操作过程。应至少每两年一次进行该课程的温习及知识更新的学习,如能更频繁地学习则更佳。它有助于学习者了解 CPR 技术中一些新的概念和知识,从而更好地服务于临床和社会。

第三章　心脏病突发的高危因素及其控制

据我国卫生部心血管病防治研究中心 2006 年的报告,中国人群心血管病的主要危险因素是高血压、吸烟、高胆固醇血症和糖尿病。

在有吸烟习惯并伴有高胆固醇水平、高血压及不运动生活方式的人群中,心脏病发生的概率大大增加。上述高危因素存在越多,发生心脏病突发(或其他血管疾病)的可能性越大。如具有不正常的血清胆固醇水平、每天吸烟两包的人与具有正常血胆固醇水平且不吸烟者相比,前者心脏病突发的可能性增加 10 倍。图 3-1 列出了发生冠心病的三大危险因素——吸烟、血胆固醇水平升高、高血压与心脏病突发的关系。

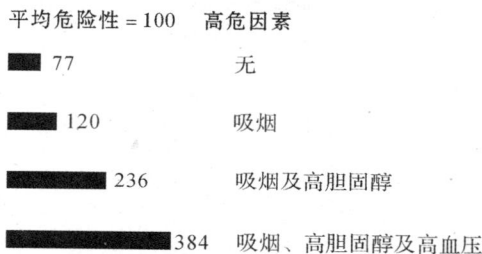

平均危险性 = 100　　高危因素

　77　　　　　无

　120　　　　吸烟

　236　　　　吸烟及高胆固醇

　384　　　　吸烟、高胆固醇及高血压

图 3-1　心脏病突发与高危因素的关系

一、心脏病突发的高危因素

(一)不可改变的高危因素

有些高危因素是不可改变或控制的,常见的有以下几点:

1.遗传。兄弟姐妹或父母中有冠心病的病史,提示其发生心脏病的可能性增大。

2.性别。女性在绝经期前发生冠状动脉粥样硬化的可能性低于男性,但绝经期后女性发病的可能性显著增加,其临床过程比男性更加严重。

3.年龄。冠心病的死亡率随着年龄的增长而升高,然而近 1/4 的死亡发生在 65 岁以下的人群中。

(二)可改变的高危因素

其他一些因素是可以从主观上进行改变或消除的,如:

1.吸烟。心脏病突发者的死亡率在非吸烟人群中显著低于吸烟者;对于戒烟者,其死亡率也逐渐降低直至接近于从未吸烟的人群。研究显示,被动吸烟者(从环境中吸入烟雾)发生与吸烟相关疾病的危险性也增大。因而所有人,尤其是还具有其他高危因素者应尽量避免成为被动吸烟者。

2.高血压。作为脑卒中及心脏病突发的一个主要高危因素,高血压可通过简单、无痛苦的方式进行监测。对于有轻度血压升高的患者在使用药物治疗前,可通过减少过重者的体重及限制盐(钠)的摄入来控制。

3.高血胆固醇水平。过多的胆固醇可沉积在动脉管壁,使血流通道狭窄从而导致心脏病突发或脑卒中。可通过简单的化验来测定血中胆固醇的含量。由于人体可通过食物摄入及自身制造胆固醇,可通过提供低饱和脂肪及低胆固醇的饮食来降低血中胆固醇的水平,也可使用一些药物来进行控制。

4.缺少活动。活动缺少也是引起心脏病突发的一个重要的危险因素。

(三)诱发因素

有一些因素对心脏病发作起着间接诱发的作用,如:

1.糖尿病。糖尿病常发生于中年尤其是肥胖者之中。可隐匿多年不被发现,但能明显地增加心脏病突发的危险性,因而对其进行控制显得尤其重要。

2.肥胖。许多人单纯因吃得过多、运动过少而引起肥胖。肥胖将使心脏的负担增加。它与冠心病有关主要是在血压、血胆固醇增高及导致糖尿病发生中所起的作用。为帮助患者减轻体重,医生常建议采用运动与低热量饮食相结合的方案。

3.过多的压力。确定及测量人们情绪及精神上的压力大小是比较困难的。所有人都会有压力感,但每个人感受压力的量及表现的方式可有不同;对于一些人,长期过度的压力可导致健康方面的问题。减少精神上的压力对每个人的健康都有益。

二、谨慎维持心脏功能

谨慎的生活方式能减少未来心脏疾病发生的危险性。这种生活方式的内涵包括:控制体重,加强身体锻炼,良好的饮食习惯的培养,戒烟,减少血中脂肪含量(如胆固醇及甘油三酯)及控制高血压。大量研究表明,通过控制高危因素能明显地减少心脏疾病的发病率及死亡率。

(一)戒烟

据统计,吸烟是引起中国人群心血管病危险的第二位因素,是中国成年人死亡的主要可预防的危险因素之一。中国男性吸烟率一直持续在较高水平,男性医生和教师的吸烟率达50％以上。据 WHO 估计,全球每 3 支香烟就有 1 支是在中国消费的。值得注意的是,中国目前还存在吸烟低龄化倾向,青少年吸烟人数高达 5000 万。吸烟成为已知可控制的最重要的危险因素。

总的来说,吸烟者的冠心病死亡率比不吸烟者高 70％。严重嗜烟者(每天 2～3 包)的冠心病死亡率比不吸烟者高 2～3 倍。吸烟是个主要的、独立的高危因素,它与其他危险因素一起存在(常见的如胆固醇水平升高及高血压)能显著地增加冠心病的发生率。

在绝经期前,女性冠心病的发病率低于男性,主要原因是女性很少吸烟,若每天吸烟也吸得较少且烟雾吸入较浅。但是,女性吸烟者与男性吸烟者相比,其冠心病死亡率增高。既口服避孕药又吸烟的妇女与未口服避孕药也不吸烟的女性相比,其发生心肌梗死的可能性约增加 10 倍。最近的资料显示,女性心脏病突发后的死亡率也比男性要高。

吸烟能显著地提高猝死的危险性。吸烟者比非吸烟者发生心脏猝死的可能性增加 2～4 倍,其危险性还随着每日吸烟量的增加而增加。若停止吸烟其危险性则将减小。

吸烟对健康非常有害。有很多心血管疾病和癌症的发生和死亡是因吸烟导致的。吸烟开始越早,对未来健康的威胁也越大。许多研究显示吸烟者患各种疾病的死亡率均明显高出非吸烟者。若吸烟者与非吸烟者患同样的疾病,前者疾病的严重性远远大于后者。同样的研究表明:如果戒烟后,心脏病突发的死亡率与非吸烟者相差不大。

吸入环境中的烟雾称为被动吸烟者,其与吸烟有关疾病发生的危险性也显著增加。据卫生部 2006 年的统计,中国被动吸烟人群比例高达 51.9%,被动吸烟者冠心病的发病率增加了 25%,因被动吸烟而死于冠心病的人数已超过 3 万,估计被动吸烟的总死亡人数已超过10 万。目前在国内的许多公共场所,如医院、大多数餐馆、商业场所等也制定了一些禁止吸烟的制度,这些制度促使顾客与工作人员都意识到主动和被动吸烟的危害性,从而为减少由吸烟所致的死亡或残疾作出持续努力。

（二）控制高血压

2006 年我国的高血压人数已达 2 亿,高血压已成为中国人群心血管疾病的第一位危险因素。未得到控制的高血压与心脏病突发危险的增加有关。如不进行治疗,高血压将成为一个主要的健康问题,引起对心脏、肾及其他器官的血管损伤。高血压能增加脑卒中、心脏病突发、肾衰竭发生的危险性。当高血压与其他因素同时存在时,如肥胖、吸烟、高胆固醇水平、不运动或糖尿病等,心脏病突发与脑卒中的发生率将显著增加。

大多数患者的高血压原因尚不清楚。尽管如此,对高血压进行有效控制是非常有必要的,控制的措施包括改变饮食习惯和增加运动,如无效可使用降血压药物。高血压患者需定期进行医疗随访,以学会保护自己,防止引起有害的结果。

（三）减少饮食中饱和脂肪酸及胆固醇的摄入

据中国人群的前瞻性队列研究比较,血清总胆固醇、低密度脂蛋白胆固醇的增高均显著增加冠心病和缺血性脑卒中的发病危险。胆固醇是人体自身能制造的一种物质,存在于食物和动物制品中,尤其在蛋黄及动物内脏中(如肝、肾、脑)的含量较高。当过多的胆固醇沉积于动脉内壁上,可引起动脉粥样硬化而导致血管狭窄。

饱和脂肪酸存在于奶酪、乳脂及全牛奶等食物中,它能促进血胆固醇水平的升高。另一方面,多聚不饱和脂肪酸的部分代替物(如蔬菜油,但不包括椰子油、棕榈油等饱和脂肪酸)可降低大多数人的胆固醇水平。饮食疗法的目标是使食物中的饱和脂肪酸减少至最低量,但并不能完全使饱和脂肪酸消失,因其存在于很多食物中。如能遵循以下建议,可减少饮食中饱和脂肪酸的含量:

（1）将鱼及家禽作为主食;将家禽肉去皮煮熟,并去除多余的脂肪。

（2）与适量的液体蔬菜油或多聚不饱和脂肪酸代替物如谷类、黄豆等一起煮。

（3）吃脱脂牛奶制品。

（4）每星期吃蛋不超过 3 个,可能的话,用鸡蛋替代品。

（5）使用低脂肪烹调方法如烘、煮及烤,避免用油炸、煎等方法。

高脂肪饮食可导致一些其他的健康问题,因而要注意对自己的饮食结构进行调整。调整饮食,定期运动,减少胆固醇及饱和脂肪酸的摄入量可使血胆固醇水平降至正常。

（四）定期运动

有证据显示长期静坐的人心脏病突发的危险性比定期进行运动的人高。运动能增强肌肉张力,刺激血液循环,有助于预防体重过重,从而保证健康的生活质量。心脏病突发的生存率在定期运动的人中比不运动者要高。但运动一定要有规律地进行,要选择每个人适宜的运动方式,并逐渐增加运动量。可选择的运动方式有散步、爬楼梯、跑步、骑车和游泳等。在开始制订锻炼计划或在显著增加运动量之前应首先向医生咨询。

（五）控制糖尿病

糖尿病或有糖尿病家族倾向者发生冠心病的危险性增加。在糖尿病患者中,男性发生冠心病的危险性比正常人高 2 倍,女性的危险性比正常人高 3 倍。有糖尿病的女性患者的冠心病死亡率也比同年龄的正常男性要高。单纯控制高血糖并不能减少糖尿病对大血管所造成的不利影响,还需重视其他一些常见的危险因素如高胆固醇血症、高甘油三酯血症、高血压及肥胖等。

(六)控制肥胖

冠心病的发生与肥胖也有关系,尤其是心绞痛发作和猝死与肥胖有关。

大多数人在21~25岁时已达到他们稳定的体重。随着年龄的增长,维持该体重所需的热量也有所减少。因而,作为30~40岁的成人,如果吃东西仍如20岁时那么多,又不进行运动,那么多余的热量就会作为脂肪贮存下来。

中年人如体重过重,则发生严重心脏病的危险性高于同年龄正常人3倍。肥胖也可使高血压与糖尿病发生的危险性增大。没有任何快速、简便的方法可以减轻体重。过度节制饮食是不可取的,尽管能减轻体重,但可致人体健康必需的一些营养成分的摄入不足。因而,在减肥前应向医生咨询,医生可根据不同个体的身高、年龄等来确定其理想的体重范围并指导如何进行控制。

三、预防和控制心血管危险因素的重要性

对心脏骤停患者提供及时的救治非常重要,而预防其发生更为重要。对公众进行相关知识的宣教对于减少冠心病的死亡率具有十分重要的作用。控制已知的高危因素,必须依赖对公众的宣教,让其理解重要性并主动参与相关的活动,从而逐渐形成一种健康的生活方式。有证据显示,整个社会共同配合对降低心血管疾病发生的危险性有着显著的、积极的效果。

第四章　美国心脏协会 2010 心肺复苏与心血管急救指南解析

自 1960 年 Jude, Kouwenhoven 等三位医生首次描述 CPR 的有效性以来,心肺复苏的发展已经历了 50 个年头。1966 年美国心脏协会(AHA)首次发布 CPR&ECC 指南,2000 年起与国际复苏联合会(ILCOR)每 4~6 年一次组织国际复苏专家对所有复苏领域的最新发表物和完成的研究项目进行回顾、评价和讨论,达成一致意见后形成正式的 CPR&ECC 指南。目前该指南已被广泛地应用于世界各国的大型医疗机构,并作为很多国家实施复苏培训的指导。

2010 心肺复苏与心血管急救指南(简称 2010 CPR&ECC 指南)由美国心脏协会于 2010 年 10 月 18 日向全球正式发布。本章将回顾新指南中涉及复苏的概念与技术的重要改变,以更好地理解最新标准的复苏概念与技术,从而为临床复苏提供借鉴。

一、2010 CPR&ECC 指南出台背景与意义

为促进全球范围内心肺复苏领域的概念与技术的研究和临床实践,加强各有效运行的复苏组织之间的联络,更利于拯救心脏性猝死和脑卒中患者的生命,1992 年,包括美国心脏协会、加拿大心脏与卒中协会、欧洲复苏协会、澳大利亚、新西兰、南非、拉丁美洲复苏协会等机构在内的国际复苏联合委员会(International Liaison Committee on Resuscitation, IL-COR)正式成立,该组织的宗旨是提供一个国际性的统一机构以更好地认识与回顾与急诊心脏救护相关的科学理论与知识,目标是建立起国际间有助于总结、发展、确立心肺复苏科学共识的机制,重点促进国际性 CPR 和 ECC 指南的制定并首次提出统一使用 UTSTEIN 模式来上报与统计心脏骤停与复苏领域的资料。自 2000 年以来,美国心脏协会和国际复苏联合会每 4~6 年对心肺复苏指南共同进行修订和更新,从而形成国际性心肺复苏指南。2005 年 11 月,美国心脏学会于达拉斯国际心肺复苏会议后发布了具有重要意义的 2005 CPR & ECC 指南。

二、2010CPR&ECC 指南简介

1. 指南发布过程。2010 CPR&ECC 指南发布前经历了严谨的国际证据评估流程,由来自 29 个国家的 356 名复苏专家通过讨论会、电话会议、在线或网上研讨会等形式对大量复苏研究与文献进行了长达 3 年的分析、讨论和探讨,并与 AHA 心血管急救委员会和专业分会一起编写而成。在证据评估中,专家就复苏和心血管急救方面的 277 个主题开展了 411 项科学证据的回顾,并基于证据评价和专家的共识推荐了一些新的治疗方案,从而确保了复苏措施的安全和有效性。因此该指南是根据数以万计由同行讨论的复苏研究总结出的国际临床指南。

近年来,在减少心脏疾病和脑卒中所造成的死亡和残疾方面,国际范围内的复苏专家和心肺复苏施救者投入了前所未有的努力。在为心脏骤停患者提供 CPR 方面,旁观者、第一反应者和医护人员都扮演着重要的角色;而高级生命救助提供者能在患者心脏骤停发生前后和心脏骤停后管理方面提供很好的救护。新指南使复苏实施者和指导教师能更关注心肺

复苏实践和培训中的关键更改内容，而这些更改是基于科学依据和指南建议所作出的，新指南也为治疗建议提供了理论依据。

需要指出的是，新建议并不适用于所有施救者、所有病人和所有的突发场景；新指南出台也并非意味着过去使用的指南是不安全或无效的。复苏指挥者应根据病人情况针对性地选择指南所建议的相关措施。

2. 推荐分级。2010 CPR 与 ECC 指南是在 2010 国际复苏联合会（ILCOR）的 CPR 与 ECC 治疗建议的基础上形成，并将 ILCOR 针对单个问题而基于循证的治疗建议进一步拓展至如何、何时提供治疗以及治疗提供者所需的培训等更为详细的内容。相关研究的证据水平数字分级系统（LOE）已从 2005 年的 7 级更新为 5 级，并根据措施、诊断和预后的类型分为好、良和差 3 个亚类。基于上述证据水平和证据质量将 2010 治疗推荐分为 4 级，删除了 2005 指南中包含的不确定级别，具体分级如下：

（1）Class Ⅰ（益处＞＞＞风险）：操作/治疗必须实施或给予。

（2）Class Ⅱa（益处＞＞风险）：实施操作/提供的治疗是合理的；尚需一些客观资料的研究支持。

（3）Class Ⅱb（益处≥风险）：操作/治疗可以考虑；尚需较多客观资料的研究支持，相应登记的资料可能有帮助。

（4）Class Ⅲ（风险≥益处）：操作/治疗不应实施或给予，因其无益甚至可能有害。

3. 2010 CPR&ECC 指南重大改变的主要内容。

（1）CPR 步骤从气道－呼吸－按压（A－B－C）更改为按压－气道－呼吸（C－A－B）。

（2）继续强调提供高质量 CPR 的一些举措，包括：快速、用力按压；尽可能减少对按压的干扰；每次按压后使胸廓充分回弹和避免过度通气。

（3）建议按压时胸部至少下陷 5cm（2005 指南的建议按压深度约为 3.75～5cm）。

（4）建议按压的频率至少应达 100 次/分（2005 指南建议的按压频率约为 100 次/分）。

（5）创建了简化的成人 CPR 通用流程（图 4-1）。

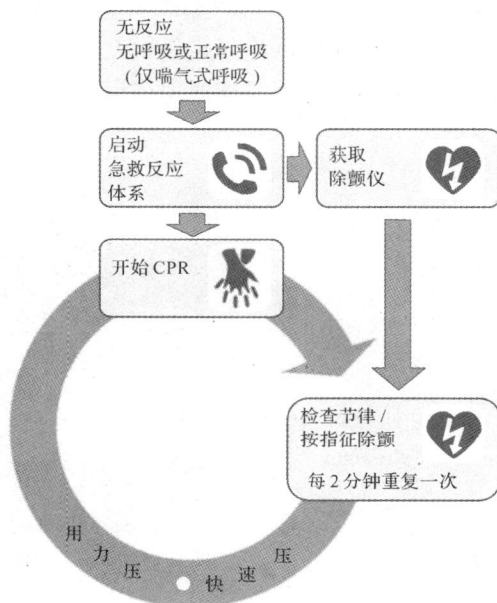

图 4-1　成人 BLS 简化流程

三、2010 CPR&ECC 指南更新的主要内容

(一)基础生命支持(BLS)

BLS 是挽救心脏骤停患者生命的最基本措施,成人 BLS 基本内容包括识别突发心脏骤停情况、启动急救反应系统、早期实施高质量的 CPR 以及对有指征者快速实施除颤。

1. 2010 CPR&ECC 指南中关于 BLS 的关键性改变。

(1)简化了 BLS 流程,"看、听、感觉"的动作已从流程中删除。由于实施"看、听、感觉"具有不协调性且非常耗时,2010 CPR&ECC 指南建议,对于如何无反应、无呼吸或无正常呼吸(如仅为喘息)的成人患者应立即启动急救反应系统并开始胸外按压。

(2)鼓励未受过培训的施救者实施单纯徒手按压(单纯胸外按压)式 CPR。对于未经过培训的施救者来说,单纯手按压式 CPR 较易实施,且急救中心调度员更易于通过电话实施指导(图 4-2)。

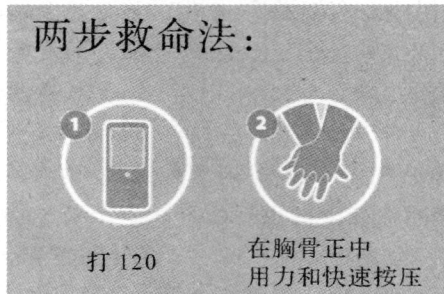

两步救命法:

① 打 120

② 在胸骨正中用力和快速按压

图 4-2　单纯徒手按压式 CPR

(3)给予呼吸复苏前先开始实施心脏按压,即用 C—A—B 顺序代替 A—B—C(图 4-3)。鉴于安置头部位置、实施口对口呼吸或获取与装备皮囊—面罩装置行呼吸复苏等均非常耗时,因此可立即开始胸外按压。从 30 次按压而不是 2 次呼吸开始能减少实施第一次按压的时间延搁。

(4)更加关注确保高质量 CPR 实施的方法与措施(图 4-4～4-6)。包括恰当的按压速度与频率、按压后胸廓的完全回弹、减少按压的停顿或干扰以及避免过度通气。培训时应重点关注按压的正确实施。

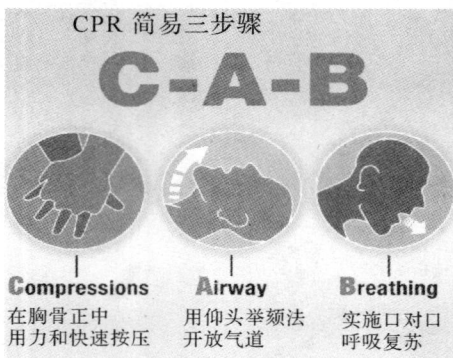

CPR 简易三步骤

C-A-B

Compressions　在胸骨正中用力和快速按压

Airway　用仰头举颏法开放气道

Breathing　实施口对口呼吸复苏

图 4-3　CPR 新顺序

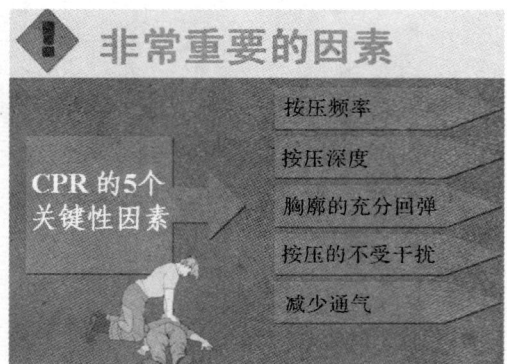

非常重要的因素

CPR 的 5 个关键性因素

- 按压频率
- 按压深度
- 胸廓的充分回弹
- 按压的不受干扰
- 减少通气

图 4-4　CPR 的 5 个关键因素

(5)强调多科协作的高效复苏团队的组建。复苏时需要一支受过良好训练的施救者组成的高效团队来提供包括胸外按压、气道管理、呼吸复苏、节律识别、除颤和使用恰当药物等

胸外按压与放松

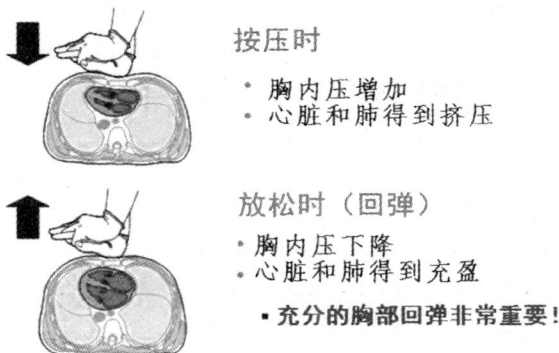

按压时
· 胸内压增加
· 心脏和肺得到挤压

放松时(回弹)
· 胸内压下降
· 心脏和肺得到充盈
· 充分的胸部回弹非常重要!

图 4-5 胸外按压与胸部回弹的重要性

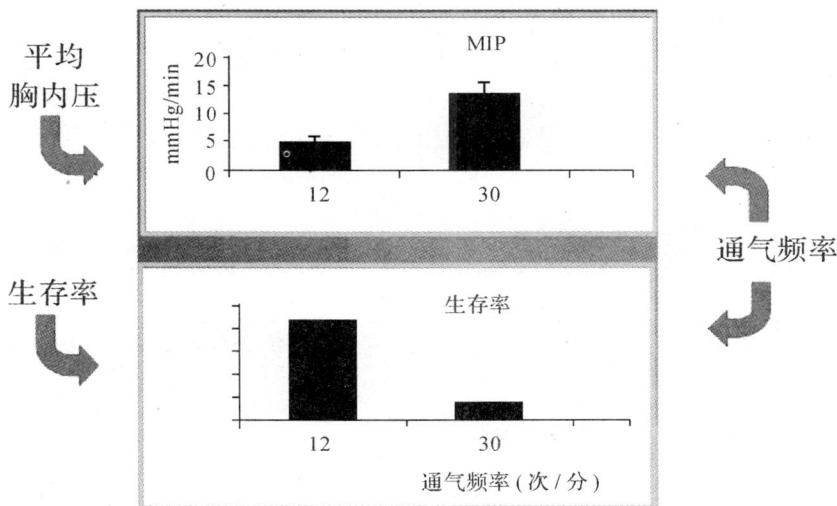

图 4-6 通气频率与生存率的关系

多项措施。医务人员应关注复苏团队的组建以使各项抢救措施能在第一时间内付诸实施。

(6)不再主张在心脏骤停的气道管理中常规使用环状软骨按压。环状软骨按压可以防止胃胀气,减少气囊面罩通气期间发生反流和误吸的风险,但七项随机研究结果表明,环状软骨加压可能会延误或妨碍高级气道管理的实施,而采用环状软骨按压的情况下仍有可能发生误吸。另外,培训施救者正确使用该方法的难度也很大。故而不再建议为心脏骤停患者常规采用环状软骨按压。

2. 2010 CPR&ECC 指南中继续关注的 BLS 的关键内容。

(1)早期识别突发成人心脏骤停。应基于对病人意识的评估和正常呼吸是否缺失来早期识别成人的突发心脏骤停。患者最初可表现为喘气式呼吸或有癫痫样发作,这些非典型表现常使施救者困惑而导致呼救或开始 CPR 的延搁。

(2)尽量减少对有效心脏按压的干扰。应尽可能减少对按压的干扰或中断直至自主循环恢复或复苏终止,任何不必要的按压中断(如呼吸复苏时作不必要的较长时间停顿)均可降低 CPR 的有效性。

（3）淡化专业施救者实施脉搏检查的重要性。检查脉搏是一项较为困难的操作，即便是受过良好训练的专业施救者，在病人血压异常降低或缺失时，对有无脉搏的判断也常不准确，因此专业人员应用不超过 10s 的时间来检查脉搏。即便对随后发现并未发生心脏骤停的患者实施了胸外按压，也很少会导致严重损伤。而非专业施救者不要作判断脉搏的尝试，当发现成人突然倒下，经评估没有反应、没有呼吸或呼吸不正常时，即视其为心脏骤停。

有关 BLS 步骤的内容总结见表 4-1。

表 4-1　成人、儿童和婴儿 BLS 关键内容总结

内容	建议		
	成人	儿童	婴儿
识别	没有反应（所有年龄段）		
	没有呼吸 呼吸不正常（如仅有喘气）	没有呼吸或仅有喘气	
	10 秒内未触及脉搏（仅限专业施救者）		
CPR 顺序	CAB	CAB	CAB
按压频率	至少 100 次/分		
按压深度	至少 2 英寸（5cm）	至少前后径的 1/3 深度，约为 2 英寸（5cm）	至少前后径的 1/3 深度，约为 1.5 英寸（4cm）
胸壁回弹	按压之间使胸壁完全回弹 专业施救者每 2 分钟更换按压人员		
按压中断	尽可能减少按压的中断 尽量限制中断的时间在 10 秒内		
气道	头后仰—托下颌法（专业施救者：怀疑创伤时用下颌前冲法）		
按压与通气比（放置高级气道之前）	30∶2（1 人或 2 人法）	30∶2 单人复苏 15∶2 专业施救人员 2 人法	30∶2 单人复苏 15∶2 专业施救人员 2 人法
通气：当由未受过培训或受训后技术不熟练的施救者实施时	仅实施胸外按压		
已放置高级气道设施的按压与通气比（专业施救者）	每 6～8 秒给 1 次呼吸（8～10 次呼吸/分） 与胸外按压不同步 每次呼吸用 1 秒钟 有可见胸廓抬起		
除颤	尽快连接和使用 AED，除颤前后尽可能减少胸外按压的中断， 每次放电后立即继续从胸外按压开始做 CPR		

（二）电学治疗

2010 CPR&ECC 指南对于起搏、电复律和除颤有一些新增加的内容，但并未进行重大调整。新指南继续强调在给予高质量心肺复苏的同时进行早期除颤（图 4-7）是提高心脏骤停存活率的关键。

1. 院内外急救中结合 AED/除颤仪使用的重要性。使用 AED 是院前急救生存链中非常重要的环节，为使患者获得较好的生存机会，在心脏骤停的当时应立即实施 3 项措施：启

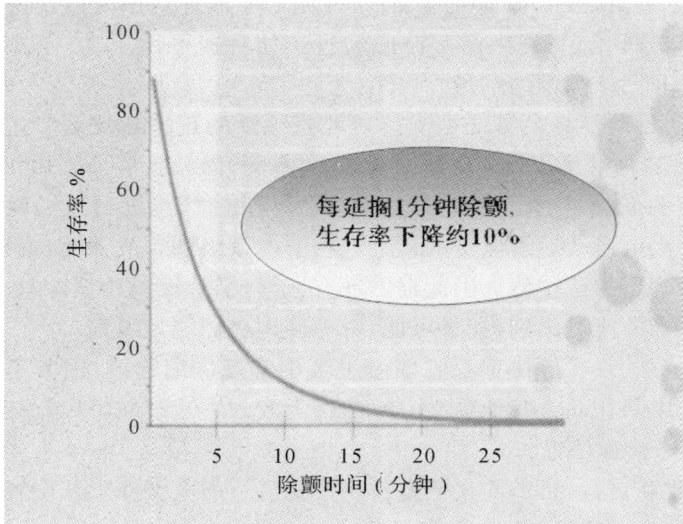

图 4-7 除颤时间与生存率之间的关系

动急救反应系统、提供 CPR 和使用除颤仪。虽然证据有限,但可考虑在院内环境下配备 AED,尤其是当员工无节律识别能力时或在非经常使用除颤仪的区域,以便尽早实施除颤,其目标是在病人倒下的 3min 内能实施除颤。医院应监测从病人倒下到首次电击之间的间隔时间和复苏后果。

2. AED 的使用范围扩展至婴儿。新指南指出,婴儿需要除颤但无法获得其他除颤器时,也可使用 AED。指南强调,如果有条件,施救者用 AED 对 1～8 岁儿童进行除颤时,应尽可能使用有儿童剂量衰减系统的 AED。如果无法获得上述 AED,应使用标准 AED。对于婴儿(<1 岁),最好使用手动除颤仪。如无法获得手动除颤仪,则使用有儿童剂量衰减系统的 AED。如果上述类型的机器均无法获得,可使用无剂量衰减器的 AED。尚无法确定为婴儿和儿童进行有效除颤的最低能量。安全除颤的剂量上限也同样未知。但 4J/kg 以上(最高 9J/kg)的剂量可以为心脏骤停儿童和动物模型实施有效除颤而无明显副作用。已成功地将相对较高剂量的 AED 用于心脏骤停婴儿而无明显副作用。

3. 先除颤还是先进行 CPR。除颤前先实施 CPR 能否改善心脏骤停者的预后目前尚未有定论。如果现场有 2 位施救者,一人应开始 CPR,同时另一人应尽快获取除颤仪并准备除颤,如果病人在监护状态下,发现室颤到实施除颤的时间应控制在 3min 内。

4. 对室颤者实施 1 次除颤结合 CPR 的流程未改变。施救者应尽可能缩短心脏按压停顿与实施除颤之间的间隔,并在放电完成后立即开始 CPR,因为越来越多的证据提示,即便是短暂的 CPR 中断也是非常有害的。

5. 除颤与复律的机器波形与剂量选择。

(1)波形。过去 10 年的研究和临床实践显示,除颤或复律时使用双相波机器比单相波更为有效;但尚缺乏不同类型的双相波之间进行比较的临床资料。

(2)剂量。除颤或复律时的能量应选择逐渐递加还是固定目前尚不明确。如果首次放电终止心律失常的努力未获成功,则可考虑选择更高剂量。单相波除颤的建议剂量为 360J,双相波可选择制造商为对应波形所推荐的 120～200J,或使用默认的 200J。电复律的剂量根据心动过速的类型而有所不同:如为规则的窄波心动过速(PSVT 或房扑),初始剂量常选择 50～100J 即已足够,无效时可逐渐递加;不规则的窄波如房颤时可选用 120～200J(双相波),单相波机器可选择 200J;规则的宽波心动过速如室速可用 100J;不规则宽波如尖端扭转型室速时应选择非同步除颤的剂量。

(3)儿童除颤。目前没有足够证据支持对儿童除颤的现有建议剂量进行重大调整。使用单相波时,2J/kg 的首剂量可终止 18%～50% 的室颤,尚无足够证据用于比较提高剂量时成功率的变化。病例报告的记录显示,最高使用 9J/kg 的剂量进行成功除颤而没有明显副作用。尚未确定首次电击或后续电击的最佳双相波能量级别。故而无法针对后续双相波除颤的所选能量给出确定的建议值。因此根据现有证据,如首次双相波除颤未获成功,则后续电击至少应使用相当的能量级别,如果可能,考虑使用更高能量级别。

6.起搏指征。不主张在停搏型心脏骤停患者中常规应用起搏,因其不能改善患者的出院存活率。但对于用阿托品或其他提高心率药物无效的心动过缓,可考虑起搏。

7. 除颤/起搏电极片位置。

(1)为便于摆放和进行培训,前一侧电极位置是合适的电极片默认位置。

(2)可根据个别患者的特征,考虑使用任意三个替代电极片的位置。即前一后、前一左肩胛以及前一右肩胛。

(3)将 AED 电极片贴到患者裸露的胸部上任意四个电极片位置均可实施除颤。新的数据证明,四个电极片位置对于治疗心律失常的效果相同。

(4)为便于进行培训,美国心脏协会课程传授的默认位置仍为 2005 版指南中建议的位置。尚无研究直接评估电极片/电极板的位置对除颤成功与否(以自主循环恢复为标准)的影响。

8. 有植入式除颤/起搏装置患者的体外除颤。

(1)使用植入式除颤器(ICD)和起搏器的患者可接受的除颤电极位置是前一后或前一侧位。应避免将电极片或电极板直接放在植入装置上。

(2)使用 ICD 或起搏器的患者,不要因安置电极片/电极板位置而导致除颤的延迟。

(3)如果电极片过于靠近起搏器或 ICD,则除颤后对应装置可能会出现故障。

(三)高级心血管生命支持(ACLS)

ACLS 可影响生存链的各个环节,包括预防和治疗心脏骤停,改善心脏骤停后恢复自主循环患者预后的各项措施。2010 指南继续关注有效 ACLS 实施的基础,即及时、不受干扰的高质量 CPR 起始的有效 BLS,在倒下的几分钟内对室颤/无脉性室速实施除颤等,其目的是为提高自主循环恢复(ROSC)的可能性。

1.传统的 ACLS 流程简化为环形流程,不再强调设施、药物和其他操作(图 4-8)。新的 ACLS 心脏骤停流程经过简化和综合,更关注影响预后的各项措施的重要性,包括高质量不间断的 CPR 和尽早对室颤/无脉性室速进行除颤。而建立血管通路、用药和高级气道设施安置等措施应在不干扰胸外按压或延搁除颤的前提下开展。

2. CPR 期间的生理参数监测。2010 指南注明,最好通过监测生理参数来指导 CPR,同时由 ACLS 人员评估并治疗可能的心脏骤停原因,以确保高质量 CPR、足够的氧气和早期除颤的实施,提高自主循环恢复的可能性。

(1)冠脉灌注压。冠脉灌注压(CPP)与心肌血流和自主循环恢复(ROSC)相关(图 4-9);CPP≥15mmHg 才有可能 ROSC,但 CPR 中无法对 CPP 值进行测量,复苏者应提供各项措施来改善心脏按压的质量以维持足够的冠脉灌注压,提高心脏骤停患者的存活率。

(2)持续定量波形二氧化碳浓度监测。在围心脏骤停阶段,建议对气管插管患者进行持续的定量波形二氧化碳浓度监测。监测时可根据潮气末二氧化碳($PetCO_2$)值来确认导管的

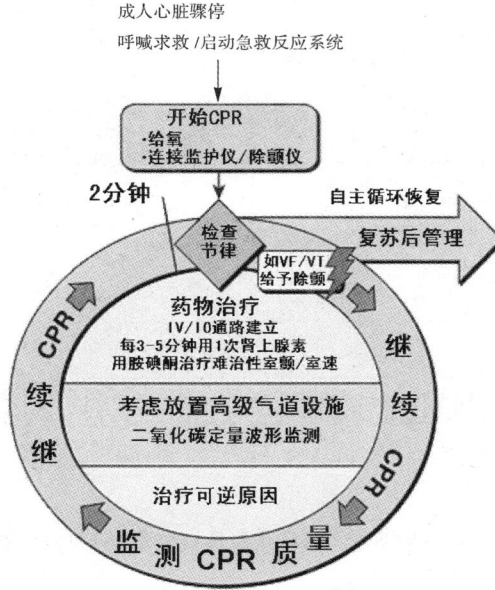

图 4-8　ACLS 心脏骤停简化流程

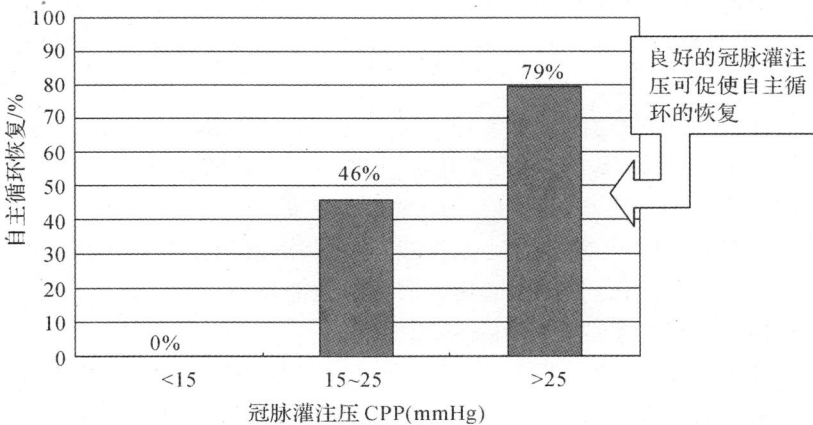

图 4-9　冠脉灌注压与自主循环恢复的关系

位置、监测 CPR 质量和检测是否已恢复自主循环（图 4-10）。$PetCO_2$ 与冠脉灌注压和脑灌注压相关，如果 $PetCO_2$ 值升高提示心搏出量增加；如果 $PetCO_2$ 持续处于 $10mmHg$ 以下则预示自主循环不可能恢复；当 $PetCO_2$ 值突然出现持续地升高常提示患者已恢复自主循环。但 CPR 中理想的 $PetCO_2$ 值尚不可知。

（3）中心静脉氧饱和度。如果患者置有肺动脉导管，则可监测中心静脉氧饱和度（$S_{cv}O_2$）情况，如 $S_{cv}O_2 < 30\%$，常提示不可能 ROSC，应关注胸外按压的质量。

（4）指脉氧饱和度监测。由于外周灌注不良，CPR 期间常无法获得准确的读数而无监测价值；如监测仪上显示有指脉搏图形，则有助于记录 ROSC；但在心脏骤停前和复苏后阶段常有其监测价值。

（5）动脉血气。在 CPR 期间，动脉血气不是一个评价组织氧合与酸碱平衡情况的可靠指标，因此对其常规监测的价值尚不明确。

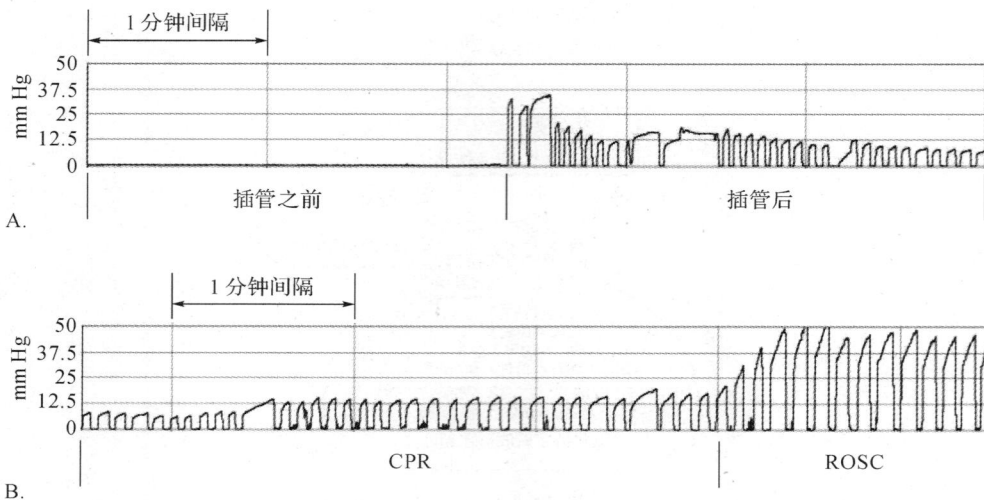

图 4-10   二氧化碳波形图用于确认气管插管位置(A)和监测复苏效果(B)

(6)超声心动图。可考虑用于诊断可逆原因所导致的心脏骤停,这些可逆原因包括:心脏压塞、肺栓塞、心肌缺血和主动脉夹层动脉瘤等。胸壁运动的缺失常预示不可能 ROSC。

3．用药方面的新主张。新指南对成人心律失常治疗的内容做出了几处重要调整。

(1)不再主张无脉性电活动(PEA)和停搏的处理时常规使用阿托品,并已将其从 ACLS 流程中去除。

(2)简化了有脉性心动过速的治疗流程。对于病情稳定但类型不明确的宽波心动过速,如果节律规则且为单形性 QRS 波,可考虑用腺苷进行初步诊断和治疗。但需注意,腺苷不得用于不规则的宽波心动过速,因其会使心律恶化成室颤。

(3)对于成人的症状性或不稳定性心动过缓,建议将静脉滴注变时作用剂(如多巴胺、肾上腺素)作为阿托品无效时可替代体外起搏的同等有效的措施。

(四)心脏骤停后管理的重要性

心脏骤停后管理是 2010 指南新增加的章节,因自主循环恢复后实施系统化管理对于提高存活者的神经功能完整性至关重要。为了改善恢复自主循环后被送到医院的心脏骤停者的生存率,应提供全面、有组织、完整和多科合作的连续性心脏骤停后管理。治疗应包括心肺和神经功能支持,按指征提供治疗性低温和经皮冠状动脉介入治疗(PCI),预见、治疗和预防多脏器功能障碍等。应尽早实施脑电图检查以诊断癫痫,并及时解读脑电图结果,对于恢复自主循环的昏迷患者也应给予频繁或持续监测。

(五)急性冠脉综合征(ACS)患者的管理

2010 指南更新了 ACS 的评估和治疗建议,规定了专业施救者对怀疑或确定为 ACS 的患者在症状出现最初几小时内所实施治疗的范围。对 ACS 患者进行治疗的首要目标包括减少心肌坏死的范围、避免出现主要心血管不良事件和治疗急性致命性并发症。一系列重要的策略和内容包括:对有 ST 段提高的急性心肌梗死(STEMI)的系统管理、院前检查 12 导联心电图、运送至有能力实施经皮冠脉介入(PCI)治疗的医院以及发生心脏骤停后确定或怀疑为 STEMI 患者的综合性管理等。

1．STEMI 患者的综合治疗系统中应包括社区、EMS、医生和医院内资源。即包括旨在识别 ACS 症状的培训流程,制定急救方案以使呼救中心能给予初步指导并用于院外干预,制定急诊科和医院的相关流程以利于 ACS 确诊后对病人实施医疗机构之间或内部的转运等。

2. 继续强调院前 12 导联心电图的重要性。最新研究证明，院前 12 导联心电图可以缩短 STEMI 患者行 PCI 的时间，并有助于分类到有能力实施 PCI 治疗的特定医院。因此，作为 STEMI 治疗系统中的一个关键组成部分，新指南继续建议由急救从业人员实施院前 12 导联心电图并对结果进行传送、解读和预先通知接收机构，以缩短溶栓治疗再灌注时间。

3. 关于心脏导管的建议。

（1）已证实在心脏骤停后复苏的成人患者中施行经皮冠状动脉介入可取得满意效果。故而应在标准化心脏骤停后治疗方案中包括心脏导管作为整体策略的一部分，以提高此类患者神经功能恢复正常的几率。

（2）建议对室颤性院外心脏骤停患者进行急诊血管造影以立即实施梗塞相关动脉的血管再建。

（3）在发生心脏停搏后，心电图可能不敏感或产生误导，即使并未出现明显的 STEMI 症状，也应该对怀疑因缺血性心脏病导致心脏停搏的患者在恢复自主循环后进行冠状动脉血管造影。

（4）发生院外心脏停搏后，进行 PCI 前患者普遍出现昏迷的临床表现，不应作为进行血管造影和经皮冠状动脉干预的禁忌证。

（六）成人脑卒中

脑卒中治疗的目标是尽可能减轻急性颅脑损伤和提高患者的康复率。新指南强调卒中诊治的 8 个 D：detection（识别）、dispatch（派遣）、delivery（转运）、door（入院）、data（资料收集）、decision（决策）、drug administration（用药）和 disposition（安置），以重申各治疗步骤的重要性和容易发生延搁的关键点。

1. 通过结合公众教育、急救中心派遣、院前识别和分检、医院卒中系统建立以及卒中单元管理等举措，卒中治疗已取得显著成效。

2. 直接将急性卒中病人分检至指定的卒中中心的新建议已添加至卒中流程中，同时建议将卒中病人收入专门的卒中单元并由富有治疗经验的多学科团队实施管理。

3. 有关重组组织纤溶酶原激活剂（rtPA）使用的适应证、禁忌证和注意事项等相关指南已更新为与美国卒中协会/美国心脏协会（ASA/AHA）的建议相一致。新指南继续强调再灌注（溶栓）的有限时间窗问题，即越早开展治疗预后越好。如在症状出现的 3 小时内给 rtPA，则会提高预后良好的可能性；如在卒中症状出现的 3～4.5 小时内给经慎重选择的病人使用 rtPA，也可取得良好的临床效果，但其临床优势小于 3 小时内治疗者，且该治疗方案尚未获得美国 FDA 批准；如果病人不适合静脉溶栓，则可考虑动脉内溶栓或有条件时行机械性血管再造术。

4. 病人进入急诊室的 3 小时内应收入卒中单元。近期研究显示，在卒中单元治疗的效果好于普通病房，其优势可与使用 rtPA 治疗相提并论；而且卒中单元治疗的积极影响可持续数年。

5. 更新了中风患者的高血压治疗方案。

（七）心肺复苏技术和装置

院外基础生命支持中，至今尚未发现有任何 CPR 装置优于标准的徒手 CPR；除了除颤器以外，也没有任何其他复苏设备能持续地提高院外心脏骤停患者的长期存活率。已研究出传统徒手心肺复苏的替代方法，以便在对心脏骤停实施复苏过程中增强灌注并提高存活率。与传统 CPR 相比，这些方法通常需要更多的人员、培训和装置，或者仅适用于特定的环境。如果由训练有素的操作者用于特定的患者，某些替代的心肺复苏技术可以改善血流动力学或短期存活率。

1. 胸前捶击仅限于院内使用。作为新建议中探讨的另一心肺复苏技术，新指南注明：胸前捶击对于心室颤动没有效果，故而不应用于无目击倒下的院外心脏骤停，且不得由 BLS

从业人员使用；如果面对目击倒下的室颤（包括无脉性室速）患者，而除颤器无法立即获得，则可考虑由专业施救者对患者进行胸前捶击。已报告的与胸前捶击有关的并发症包括：胸骨骨折、骨髓炎、脑卒中以及诱发成人和儿童的恶性心律失常。新指南强调，不要因实施胸前捶击而延误开始心肺复苏或除颤的时间。

（八）儿童基础和高级生命支持

1. 儿童基础生命支持。见图 4-11。

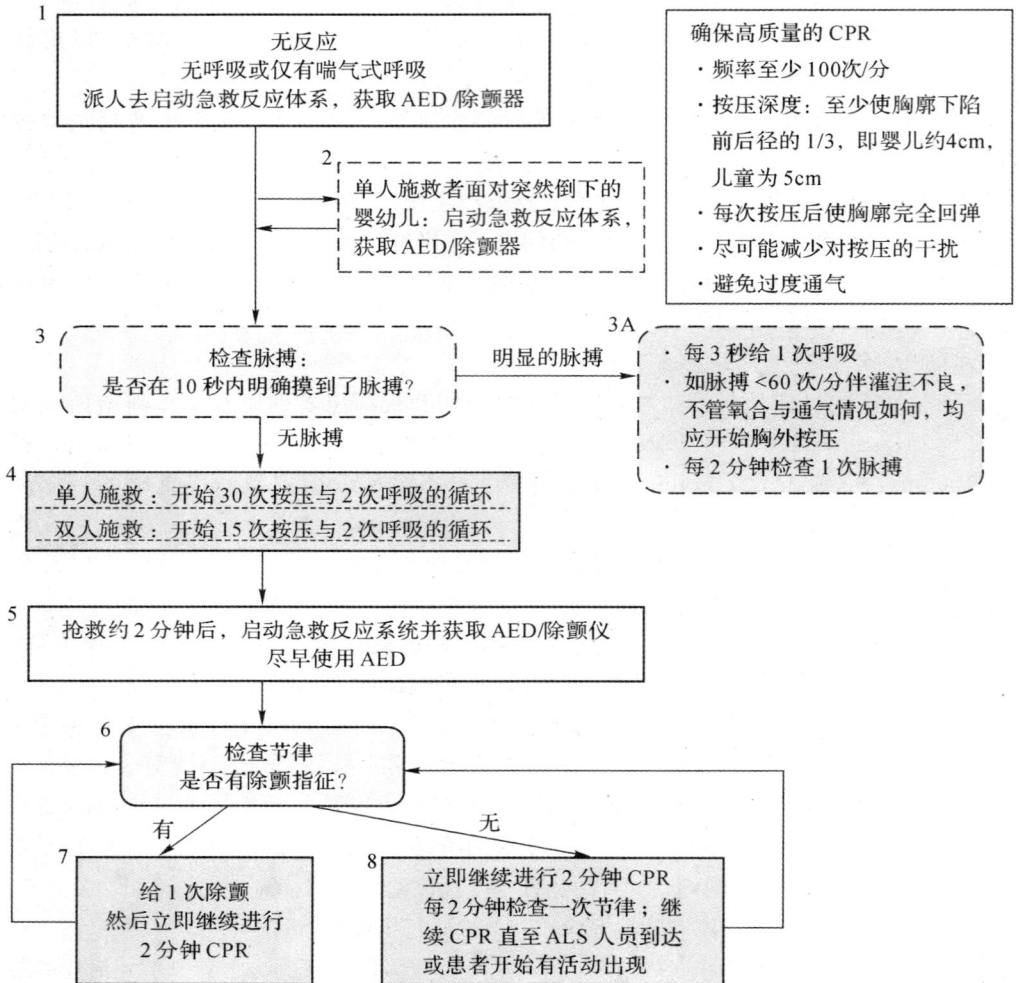

图 4-11　儿童 BLS 流程

（1）婴儿和儿童的 CPR 是以 30 次胸外按压（单人施救）或 15 次按压（有两位专业施救者参与复苏时）开始而不是 2 次人工呼吸（即 CPR 的顺序为 C—A—B 而非 A—B—C）。

（2）为获得有效的胸外按压，施救者的下压深度应至少为胸壁前后径的 1/3。对于婴儿相当于 1.5 英寸（约 4cm）；儿童相当于 2 英寸（约 5cm）。

（3）对婴儿除颤时用手动除颤仪优于 AED。如果不能获得手动除颤仪，最好使用有儿童剂量衰减功能的 AED。如果两者都无法获得，可使用没有儿童剂量衰减功能的 AED。

2. 儿童高级生命支持。

（1）婴幼儿的心脏骤停管理中加入了特殊情况下的复苏指南，包括单心室儿、Fontan 或

hemi－Fontan/双向 Glenn 分流以及肺动脉高压等先天性心肺疾病。

（2）目前尚缺乏儿童治疗性低温的研究结果,但根据成人治疗性低温应用的情况显示,对于院外目击倒下的室颤性心脏骤停青少年,如经复苏后仍昏迷,实施治疗性低温（32～34℃）可能有益。对心脏骤停复苏后仍昏迷的婴儿和儿童也可考虑治疗性低温。

（3）越来越多的证据表明,婴儿、儿童和年轻人的突发死亡可能与基因变异有关,这些变异可引起致命性心律失常,如离子通道病等,正确诊断对死者家属来说至关重要。因此新指南建议:对无明确诱因下突发的儿童或年轻人心脏骤停,应采集完整的过去史和家族史(如晕厥史、癫痫、无法解释的意外事件/淹溺或年龄在 50 岁以下的突发死亡)并回顾先前的心电图。如可能,所有突然死亡的婴儿、儿童和年轻人应做全面尸检,并保存尸检组织标本以进行基因分析。

（九）新生儿复苏

1. 有证据表明吸引对新生儿是有风险的,尚无足够的证据反对或支持对经胎粪污染的羊水中娩出的胎儿是否应进行常规的气管导管内吸引。因此新指南建议:对于存在明显自主呼吸障碍或需要实施正压通气的婴儿,出生后应立即进行吸引。

2. 建议新生儿按压与通气比仍为 3∶1。如果明确为心源性心脏骤停,应考虑较高(15∶2)的比例。3∶1 的比例可提供足够的每分钟通气量,这点对于窒息性心脏骤停的新生儿非常重要。有两位施救者时可使用 15∶2 的比例,因较高的按压通气比可能对心源性心脏骤停的新生儿有益(图 4-12)。

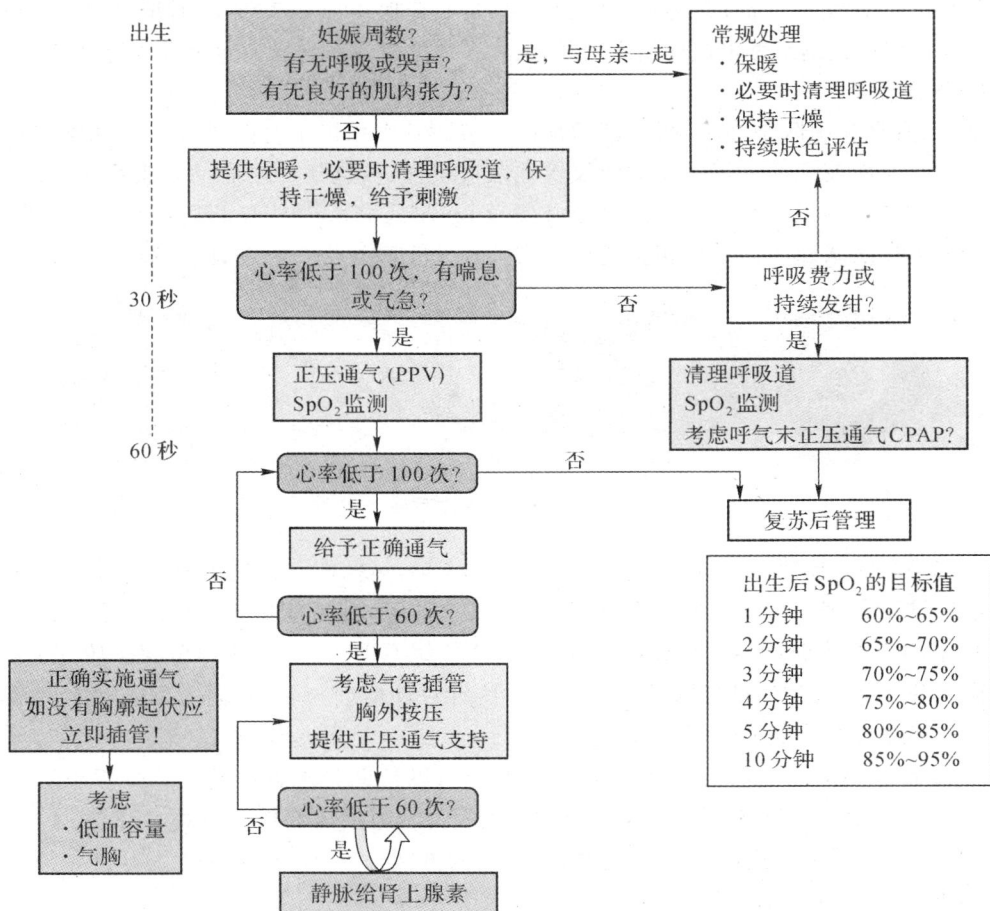

图 4-12　新生儿复苏流程

3. 越来越多的证据表明,对不需要复苏的足月儿或早产儿,延迟夹闭脐带至少 1 分钟是有益的。对需要复苏的新生儿是否延迟脐带夹闭尚无足够证据。

（十）伦理学问题

与复苏有关的伦理学问题非常之复杂。所有医务人员在为需要复苏的个人提供治疗时,都需要考虑伦理、法律和文化因素。虽然从业人员在复苏过程中会参与决策,但他们应该综合科学、个人或其代理者的意愿以及当地的政策和法律规定。涉及复苏伦理问题时应与医疗部门保持实时联系。EMS 从业人员应接受培训,了解如何恰当地向家属说明复苏的结果。

1. 对发生院外心脏骤停且仅接受了基础生命支持的成人,制定了"终止 BLS 的复苏规则",当满足下列所有条件的情况下可在用救护车转送前终止 BLS：①EMS 医务人员或第一旁观者没有目击到心脏骤停；②完成三轮 CPR 和 AED 分析后没有恢复自主循环；以及③未曾给予 AED 电击。

2. 对有高级生命支持专业人员为院前心脏骤停成人提供救治的情况,制定了"终止 ALS 的复苏规则",在满足下列所有条件的情况下可在用救护车转送之前终止复苏操作：①心脏骤停没有目击者；②未实施旁观者 CPR；③在现场进行一整套 ALS 措施救治后未恢复自主循环；以及④未曾给予 AED 电击。

3. 目前关于指导作出撤离生命维持决定的证据尚有限。对于实施治疗性低温的复苏后心脏骤停患者,建议在心脏骤停后 3 天,根据条件进行临床神经征象、电生理研究、生物指标检查和造影。对于实施治疗性低温的心脏骤停患者,临床医生应在 72 小时后记录所有可行的预后测试并根据测试结果做出最佳临床判断,以在合适的时候做出撤离生命维持的决定。

（十一）培训

培训、实施和团队是 2010 指南新增加的章节。其中探讨了有关指导培训和学习复苏技术最佳实践方面较多的证据。新的建议旨在改进生存链（包括尽早启动急救系统,尽早心肺复苏,尽早除颤,尽早实施有效的高级心肺复苏,尽早实施综合性复苏后治疗,见图 4-13）的实施以及治疗团队和医疗系统相关的最佳实践。关于高级生命支持课程的建议内容包括：

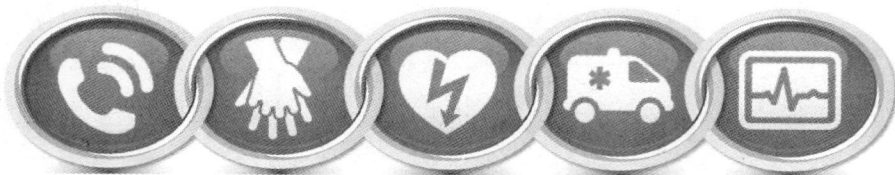

图 4-13　成人生存链

1. 旁观者 CPR 能显著提高心脏骤停者的存活率,然而能获得这项有可能挽救生命的治疗的心脏骤停者远未达到一半。应采用各种方法提高旁观者实施 CPR 的自愿度。包括对 CPR 技术的正规培训,如对不愿意或无能力实施传统 CPR 的人员培训单纯按压式 CPR；宣传实施 CPR 感染疾病的低风险性以及其他一些针对性培训与教育,以帮助施救者克服面对真实心脏骤停者的惊慌或恐惧心理。

2. 急救医疗系统应能提供调度员的电话指导,以帮助旁观者识别心脏骤停患者并采取 CPR 措施。调度员应指导未经过培训的非专业人员实施单纯胸外按压式 CPR。

3. 通过"边看视频边练习"（以视频为主导）的方式学习 BLS 技能可获得与导师主导的传统 CPR 课程同样好的效果。

4. 为减少心脏骤停者实施除颤的时间延搁,AED 的使用范围不应局限于受过正规培训的人群,但 AED 培训确实有助于改善模拟时的表现,故而仍建议继续此培训。

5. 成人和儿童高级生命支持课程中应继续包含团队合作和领导技能的培训,因多项复苏技能通常需要同时执行,且医务人员需要体现相互协作的能力,以便尽可能减少胸外按压的中断;而以学员主导的讨论会有助于学员和团队回顾和改善所实施操作的有效性。

6. 复苏培训课程应包含正式的测试内容,用于评价学员完成课程目标情况和课程的有效性,不能单独依赖书面测试来评价学员的 ACLS 技能掌握情况,即课程考试应包括操作测试的内容。

7. 目前 BLS 与 ACLS 证书的有效期为 2 年,在此期间应对施救者掌握的知识与技能进行阶段性评价和按需要进行知识更新或强化。

8. CPR 的即时反馈装置可能有助于对施救者的培训,综合所需掌握的知识、技能和操作。如使用具有真实功能的人体模型,能演示胸廓扩张和呼吸音、产生脉搏和血压以及说话等。可将其作为真实心脏骤停场景下改善 CPR 质量的整体策略的一部分。

9. 通过基于系统方式来改善复苏实施质量的举措如区域救治体系和快速反应系统等,可能有利于降低心脏骤停者存活率的易变性。

(十二)急救

1. 证据显示,非专业人员或一些专业人员如未经培训,将无法识别过敏反应的征象,因此由上述人员对过敏反应者使用肾上腺素会出现一些问题。故而建议对过敏反应者初次用肾上腺素后应尽快启动急救系统,然后再考虑随后的用药等处理。

2. 除了潜水减压性损伤,没有证据显示由院前急救者对患者实施给氧有任何益处。

3. 由院前急救人员对出现胸部不适者给予阿司匹林尚有争议,文献提示,对于出现冠脉缺血性表现的患者,如没有阿司匹林过敏或出血性疾患,则早期使用阿司匹林对其有益;但院前急救人员能否识别急性冠脉综合征的症状与体征或阿司匹林使用的禁忌症与使用时机尚不明确,而这些因素常可延搁医院内确定性治疗的实施。因此鼓励院前急救人员应尽早启动急救系统,在专业人员到达之前,可考虑对没有禁忌症的胸部不适患者使用阿司匹林。

4. 没有证据显示安置有呼吸的昏迷患者于康复位对其有益。

5. 止血带可以控制出血,但压迫时间过长可引起压迫部位远端的肢体坏疽和系统性并发症如休克和死亡等,鉴于上述原因和其正确使用存在的难度,仅限于直接压迫无效或无法实施、急救人员接受过正确使用止血带的培训的情况下使用。

6. 对于毒蛇咬伤的患者,不管是否为有神经毒素的毒蛇咬伤,加压固定和包扎对其均有益,但在现场对固定绷带应施压力大小的估计或指导较为困难。

7. 新增了对水母蜇伤的治疗建议,如尽快用大量醋冲洗蜇伤处等。

8. 运动或热急症所致的脱水,使用口服补液疗法显示与静脉补液治疗一样有效。

四、总结

心血管急救医学的知识是不断变化的。同样,我们的救生技术、心脏骤停后治疗及综合应急反应资源的有效性也促进了心脏骤停者存活率的不断提高。通过实施最新的科学证据支持的美国心脏协会指南,我们可以在医院和急救医疗服务系统的许多急救网络中提供高质量的治疗。

复 习 题

1.什么是急性冠脉综合征?

2.请描述心绞痛发作的部位与性质,哪些征象显示有心脏病突发的可能? 如何干预?

3.心脏病突发的高危因素有哪些？哪些因素是可以改变的？谨慎维持心脏功能的生活方式的意义何在？

4.试述成人、儿童、婴儿1人CPR的流程、按压与通气比值、按压频率、深度以及如何保证按压的质量。

5.如果已实施气管插管，CPR如何进行？

6.与成人非窒息型或目击倒下的心肺骤停相比，婴幼儿心肺骤停的CPR流程有何不同？

7.CPR的并发症有哪些？如果出现并发症，是否应该中断CPR？

8.美国心脏协会2010 ECC&CPR指南的主要改变是什么，CPR最重要的5个关键因素是什么？

9.如果气道异物梗阻的清醒患儿在急救过程中突然昏迷了怎么办？

10.专业人员CPR如何划分成人、儿童与婴儿？婴幼儿2人法CPR的按压与通气比值与1人法CPR有何不同？

11.婴儿CPR时触摸脉搏的位置与成人或儿童有什么不同？如果婴幼儿的脉搏为56次/分伴有灌注不良的表现，是否需要进行胸外按压？

12.生存链的重要环节有哪些？

（张悦怡）

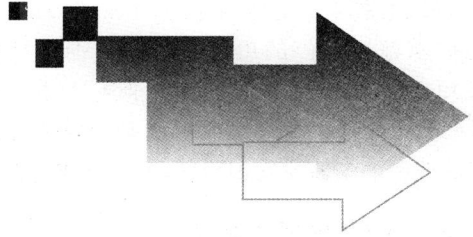

第二篇　心脏生命支持技术：
高级心脏生命支持

第五章　高级心脏生命支持概论

高级心脏生命支持(advanced cardiac life support,ACLS)是在基础生命支持(BLS)的前提下，对心脏骤停或濒停的患者实施的生命支持技术。它是急诊心脏救护(emergency cardiac care,ECC)的重要组成部分，往往由专业人员付诸实施。在美国等西方国家，每个从事急诊、ICU、CCU等一线抢救科室的医护人员都必须掌握 ACLS 的概念和技术。医护人员必须每 2～3 年 1 次参加ACLS 课程的学习或知识更新，考核并获得合格证书后方可从事相关科室的工作。

一、ACLS 培训的意义

ACLS 技术的实施是心脏骤停患者生存链中重要的一个环节。ACLS 培训的中心目的就是让医护人员能在患者突发心脏骤停起始的十分钟内做好紧急的处理。ACLS 训练的原则是运用系统化的方法，有次序地执行心肺复苏的各项步骤，以达到最良好的效果。

ACLS 培训中强调提供基础生命支持的 CPR 对患者生存的重要性，有效 BLS 与 ACLS措施整合的意义以及复苏中抢救小组成员默契配合与沟通的重要性。

(一)CPR 的重要性

科学证据显示，有效的 CPR(正确的心脏按压和通气)对于心脏骤停生存的作用远大于用药。目前对心脏骤停的院内外抢救中，CPR 的实施很不尽如人意，而 ACLS 的实施必须以有效的 CPR 技术作为基础，因此所有从事抢救的医护人员必须掌握有效和完整的 CPR 技术。

在 ACLS 中非常关注下列 BLS 的核心原则：①用力、快速地按压(每分钟 100 次)；②尽可能减少对按压的干扰和中断；③按压之间允许胸部的完全放松；④避免过度通气。

(二)ACLS 技能

为挽救心脏骤停者的生命，需要掌握认知和精神运动领域的技能，具体包括：①认知领域：节律识别、药物使用和流程图的运用；②精神运动领域：按压、通气、基础和高级气道管理的技术，必须牢记：成功的 ACLS 措施的实施必须以良好的 BLS 技能作为基础和保障，而复苏的最终目的是脑复苏成功。

(三)小组式复苏

为了提高复苏的成功率，复苏时应采取有效的小组式工作和沟通。在抢救时，应首先确定抢救小组组长，一般由抢救经验丰富的高资历医生或从事复苏工作多年的医生担任。小组组长的职责是确保正确的措施在正确的时间以正确的方式付诸实施。要保证有足够的人员参与复苏，小组成员应掌握和实施熟练的抢救技能并在小组中各司其职。应强调所有小组成员使用完全一致的复苏用语言，遵循抢救常规和规范化标准，以保证抢救的质量。

二、ACLS 的实施

实施 ACLS 技术的基本原则是评估(evaluation)与行动(action)交互循环施行。基本方法是 ABCD 的运用，包括初始 ABCD (primary ABCD)和后续 ABCD(secondary ABCD)。

ABCD方法是整套心肺复苏体系的精髓,必须熟练掌握并运用。为使ACLS的各项措施能付诸实施,必须将ACLS的ABCD方法与ACLS流程图相结合。

(一)初始ABCD

即一期评估,也就是基础生命支持的各项措施,重点关注的是基础CPR与除颤的实施。

1. Airway(气道)。判断有无反应(evaluation),呼喊求救并开放气道(action)。

2. Breathing(呼吸)。判断有无呼吸(E),如无呼吸,提供正压通气(A)。

3. Circulation(循环)。判断有无循环征象(E),如无,施行胸外心脏按压(A)。

4. Defibrillation(除颤)。判断是否为室颤/无脉搏性室速(E),如是,立即进行除颤(A)。

(二)后续ABCD

即二期评估,也就是高级生命支持的各项措施。包括:

1. Airway(气道)。建立高级气道管理(气管内插管,喉罩,食管-气管复合管)。

2. Breathing(呼吸)。检查有无足够的给氧和通气,包括:

(1)初步确认气道设施的正确位置(体检)。

(2)进一步确认气道设施的正确位置(潮气末CO_2检测装置,食管检测装置)。

(3)持续或定期监测CO_2及O_2的水平。

(4)使用导管固定架,预防气管导管的脱出/移位。

3. Circulation(循环)。开通静脉,判断节律,给予恰当的药物。

4. Differential diagnosis(鉴别诊断)。寻找与心脏停止或心脏濒停相关的直接/间接的可逆性原因,并进行纠正。

(三)ACLS流程图

在ACLS课程中,对于患者特定问题的处理,采用一些连续性的检查步骤,逐渐导入到核心问题加以处理,这种标准化的线性工作方式称为流程图或表(algorithm)。流程图是一循序渐进的指导方法,能帮助我们分析收集的信息,制订和实施计划,评估采取措施的有效性及患者对治疗的反应等。它还是有科学依据的教育工具,简单、明了,能帮助总结患者资料,并为治疗方案提供参考。急救流程图持续贯穿抢救的始终。它能起到类似食谱的作用,但使用流程图并不能代替临床判断,患者治疗时,还是应该根据各自的情况进行适当调整,提倡灵活使用以起到指导作用。

ACLS流程图主要针对:①心脏停止的节律:VF/无脉性VT,PEA/停搏;②心脏濒停的节律:心动过缓与心动过速节律等所设计的顺序性处置步骤。具体包括无脉性心肺骤停流程图,心动过速流程图,心动过缓流程图,疑似脑卒中流程图,急性冠脉综合征流程图,电复律流程图,急性肺水肿、低血压、休克流程图等。将分别在各章节中加以说明。

流程图中的各项措施按照AHA 2010 ECC&CPR指南作了4个级别的分类,分别为Ⅰ、Ⅱa、Ⅱb与Ⅲ。而在这些措施中,属于Ⅰ级的有:充分开放气道与人工通气;给氧;胸外按压和除颤。这些措施远比使用药物、其他抢救操作或经静脉注射药物等来得重要。而寻找心脏骤停的原因对复苏成功也是非常关键的。可能的原因包括5H和5T,具体为:①低血容量(hypovolemia);②低氧血症(hypoxia);③酸中毒(hydrogen ion-acidosis);④高/低血钾、高/低血糖或其他代谢的异常(hyper-/hypokalemia or hyper-/ hypoglycemia);⑤低温(hypothermia);⑥药物中毒("tablets"-drug overdose/accident);⑦心脏压塞(tamponade, cardiac);⑧张力性气胸(tension pneumothorax);⑨冠脉或肺栓塞(thrombosis, coronary/ pulmonary);⑩创伤(trauma),相应的评估和急救将在各章节中加以论述。

(张悦怡)

第六章　气道管理

呼吸道是气体进出肺的必经之路,保持呼吸道通畅是进行有效通气的前提。呼吸道的管理非常重要,尤其在心脏骤停发生时,呼吸支持是保证脑组织充分血氧供给的基础。而脑组织缺氧超过 5～6 分钟即可发生不可逆性的损伤,因此气道管理是心肺脑复苏成功的关键,通畅的气道是心肺复苏的重要环节。而气道管理不当是重危患者死亡的主要原因之一。

气道管理就是采取必要的方式保证患者的氧供。气道管理的基本目的是:气道开放,通气与氧合的保证以及气道的保护。气道管理技术是各科医生和护理人员必须掌握的基本技能之一。现将气道管理的一些技术和方法介绍如下。

第一节　气道开放技术

开放气道并保持通畅是心肺复苏的起始和基本步骤,气道阻塞是急诊和危重患者突然死亡或早期死亡的主要原因之一,快速安全地开放气道对抢救患者生命的意义重大。气道开放的技术主要有以下几种:

一、手法开放气道

在任何原因引起的急性气道梗阻的抢救中,开放气道是首要的措施。对于心脏骤停和昏迷患者,上呼吸道梗阻最常见的原因是由于下颌下肌群的肌张力丧失,导致舌根和会厌后坠,从而引起气道在咽喉部水平的梗阻。该种情况下,开放气道最基本的方法就是抬颈仰头举颌法,见图 6-1。必要时还可用下颏前冲法:患者取仰卧位,双手平放于身体两侧。操作者站在患者头前,双手食指放在患者下颌角处,向前、向上将下颌角提起,同时将头后仰,使患者的下牙槽平面高于上牙槽平面。对于怀疑有颈椎损伤的创伤患者,开放气道时应注意保护颈椎。具体方法为:两膝跪地并牢固地夹住头部两侧,然后举颌或下颏前冲,但不能抬颈使头

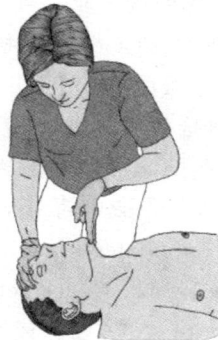

图 6-1　抬颈仰头举颌法开放气道

后仰(图 6-2)。假如患者有自主呼吸,则经上述手法进行气道开放后,就足以恢复肺通气。

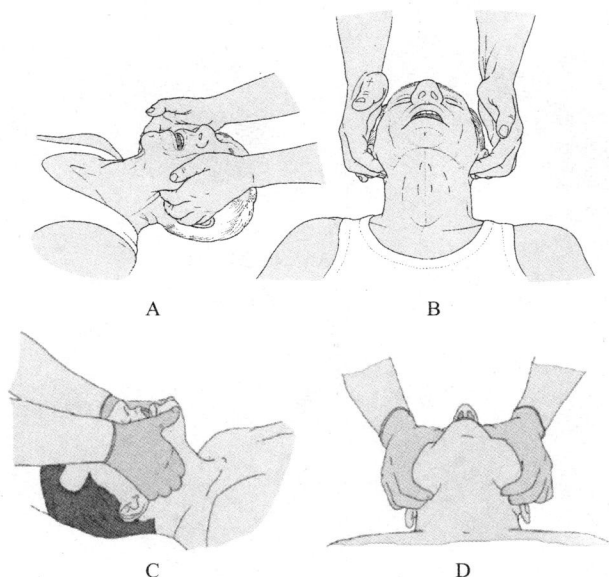

图 6-2　创伤患者开放气道的手法

二、口咽通气道

口咽通气道是一种非气管导管性的通气管道,可以迅速解除上呼吸道的梗阻。抢救危重患者时,需争分夺秒,口咽通气导管具有器具单一、操作简单、放置容易、刺激轻和无口腔黏膜损伤等优点。通过训练,医护人员较易掌握,是一种在数秒内可迅速开放气道并获得有效通气的方法,可为抢救争取时间。在院前抢救休克、心跳呼吸骤停的患者时,置入口咽通气管并打开气道,就地进行胸外心脏按压和球囊面罩辅助呼吸,可较好地进行基础生命支持的抢救操作,为进一步生命支持创造条件。

口咽通气道通常由橡胶或塑料制成,亦可用金属或其他弹性材料制成。使用口咽通气道的目的是使舌根离开咽后壁,从而解除呼吸道梗阻。口咽通气道的结构主要包括以下几个部分:翼缘、牙垫部分和咽弯曲部分。其大小用长度表示,成人大号为 10cm,中号 9cm,小号 8cm。所需的通气道的长度(在口外)大约相当于从门齿至下颌角的长度。

口咽通气道的插入方法有两种:反转法和顺插法(图 6-3),两者均为临床上插入口咽通气道的常用方法。在口咽通气道放置之前应先将口腔内异物清除干净。顺插法即张开患者的口腔,在舌拉钩或压舌板的协助下将口咽通气道放入口腔。反转法即把口咽通气道的咽弯曲部朝向腭部插入口腔,当其前端接近口咽部后壁时,将其旋转 180°,即旋转成正位,并用双手拇指向下推送口咽通气道至合适的位置,利用旋转动作推开舌根。近来有专家建议,因反转置管法导致上颚损伤的机会较多,而将此置管法改良,可稍稍侧转将口咽通气道置入口腔一侧,推开舌根后再放置到位。反转法置入口咽通气道时不需要其他器械辅助,可使操作更为便捷。

口咽通气道的正确位置应是弯曲段末端正好位于舌根后(图 6-4),如放置位置恰当,则在通气时可听到两侧十分清晰的肺呼吸音,口咽部无明显鼾音。如操作不当,可发生并发症:长度太长时,可进一步将会厌向后、向下推进而造成气道的完全阻塞;如太短或不到位,

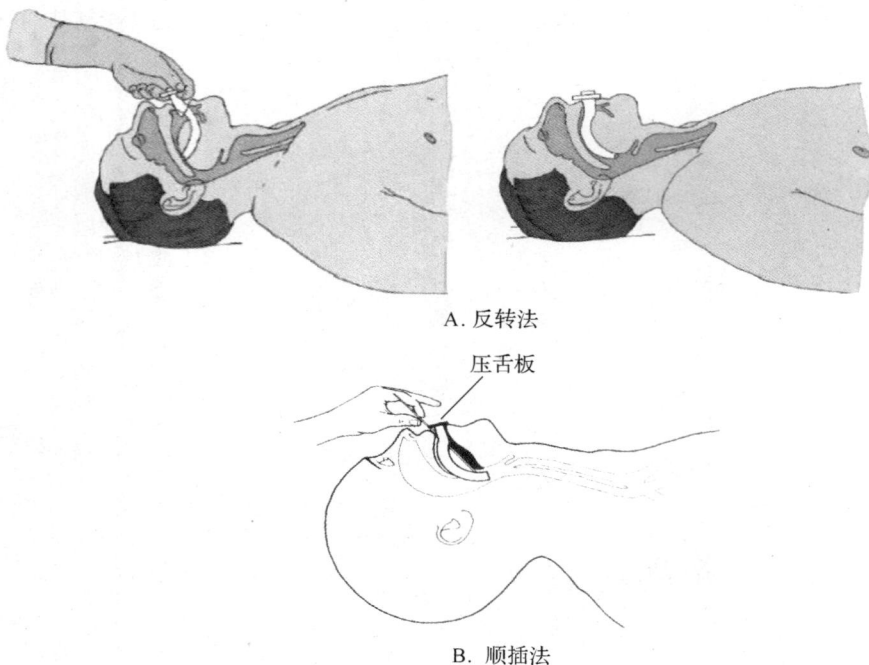

A. 反转法

压舌板

B. 顺插法

图 6-3　口咽通气道的放置方法

弯曲段末端顶在舌体上,则可将舌紧紧推向咽后壁引起更严重的梗阻。操作过程中应防止嘴唇和舌的撕裂伤。应检查口腔,防止舌或唇夹于牙齿和口咽通气道之间。口咽通气道放置后,头部位置仍需保持后仰位并固定,防止口咽通气道在患者剧烈咳嗽及变换体位时脱出。传统的固定方法是将胶布压住翼上缘或下缘,并贴在面颊的两侧,注意胶布勿盖住通气道开口。口咽通气道插入后,可以提高护理的效率,用吸痰管由口咽通气管两侧插入可将口腔分泌物、呕吐物、血液等分泌物吸净,使口腔清洁且不影响有效通气。

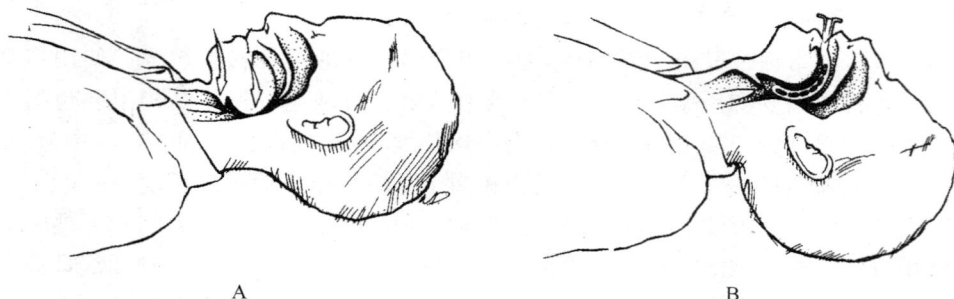

A　　　　　　　　　　　　B

图 6-4　口咽通气道放置前后的头部位置
A:放置前,头部位置不正确;B:放置后,管子到位,头部保持后仰位

尽管口咽通气道是保持呼吸道通畅的一种方法,但如果患者为呼吸肌麻痹、呼吸衰竭或气管内有痰而难以吸出等,即使放置口咽通气道也不能改善呼吸情况,应立即采取其他有效的方法,如气管插管或气管切开等,以保证气道的通畅。

三、鼻咽通气道

鼻咽通气道也是一种非气管导管性的通气管道,用于解除从鼻至下咽段的呼吸道梗阻。

鼻咽通气道多为柔软的橡胶或塑料制成。当口咽通气道放置有技术上的困难或有禁忌证(如牙关紧闭、严重的口周损伤、颌颏部有钢丝固定线等)时,可采用鼻咽通气道;当患者处于有呼吸的半昏迷状态时,可能无法耐受口咽通气道,此时也可选择鼻咽通气道。鼻咽通气道的大小以内径(毫米)为标准,成人大号为 8～9mm,中号 7～8mm,小号 6～7mm。置管长度可通过测量患者鼻尖至耳垂的距离来确定。插入鼻咽通气道前应认真检查患者的鼻腔,确定其大小和形状、是否有鼻息肉或明显的鼻中隔偏移等。置管时,在导管的外面涂上水溶性润滑油,沿着鼻中隔靠内,与口腔底部平行往后插入,如遇阻力可旋转,将鼻咽通气道插入至足够深度后,如果患者咳嗽或抗拒,应将其后退 1～2cm。直到导管达到正确位置。放置鼻咽通气道后仍需保持头部的后仰位。

鼻咽通气道放置时如果操作不当,也会发生一些并发症。如:导管太长,可能会插入食管而发生胃胀气或膨胀、通气不足以及缺氧等。导管同样也会刺激咽喉引起呕吐、误吸和喉痉挛。损伤鼻腔黏膜后会引起出血,血液或血块可吸入气管,故在操作前应准备好吸引器。鼻咽通气道插入后应经常观察并及时吸除呕吐物、血液等异物,精心护理也是十分重要的。

经鼻插入导管时常见的错误是顺着鼻梁的方向插管(即指向眼睛,可造成鼻甲损伤)。正确的插管方向应指向耳垂,使导管在下鼻甲下方的下鼻道内通过。

四、简易人工呼吸器

简易人工呼吸器又称加压给氧球囊,其结构简单,操作迅速、方便,易于携带,可随意调节,不需使用电动装置,其球囊可自动复张,在没有外接气源时也可使用,因而是进行人工通气的实用工具。与口对口呼吸相比,其供氧浓度高(无外接气源时为 21%,接氧气时可达 50% 以上),且操作简便,可避免被救人员与抢救人员之间的疾病传播。尤其是病情危急无法立即实施气管插管时,可利用加压面罩直接给氧,使患者得到充分的氧供应,改善组织的缺氧状态。

简易人工呼吸器主要由可自动复张的弹性呼吸气囊、呼吸活瓣、面罩或气管插管接口和氧气接口等组成。氧气接口附近的贮气袋或蛇形管可提高氧利用率,增加吸入氧浓度。人工指压气囊打开前方活瓣,将囊内气体压入与患者口鼻贴紧的面罩内或气管导管内,放松气囊时,活瓣复位将接口与气囊隔开,患者呼出气体经排气口排入大气而不会进入气囊内。气囊在复张时从进气口吸入氧气和新鲜空气,复张完成后又可以进行下一周期的加压呼吸。在病情危急来不及接氧气时,可利用简易人工呼吸器直接吸入空气,可迅速缓解缺氧,以达到人工通气的目的。在病情危急而无法立即进行气管插管或施行插管的人员到达之前,可利用简易人工呼吸器直接给氧,使患者得到必要的氧供应。

(一)操作方法

清除上呼吸道分泌物和呕吐物,松解患者衣领。操作者站于患者头侧,使患者头后仰,托起下颌以开放气道。选择合适的面罩,给密封圈适当充气加压。面罩应适合患者的面部情况,应能覆盖上至鼻梁,下至下唇,左右能贴合鼻唇沟处。面罩过大或放置偏高会压迫眼球,而偏低则会漏气,均应予以避免。单人操作时用左手握持面罩,拇指和食指放在面罩体部即接口处的两侧,组成英文字母的"C"形,并向下用力,以使面罩贴紧面部保持密封。其他三个手指放置在下颌骨上,中指位于颏部,无名指和小指位于下颌角处组成英文字母的"E"形。右手挤压简易呼吸器进行辅助或控制呼吸。双人操作时,一人双手以"E－C"法握持面罩和开放气道,另一人进行辅助或控制呼吸,见图 6-5。

(二)护理要点

1. 使用时注意潮气量、呼吸频率和吸呼比等。在抢救心脏骤停患者时,胸外心脏按压

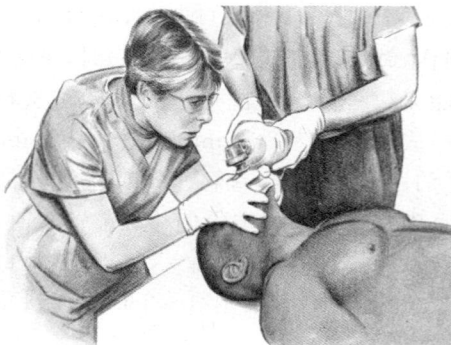

图 6-5   简易人工呼吸器辅助呼吸

与通气以 30 : 2 的比例进行。与胸外心脏按压相比,此时人工通气处于相对不重要的地位。通气时的潮气量按 6～7ml/kg 给(给予可见胸廓抬起的量即可),每次通气用时 1 秒,不要给过多的潮气量,通气频率为 10～12 次/分(每 5～6 秒给 1 次呼吸),勿过度通气。如已安置气管导管,通气的频率可更慢一些,按 8～10 次/分进行(每 6～8 秒给 1 次呼吸),而胸外按压可持续不间断地以 100 次/分进行,从而减少对心脏按压的干扰,保证心脏按压的质量和有效性。过大潮气量、通气过度或用力过猛可导致心肺复苏时的胸内压增加,静脉回流减少,从而影响心脏的充盈和冠脉的灌注压,最终可导致复苏的失败。心肺复苏时,系统和肺的灌注大大减少,故而给予明显低于正常的通气即可维持正常的通气－灌注比,因此在心肺复苏时,尤其对已放置高级气道设施者,建议给予比常规控制呼吸小的潮气量和较低的呼吸复苏频率(参见第一篇的相关章节)。但对于骤停前和复苏后,提供给患者的氧合与通气支持应接近正常的潮气量和呼吸频率。

2. 挤压呼吸囊时,压力不可过大,约挤压气囊的 1/3～2/3 为宜,不可时大时小、时快时慢,以免损伤肺组织,造成呼吸中枢紊乱进而影响呼吸功能的恢复。挤压皮囊时如感到阻力较大,切勿盲目用力,应检查气道是否开放,尝试改进开放气道的方法或加用口咽通气道等辅助气道设施。开放气道,用下颌前冲法将下颌角提起,同时将头后仰,使患者的下牙槽平面高于上牙槽平面,无名指和小指从下颌角后方(耳垂下方)向前顶,可保持下颌前冲位。气道不通畅或挤压时压力过大,易造成胃胀气,进而引起呕吐或误吸。

3. 挤压气囊时,应注意气囊的频次与患者呼吸的协调性。发现患者有自主呼吸时,应按患者的呼吸动作加以辅助,并注意与自主呼吸同步,以免影响患者的自主呼吸。观察患者的自主胸腹运动,当患者吸气时顺势捏皮囊,帮助患者吸气,以获得较大的吸气潮气量,患者转为呼气前要及时放松皮囊,以便患者呼气,当患者出现呛咳时应暂停加压。

4. 对清醒患者做好心理护理,解释应用呼吸器的目的和意义,缓解紧张情绪,使其主动配合,并边挤压呼吸囊边指导患者"吸——""呼——"。

5. 操作时还应避免面罩加压引起口、下颌骨、眼或鼻周围软组织的压伤。呼吸道不通畅时可引起喉痉挛或呕吐、误吸,故操作前应先准备好吸引器。

另外,对醉酒饱胃的患者进行加压面罩给氧或气管插管时,需行 Sellick 手法即环状软骨按压(cricoid pressure)。操作方法是:在面罩正压通气和气管插管的同时,通过助手在患者的环状软骨上用拇指及食指往下施压,使食管在环状软骨与颈椎之间被压迫而将其压扁。此法可大大地减少进入食管的正压气体,降低因胃内容物反流或溢出而吸入气管进而造成吸入性肺炎的危险。

五、喉罩通气道(LMA)

喉罩通气道(laryngeal mask airway,LMA),是由英国医生 Brain 于 1981 年根据成人咽喉结构的解剖所研制的一种人工气道(图 6-6),最早仅限于麻醉管理时运用。随着人们对临床应用探索和研究的深入,目前,喉罩已作为心肺复苏早期建立气道的一种方法。临床上使用的喉罩由通气密封罩和通气导管两部分组成,1 号管用于 6.5kg 以下的小儿,2 号用于 6.5～25kg 重的小儿,3 号适用于小儿或小体重的成人(>25kg),4 号管用于正常成人。

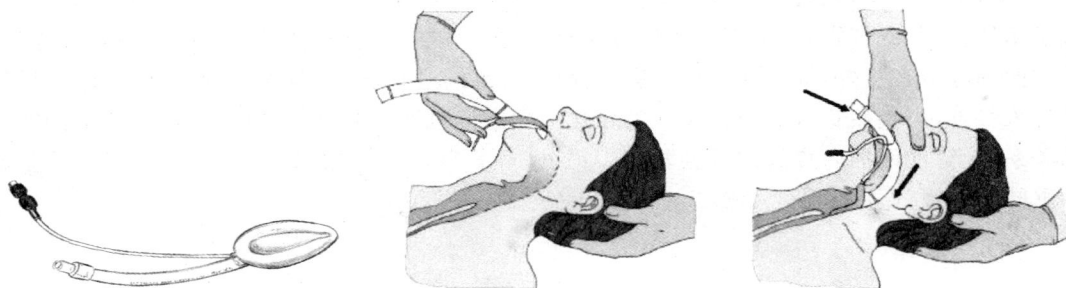

图 6-6　喉罩及置入方法

喉罩通气道操作快捷、简便,易于掌握且效果可靠,可为进一步的抢救赢得时间,置管过程不影响心脏按压。可用于不适合气管内插管或插管有困难的急救患者,以进行短时间的人工通气。缺点为其维持通气的密闭性不如气管内插管;对饱食、呕血等患者有误吸的可能;体位变化或长时间通气可能会出现通气不良的现象等。使用前需要进行良好的培训。

操作方法:

使用前将喉罩的罩囊充气 5～10ml,并用生理盐水将喉罩湿润以减少喉罩插入口腔时的阻力。将患者的颈部伸展和头后仰,用优势手的中指张开患者口腔,然后左手牵拉舌头(或用喉镜推开舌体),再用右手将喉罩通气罩的开口面向患者的颏部,顺势插入直至前端受阻,左手固定喉罩之导管,右手用空注射器经注气接头向罩囊再次注气 20～25ml,置入牙垫,用胶布将牙垫与喉罩导管一同固定于口腔中。将喉罩与通气环路相连接进行人工通气(图 6-7)。评估通气的满意程度,如发现通气阻力大或口内有漏气声,应调整喉罩位置。喉罩放置过深或过浅、侧转、顶端折返、充气不足或喉罩大小选择不当等都会造成气道不通畅或漏气。而充气过多、尺寸过大或粗暴操作可造成咽喉部的损伤与出血。如闻及痰鸣音,应经喉罩导管进行吸痰。

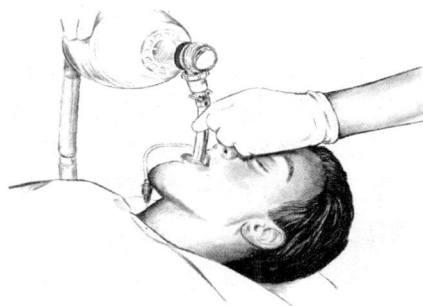

图 6-7　使用喉罩进行通气

六、联合导气管

联合导气管又称食管气管双腔气道（esophageal-tracheal double lumen airway）或食管气管联合导气管（esophageal-tracheal combitube，ETC），简称联合导气管（图6-8）。ETC于1986年由Frass设计并将其应用于临床。1993年美国麻醉医师协会（ASA）将ETC列为急救困难气管插管的解救措施之一。ETC具备食管封闭导管和气管导管的双重功能导管构造：导管分长管和短管两根管，前2/3合成一管，但管内两腔互不相通。长管直通至前端开口。短管前端封闭，通过中段数个侧孔与外界相通。侧孔的前、后端有两个气囊，充气后可分别堵塞食管（或气管）和咽部。操作时先经口徒手盲插，两囊充气。将呼吸器与短管连接，若闻两肺呼吸音良好，提示导管前端进入食管，可继续进行通气；若未闻及呼吸音，提示导管已进入气管，可换接长管后与普通气管导管一样进行通气。应注意：由于人类咽喉解剖特点的关系，导管前端插入食管的机会较多。另外，经长管可插入胃管进行胃肠减压，进一步减少呕吐和误吸的危险。

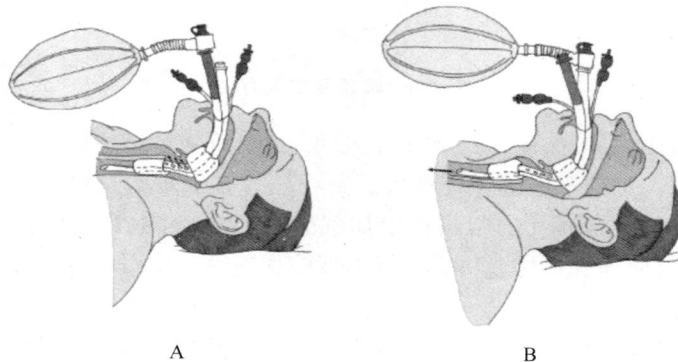

A　　　　　　　　　　　　　　　　B

图6-8　联合导气管

ETC的最大优点在于无需专业人员，也无需借助喉镜，即可在紧急情况下实施插管，且无论插入气管或食管均可建立畅通的气道，以维持有效通气。特别适用于院前心肺复苏或急救时的气道管理。在择期手术中，适用于气管插管困难或气管插管有禁忌证者，以及有寰枢关节半脱位的患者，尤其适用于解剖学异常所致困难气道的患者。在ETC应用中应注意：因其无法进行气管内吸引而不主张长期应用，另外，ETC通气时气道压力和气道阻力都比使用普通气管导管时高，故在患者病情稳定或条件许可的情况下，应尽早更换成气管导管。

七、气管插管

气管插管是将特制的气管导管通过口腔或鼻腔插入气管内的技术，是气管内麻醉、心肺复苏或呼吸治疗的必要技术。气管插管是建立人工通气道的可靠路径，其作用有：①任何体位下均能保持呼吸道通畅；②有利于呼吸管理、辅助或控制呼吸；③减少死腔，增加有效的气体交换量；④方便吸引，消除气管、支气管内分泌物或脓血；⑤隔离气道，防止呕吐物或反流物所致误吸或窒息的危险；⑥便于气管内给药。心肺复苏或呼吸道急诊时，插管是较为紧迫的任务。但当遇有呼吸道急性炎症、严重出血倾向、胸主动脉瘤压迫气管的患者，除非情况紧急，一般不宜行气管插管。

气管插管通常分为经口气管插管和经鼻气管插管两种方式。

(一)经口气管插管术

1. 准备。根据患者体型选择合适的气管导管。一般成年男性选内径(ID)7.5～8.0,成年女性选 7.0。儿童气管导管的选择按下列公式推算:气管导管内径 ID＝年龄/4 ＋ 4。

先摆好患者的体位,头、颈、肩相应垫高,使头后仰并抬高 8～10cm(图6-9)。肥胖患者可将外耳道与剑突摆在同一水平线上。必要时用 2%利多卡因对口咽部及下咽区进行喷雾局麻。预先在导管内放入导芯使导管弯曲成合适的钩状有助于插入,但应注意导芯前端勿外露。

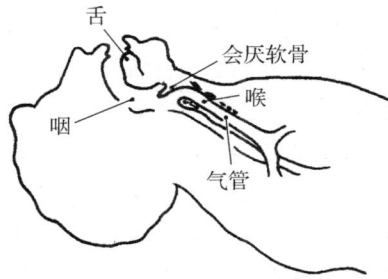

图6-9　插管时的主要解剖标志与合适的头部位置

2. 插管。用右手拇指和中指呈剪刀手法,使患者张口。用左手持喉镜沿口角右侧置入口腔,将舌体推向左,使喉镜片至正中位,此时可见悬雍垂(此为暴露声门的第一标志),慢慢推进喉镜使其顶端抵达舌根,稍往前上提喉镜,可看到会厌的边缘(此为暴露声门的第二标志),继续推进喉镜,使其顶端抵达舌根与会厌交界处的会厌谷,然后向前上提喉镜,间接拉起会厌而显露声门(图 6-10)。如用直喉镜片,可用镜片顶端直接挑起会厌(图 6-11)。右手执气管导管,斜口对声门裂,在吸气末顺势将导管轻柔插入。导管插入气管内的长度,成人约为 5cm,小儿约为 2～3cm。如使用带套囊的气管导管,应使套囊全部进入声门下。导管前端距离门齿的距离成人为 22～24cm,小儿按下列公式推算:年龄/2＋12。

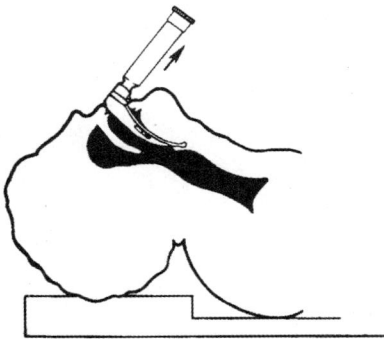

图6-10　安置弯喉镜片的位置

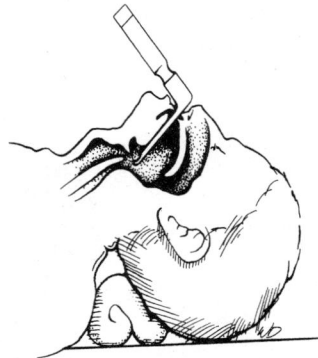

图6-11　安置直喉镜片的位置

如果用导芯塑形,在导管斜面进入声门 2cm 后,要及时抽出导芯。导管插入气管后,应立即置入牙垫,然后退出喉镜,检查并确认导管在气管内。

3. 确认导管位置。常用确认导管位置的方法有:①初步确认法:听诊五个区域,包括两侧肺部的上下共四个区域有无呼吸音和是否对称,以及听诊上腹部有无气过水声(如上腹部有汩汩声提示导管已误入食管);通气时观察两侧胸廓抬起情况。②进一步确认法:包括呼出气体中二氧化碳的测定,常用 CO_2 比色计测定;使用球形食管检测装置,以检测导管是否误入食管等。

CO₂ 比色计的使用方法：①按常规方法插入气管导管并使用初步方法确认导管的位置；②将气管导管末端连接一次性的 CO_2 比色计，接上简易呼吸囊实施通气，观察比色计的颜色变化，如果每次通气后比色计的颜色均变为黄色，表明呼出气体中有 CO_2，即气管导管的末端位于气管内的正确位置；如果比色计的颜色变为紫色，表明呼出气体中没有 CO_2，即气管导管的末端位于食管内，应立即将套囊放气后快速拔出导管。需要注意的是，心肺骤停患者由于肺血流的缺失导致呼出 CO_2 的缺乏而使比色计出现假阴性的结果，甚至在导管位置正确的时候也是如此，因此，不能单独依赖此法来确认导管的位置。

球型食管检测装置的使用方法：①按常规方法插入气管导管，但不要给套囊充气，因为如果导管不慎插入食管，套囊充气后将使气管导管的末端远离食管壁而导致压迫的套囊快速复张，这将被误认为导管位于气管内而引发致命的后果；②使用初步方法确认远端气管导管的恰当位置后，尽可能地挤压检测装置的球囊，将挤压后的球囊与气管导管的远端开口紧密连接；③放松球囊，记录球囊完全复张的时间。如果球囊快速或立即复张，表明导管位于气管内（为避免错误的结果，可按上述步骤重复两次，尤其对肥胖或妊娠晚期妇女、COPD 患者以及肝肿大、腹水或腹部膨隆者应再次确认）；如果复张需要 8 秒或更长时间，则表明气管导管已误入食管，应立即拔出导管；如果复张较慢但仍在 8 秒以内，应重复上述步骤 2 次，以确认是否能迅速复张；如果复张仍较慢但未超过 8 秒，气管导管的末端可能还在气管内，但导管末端可能已被分泌液、黏液或肺水肿的液体堵塞。如果经过吸引后导管仍未恢复通畅，则应拔除导管重新置入。应注意，食管检测装置的原理是通过边孔吸入食管黏液而使外接的吸球不能回复饱满，而喉罩放置的部位并不能获得这样的黏液，因此不能用该装置来确定喉罩的位置。

一般来说，如果患者的氧饱和度＞95％ 并保持 10 分钟以上，那么导管可能位于正确的位置。应使用两种以上的方法来确定导管位置，必要时可在插管后进行胸部 X 线检查来确定。如果经使用多种检测方法后对导管的位置仍有疑问，应拔除导管并进行辅助通气后重新置管。需要注意的是：在置管和对患者实施任何操作或移动后，尤其是搬动患者后，均应再次确认导管的位置，以防导管脱出而致患者缺氧。由于颈部的伸展或屈曲可使导管尖端随鼻腔移动，应妥善固定导管以防滑出，可用专用的导管固定架（图 6-12）。

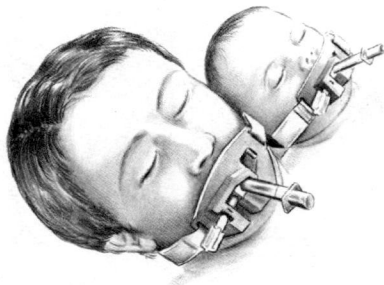

图 6-12　气管导管专用固定器

4. 经口气管插管术的并发症。

（1）损伤：如牙齿松动或脱落、牙龈出血、口腔黏膜撕裂出血等。插管时以患者门齿为支点上撬喉镜是造成门齿损伤的原因，应注意正确的用力方向。

（2）神经反射：如呛咳、喉痉挛、支气管痉挛、血压升高、心律失常甚至心脏骤停等。

（3）炎症：如插管后引起喉炎、喉水肿、声带麻痹、呼吸道炎症等。气囊充气压力过高和插管保留时间过长,均可造成气管黏膜的坏死,远期将出现瘢痕和气管狭窄。

(二)经鼻气管插管术

临床上经鼻气管插管分为盲探和明视两种方式。

1. 盲探经鼻气管插管。适应证包括:①不能置入喉镜,张口困难;②呼吸道部分梗阻;③颈项强直、颈椎骨折脱臼、颈项短粗;④颈前瘢痕痉挛、喉结过高、小颌或下颌退缩等。

禁忌证或相对禁忌证主要包括:①呼吸停止;②严重的鼻或颌面骨折;③凝血功能障碍;④鼻或鼻咽部梗阻;⑤颅底骨折。

操作方法:

先将鼻腔内点滴呋喃西林麻黄素滴鼻液,润滑导管并作表面麻醉。当导管进入鼻腔时,将导管垂直于面部指向耳垂方向插入鼻孔,使导管沿下鼻道推进,经鼻后孔至咽腔,切忌将导管向眼睛方向推进,否则极易引起严重出血。操作者可一面注意倾听通过导管的气流,一面用左手调整头颈方向的角度,当感到气流最强烈时,迅速在吸气相时推入导管,通常导管通过声门时患者会出现强烈的咳嗽反射,不要施加暴力。如果推进导管时呼吸气流声中断,提示导管前端已触及梨状窝或误入食管,也可能进入舌根会厌间隙,应稍稍退出重试。成功率约70%。插入后务必确认气管导管位于气管内而不是食管内。反复尝试插管易造成喉头水肿、喉痉挛与出血或导致急性缺氧而诱发心跳骤停。建议在3次尝试失败后改用其他方法。插管成功后,用胶布将气管导管固定于鼻部。观察两侧胸部的活动幅度,听诊两侧肺部呼吸音的强弱,如无异常,导管外端即可与呼吸机连接进行机械通气。

2. 明视经鼻气管插管。适用于无张口困难,无头后仰禁忌和可以用喉镜暴露声门的患者。一般用于需要进行口腔内手术或长时间保留气管导管的患者。气管导管通过鼻腔的方法同盲插法,声门暴露方法基本同明视经口插管法。当导管通过鼻腔后,用左手持喉镜显露声门,右手继续推进导管进入声门,但多数情况导管会紧贴咽后壁滑入食管,可用插管钳夹持导管稍上抬,将前端送入声门。检查以确认导管位置并予以固定。

(三)其他气管插管术

1. 快速诱导气管插管 (rapid sequence induction for intubation, RSI)。是指在插管过程中应用全身麻醉技术使肌肉松弛,从而利于气管插管操作的方法。其中的镇静镇痛药对有意识的患者可减轻痛苦,避免插管时患者呛咳和挣扎,减少应激反应,避免血压和心率波动;应用肌松药可松弛气道周围的肌肉组织从而利于声门的暴露和气管导管的插入。在常规预氧合后,使用阿托品(儿童用 0.02mg/kg,成人用 0.5mg)或利多卡因(1.5mg/kg)进行预治疗(紧急情况下该步骤可忽略),然后用咪唑安定(0.1mg/ kg)等镇静剂让患者镇静,再进行神经肌肉的阻滞。常用的去极化型肌松剂为氯琥珀胆碱(司可林),非去极化型肌松剂有本可松、维库溴铵和卡肌宁等。详细步骤参见第五篇"快速诱导气管插管"的操作规程。

2. 逆行气管插管术。所谓逆行气管插管是相对常规气管插管而言,先行环甲膜穿刺,将导丝经环甲膜送入气管,通过喉部到达口咽部,由口腔或鼻腔引出,再将气管导管沿导丝插入气管。清醒、麻醉患者均可实施此插管术。

适应证:由于上呼吸道的解剖因素或病理条件下无法看到声带甚至会厌,而无法完成经口或经鼻气管插管者。

禁忌证:①甲状腺肿大,如甲状腺功能亢进或甲状腺癌;②无法张口;③穿刺点肿瘤或感染;④凝血功能障碍;⑤患者不合作又无法控制气道。

此法的体位要求低,一次性置管的成功率高,插管过程中缺氧的时间短。

3. 纤维支气管镜引导气管插管术。纤支镜在人工气道建立及管理上有很多不可替代的优越性,如:①探查气道,明确引起气道急诊的原因,观察气管导管位置;②帮助放置和调整双腔支气管导管位置,用于分侧肺通气;③肺泡灌洗并作病原学检查;④用于困难气道的插管;⑤成功率高,损伤小,安全性高。

缺点有:①设备价格贵;②需要专门维护、保养;③携带不便;④操作前要接受专门的培训。

困难气道患者经鼻急救插管时可利用纤维支气管镜做引导,操作方法为:选择通畅的鼻腔,先在鼻腔内点滴呋麻液,润滑并作表面麻醉,将气管导管外和纤支镜软管涂上消毒液体石蜡,将导管置于纤支镜软管的上端,入镜侧鼻腔滴入 2ml 的消毒液体石蜡,纤支镜下端经过鼻腔、声门进入气管,到达咽部时,如果患者有咽反射,则经麻醉用硅胶管通过纤支镜活检孔滴入 2ml 1% 的利多卡因进行表面麻醉,以纤支镜为引导,快速将导管插入气管。如果有阻力,则旋转气管导管,需轻柔地用力并逐渐插入,忌使用暴力置管。导管插入深度应距隆突 2~3cm,即鼻孔外露 2~3cm 为宜。吸净痰液后拔出纤支镜。用胶布将气管导管固定于鼻部。观察两侧胸部的活动幅度,听诊两侧肺部呼吸音的强弱,如无异常,导管外端即可与呼吸机连接进行机械通气。

八、外科手术建立气道的技术

(一)环甲膜穿刺术

环甲膜穿刺术(图 6-13)是一种早期救治的急救手术,适用于突发意外或复合伤时的各种急性喉阻塞,尤其是声门区阻塞、严重呼吸困难和来不及建立人工气道的危急患者。

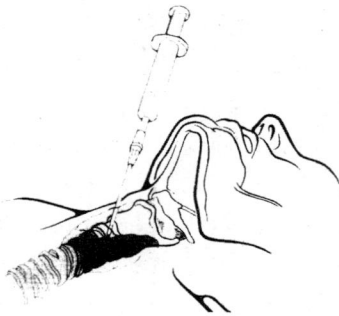

图6-13　环甲膜穿刺术

1.操作方法。环甲膜位于甲状软骨和环状软骨之间的凹陷处,用带注射器的套管针在甲状软骨下的凹陷处即相当于环甲膜的位置上,从中线向下穿刺。套管针头应朝骶侧方向,与皮肤成 45°角。在穿刺的同时,回抽注射器,一旦抽到空气即表明套管针已进入气管。沿针芯的方向插入外层套管,然后把针芯和注射器退出。针芯拔出以前应防止喉部上下运动,否则容易损伤喉部黏膜。套管与连接管远端相接。在气管插管或气管切开期间,助手应握住套管头,防止突然带出套管。

由于穿刺针较细,通气阻力大,患者自主呼吸或使用简易人工呼吸器时均无法通过穿刺针获得足够通气,必须直接利用中心供氧管道的压力。连接管道中设一手控释放阀,开启释放阀,高压氧气即进入气管,调整压力以获得足够的肺通气。中心供氧压力一般为 $3.5kg/cm^2$ 时可满足通气要求。必须仔细观察胸部,当胸部抬高时,关闭释放阀,随即开始被动呼气;呼气时也应观察胸部是否回落。如果胸部保持充气状态,则可能存在近端气管或喉部的完全阻塞。这种情况下应做环甲膜切开术。

2.并发症与注意事项。高压通气时可引起气胸。穿刺点可引起出血,尤其是穿刺到甲状腺时。如穿刺点的皮肤出血,可适当延长干棉球压迫的时间。如果穿刺针刺入过深,可伤及食管。也可出现纵隔和皮下气肿。另外,该方法不允许直接吸引分泌物。术后如患者咳出带血的分泌物,应嘱患者勿紧张,一般在 1~2 天内即可自行消失。

该方法的缺点:在供氧的同时,不能有效地排出二氧化碳;通气时必须用高压氧;无法通过细针连接简易人工呼吸器或呼吸机进行有效通气。

(二)环甲膜穿刺经皮气管喷射通气(percutaneous transtracheal jet ventilation,PTJV)

PTJV 作为一种快速有效的通气方法,可作为使用面罩不能进行通气且气管插管困难等紧急情况下的气道急救措施。近年来,国外有人将此通气方法用于喉内镜和喉显微手术,国内亦有将其用于支撑喉镜下声带手术的报道,优点是可提供非常满意的喉部手术视野,通气亦可保证。一般选用 12~16G 的动静脉套管针作为穿刺针,可获得足够的通气。小儿使用的针管可适当减小。肥胖等患者因胸肺的顺应性较差,应选择内径较大的针管。此外,硬膜外穿刺针、中心静脉导管等也可用于 PTJV。

操作方法:

选择环甲膜为 PTJV 穿刺点,该处解剖标志明确、血管少,发生出血的机会及危险性低,故穿刺易成功。如果穿刺处有瘢痕或肿瘤时则不宜采用。环甲膜穿刺可在全麻诱导后或在局麻(包括气管黏膜表面麻醉)下施行,紧急情况下亦可直接穿刺。为确保穿刺成功与置管顺利,穿刺应位于中线,方向朝向足部,根据所接注射器有无回抽空气和气流的顺畅程度来确定针管的位置,置管深度以针(套)管尖端距隆突 3~4cm 为宜。穿刺成功后接喷射呼吸机,调整喷射压力以获得足够的肺通气,选择合适的呼吸频率。

当不能通过面罩或气管导管进行有效肺通气或没有其他可使用的通气措施时,必然会造成患者死亡。因此,采用粗口径的静脉套管针穿刺环甲膜进行气管喷射通气,是处理面罩不能通气且气管插管失败状态的一种简单和较为有效的方法。

(三)环甲膜切开术

环甲膜切开术(cricothyrotomy)常用于紧急气道开放的状况。对于病情危急的困难气道患者,可先行环甲膜切开术,待呼吸困难缓解后,再作常规气管切开或采用其他方式开放气道。

与气管切开相比,环甲膜切开术较为简单,且易于掌握。确定环甲膜的位置,用手术刀或剪刀水平切开环甲膜(图 6-14),即进入声门下区,在甲状软骨和环状软骨之间撑开,放入气管导管或气管套管或任何桶形导管,即可使患者的气道通畅。

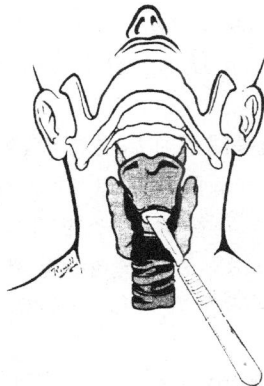

图6-14　用手术刀切开环甲膜

1. 操作方法。于甲状软骨和环状软骨间作一长约 2～4cm 的横行皮肤切口,于接近环状软骨处切开环甲膜,以弯血管钳扩大切口,插入气管套管或橡胶管或塑料管,使患者呼吸通畅。整个操作过程可由一人完成。待患者病情稳定后,再考虑正规气管切开术或改用其他方式畅通气道。环甲膜切开术的操作简单、迅速、安全、有效,医护人员平时应多关注其临床应用,从而在紧急或抢救情况下,能使用该技术及时、有效地畅通患者的气道。

2. 并发症与注意事项。环甲膜切开术可引起术中伤口的少量出血,可压迫止血或填入明胶海绵进行止血,若出血较多,可能有血管损伤,应检查伤口,结扎出血点。皮下气肿是术后最常见的并发症,大多于数日后可自行吸收,不需特殊处理。也可出现纵隔气肿或气胸,应行胸膜腔穿刺抽除气体,严重者可进行闭式引流术。气管-食管瘘也是环甲膜切开术的并发症,但较少见。

3. 护理要点。

(1)环甲膜切开患者床边应备好氧气、吸引器、气管切开器械、导尿管及急救药品,同时另备一付同号的气管套管。

(2)经常吸痰,保持套管通畅。

(3)病室内保持适当的温度(22℃左右)和湿度(相对湿度 90％以上),定时通过气管套管滴入少许生理盐水、0.05％糜蛋白酶等,以稀释痰液,便于咳出。

(4)观察伤口周围,有无红肿、渗液,防止伤口感染。

(5)防止外管脱出:要经常注意套管是否在气管内,如套管脱出未能及时发现,可引起窒息的严重后果。套管太短、固定带过松、气管切口过低、颈部肿胀或开口纱布过厚等均可导致外管脱出。

(四)气管切开术

气管切开术(open tracheostomy,OT)是切开颈段气管,放入金属或塑料气管套管,以解除喉源性呼吸困难、呼吸功能失常或下呼吸道分泌物潴留所致呼吸困难的一种操作技术。OT 最好由富有经验的医务人员在手术室内进行,并且在气道已经得到控制(如气管插管或环甲膜切开术等)后进行。

气管切开术的优点:避免了长期经鼻或经口插管带来的并发症,患者较为舒适,可以长期带管,吸痰方便,便于气道管理;减少了人工气道的长度,节省呼吸功,缩短了机械通气的时间。但传统的开放性气管切开术需较大的皮肤切口,分离颈前组织和切开气管前壁的并发症也较多,如术中或术后出血、切口感染、皮下气肿、气胸、气管-食管瘘和气管狭窄等,有的患者甚至因为进行开放性气管切开术而致死,故而也有其缺点。

最近,经皮扩张气管切开术(percutaneous dilational tracheostomy,PDT)逐渐在临床上得到重视。PDT 为临床提供了简单、迅速的床边气管切开的方法,在危重患者中的应用已日益广泛。

PDT 操作方法:患者平卧,充分暴露颈部后进行消毒和铺巾,局麻后在第一软骨环和第三软骨环之间的正前方作一长约 1.5cm 的横切口,仅切开皮肤,经切口穿刺,确定穿刺套管针在气管内后拔出针芯,置入导丝后,再拔除套管;扩张器沿导丝扩开颈前组织和气管前壁后退出,用尖端带孔的特殊气管扩张钳顺着导丝再次扩开颈前组织和气管前壁后退出,将气管插管套管沿着导丝送入气管,拔除插管管芯和导丝,确认气管插管的位置正常后,将球囊充气,固定气管插管。

PDT 适用于择期条件下需紧急呼吸道控制的患者使用,不能触及环甲软骨者和小儿患者是此种方法的禁忌证。经皮扩张气管切开术具有操作时间短、组织损伤小、并发症相对少等特点,可在床旁实施,明显优于传统的开放性气管切开术,但也需要在严密监护和护理下应用。

气管切开患者的护理非常重要,护理要点有:

(1)术前应严密观察生命体征,保持呼吸道通畅;术中应备齐用物,选择合适的气管切开套包,严格执行无菌原则与操作规程。

(2)更换内套管:保持内套管清洁是术后护理极其重要的一步。因为术后内套管常易结痂,或有痰痂堵塞,因此需及时取出清洗并按时更换,如分泌物不多可每日更换一次。取出内套管时须注意勿使外套管脱出。

(3)吸痰:需具专业知识的护士经常给患者吸痰,以保持呼吸道通畅,吸痰时尽量按无菌技术要求进行。要保持室内一定的温度与湿度,使用蒸汽吸入,经常向气管内滴入生理盐水与抗感染药物。也可用纤支镜进行支气管肺泡灌洗,清除支气管肺泡内的炎性有毒物质,或将抗生素灌洗到支气管与肺泡内,以有效控制肺内感染。

(4)防止套管堵塞及脱管:气管切开后,呼吸道应处于非常畅通的状态,如患者出现呼吸困难,应及时检查和处理。如外套管脱出,常因颈部的系带过松,导致患者咳嗽时将外套管冲出而离开气管,应立即重新插入。但此种立即重新置管的情况也非常危险,可导致导管误入皮下或误入气管前间隙,常见于气管切开 2 周内而窦道尚未形成时。因此平时应加强观察,预防导管的意外脱出和窒息发生。

(5)气囊应按时放气与充气,防止气管黏膜缺血、坏死。

(6)防止感染:术后应每天换药 1 次,保持伤口清洁,同时使用合适的抗生素。

第二节 给氧技术

开放气道、保持气道通畅和保证肺通气是心肺复苏中气道管理的基本内容。在进行肺通气时提高吸入氧浓度有利于抢救。人体内氧贮量约 1000ml,只能供机体 3~4 分钟的消耗。缺氧即缺能,可引起全身生理功能紊乱,严重者将导致不可逆的病理损伤,甚至危及生命。给氧的目的在于改善组织氧供应,即提高肺泡氧分压,增加氧弥散量,从而提高动脉血氧分压,满足组织细胞充足的氧供。

一、安全给氧应遵循的原则

1.控制吸入氧浓度。医用氧一般为纯氧。如何掌握好吸氧浓度,对安全输氧和纠正缺氧起着重要的作用。如氧浓度低于 25%,则与空气中的氧含量相似而无治疗价值;如氧浓度高于 70%,持续吸氧时间过长,则可能会发生氧中毒。一般对缺氧和二氧化碳潴留同时并存者,应以低流量和低浓度持续给氧为宜。

2.加温加湿。可使吸入气体的温度接近舒适的环境温度,防止体温降低或增高。吸入湿化气可预防机体水分的丢失,防止呼吸道分泌物黏稠以及避免呼吸道黏膜和肺组织的损害。

二、临床上常用的给氧技术

当气道得到控制和畅通之后,如患者有自主呼吸,可根据临床情况、PaO_2 或指脉搏氧饱和度的情况来选择给氧方法。不同的给氧方式可提供 21%~100% 的吸入氧浓度。常用的给氧技术有以下四种:

(一)鼻导管给氧

鼻导管给氧是一种低流量给氧的方式,不能为整个吸气过程提供足够的气体。由于一部分潮气量是由室内空气补充的,故吸入的氧浓度较低。使用时每 8~12h 需交换鼻孔和更换导管 1 次,避免堵塞管腔或损伤黏膜。本法优点有:固定较容易,不易脱出,适合于持续吸氧的患者。吸入氧浓度一般取决于氧流量和患者的潮气量。鼻导管给氧时可按以下公式计算氧浓度:

$$吸入氧浓度(\%)= 21+ 吸入氧流量(L/min) \times 4$$

流量每增加 1L/min,吸入氧浓度约增加 4%。如果患者的潮气量正常,当鼻导管内氧流量为 1~6L/min 时,吸入氧浓度是 24%~44%,但当流量大于 4L/min 时,患者较难耐受。

(二)面罩给氧

适用于各年龄组,成年患者更容易接受面罩给氧方式。为避免呼出气在面罩腔内积聚和重复吸入,氧流量必须大于 5L/min,建议用 6~10L/min。与鼻导管一样,吸入气也被室内空气所稀释。能提供的氧浓度为 35%~60%,此法无导管刺激呼吸道黏膜之缺点。

(三)储氧面罩

此系统有持续氧流入的储氧袋,供氧浓度在 60% 以上。6 L/min 的氧流量可提供约 60% 的氧浓度,而氧流量每提高 1 L/min,吸入氧的浓度可提高 10%。如果氧流量为 10~15 L/min,能提供的氧浓度可达到 95%~100%。

(四)氧气帐法给氧

将患者的头部或胸部严密地罩在帐内,可通过仪器控制帐内温度和吸入氧浓度。

(五)文丘里面罩(Venturi mask)

此系统能提供有固定氧浓度的高流量气流。加压氧流由小孔进入,氧气在离开小孔时产生低于大气压的压力,将室内空气由侧孔带入系统。改变侧孔的大小与氧流量,即可改变氧浓度。此种给氧方式常用于慢性高碳酸血症患者(如 COPD),以治疗中度到重度的低氧血症。此类患者进行高浓度给氧时可引起呼吸抑制,因为 PaO_2 的增高将减弱低氧血症对呼吸中枢的刺激作用,因此需要较精确地调节吸入氧浓度。如果氧流量为 4~8L/min,能提供的氧浓度为 24%~40%。如果氧流量为 10~12 L/min,能提供的氧浓度可达到 40%~50%。给氧时,注意观察有无呼吸抑制及 PaO_2 升高的情况。调整氧浓度使 PaO_2 处于理想水平。

上述给氧方式均以患者有自主呼吸为前提。有时尽管已进行了气道控制,但患者仍无自主呼吸,或呼吸弱且不规则,通气严重不良,则应给予人工通气和给氧,其方法有:①口对口及口对鼻呼吸,由于呼出气的氧浓度约为 17%,仅能提供低浓度的氧;②简易人工呼吸器接紧闭面罩通气,通过接入氧气可以提高吸入氧的浓度;③在喉罩、气管导管、联合导气管控制气道后,可通过各种类型的呼吸机予以机械通气和给氧,这在心肺脑复苏过程中很重要,具有很大的作用,主要用于高级生命支持和后续生命支持,也可用于危重患者的治疗和抢救。

本章介绍的气道管理技术种类繁多,在紧急情况下,医护人员应该选择自己最熟悉和最安全的方式来开放气道和通气。气管插管不是唯一的抢救手段,在插管器材或人员到位前应设法给患者通气。要避免反复尝试插管等操作而耽误抢救机会或加重患者缺氧,在尝试插管或建立外科气道期间要保证通气的进行。快速达到有效通气和氧合才是主要目的。在通气有保障的前提下提高吸入氧浓度可进一步改善氧合。

(周大春　何非方　张悦怡)

第七章　基本心电图知识与心律失常的鉴别

本章节将阐述心电图的基本知识、各种常见心律失常的原理与心电图表现，以及处理的基本原则，以帮助临床医护人员快速识别致命和潜在致命的心律失常。

第一节　基本电生理知识

心脏由心肌细胞组成。心肌细胞根据其解剖、组织学特点、生理特性以及功能上的区别可大体分为五类：心房肌细胞、心室肌细胞、浦肯野纤维、过渡细胞和起搏细胞。前两者是心脏的主要工作细胞，后三者形成心脏传导系，在冲动的发生和传导上有特殊作用。

一、心肌细胞的动作电位

动作电位是指心肌细胞受到有效刺激时，在细胞膜两侧所产生的快速、可逆并有扩布性的电位变化。当心肌细胞受到一次有效刺激时，静息电位的负值迅速减少并上升到正电位，然后又回降到静息时的电位。这种电位变化可沿着细胞膜向周围迅速扩布，使整个细胞都经历一次同样的变化。

（一）心肌工作细胞的动作电位

可根据去极化、复极化的顺序分为 5 个时相（图 7-1）：

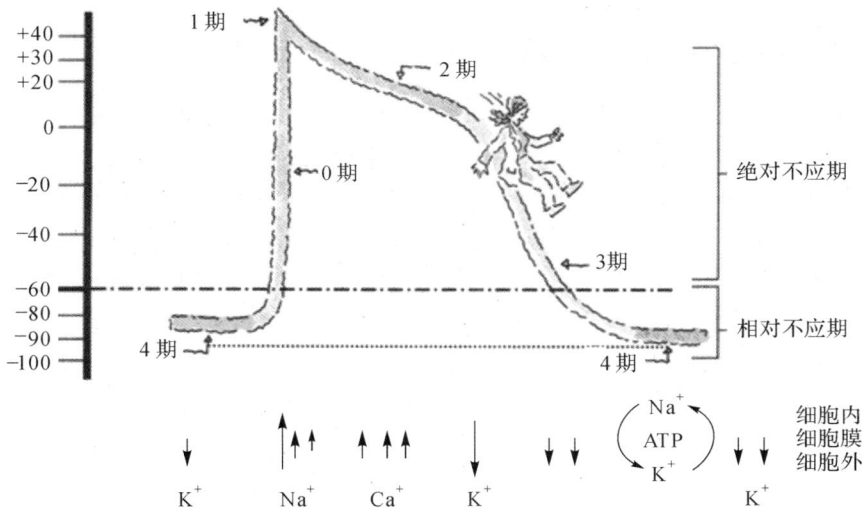

图 7-1　心肌细胞的动作电位

0 期：又称去极化期。当心肌细胞受到刺激发生兴奋时，其膜内电位可从静息状态的 $-80 \sim -90 \mathrm{mV}$ 迅速上升到 $+30 \mathrm{mV}$ 左右，出现去极化过程（心室肌去极化表现为 QRS 波，心房去极化表现为 P 波),构成心肌细胞动作电位的升支。此时钠离子通道(快通道)瞬时开放,细胞外变负。

1 期:又称快速复极初期。细胞内正电位迅速下降到 0mV 左右,复极开始。

2 期:又称平台期。细胞膜内外基本处于等电位状态,为缓慢的复极阶段(心电图上表现为 ST 段),钠离子不再内流,慢通道开放,钙离子内流。2 期是心室肌细胞动作电位最明显的特征。

3 期:又称快速复极末期(心室复极表现为 T 波)。由于钾离子外流,细胞内变负,膜电位迅速下降到 -90mV,心肌细胞的复极完成。

4 期:静息期。膜电位已基本恢复到静息电位水平,通过钠-钾离子泵的作用(为耗能的过程)使钾离子内流,钠离子外流而将膜内外离子的浓度调整到静息状态的水平。

(二)起搏细胞的动作电位

起搏细胞有自律性,其 4 期不同于工作细胞,为一非静息状态而呈现缓慢的自动去极化过程(图 7-2)。常由少量钙离子和钠离子的内流以及钾离子外流的减少所引起。4 期的坡越陡,起搏细胞的自律性越高,频率亦越快。

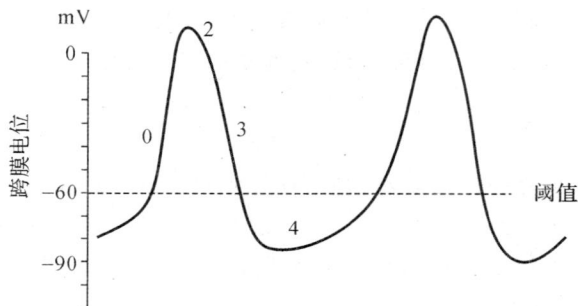

图 7-2 起搏细胞的动作电位

窦房结起搏细胞为心脏传导系统的起始部位,不存在稳定的静息电位,其 4 期自动去极化速度最快,故自律性最高,成为正常的起搏点。

二、心肌细胞兴奋性的周期性变化

心肌细胞在一次应激兴奋过程中,其兴奋性随膜电位的变化而发生周期性的改变。依次为有效不应期、相对不应期和超常期。在心肌兴奋时,施予任何强度的刺激均不引起反应的时期,称为绝对不应期,相当于 QRS 波、S-T 段和 T 波升支前段期间;在绝对不应期后,给心肌细胞施加高于正常阈值的强刺激,可引起扩布性兴奋而产生动作电位,称为相对不应期,相当于 T 波尖峰和 T 波下降支的阶段(图 7-3)。接下去的时期引起心肌细胞兴奋所需

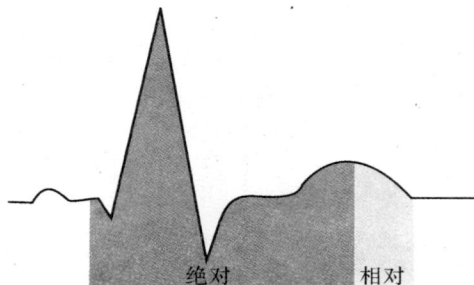

图 7-3 绝对不应期和相对不应期

的刺激阈值低于正常，即心肌的兴奋性高于正常水平，称为超常期。了解心肌兴奋性的变化，有助于我们理解心律失常的发生和发展过程。

三、电冲动形成的机制

电冲动形成的机制有两种：自律性和折返。

组织、细胞能够在没有外来刺激的条件下，自动地发生节律性兴奋的生理特性称为自律性。自律性是正常冲动形成的原理。传导心脏冲动的各种细胞均具有自律性。正常情况下，窦房结的自律性最高，故而称为正常起搏点（primary pacemaker），起搏频率最高，以60～100 次/分发出冲动；心脏传导系统中的过渡细胞和浦肯野纤维也有自动起搏能力，但在正常窦房结兴奋的控制下，这些细胞的起搏功能没有表现出来，只发挥传导冲动的作用，称为潜在起搏点或逸搏起搏点（escape pacemakers），包括：房室交界区，以 40～60 次/分的频率发出冲动；心室，以＜40 次/分的频率发出冲动。其意义为：正常起搏点功能障碍时作为备用起搏点发挥维持心脏活动的功能。如因传导阻滞而使窦房结冲动无法下传，房室交界或更低部位的潜在起搏点将发出冲动，以维持心脏的继续跳动，此时形成的节律即为逸搏节律。

冲动形成的另一原理是折返机制（reentry）（图 7-4），折返可发生于窦房结、心房、房室交界或心室传导系统内。可能是室性早搏或室性心动过速等异位冲动形成的原理。必须满足下述两个条件时才可能发生折返：①为双路传导途径；②其中一支有单向阻滞或较长的不应期，另一支的传导速度较慢，使冲动传导下来时已过了单向阻滞组织的绝对不应期。上述非正常的改变往往由冠脉疾病或心肌病变等导致。下图以浦肯野纤维为例说明了折返机制发生的原理。

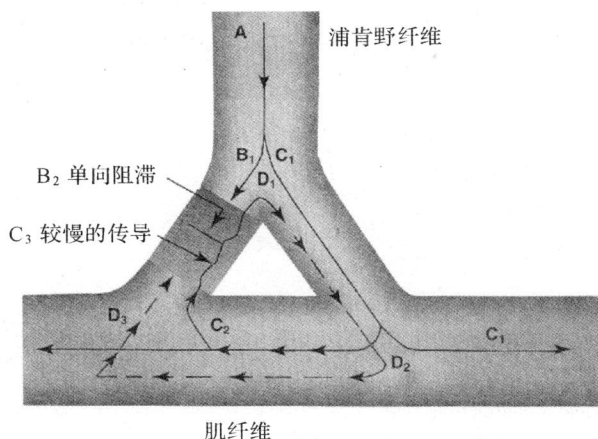

图 7-4 折返机制

A——正常冲动沿浦肯野纤维下传组成肌纤维，B——冲动 B_1 遇到单向阻滞区 B_2 而无法下传，C——同时，正常下传的冲动 C_1 经浦肯野纤维进入肌纤维 C_2，逆向传导而经过慢传导区 C_3，D——逆向传导的冲动 D_1 再次经过浦肯野纤维和肌纤维 D_2，并不断重复这样的折返循环 D_3

四、心脏传导系统与正常心电图

（一）心脏传导系统

心脏传导系统由窦房结、结间束、房室结、希氏束、左右束支和浦肯野纤维组成（图 7-5）。

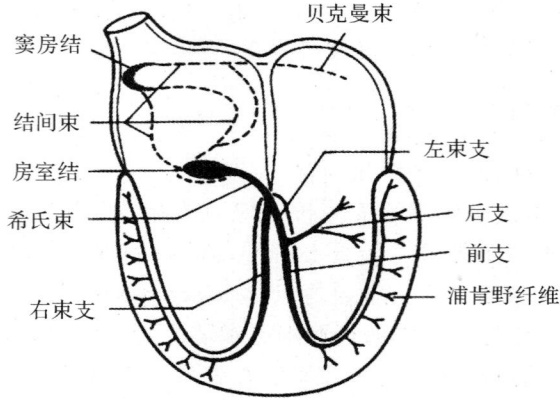

图 7-5　心脏的传导系统

(二)正常心电图

心电图(ECG)是识别心律失常的重要工具。心电图记录了心脏的电活动。人体本身是一个大的电导体,可用电"导联"连接人体的任何两点以记录心电图或监测心脏的节律。我们将连续记录心脏电活动而形成的一系列波形,人为地定为 P 波、QRS 综合波、T 波和 U 波(图 7-6)。波形以规则出现的间期来分隔。心电图与心动周期的关系见图 7-7。

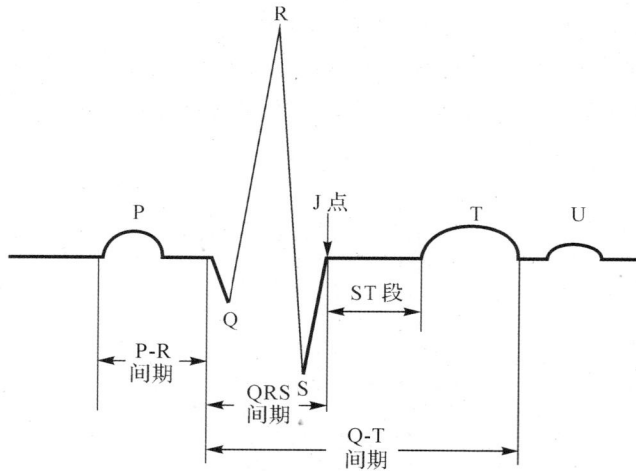

图 7-6　正常心电图

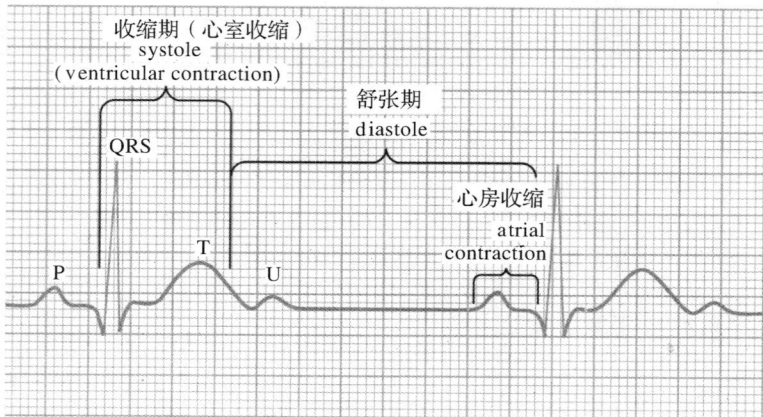

图 7-7　心电图与心动周期的关系

各波形代表的意义:

P 波代表心房的除极,P-R 间期是指从 P 波(心房除极)开始至 QRS 复合波(心室除极)的开始(图 7-8)。正常情况下 P-R 间期为 0.12～0.20 秒,即 P-R 间期不应超过 0.20 秒(在走纸速度为 25mm/s 时,每一小格代表 0.04 秒)。对房室传导阻滞的诊断有意义。

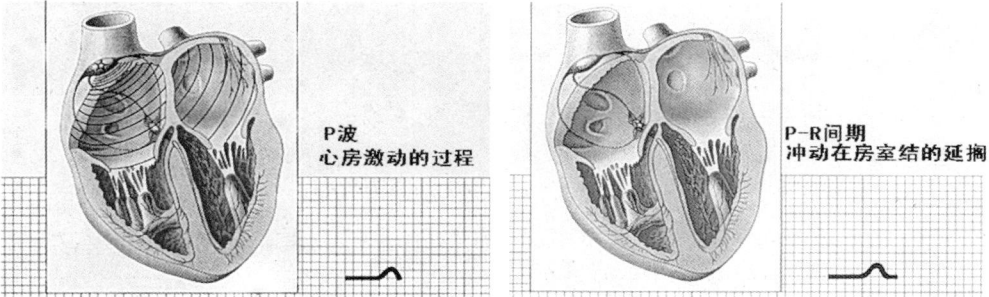

图 7-8　P 波和 P-R 间期的意义

QRS 波代表心室的除极(图 7-9)。QRS 波形中,第一个向下的波称为 Q 波,第一个向上的波称为 R 波,第二个向下的波称为 S 波。QRS 波可有各种不同的形态学表现(图 7-10)。QRS 的正常上限小于 0.12 秒。QRS<0.12 秒意味着冲动起源于房室结或房室结以上(室上性)。QRS 波≥0.12 秒意指冲动来自心室,或来自室上性组织,但在心室内的传导延长,从而产生宽 QRS 波。

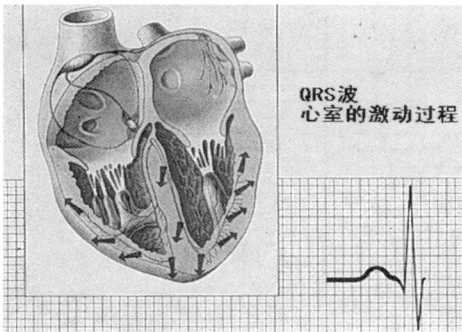

图7-9　QRS波的意义

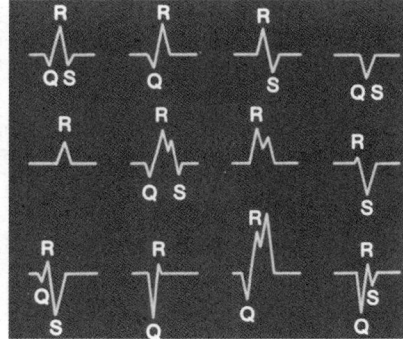

图7-10　不同形态的QRS波

T 波表示心室的复极。U 波的意义不明确,可能是浦肯野纤维复极所引起(图 7-11)。在频发室性早搏时也可出现,且受很多因素影响,如可由于洋地黄药物作用或电解质紊乱而引起。

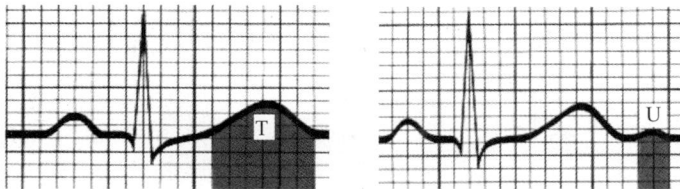

图 7-11　T 波和 U 波

S-T 段是指 S 波结束至 T 波起始前的时间段。在心肌缺血或坏死时常有异常改变。

QRS 波的结束点称为 J 点,J 点后 0.04 秒可用于测量 ST 段的抬高或压低,其意义是辅助心肌缺血和坏死的诊断(图 7-12)。

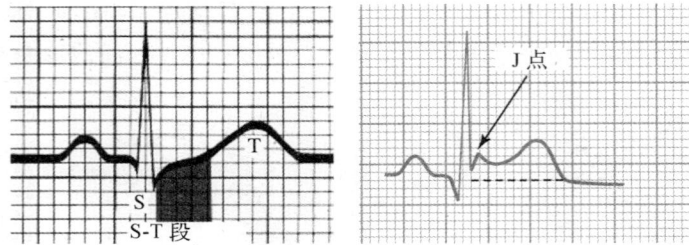

图 7-12　ST 段与 J 点

Q-T 间期是指 Q 波开始至 T 波结束的时间段(图 7-13),正常为 0.27～0.43 秒,Q-T 延长见于药物中毒或电解质紊乱(图 7-14)。

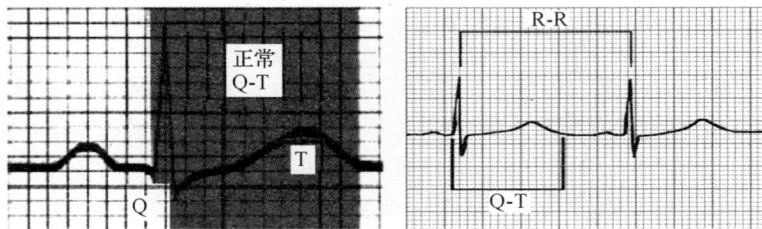

图 7-13　正常 Q-T

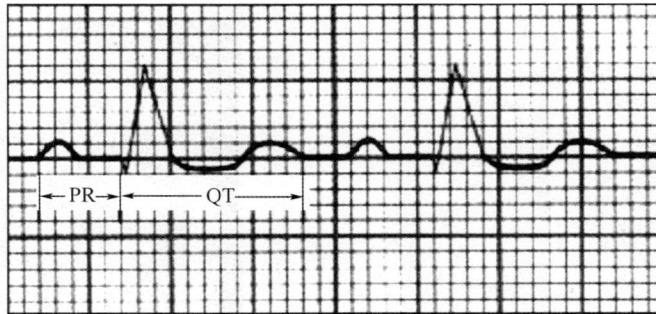

图 7-14　Q-T 延长:药物毒性作用

任何规则心律的频率可很快地从心电图上确定。大多数心电图记录仪的走纸速度为 25mm/s。心电图纸每隔 5mm 或每 0.20 秒有一粗线(即每分钟有 300 条粗线)。最小(1mm)的方格每格为 0.04 秒。纸的上缘或下缘有 3 秒的标记。可用于估计心率(图 7-15)。

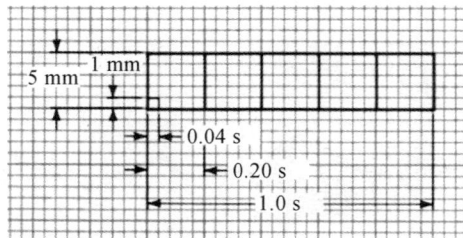

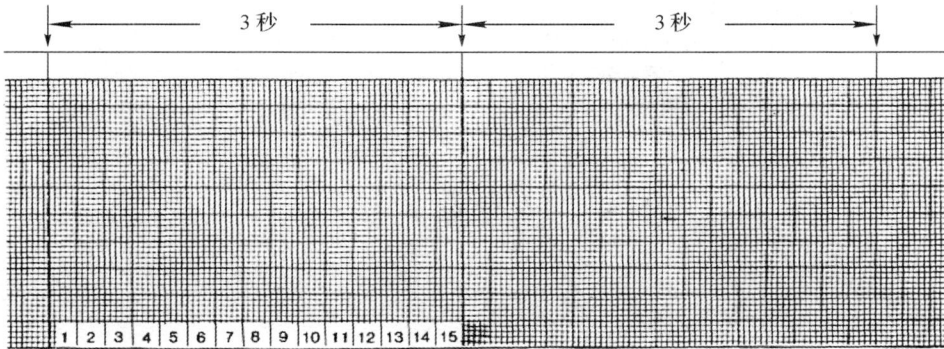

图 7-15　心电图走纸

(三)心电图与心脏传导系统解剖的关系

图 7-16 显示了心电图与心脏传导系统解剖的关系。图中的中线位于传导系统的束支。在此点以上的任何功能异常主要影响 P 波和 P-R 间期,而此水平以下的功能异常主要影响 QRS 波。

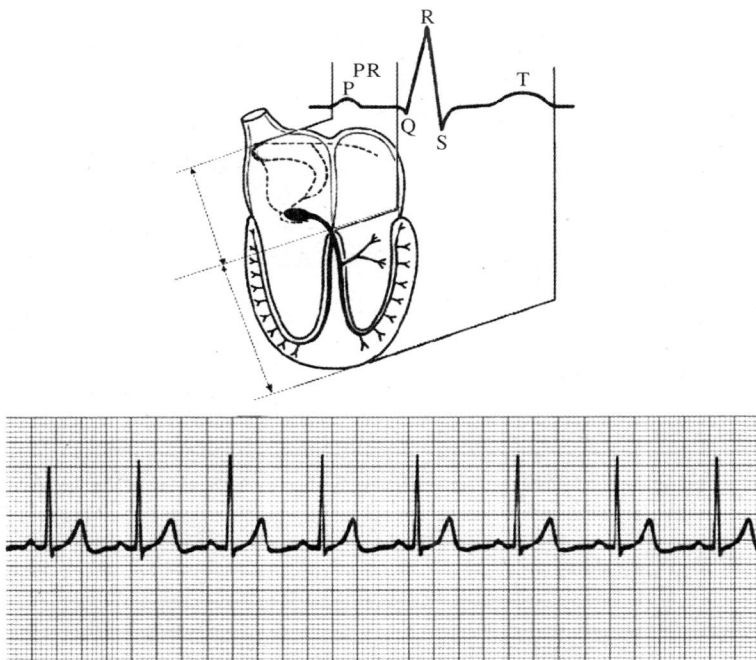

图 7-16　心电图与心脏传导系统解剖的关系

第二节　监护技术

在监护导联上,心电图波的形态与电极位置相关。当除极方向或电流流向面向正电极时,可产生一个正向波,在心电图上可描记到一个向上的波形;当除极方向背离正电极时,可产生一个负向波,心电图上可描记到一个向下的波形;当除极方向垂直于正负极的连线时,可产生一个双向波(图 7-17)。

将电极连接于患者的胸部或四肢可模拟出 Ⅰ、Ⅱ、Ⅲ 和改良胸部导联(MCL1)。各监护导联放置的位置如下（图 7-18）：

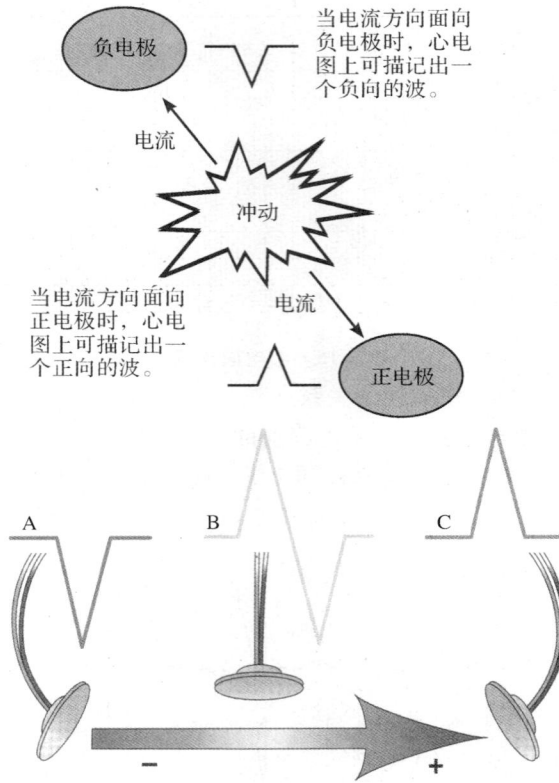

当电流方向面向负电极时，心电图上可描记出一个负向的波。

电流

冲动

当电流方向面向正电极时，心电图上可描记出一个正向的波。

电流

负电极

正电极

A　　　　　B　　　　　C

−　　　　　　+

图 7-17　电极与心电图波形的关系

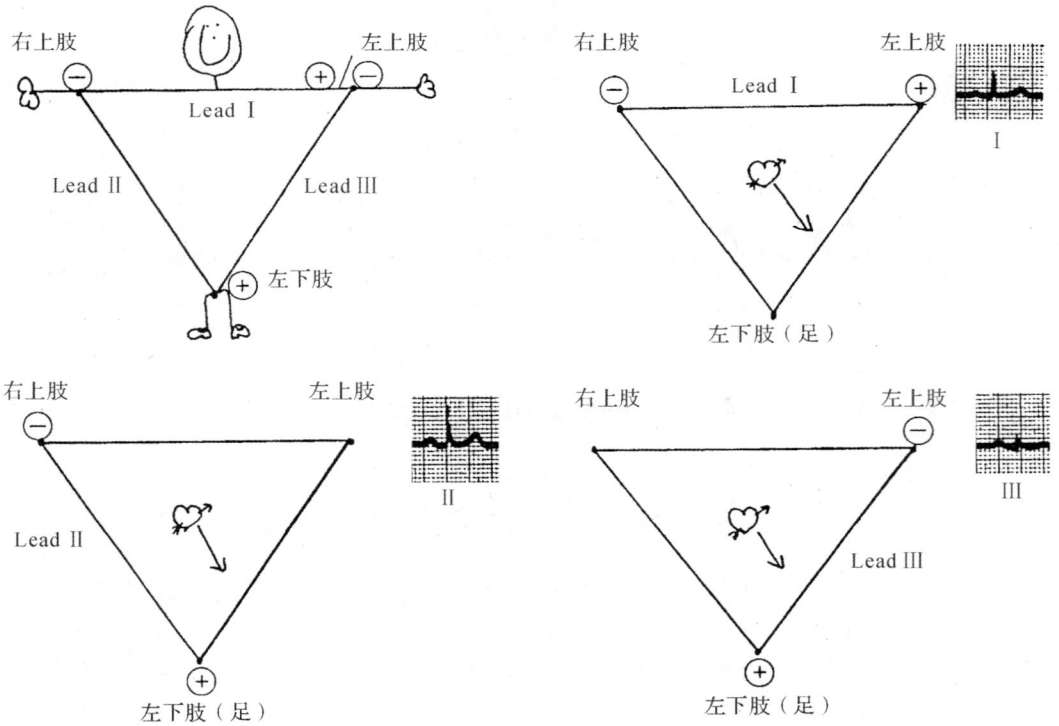

右上肢　　　　　　　　左上肢

Lead I

Lead II　　　　　Lead III

左下肢

右上肢　　　　　　　　左上肢

Lead I

左下肢（足）

I

右上肢　　　　　　　　左上肢

Lead II

左下肢（足）

II

右上肢　　　　　　　　左上肢

Lead III

左下肢（足）

III

图 7-18　模拟肢导联 I、II、III

Ⅰ导联:正极(＋)位于左上肢,具体位置在左锁骨下缘靠近肩膀处,即左锁骨外 1/3 处;负极(－)位于右上肢,具体位置在右锁骨下缘靠近肩膀处,即右锁骨外 1/3 处。

Ⅱ导联:正极(＋)位于左下肢,具体位置在左胸肌下缘靠近腋前线;负极(－)位于右上肢,具体位置在右锁骨下缘靠近肩膀处,即右锁骨外 1/3 处。

Ⅲ导联:正极(＋)位于左下肢,具体位置在左胸肌下缘靠近腋前线。负极(－)位于左上肢,具体位置在左锁骨下缘靠近肩膀处,即左锁骨外 1/3 处。

MCL1 导联:正极(＋)位于胸骨右缘第 4 肋间,负极(－)位于左锁骨下缘靠近肩膀处,即左锁骨外 1/3 处。

第三节　常见节律的判别与心律失常的治疗原则

一、心律失常的分类

通过对心肌细胞类型、心脏电生理活动基本特征、冲动形成和传导等方面的分析,可将心律失常分成三大类:

1. 自律性的异常。涉及的部位有窦房结、房室结、希氏束、束支、浦肯野纤维和心肌。其异常指自律性增高、降低或不规则。

2. 传导障碍。传导太快如预激综合征,或传导太慢如各种类型的传导阻滞。

3. 自律性异常与传导障碍同时存在。可产生较为复杂的心律失常。

二、分析节律的几个要素

分析心电图节律的方法很多,对于急重症医护人员应掌握简便易行的方法,以便迅速进行判断。为此,应掌握分析节律的五个要素。

(一)频率

正常为 60～100 次/分,＞100 次/分称为心动过速,＜60 次/分称为心动过缓。

常用的判断频率的方法有(图 7-19):

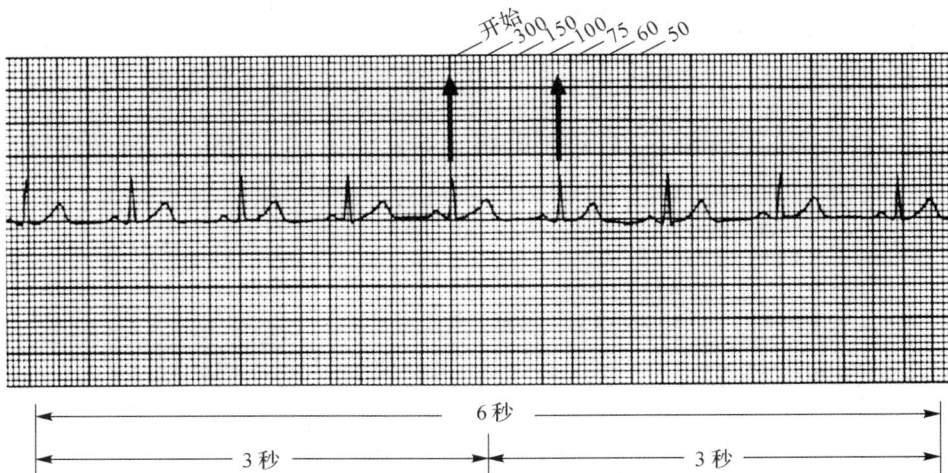

图 7-19　3 秒或 6 秒法

1. 3 秒或 6 秒法。计算 3 秒或 6 秒内所有 QRS 波的个数,再乘以 20 或 10。

2. 顺序法。找一个在垂直黑线上的 R 波,按如下顺序标出垂直黑线上的数字:300,150,100,75,60,50;按 R 波所在位置找出与黑线上数字的关系(图 7-20)。即用 300 除以 QRS 波间的粗线数目。可大致判断出频率是否在正常范围之内。

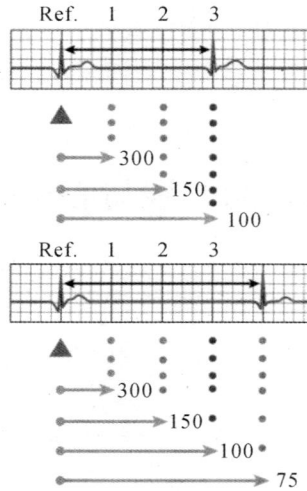

图 7-20　顺序法

3. 小格子法。心室率的计算:用 1500 除以两个连续的 R 波之间所占的小格子的数即为心室率。因每 1mm 的小格子相当于 0.04 秒,每 1 分钟相当于 60÷0.04=1500 个小格子,如 R-R 间占用了 18 个小格子,心率即为 1500÷18=83 次(图 7-21)。

心房率的计算:用 1500 除以两个连续的 P 波之间所占的小格子的数,即为心房率。

此法计算心率较为精确,但比较耗时。

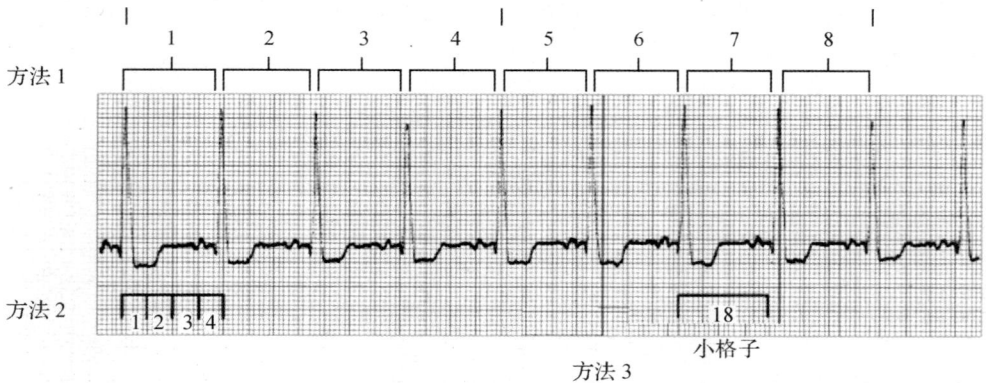

图 7-21　三种判断频率的方法

(二)节律的类型

根据节律出现的规律可分为规则、提早出现、逐步加速或减慢、停顿、成组出现或混乱无序等多种类型。见图 7-22 和图 7-23。

规则	｜｜｜｜｜｜｜｜｜
提早出现	｜｜｜｜｜｜｜｜
加速/减慢	｜｜｜｜｜｜｜｜
停顿	｜｜｜｜｜｜｜
成组出现	｜｜｜｜｜｜｜
混乱无序	｜｜｜｜｜｜｜｜｜｜｜｜

图 7-22　节律的类型

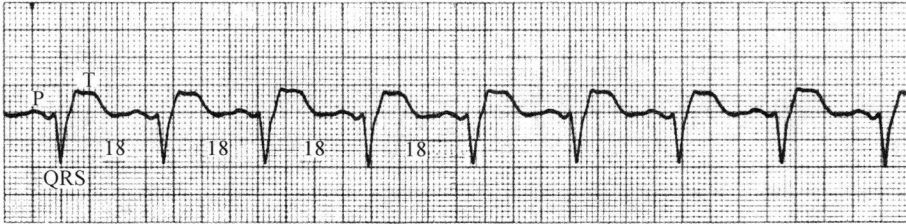

A：规则

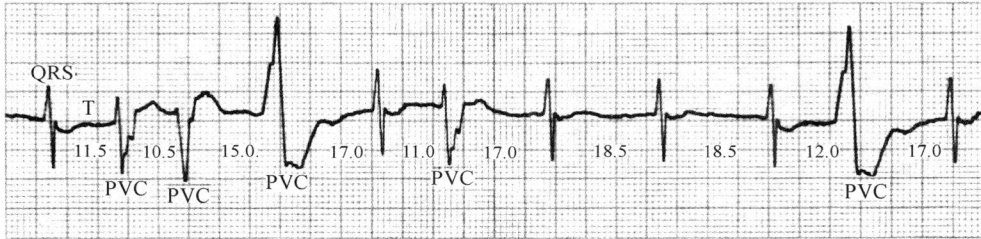

B：提早出现

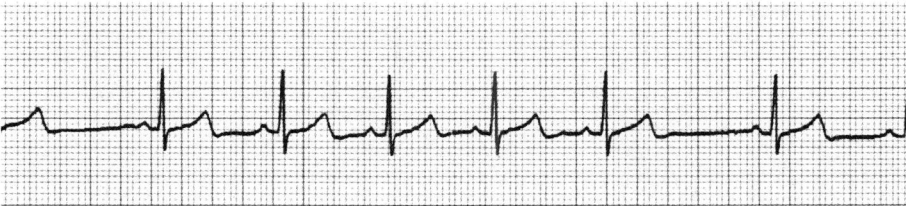

C：逐渐加速/减慢

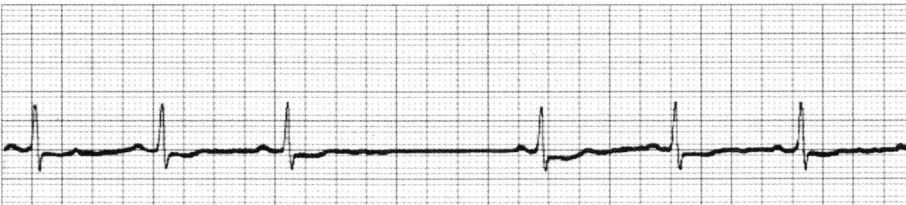

D：停顿

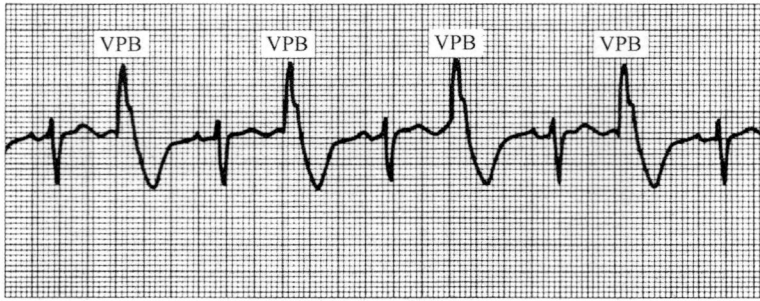

E:成组出现

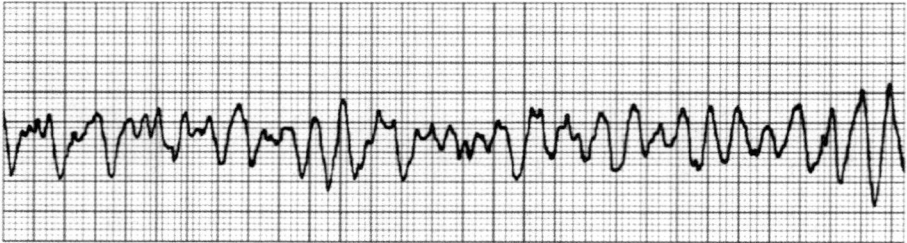

F:混乱无序

图 7-23   各种节律类型的心电图表现

(三)有无 QRS 波和波形的宽度

即了解有无心室活动以及 QRS 波的形态和宽度是否正常。正常 QRS 波的宽度为0.06~0.11 秒,>0.12 秒称为 QRS 波增宽(图 7-24)。

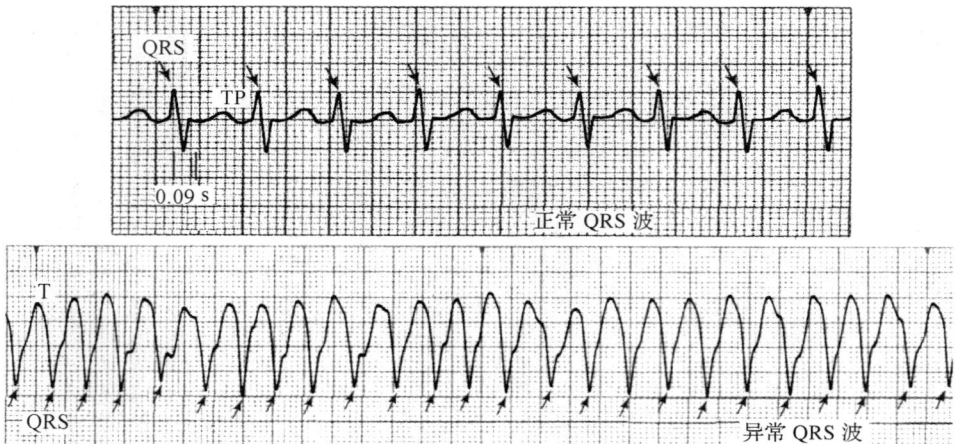

图 7-24   正常和异常形态的 QRS 波

QRS 波形中的 Q 波超过 R 波的 1/4,称为异常 Q 波(图 7-25),常见于急性心肌梗死时。

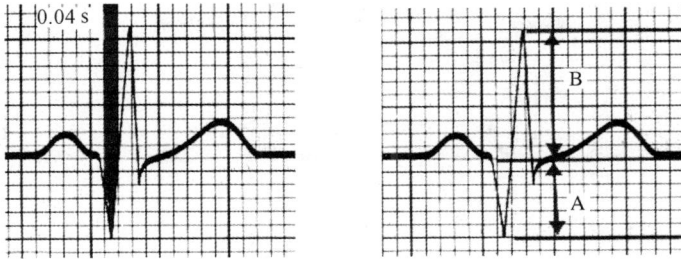

图 7-25 异常 Q 波

(四)有无 P 波

即有无心房的收缩活动(图 7-26)。

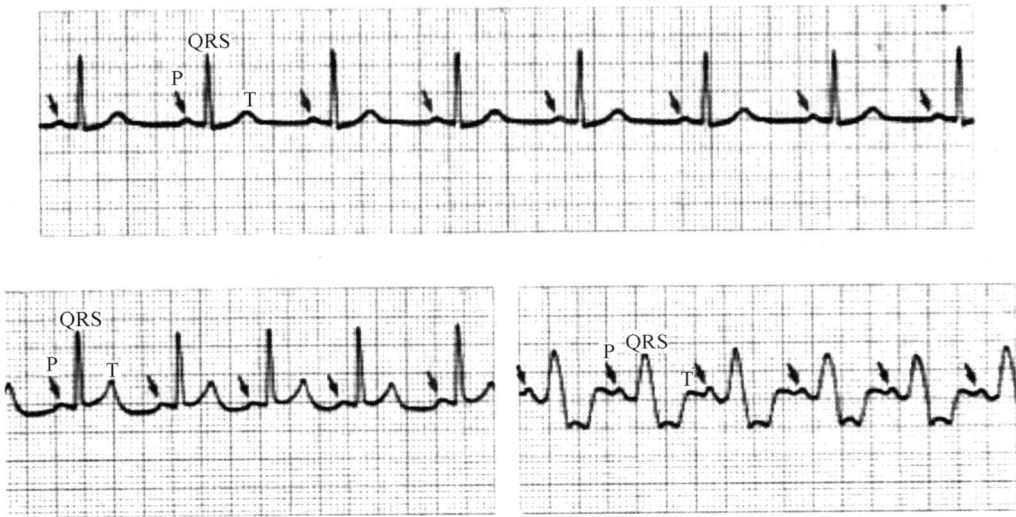

图 7-26 P 波

(五)P 波与 QRS 波的关系

P 波与 QRS 波的关系可有 3 种:固定 1∶1 的正常关系;固定 1∶1 的延长关系或 P 波多于 QRS 波(图 7-27,7-28,7-29)。

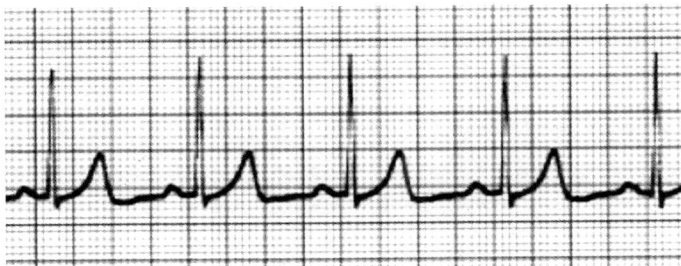

图 7-27 P 与 QRS 固定的正常关系

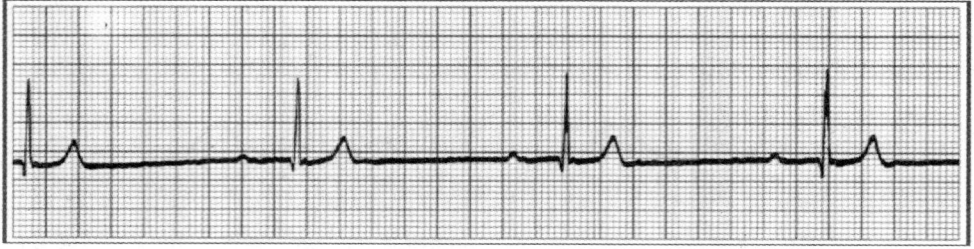

图 7-28 P 与 QRS 固定的延长关系

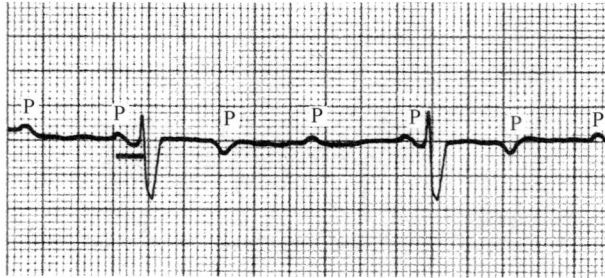

图 7-29 P 波多于 QRS 波

在分析 P 波与 QRS 波的关系中,涉及一个重要的参数,即 P-R 间期。正常值为 0.12~0.20 秒,P-R 间期的异常多见于各种类型的房室传导阻滞(图 7-30),在后面的章节中将详细论述。

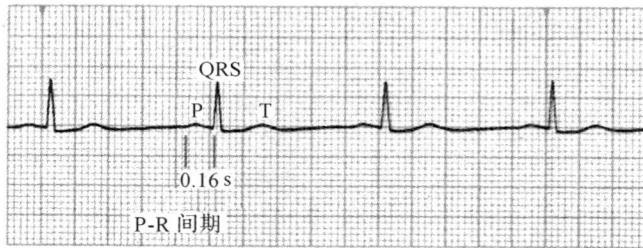

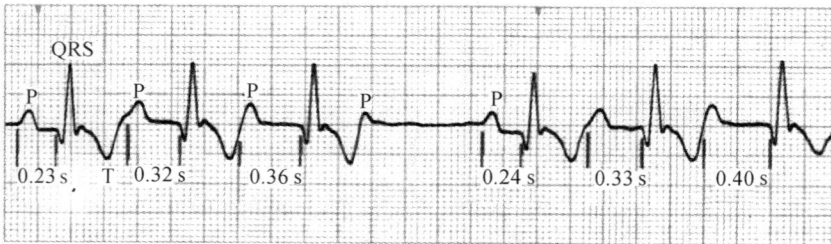

图 7-30 正常和异常的 P-R 间期

另外,了解其他改变如 S-T 段(图 7-31)、T 波形态(图 7-32)等也将有助于临床心律失常的诊断(图 7-33,7-34)。

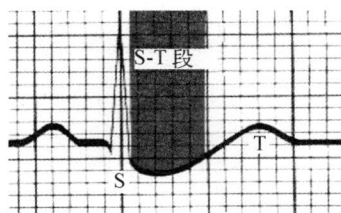

图7-31　ST段压低与抬高　　　　　　　　图7-32　T波倒置

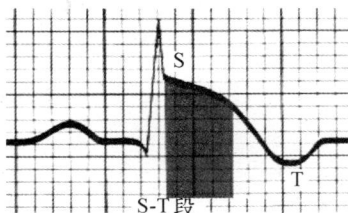

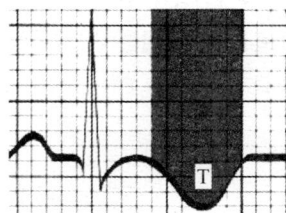

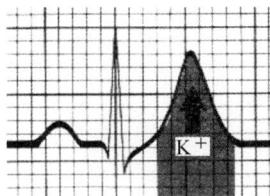

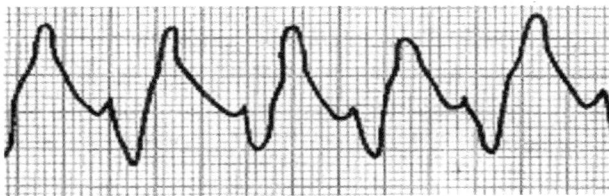

图 7-33　高钾时的 T 波

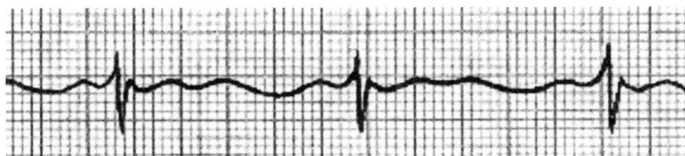

图 7-34　低钾时的 T 波

三、节律判别与心律失常的治疗原则

(一)常见的致命性心律失常

心室颤动

是指心室以混乱、无任何规律的方式发生的快速颤动。异位冲动起源于心室内多个部位。各波形的高度、宽度和形态不一,故而无法测量。常由室性早搏或室性心动过速触发。

【病理生理机制】　心室内正常心肌组织和缺血、损伤或梗死的心肌组织共存,导致混乱而不同步的心室去极化和复极化发生。规律的心室去极化的消失导致心室无法作为一个整体收缩而产生心搏,心脏处于颤动状态而无法泵血(图7-35)。

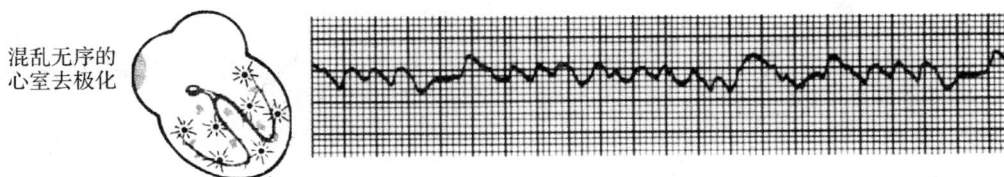

图 7-35　室颤的发生机制

【判别要点】

● 频率:快。

● 节律:不规则。

● P,QRS,T 波:消失,电活动混乱无序,波形大小形态各异。

● 根据振幅最高点（峰）和最低点（谷）之间的距离，人为地将峰谷距离大于 10～15mm 的室颤称为粗颤，峰谷距离介于 2～5mm 的室颤称为细颤（图 7-36）。一般来说，除颤对粗颤的效果好于细颤。

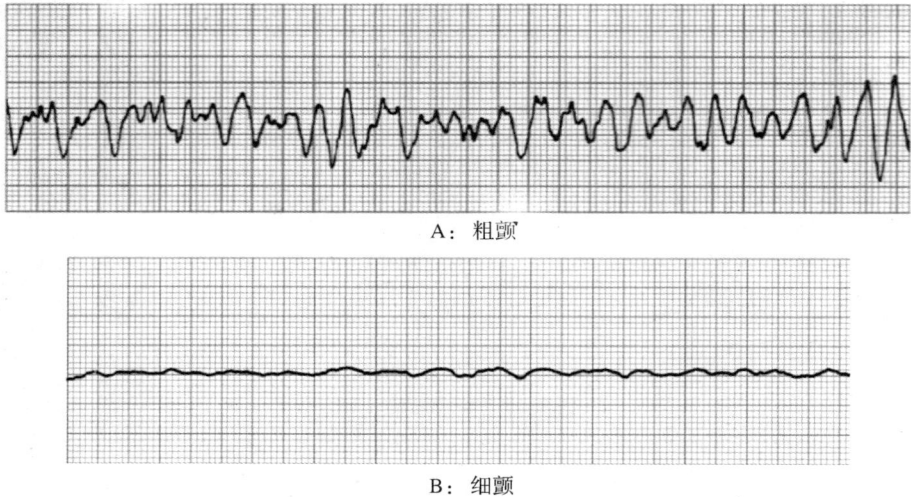

A：粗颤

B：细颤

图 7-36　室颤

【临床表现】　室颤发作时脉搏消失（也可在室颤发作之前即消失，如快速的室性心动过速发展为室颤时）；患者突然倒下，无意识；可出现濒死呼吸或导致不可逆性死亡。

【常见病因】　急性冠脉综合征（ACS）导致心肌多区域的缺血；稳定性室速未得到治疗而转变为不稳定状态；室性早搏伴有 R-on-T 现象；多种药物作用，电解质紊乱或酸中毒等导致相对不应期的延长；原发或继发性的 Q-T 延长；电击伤、低氧血症或其他诸多因素。

【治疗原则】　立即心肺复苏并尽早实施除颤，配合药物的使用（血管加压剂如肾上腺素或血管加压素，抗心律失常药物如胺碘酮、利多卡因等）和其他高级心脏生命支持的措施（详见第八章）。

室性心动过速

3 个或 3 个以上连续出现的室性早搏即称为室性心动过速。常有宽大畸形的 QRS 波和规则、快速的频率（图 7-37）。

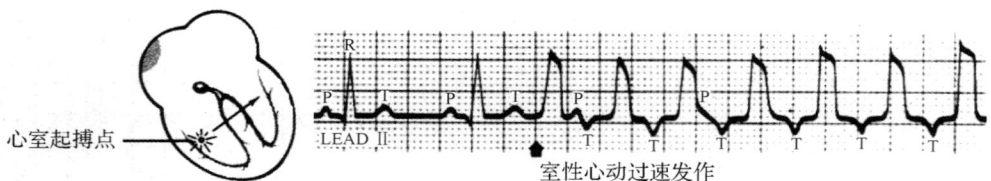

心室起搏点

室性心动过速发作

图 7-37　室性心动过速的发生机制

根据 QRS 波形态表现的不同可分为单形性和多形性室性心动过速。单形性室速一般是由心室内的同一起搏点发出的异位冲动，而多形性室速往往起源于心室内多个不同部位的异位起搏点。

1. 单形性室性心动过速。

【病理生理机制】　冲动传导至心室损伤、缺血或梗死区域时速度减慢；这些区域还可成为异位冲动的起源;损伤的区域可使冲动呈环形运动,导致折返现象和反复的快速去极化发生。

【判别要点】

● 频率:心室率＞100 次/分,常为 120～250 次/分。

● 节律:一般规则;也可有轻微的不规则(不常见)。

● P-R 间期:消失(因节律为房室分离)。

● P 波:存在但很少可见。

● QRS,ST,T:QRS 宽大畸形,常增宽＞0.12 秒,可有切迹,ST 和 T 波与 QRS 主波方向相反,可有融合波(偶然有机会捕获下传的 P 波,导致 QRS 为一半正常、一半来自心室的混合波)。

关键点:每个 QRS 波均表现为单一的、相同的形态(图 7-38)。

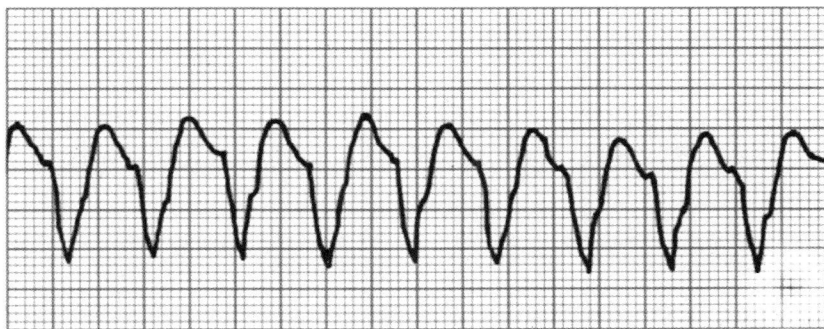

图 7-38　单形性室速(频率 150 次/分,QRS 增宽)

如室速发作持续时间＞30 秒,称为持续性室速;室速持续时间＜30 秒称为非持续性室速,一般不需要治疗。

【临床表现】　常表现为心搏不足的症状(如直立性低血压、晕厥、运动受限等)并不断进展;也存在无症状的单形性室速;未治疗和持续性室速将恶化为不稳定性室速或室颤(后者较常见)。

【常见病因】　急性缺血事件和心室的"异位冲动"点导致了室性早搏的出现;室性早搏在心脏周期的相对不应期出现(R-on-T 现象);药物作用所致 Q-T 间期的延长(三环类抗抑郁药、普鲁卡因酰胺、地高辛、一些长效抗组胺剂等)。

2. 多形性室速。

【病理生理机制】　冲动传导至心室多个损伤、缺血或梗死的区域时速度减慢;这些区域可成为异位冲动的起源;异位冲动点位于心室的多个区域而引起"多形性";损伤的区域可使冲动呈环形运动,导致折返现象和反复快速去极化的发生。

【判别要点】

● 频率:心室率＞100 次/分;常为 120～250 次/分。

● 节律:只有规则的心室节律。

● P-R 间期:不存在。

● P 波:存在但很少可见(为房室分离的节律)。

● QRS:可描记到不断变化和形态各异的 QRS 波(图 7-39)。

【临床表现】　常快速恶化为无脉性室速或室颤;心搏不足的症状(如直立性低血压、灌注不良、晕厥等)常出现在无脉性心脏骤停之前;很少维持持续性的室速状态。

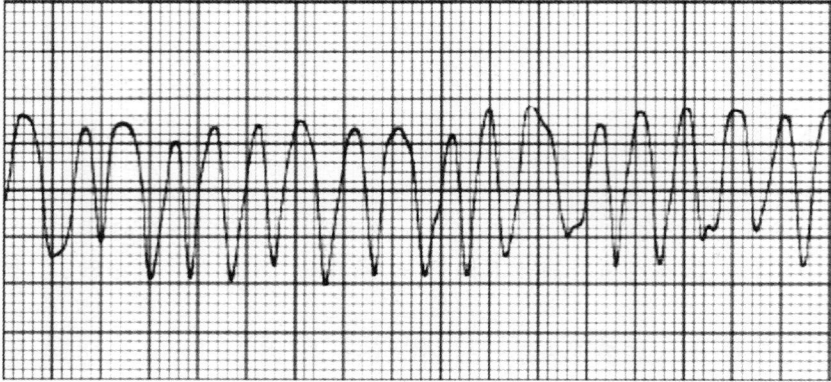

图 7-39 多形性室速

【常见病因】 急性缺血事件和心室的"异位冲动"点所致;室性早搏在心脏周期的相对不应期出现(R-on-T 现象);药物作用所致 Q-T 间期的延长(三环类抗抑郁药,普鲁卡因酰胺,索他洛尔、胺碘酮、伊布利特、某些抗精神病药、地高辛、某些长效抗组胺剂等);遗传性长Q-T 间期综合征。

3. 尖端扭转型室速(torsades de pointes)。是多形性室速的一种特殊类型,其 QRS 波形态呈规律性变化。

【病理生理机制】 Q-T 间期异常地延长;心脏周期相对不应期的延长,增加了异位搏动(如室性早搏)落在 T 波上的可能性(易损期或 R-on-T 现象);R-on-T 现象常诱发室速的发生。

【判别要点】
• 频率:心房率无法计算;心室率:150～250 次/分。
• 节律:只有不规则的心室节律。
• P-R 间期:不存在。
• P 波:不存在。
• QRS:呈现经典的沿基线上下扭曲的形态 (QRS 波群的向量不断变化)(图 7-40)。

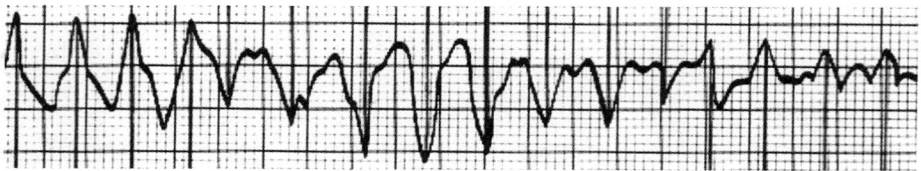

图 7-40 尖端扭转型室速

【临床表现】 有快速恶化为无脉性室速或室颤的倾向;有典型的心搏减少的症状(如直立性低血压、晕厥、灌注不良的征象等);"稳定"的、持续性的尖端扭转型室速是非常少见的;常需要用非同步高能量的电击(除颤)进行治疗。

【常见病因】 常发生于因各种原因导致 Q-T 延长的患者中。导致 Q-T 延长的原因有:①药物作用:如三环类抗抑郁药,普鲁卡因酰胺、索他洛尔、胺碘酮、伊布利特、某些抗精神病药、地高辛、某些长效的抗组胺剂等;②电解质和代谢紊乱(如低镁血症);③遗传性长 Q-T间期综合征;④急性缺血性事件。

多数情况下 Q-T 间期为 0.40 秒或以下。当心率减慢时,Q-T 间期相应延长。

4. 室性心动过速的治疗原则。无脉搏性室性心动过速时,处理原则同室颤(详见第八章)。如为灌注型室速(有脉搏),可根据血液动力学是否稳定决定使用药物,如胺碘酮、利多卡因或进行同步电复律;尖端扭转型室速可使用硫酸镁或高能量的非同步除颤(详见第十章)。

无脉性电活动(pulseless electrical activity,PEA)

心电图上可描记到电活动但临床上无法触及患者的脉搏。心电图节律可有各种各样的表现,但除外以下情况:室颤,室性心动过速和心室停顿(停搏)。

PEA 与停搏的区别:往往将 1 分钟内心电图上可见 6 个以上波形的节律称为 PEA,6 个以下波形的即归为停搏节律。

【病理生理机制】 心脏的冲动传导有规律地发生但不能产生心肌的收缩(该状况以前称为电机械分离);或心室在舒张期的充盈不足;或收缩无力。

【判别要点】 节律呈现为规则的电活动(而非室颤/无脉性室速);一般不同于规则的正常窦性节律;QRS 波可窄可宽(<0.10 秒或>0.12 秒),频率可快可慢(>100 次/分或<60 次/分)(图7-41);窄波和快频率往往为非心脏原因,而宽波和慢频率往往因心脏本身的原因引起。

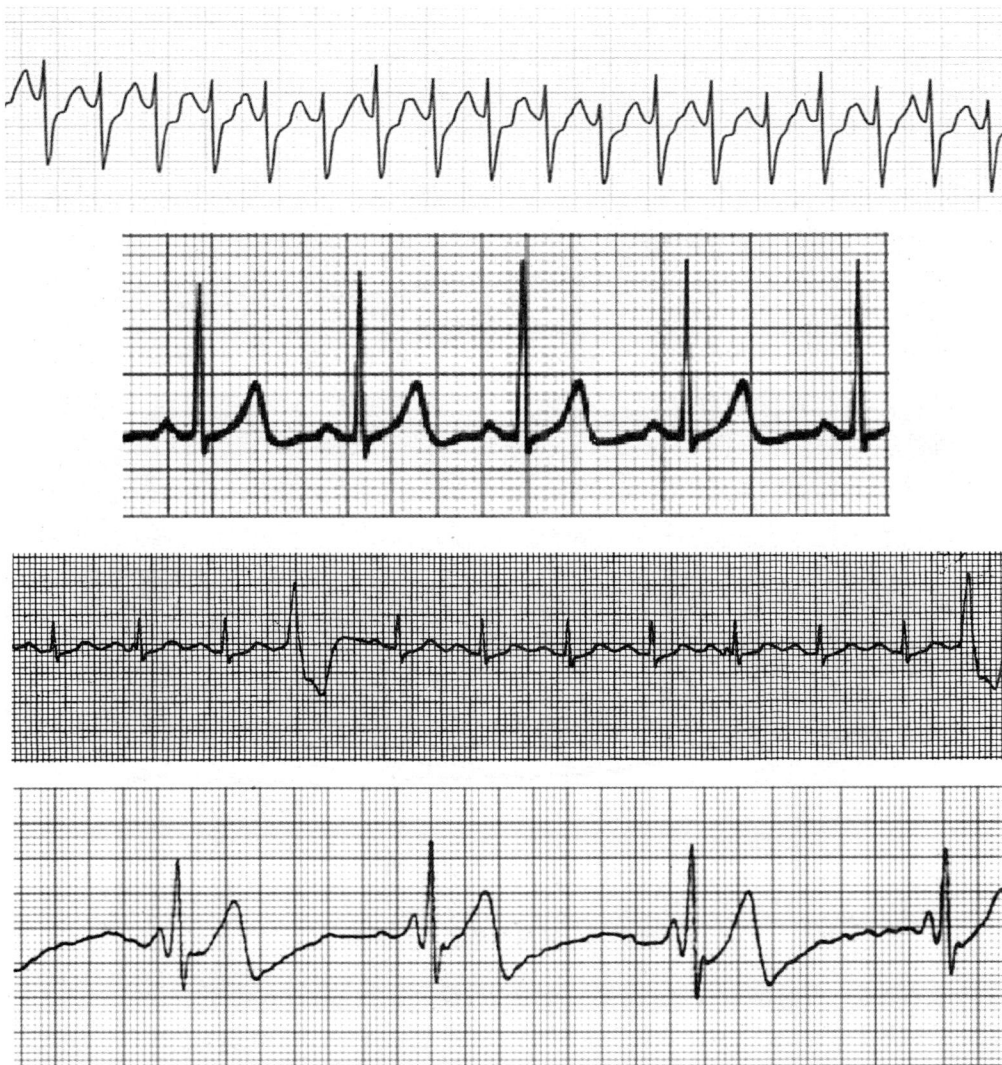

图 7-41 不同频率的 PEA

【临床表现】　突然倒下，无意识；有濒死呼吸或呼吸停止；无法触及脉搏（此种情况在收缩压非常低时也可出现，称为假性 PEA）。

【常见病因】　使用"5H 、5T "方式来寻找导致 PEA 的可能原因（详见第九章）。

【治疗原则】　立即 CPR、使用肾上腺素、阿托品并寻找可逆原因加以治疗（详见第九章）。

心室停顿或停搏（asystole，又称为濒死节律）

【判别要点】

- 频率：无心室活动或 1 分钟内可见的波形≤6 个；仅有心房冲动者称为 P 波性停搏。
- 节律：未见心室活动或 1 分钟内可见的波形≤6 个（图 7-42）。
- P-R：无法测量；有时可见偶发的 P 波，但 R 波缺失。
- QRS：无法见到与 QRS 波相一致的波形。心肌的电活动完全消失，心电图上可呈一直线。

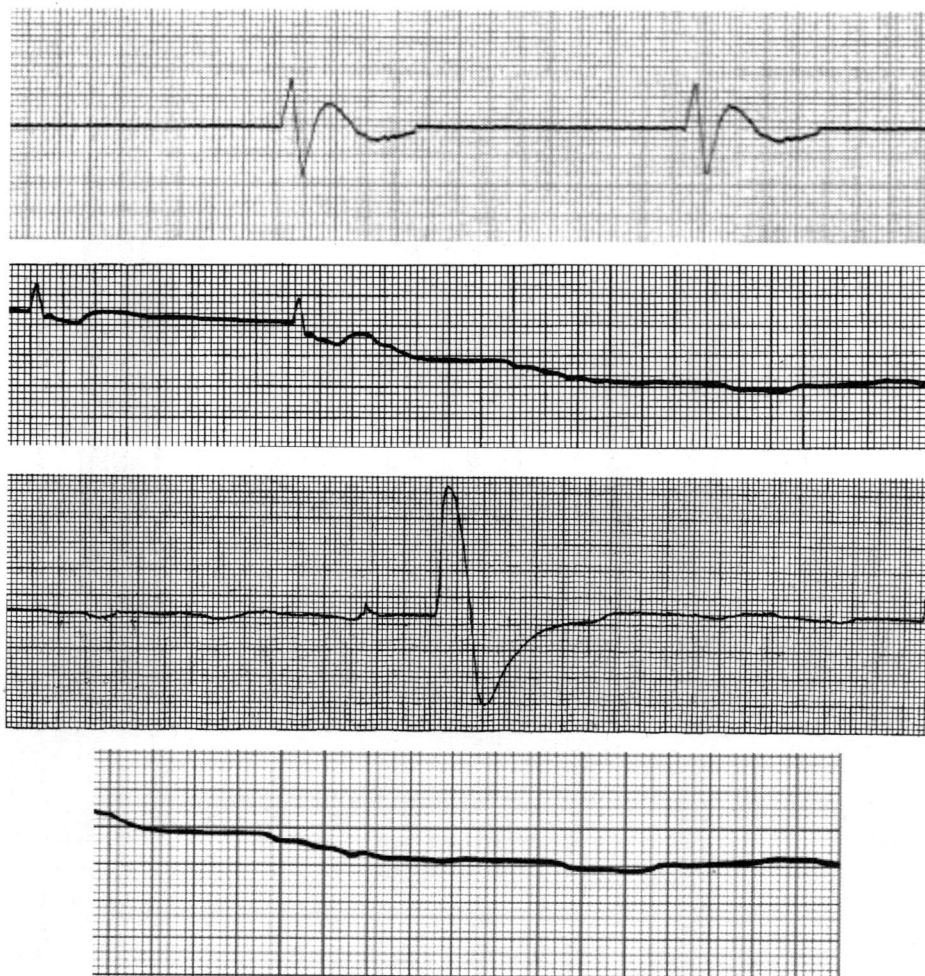

图 7-42　濒死节律的几种表现

【临床表现】　可有濒死呼吸（早期）；无意识；没有脉搏或血压；心脏骤停。

【常见病因】　为临终（死亡）表现；各种原因导致心肌缺血、缺氧；急性呼吸衰竭（无氧气、呼吸骤停、窒息）；严重的电击伤（如高压电、雷电等）；也可在除颤后（用电击终止室颤后）、自主节律恢复之前出现，心脏呈现暂时性的休克状态。

【治疗原则】　同 PEA（详见第九章）。

(二)窦性节律

正常窦性节律

见图 7-43。

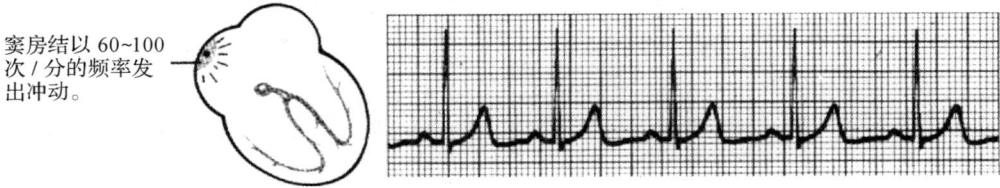

图 7-43　正常窦性节律的发生机制

【判别要点】　见图 7-44。

- 频率：60～100 次/分。
- 节律：规则。
- P 波：在 Ⅰ，Ⅱ，aVF 导联中直立（正性 P 波）。
- P-R 间期：0.12～0.20 秒。
- QRS 波宽度：≤0.10 秒。
- P∶QRS：1∶1。

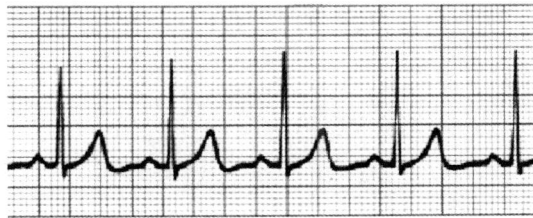

图 7-44　正常窦性节律

窦性心动过缓

【病理生理机制】　冲动起源于窦房结，以较慢的频率发出（图 7-45）；可以是生理性的，在正常人的睡眠状态或训练有素的运动员当中常可出现。可能是窦房结受副交感神经兴奋影响的结果（迷走神经张力增高），或交感神经张力降低所致。当窦房结有病变或功能受损，或使用某些药物时如地高辛、心得安、安定和维拉帕米等可诱发。

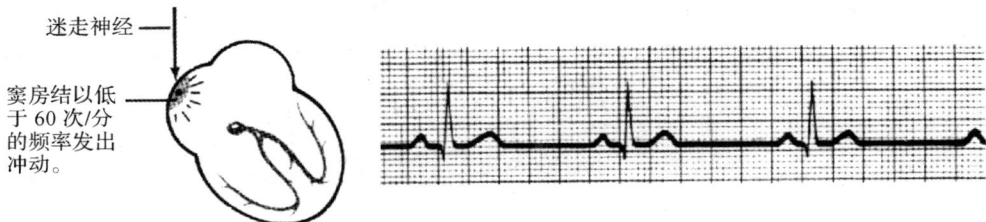

图 7-45　窦性心动过缓的发生机制

【判别要点】　见图 7-46。

- 频率：<60 次/分。

- 节律:窦性、规则。
- P 波:形态、大小正常,每一个 QRS 波前均有 P 波。
- P-R 间期:0.12~0.20 秒。
- QRS 波宽度:窄,无心室内传导问题时≤0.10 秒。
- P∶QRS:1∶1。

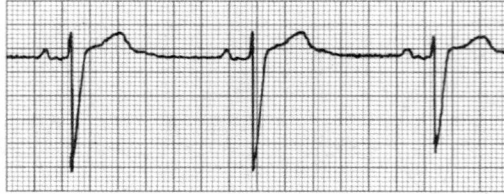

图 7-46　窦性心动过缓

【临床表现】　休息时常为无症状性;窦房结功能障碍时或随着活动的增加,持续过慢的心率可导致容易疲劳、呼吸急促、眩晕或头晕目眩、晕厥和低血压等症状的出现。

【常见病因】　对于健康状态良好的人可以是正常的;血管迷走神经反射作用,如呕吐、迷走刺激手法的运用、直肠刺激、不经意地按压颈动脉窦等;影响窦房结血供的急性冠脉综合征,常见于下壁急性心肌梗死时;药物的不良反应如 β 受体阻滞剂或钙通道阻滞剂、地高辛、奎尼丁等。

【治疗原则】　监测有无因心动过缓而导致症状和体征的出现,如无,先行观察;常用的药物为阿托品 0.5mg 每 3~5 分钟用一次,总量为 3mg(详见第十一章)。

窦性心动过速

【病理生理机制】　常为生理征象而非心律失常或病理状况;冲动的形成和传导均正常。任何可刺激或激发自主神经系统交感效应的情况均可促发(如促使儿茶酚胺类激素释放的情况),常伴有其他临床状况或作为心率不足以维持机体需要时的代偿机制(图 7-47)。

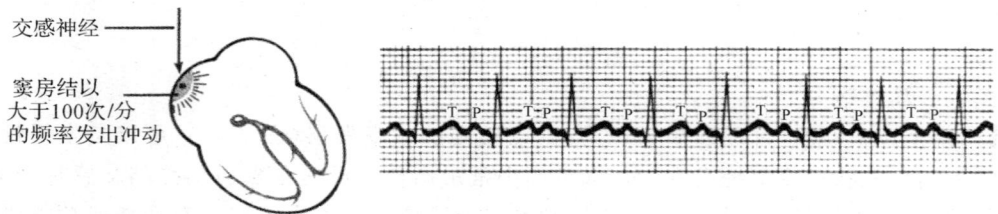

图 7-47　窦性心动过速的发生机制

【判别要点】　见图 7-48。

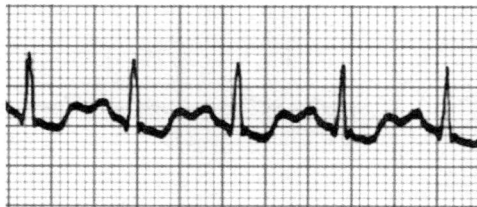

图 7-48　窦性心动过速

- 频率:>100 次/分。
- 节律:为窦性、规则。

- P 波:正常,每一个 QRS 波前均有 P 波。
- P-R 间期:0.12～0.20 秒。
- QRS 波宽度:正常(≤0.10 秒)。
- P:QRS:1:1。

【临床表现】　无特殊表现,如有症状,常因心动过速的原发因素(如发热、低血容量等)引起。

【常见病因】　正常运动时;发热;低血容量;肾上腺素刺激,焦虑;甲状腺功能亢进。

频率较快时,P 波可与前面的 T 波融合在一起。有些心动过速节律看上去与窦性心动过速相似,如果看似窦速而频率小于 150 次/分,则判断为窦性心动过速。

【治疗原则】　寻找原发因素进行治疗(详见第十章)。

窦性心律不齐

【病理生理机制】　因胸内压改变而使迷走神经张力发生改变。迷走神经张力增高(呼气时)导致心率减慢,迷走神经张力降低(吸气时)导致心率加快。可见于正常的儿童和年轻人(图 7-49)。

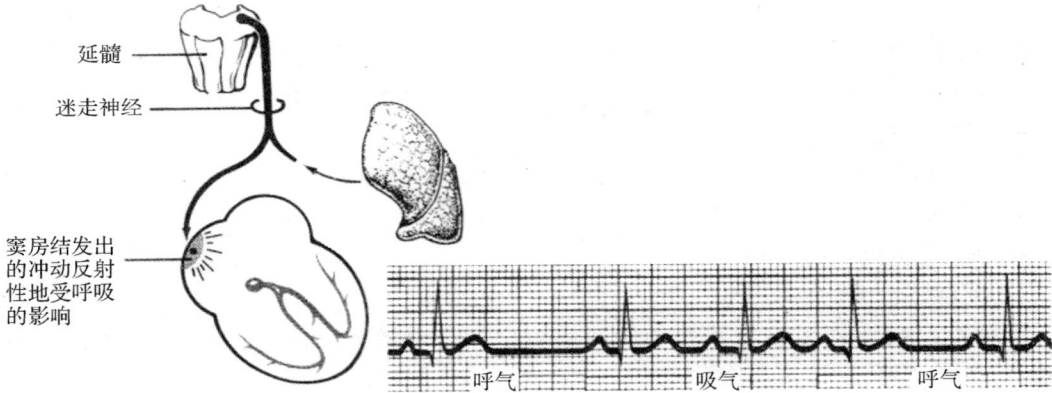

延髓
迷走神经
窦房结发出的冲动反射性地受呼吸的影响
呼气　　吸气　　呼气

图 7-49　窦性心律不齐的发生机制

【判别要点】　见图 7-50。

- 频率:60～100 次/分。
- 节律:不规则。
- P 波:正常形态。
- P-R 间期:0.12～0.20 秒。
- QRS 波宽度:≤0.10 秒。
- P:QRS:1:1。

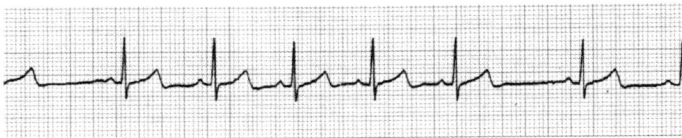

图 7-50　窦性心律不齐

【治疗原则】　不需要治疗。

窦房静止与阻滞(sinoatrial arrest / sinoatrial block)

1. 窦房静止。

【病理生理机制】　窦房结的自律性受抑制而不能发出冲动,导致 P、QRS、T 波的缺失。较长时间的静止可有异位搏动的出现(图 7-51)。

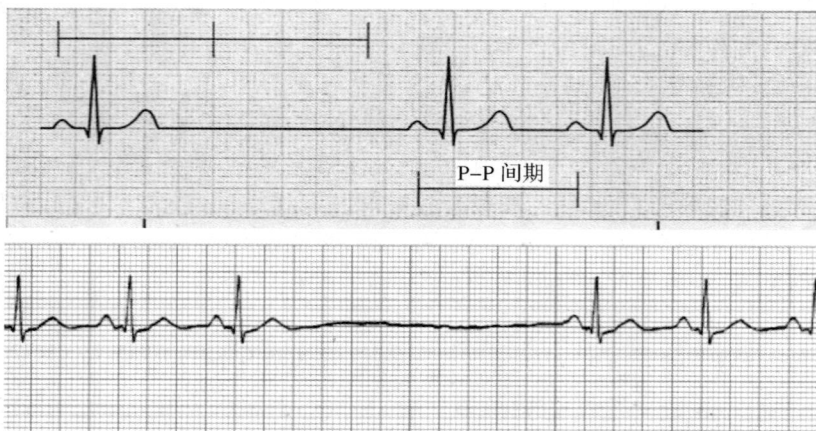

图 7-51　窦房静止

【判别要点】
- 频率:60～100 次/分,因停顿时间长短不一,也可使频率慢而不固定。
- 节律:不规则。
- P 波:出现时为正常形态;窦房静止时 P 波缺失。
- P-R 间期:0.12～0.20 秒。
- QRS 波宽度:≤0.10 秒。
- P：QRS:1：1。

【治疗原则】　偶发或较短停顿时间的窦房静止不需要治疗,如有症状,可用阿托品治疗。

2. 窦房阻滞。

【病理生理机制】　正常的起搏点窦房结未有冲动下传,即冲动传导受到阻滞。一个周期后恢复正常的冲动传导。与窦房静止不同之处在于窦房阻滞有代偿性的倍数关系(图 7-52)。

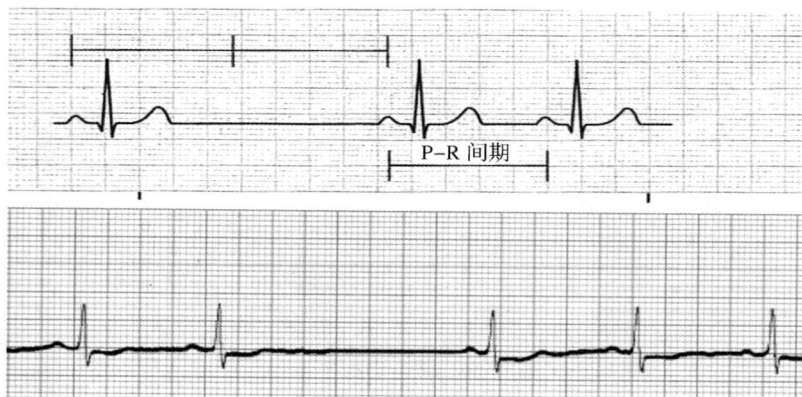

图 7-52　窦房阻滞

【判别要点】
- 频率:60～100 次/分,因阻滞可使频率慢而不固定。

- 节律:不规则。
- P 波:出现时为正常形态;窦房阻滞时 P 波缺失。
- P-R 间期:0.12～0.20 秒。
- QRS 波宽度:≤0.10 秒。
- P:QRS:1:1。

【治疗原则】 偶发或停顿时间较短的窦房阻滞不需要治疗,如有症状,可用阿托品治疗。

病态窦房结综合征(sick sinus syndrome)

病态窦房结综合征是指窦房结的多种功能异常,包括持续的窦性心动过缓、窦性停搏或窦房传导阻滞。如果逸搏起搏点不发出冲动,患者会出现虚脱和晕厥,常合并房室结病变。还有一种变异类型称为心动过缓-心动过速综合征,即显著的窦性心动过缓或窦性停搏与心房扑动或心房颤动交替出现。心电图特征见图 7-53。

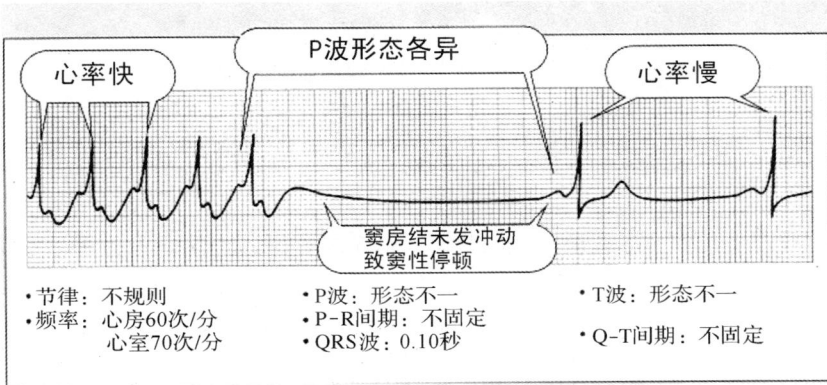

图 7-53 病态窦房结综合征的特征性表现

【治疗原则】 需安装永久性起搏器;为预防阵发性的快速心律失常,可按指征使用抗心律失常药物。

(三)早搏与逸搏节律

早搏

根据异位冲动提前发出的位置不同,可分为房性早搏、房室交界性早搏和室性早搏。各种类型的早搏可以通过下述方法加以区分(图 7-54)。

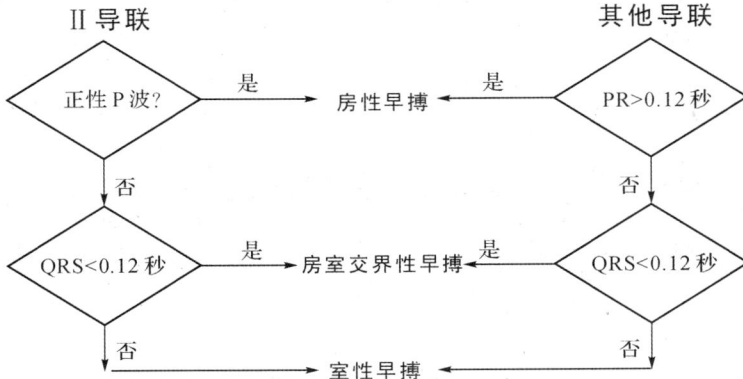

图 7-54 不同类型早搏的判别

1. 房性早搏。是心房内的异位冲动点发出的提早搏动(图 7-55)。

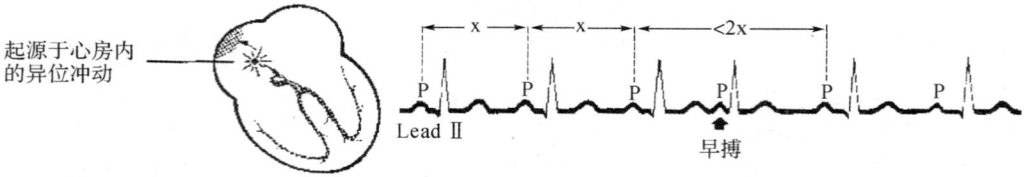

图 7-55　房性早搏的发生机制

【判别要点】

• 节律:不规则。

• P 波:提早出现伴不完全性的代偿间歇(图 7-56),其形态与正常 P 波不同,可隐藏在前一 T 波之中(图 7-57)。

• P-R 间期:正常、延长或阻滞。

• QRS 波:正常或增宽(有差异传导时)。

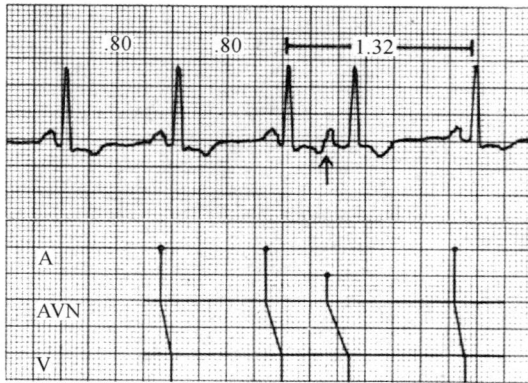

图7-56　房性早搏的代偿间歇不完全
A＝心房,AVN＝房室结,V＝心室

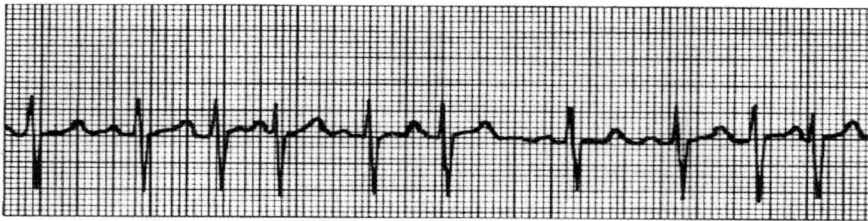

房性早搏:多个早搏(第3、4、6、9和10)导致不规则的节律

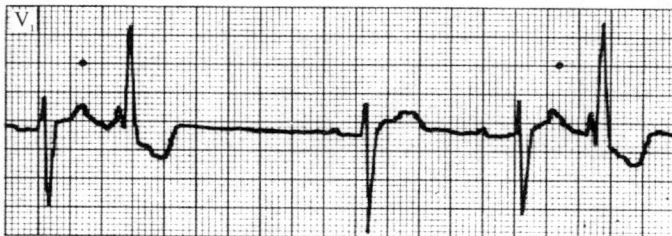

房性早搏伴一度房室传导阻滞和室内差异传导

图 7-57　房性早搏的心电图表现

【治疗原则】　去除诱因，如戒烟、避免摄入含咖啡因或刺激性的食品和减轻压力等。一般不需要特殊治疗，如诱发房颤或房扑，按房颤/房扑治疗（详见第十章）。

2. 房室交界性早搏。是房室交界区域的异位冲动点发出的提早搏动。根据异位冲动点起源的部位高低而有 3 种不同的表现（图 7-58）。

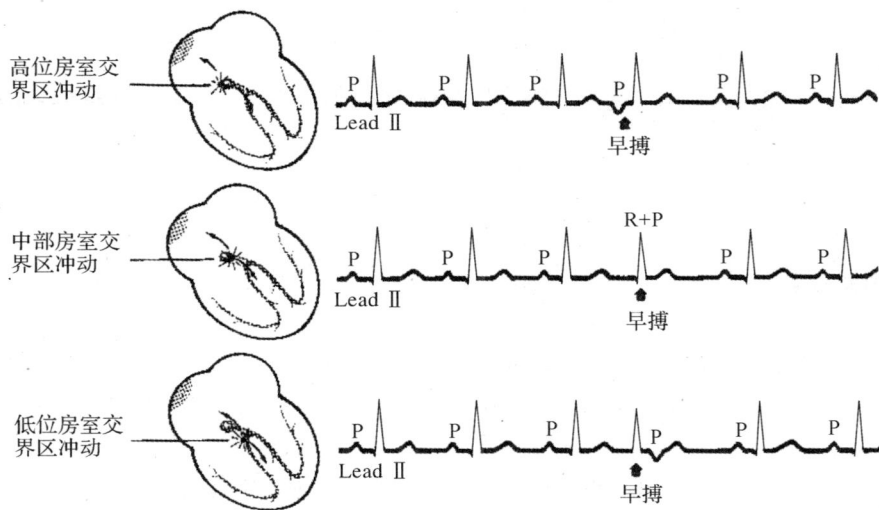

图 7-58　房室交界区早搏的发生机制

【判别要点】
- 频率：在正常范围。
- 节律：不规则。
- P 波：在 2，3，aVF 导联中倒立，可在 QRS 波之前、之中、之后出现（图 7-59），可有或无代偿间歇。
- P-R 间期：QRS 波之前有 P 波出现时，一般小于 0.12 秒，也可延长或阻滞。
- QRS 波：一般为正常形态，伴有室内差异传导时可增宽。

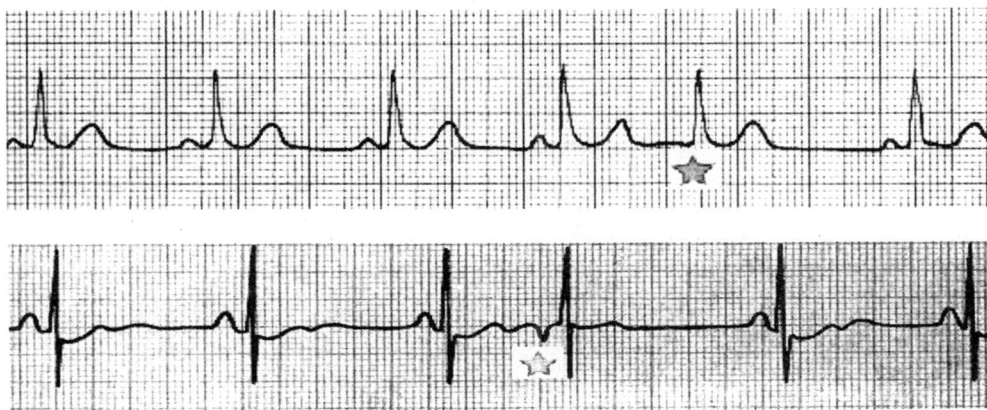

图 7-59　房室交界性早搏的不同心电图表现

【治疗原则】　常为无症状性，一般不需要治疗。

3. 室性早搏。是心室内的异位冲动点发出的提早搏动（图 7-60）。常与其他各种基础节律一起发生。

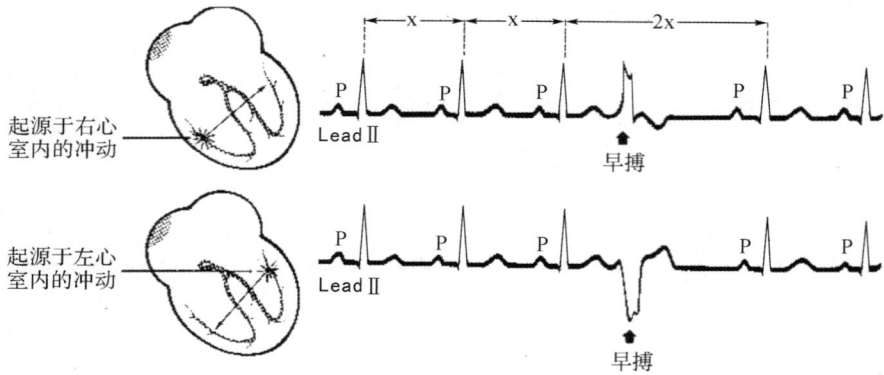

图 7-60　室性早搏的发生机制

【判别要点】

• 频率:不定。

• 节律:不规则,可有二联律、三联律、四联律等。

• P 波:一般看不见,如有,与 QRS 波无关,即呈房室分离状态;也可有逆向 P 波出现,并有代偿间歇。

• QRS,ST,T 波:提早出现,QRS 波增宽>0.12 秒,有切迹,T 波与 QRS 主波方向相反。

• 代偿间歇:完全(最后一个正常的 QRS 与下一个正常 QRS 之间的距离等于正常 R-R 的两倍),见图 7-61。

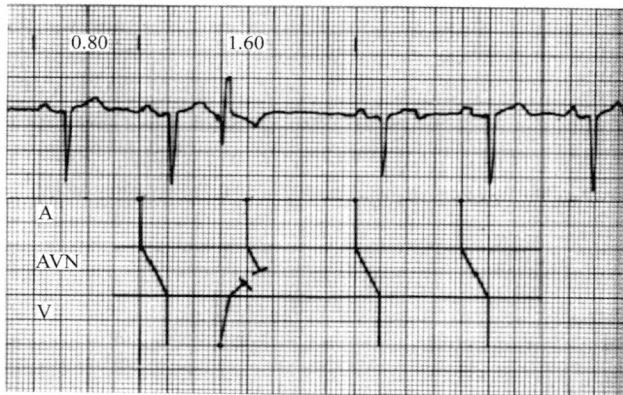

图 7-61　室性早搏有完全的代偿间歇

两个室性早搏连续出现称为成对室性早搏,形态相同的室性早搏称为单源性或单形性室性早搏,形态各异的室性早搏称为多源性或多形性室性早搏。

单源性室性早搏是由心室内同一个异位冲动点发出的提早搏动(图 7-62)。形态固定,联律间期(即 Q-Q 间期,指正常的 QRS 波起始点至异常 QRS 波起始点之间的距离)常相同(图 7-63)。

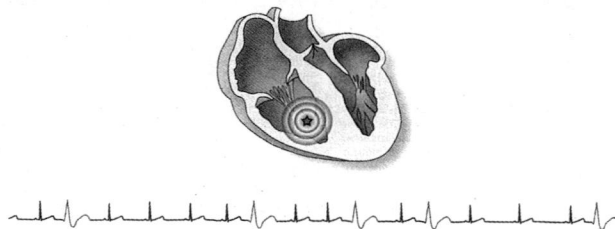

图 7-62　单源性室性早搏的发生机制

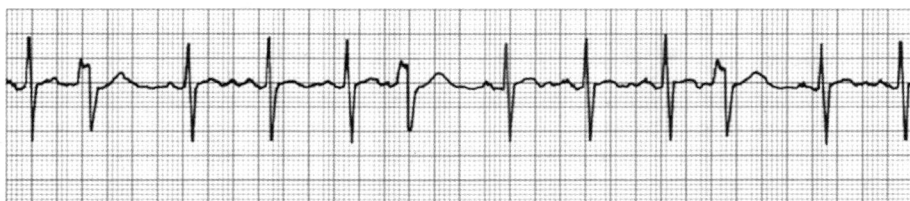

图 7-63　单源性室性早搏的心电图表现

多源性（或多形性）室性早搏是由心室内多个异位冲动点发出的提早搏动（图 7-64）。其形态各异，联律间期也常不固定（图 7-65）。

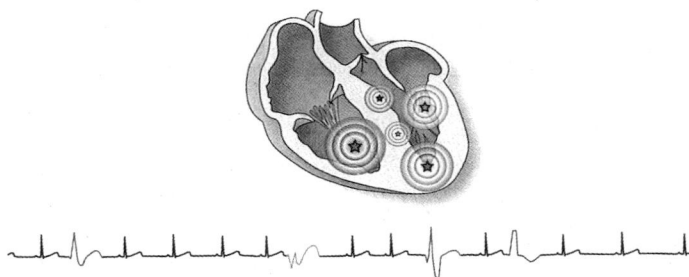

图 7-64　多源性室性早搏的发生机制

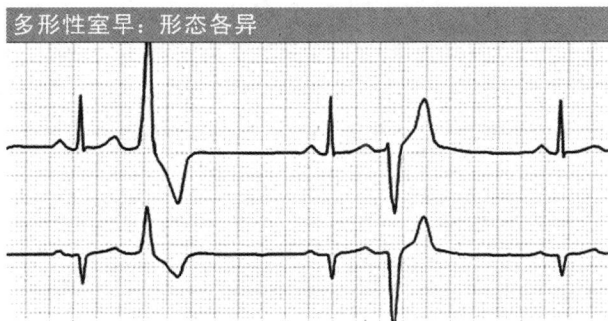

图 7-65　多源性室性早搏的心电图表现

插入式室性早搏是在连续两个窦性搏动之间出现的不打乱窦性节律的室性早搏（图 7-66），通常在窦性心动过缓和早搏发生过早时出现。

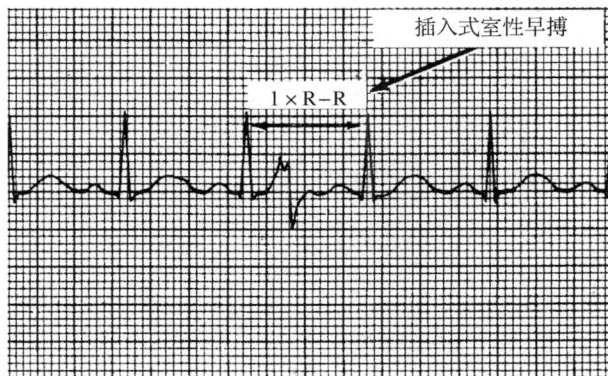

图 7-66　插入式室性早搏

如果室性早搏的位置落在了前一次心搏的 T 波下降支,将可能诱发致命性心律失常如室颤,临床上应密切监测频发 R-on-T 现象的患者(图 7-67)。

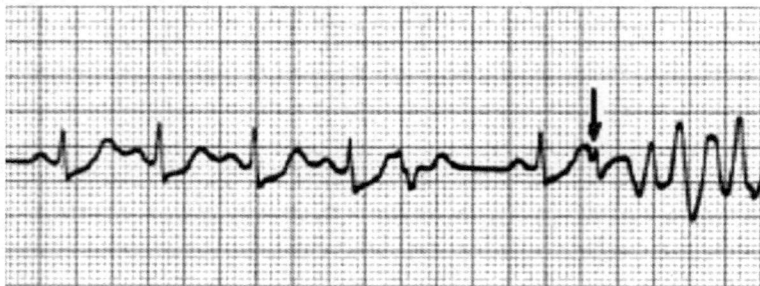

图 7-67   R-on-T 现象

箭头所指为落在 T 波下降支的室性早搏诱发了室颤

【治疗原则】   室性早搏一般不需要治疗,除非有症状出现或伴有急性心肌缺血者(有新出现的梗死)。有下述表现时要密切监测以防病情恶化:每分钟＞6 个的频发室性早搏、室性早搏二联律/三联律或四联律、成对出现的室性早搏、多源性室性早搏以及 R-on-T 现象等。常用药物为利多卡因 1～1.5mg/kg 静脉推注,必要时重复用 0.5～0.75mg/kg,维持剂量为 2～4mg/min 静脉滴注。总剂量不超过 3mg/kg。

逸搏节律

当窦房结因某些原因未能及时发出冲动,如窦房阻滞或窦性停搏时,在一个较长的间歇后会出现逸搏心律(escape rhythm)(图 7-68)。逸搏的出现是心脏的一种被动保护机制,以维持正常的冲动传导和防止心脏停搏。1～2 个称为逸搏,出现 3 个以上的逸搏称为逸搏节律。根据发出逸搏的部位不同而有 3 种逸搏,分别为窦性逸搏、房室交界性逸搏和室性逸搏。其心电图波形的表现与早搏相似。需要特别注意的是:切勿像对待早搏一样用药物来抑制逸搏,否则将导致停搏的发生。

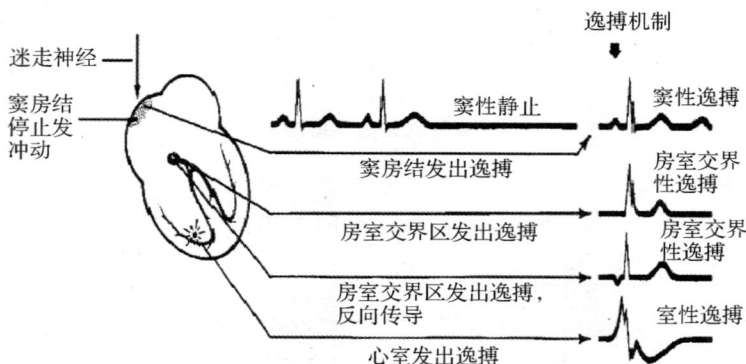

图 7-68   逸搏的发生机制

1. 窦性逸搏。在一个长间歇或停顿后,窦房结重新恢复功能,按固有频率发出冲动。

【判别要点】

• 频率:60～100 次/分。

• 节律:逸搏节律不规则,基础节律规则。

• P 波:在 Ⅰ,Ⅱ,aVF 导联中直立(正性 P 波)。

2. 房室交界性逸搏。由房室结区域取代窦房结发出冲动(图 7-69)。

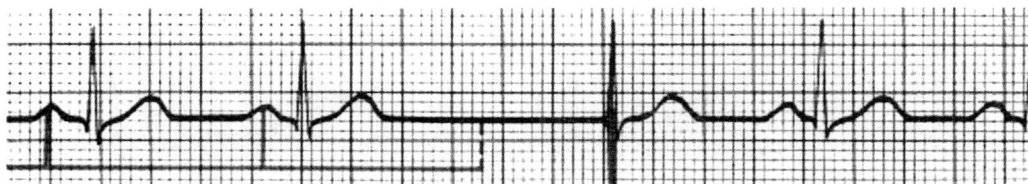

图 7-69　交界性逸搏

【判别要点】

- 频率:40~60 次/分。
- 节律:逸搏节律不规则,基础节律规则。
- P 波:在 2,3,aVF 导联中倒置,可在 QRS 波之前、之中(隐藏而不显示 P 波)或之后出现,可有房室分离。
- P-R 间期:不固定。
- QRS 波:正常或增宽(差异传导)。

3. 室性逸搏。在一个长间歇或停顿后,窦房结和其他心室以上的部位未发出和下传冲动,而由心室内起搏点替代其功能(图 7-70)。

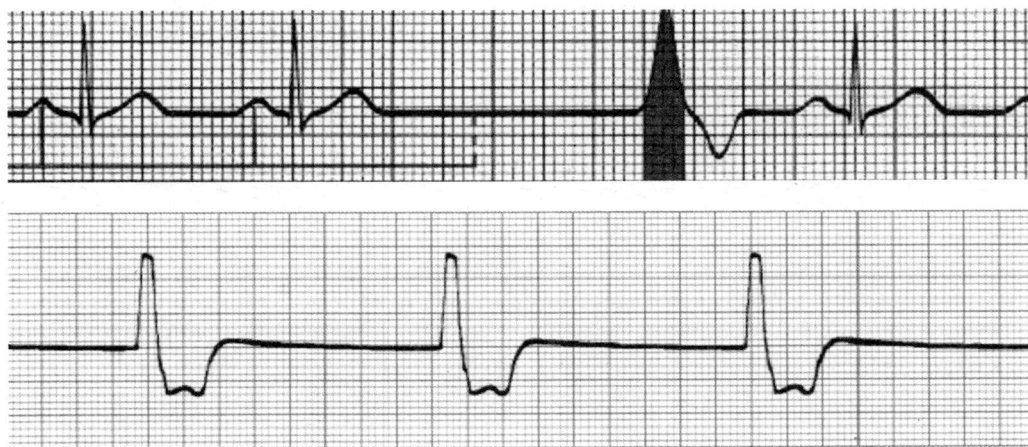

图 7-70　室性逸搏

【判别要点】

- 频率:<40 次/分。
- 节律:逸搏节律不规则,基础节律规则。
- P 波:一般看不见。
- QRS,ST,T:QRS 波增宽>0.12 秒,有切迹,T 波与 QRS 主波方向相反。

(四)心动过速节律

包括窦性心动过速(前面已述)、室上性心动过速、室性心动过速和房颤与房扑节律。

室上性心动过速

起源于心室以上部位的心动过速统称为室上性心动过速(图 7-71)。常以固有的频率发出冲动。包括阵发性室上性心动过速、非阵发性房性心动过速、多源性房性心动过速、非阵发性房室交界性心动过速。突然发生和突然终止的室上性心动过速称为阵发性室上性心动过速(paroxysmal supraventricular tachycardia,PSVT)。

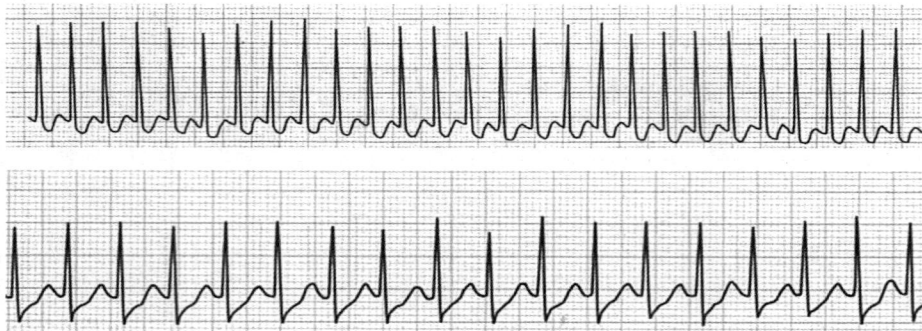

图 7-71　室上性心动过速

1. 阵发性室上性心动过速。

【病理生理机制】

折返现象：由于异常节律使去极化的波呈环形运动，而使冲动在房室结处反复折返。一般情况下，去极化波形正向传导（向前）通过异常传导通路，然后环形回传通过"正常"的传导组织。

【判别要点】

关键点：突然发作和终止的规则而没有 P 波的窄 QRS 波心动过速（图 7-72）。

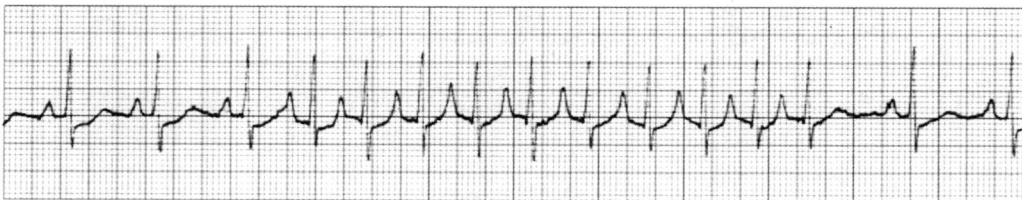

图 7-72　阵发性室上速

● 频率：增快，超过窦性心动过速的上限（休息时＞120 次/分），一般情况下均＞150 次/分，常可达 250 次/分。

● 节律：规则。

● P 波：因隐藏于前面的 T 波内或起源于心房以下部位而无法识别；形态与窦性 P 波可能有所不同。

● P-R 间期：一般无法测量或非常短。

● QRS 波：一般 ≤0.10 秒，除非有差异传导。

【临床表现】　发作时患者感觉心悸，逐渐变为焦虑、不适；频率很快时运动耐受力下降；可出现不稳定性心动过速的症状。

【常见病因】　许多患者有旁路传导存在；对于一些健康人群，有很多因素可触发折返性室上速，如咖啡因、缺氧、吸烟、压力、焦虑、睡眠不足以及很多药物等；频繁发作的室上速增加了非健康患者的冠脉疾病、慢性阻塞性肺部疾病和充血性心力衰竭的发生率。

2. 房性心动过速。

【判别要点】　见图 7-73。

● 频率：心房率 160～240 次/分。

● 节律：心房：规则；心室：当心房率＜200 次/分且为 1∶1 传导时心室率规则，当心房率＞200 次/分时可出现传导阻滞。

- P 波：一般较难识别，形态与基础 P 波不同。心率非常快时，可与 T 波融合（图 7-74）。
- P-R 间期：正常或延长。
- QRS 波：正常或增宽（差异传导）。

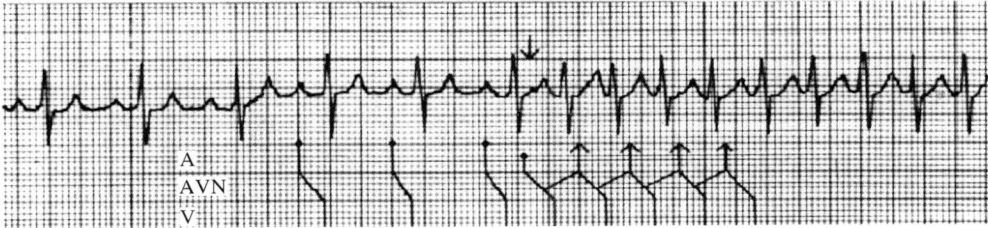

图 7-73 房性心动过速的发生机制
梯形图显示的是房室结水平的折返机制。A＝心房，AVN＝房室结，V＝心室

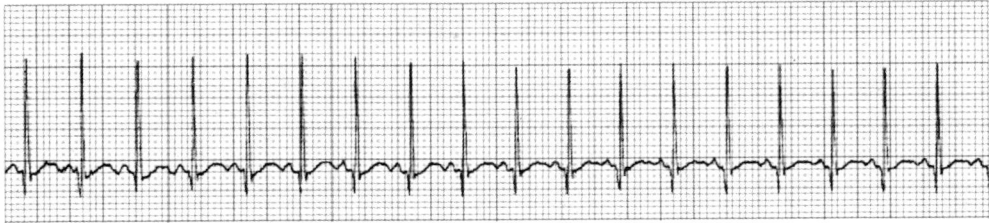

图 7-74 房性心动过速的心电图表现

3. 房室交界性心动过速。
【判别要点】 见图 7-75。

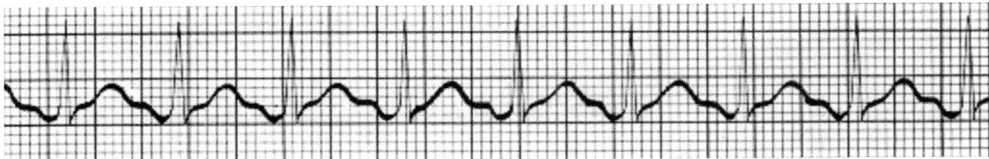

图 7-75 房室交界性心动过速

- 频率：＞100 次/分。
- 节律：规则。
- P 波：逆向 P 波，可在 QRS 之前、之中或之后出现。

室性心动过速
见前面所述。不同类型心动过速的发生机制见图 7-76。心动过速的治疗详见第十章。

房颤与房扑
1. 房颤。
【病理生理机制】 心房冲动快于窦房结发出的冲动，冲动传导通过心房时进行多循环的、混乱而随意的运动（图 7-77）。
【判别要点】
关键点：绝对不规则的节律，R-R 间期和振幅均不断变化。
- 频率：心房率快于心室率；心房冲动＞220 次/分时房室结常发生阻滞。未用洋地黄的

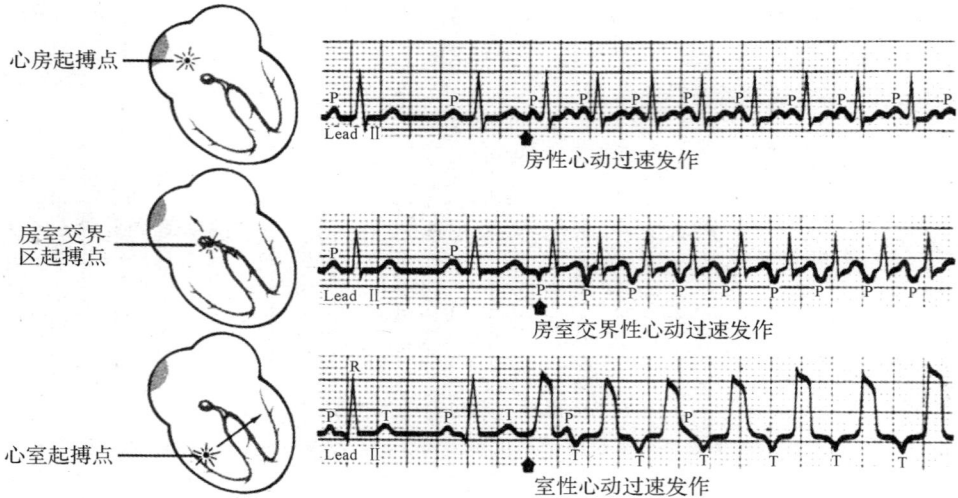

图 7-76　三种不同的阵发性心动过速

患者心室率一般为 160～180 次/分；心室率＞120 次/分称为未控制的房颤（图 7-78，7-79）。房室结传导异常时心率可正常或较慢（如病态窦房结综合征时）。

- 节律：心房和心室均不规则。
- P 波：消失，代之以混乱无序的颤动波即小 f 波（大小、形态均不规则），心房处于 400～600 次/分的混乱活动状态，基线不断变化。
- P-R：无法测量。
- QRS 波：正常，也可有差异传导。
- P：QRS：无法测量。
- 等电位基线处于波浪形的起伏状态。

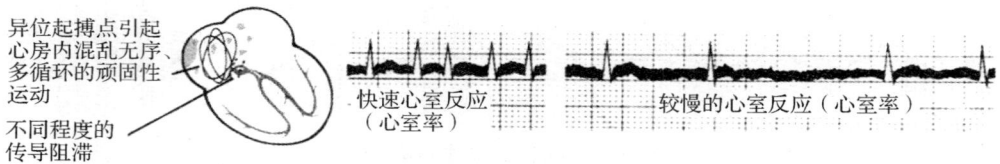

图 7-77　房颤的发生机制

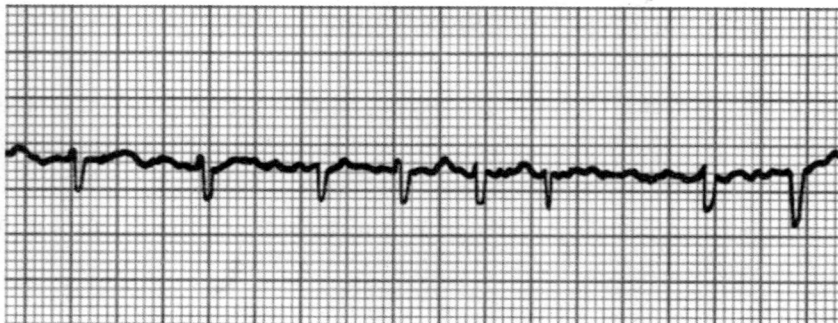

图 7-78　心室率未控制的房颤：（Lead Ⅱ）

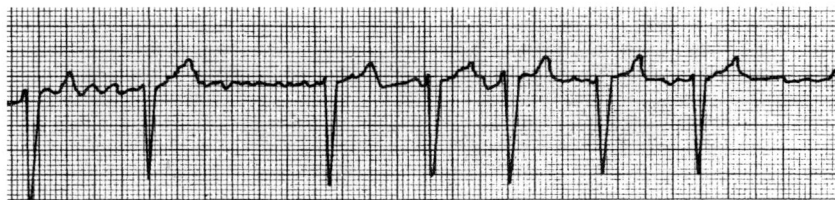

图 7-79 心室率已控制的房颤(Lead V₁)

【临床表现】 根据心室对心房颤动波的反应而出现一些症状与体征,如心房颤动伴快速的心室反应时,典型的表现有:运动性呼吸困难,呼吸急促,有时还可出现急性肺水肿。心房回缩的缺失导致心排下降和冠脉灌注减少,不规则的节律常让患者感觉心悸,也可无症状。

【常见病因】 ①急性冠脉综合征,冠状动脉疾病,充血性心力衰竭;②二尖瓣或三尖瓣病变;③缺氧,急性肺栓塞;④药物作用所致:如地高辛或奎尼丁、β受体激动剂、茶碱;⑤高血压;⑥甲状腺功能亢进。

需要注意的是,当使用洋地黄药物的房颤患者出现二度一型房室传导阻滞或高度房室传导阻滞,或出现心室异位节律甚至心室节律变为规则时,要警惕洋地黄中毒的可能。

2. 房扑。

【病理生理机制】 心房冲动快于窦房结发出的冲动;冲动环绕心房进行环形的运动,出现扑动波(图 7-80)。

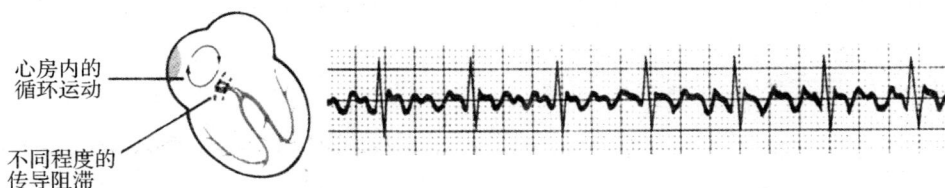

心房内的循环运动

不同程度的传导阻滞

图 7-80 房扑的发生机制

【判别要点】

关键点:经典的锯齿状扑动波。

● 频率:心房率 300 次/分(220～350 次/分);心室率不固定,根据房室结阻滞或心房冲动传导情况而定,因房室传导的限制而使心室率很少>180 次/分。

● 节律:心房:规则,如果 1∶1 传导时心室的节律也规则,反之可不规则。

● P 波:消失,代之于大 F 波,即类似于锯齿或栅栏状,且明显多于 QRS 波。

● P-R 间期:一般是规则的,也可以不规则,因 P 波缺失,一般无法测量。

● QRS 波:一般是正常的,也可有差异传导。

● P∶QRS:可固定为 2∶1,3∶1,4∶1,5∶1 或不固定(图 7-81)。房室结为保护心室不至于有过快的心率,可引起"生理性的二度房室传导阻滞"。

● 无法观察到等电位的基线。

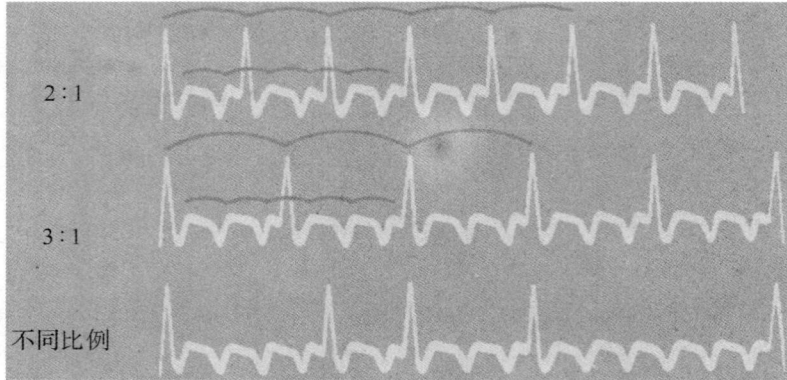

图 7-81　不同传导比例的房扑

【临床表现和常见病因】　同房颤。

3. 房颤/房扑的治疗原则。包括控制心室率、使用抗凝剂、药物或电复律等。

（五）房室传导阻滞

房室传导阻滞指心房与心室之间的正常传导发生延迟或中断。根据阻滞的程度可分为：①部分阻滞，包括一度房室传导阻滞、二度一型与二型房室传导阻滞；②完全阻滞，即三度房室传导阻滞。根据阻滞的部位可分为：①房室结阻滞；②结下阻滞：包括希氏束和左右束支阻滞。

一度房室传导阻滞（一度 AVB）

指冲动由心房传至心室的过程中发生时间上的延迟，每个冲动均能下传（图 7-82）。

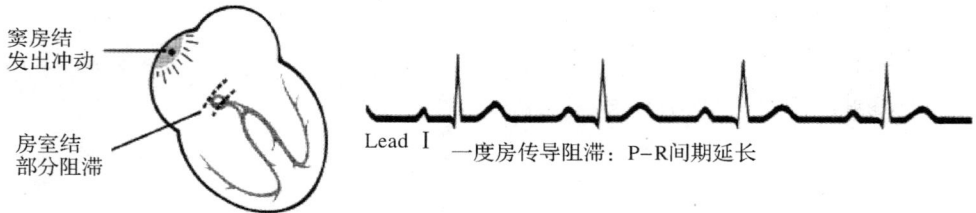

图 7-82　一度 AVB 的发生机制

【病理生理机制】　冲动传导在房室结处得到延搁（部分阻滞），常为固定的间隔时间；可以是其他问题的征象或原发性的传导异常。

【判别要点】　见图 7-83。

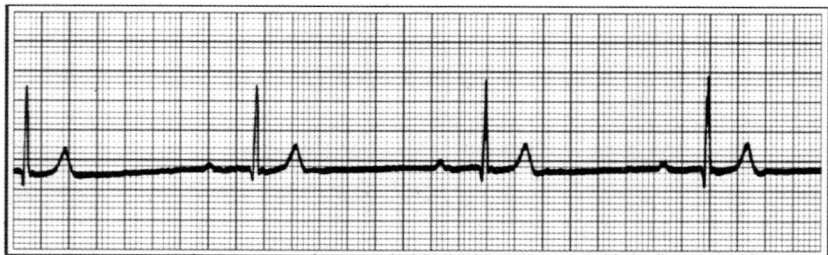

图 7-83　一度 AVB

- 节律：窦性，心房和心室均规则。
- P 波：为窦性 P 波，形态和大小正常，每个 P 波后有一个 QRS 波。
- P-R 间期：延长超过 0.20 秒，一般情况下是固定的。

- QRS 波:窄,无心室传导问题时≤0.10 秒。
- P:QRS:固定的 1:1。

【临床表现】　常为无症状性。

【常见病因】　大多数一度房室传导阻滞由药物引起,常因房室结阻滞剂如 β 受体阻滞剂、非二氢吡啶钙通道阻滞剂和地高辛等所致;任何可刺激引起副交感神经系统兴奋的情况(如迷走反射);影响房室结血运的急性心肌梗死,如下壁心肌梗死等。

【治疗原则】　注意观察,监测 P-R 有无改变,以防进展为二度房室传导阻滞。寻找可能的原因,如是否正使用 β 受体阻滞剂如心得安、钙通道阻滞剂或其他抗心律失常药物等。

二度一型房室传导阻滞(文氏现象)

此型传导阻滞几乎都发生在房室结水平(极少在希氏束或束支水平),常因迷走神经张力增高或药物作用(洋地黄、心得安或维拉帕米等)所致(图 7-84)。常为暂时性和一过性,其预后良好。

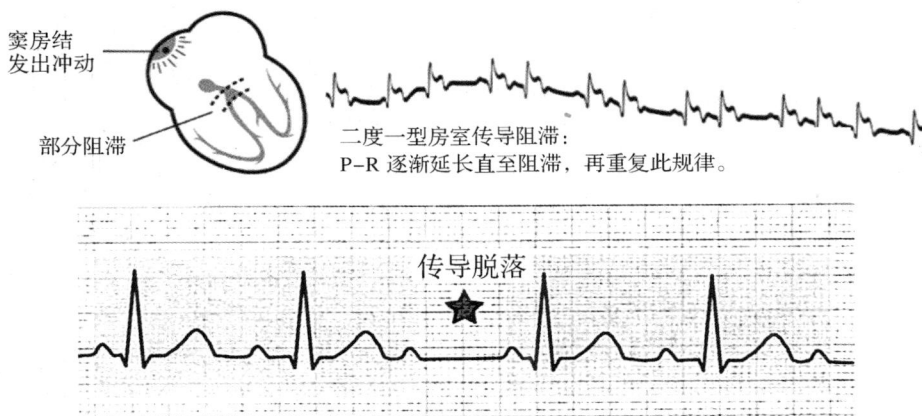

图 7-84　二度一型 AVB 的发生机制

【病理生理机制】　病变部位:房室结;房室结的血供来自于右冠状动脉分支;冲动传导至房室结时速度逐渐减慢(导致 P-R 间期的逐渐延长)直至一个窦性冲动完全被阻滞而无法产生 QRS 波。

【判别要点】

- 频率:心房率不受影响,心室率慢于心房(因传导的脱落),一般在正常范围内。
- 节律:心房是规则的,心室不规则,R-R 间期逐渐缩短直至停顿。
- P 波:大小与形态均保持正常。
- P-R 间期:逐渐延长直至阻滞(QRS 波脱落),然后重复此规律(图 7-85)。
- QRS 波:形态正常,常≤0.10 秒,有周期性脱落。
- P:QRS:P 波多于 QRS 波。

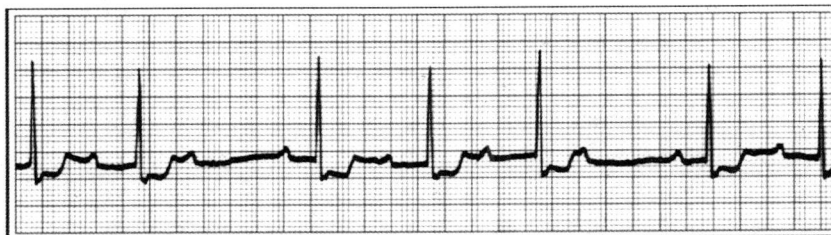

图 7-85　二度一型房室传导阻滞(文氏现象)

【临床表现】 常与频率有关,多为无症状性;如有,常因心动过缓引起。相关的症状有胸痛、呼吸急促、意识水平下降等;体征有低血压、休克、肺水肿、充血性心力衰竭(CHF)、心绞痛等。

【常见病因】 房室结阻滞剂的应用,如β受体阻滞剂、非二氢吡啶钙通道阻滞剂和地高辛等;可以刺激副交感神经系统的各种情况;累及右冠状动脉的急性冠脉综合征。

【治疗原则】 一般不需要治疗,但应密切观察以防发展为完全性的心脏阻滞。

二度二型房室传导阻滞(莫氏现象)

常因传导系统的器质性病变引起,极少是由于迷走神经张力增加或药物影响所致。其预后较差,且可能发展为完全性传导阻滞。

【病理生理机制】 阻滞部位常在房室结以下(结下阻滞)的希氏束(较少见)或束支水平;通过房室结的传导是正常的,因此不存在房室结传导的延搁,也没有 P-R 的延长(图 7-86)。

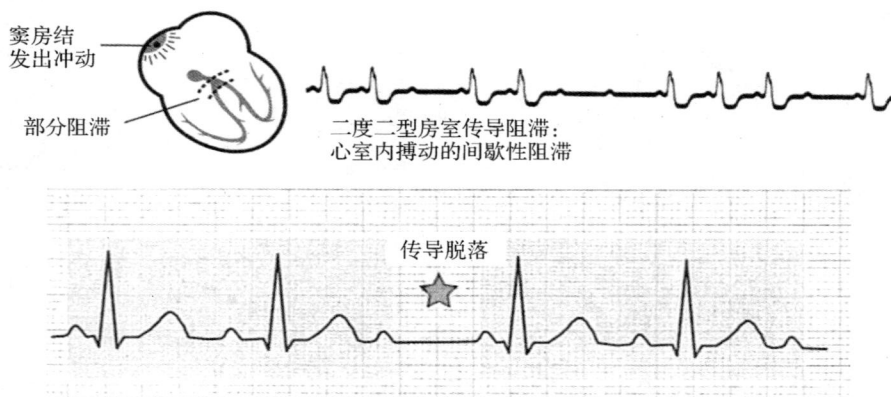

图 7-86 二度二型 AVB 的发生机制

【判别要点】 见图 7-87。

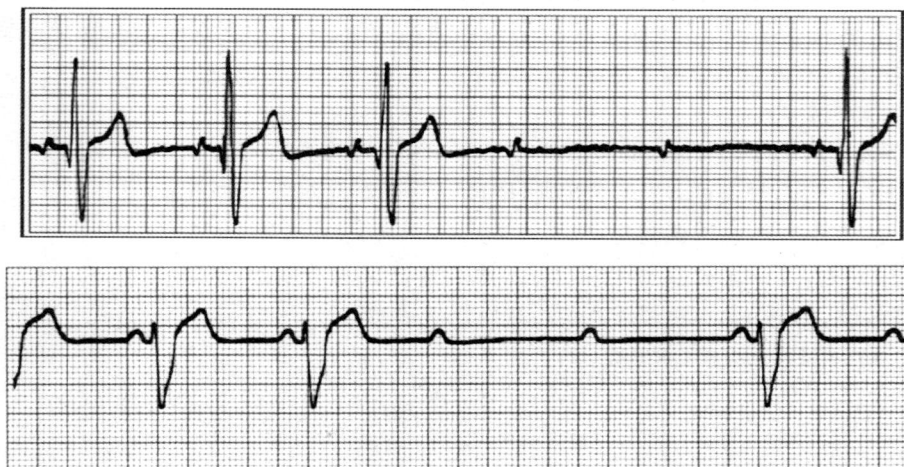

图 7-87 二度二型房室传导阻滞(莫氏现象)

- 频率:心房率不受影响(一般为 60～100 次/分);心室率慢于心房(有冲动被阻滞)。
- 节律:心房规则,心室一般不规则,但传导比例固定时也可规则(图 7-88)。
- P 波:大小和形态正常,一些 P 波后未跟随 QRS 波。

- P-R 间期：正常或固定地延长；没有逐渐延长的过程，可与二度一型鉴别。
- QRS 波：阻滞部位较高（在希氏束水平）时，QRS 波正常；如阻滞部位较低（在束支水平）时，则 QRS 波增宽（>0.12 秒）。
- P：QRS：P 波多于 QRS 波。

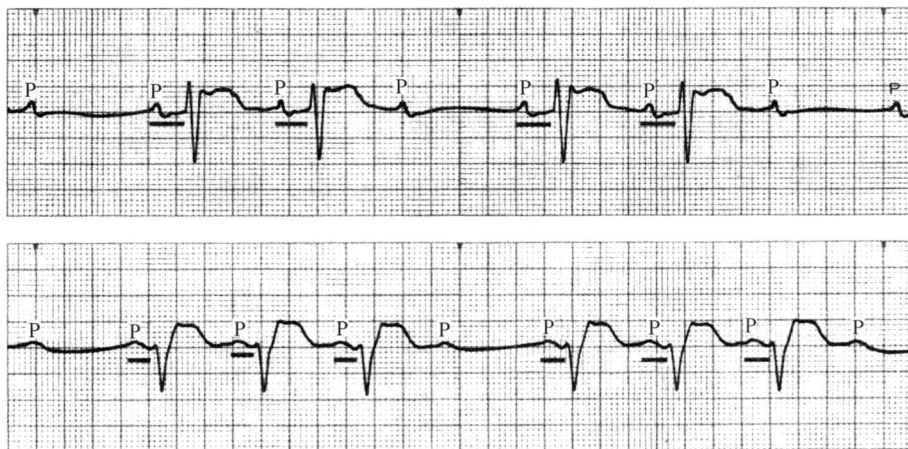

图 7-88　二度 AVB 伴不同的传导比例（上图 3：2，下图 4：3）

【临床表现】　常因心动过缓（频率太慢）引起。相关的症状与体征有胸痛、呼吸急促、意识水平下降、低血压、休克、肺水肿、充血性心力衰竭、急性心肌梗死等。

【常见病因】　累及左冠状动脉的急性冠脉综合征。

【治疗原则】　应持续、密切地观察有无血液动力学障碍的表现，或进展为完全性的心脏阻滞和心室停顿。应积极准备安装永久起搏器，在此期间，可先试用阿托品或临时经皮起搏（TCP）过渡（详见第十一章）。

三度房室传导阻滞（完全性房室传导阻滞）

三度房室传导阻滞是一种严重的有潜在致命危险的心律失常，是指心房与心室之间的冲动传导完全中断。其阻滞部位可在房室结、希氏束或束支。当阻滞部位在房室结时，房室交界区的逸搏起搏点将以 40～60 次/分的频率稳定地发出冲动而使心室去极化。该逸搏起搏点在希氏束分支之前，因此心室的去极化顺序正常，故而产生正常的 QRS 波。其原因为迷走神经张力升高伴下壁心肌梗死或因药物作用（洋地黄、心得安等）所致，或房室结有器质性损害时。有交界性逸搏出现的三度 AVB 往往是暂时性的，其预后也相对较好。当阻滞发生在房室结水平以下时，通常累及两侧束支，传导系统病变的范围比较广泛，往往不是迷走神经张力或药物作用所致。此时的逸搏起搏点只能在阻滞部位以下的心室内。起搏频率在 40 次/分以下，产生宽大畸形的 QRS 波；该室性逸搏节律很不稳定，常可发生心室停顿。

【病理生理机制】　心脏传导系统的损伤导致没有冲动（完全阻滞）通过心房和心室（既无正向传导，也无逆向传导）；完全的阻滞可发生于不同的解剖部位，如房室结（称为"高位"，"结上"或"结性/交界性"阻滞）、希氏束或束支（称为"结下"阻滞）（图 7-89）。

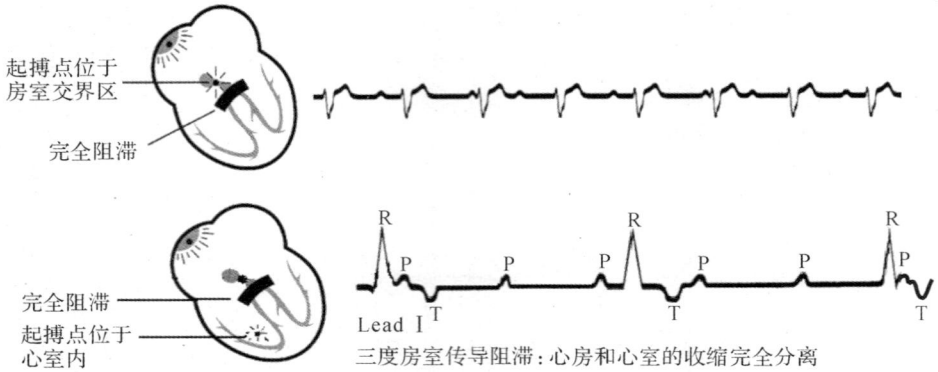

起搏点位于
房室交界区

完全阻滞

完全阻滞
起搏点位于
心室内

Lead I

三度房室传导阻滞：心房和心室的收缩完全分离

图 7-89 三度 AVB 的发生机制

【判别要点】 三度传导阻滞导致心房和心室各自去极化,相互间没有任何关系(房室分离)。

• 频率:心房率不受影响;心房冲动完全与心室无关(分离);心室率慢于心房,取决于心室逸搏的频率。房室结水平阻滞时,心室率为 40～55 次/分,结下阻滞时,频率<40 次/分(一般为 20～40 次/分)。

• 节律:心房和心室的节律均是规则的,但相互独立而无任何关系(图 7-90)。

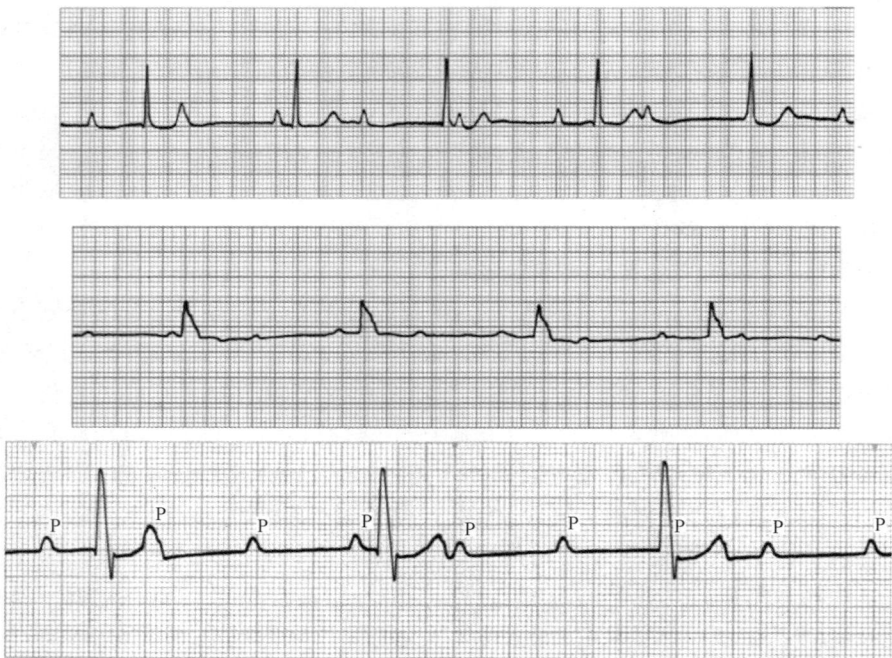

图 7-90 三度 AVB 的不同表现

• P 波:正常。

• P-R 间期:不固定。

• QRS 波:较高部位如房室结或希氏束水平的阻滞,为窄 QRS 波(≤0.10 秒);较低部位如束支水平的阻滞,则 QRS 增宽(>0.12 秒)。

• P∶QRS:P 波多于 QRS 波 ,相互间没有关系。

【临床表现】 常因心动过缓(频率太慢)引起。相关的症状和体征有胸痛、呼吸急促、意识水平下降、低血压、休克、肺水肿、充血性心力衰竭、急性心肌梗死等。

【常见病因】 累及左冠状动脉的急性冠脉综合征,尤其是累及冠脉的左前降支(LAD)和室间隔分支时(供应束支的冠脉分支)。

【治疗原则】 挽救生命的紧急措施为安装人工起搏器;在准备起搏期间,可先试用阿托品过渡(但很少有效)(详见第十一章)。

当 P 波多于 QRS 波时,可能是二度一型、二型或三度房室传导阻滞。为便于区分,可参考图 7-91。

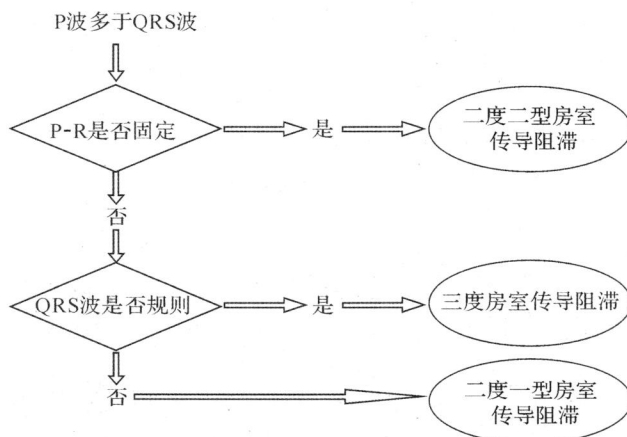

图 7-91 二度和三度房室传导阻滞的区分

各种类型房室传导阻滞的心电图特点总结如表 7-1。

表 7-1 不同类型房室传导阻滞的心电图特点

心电图特点	一度 AVB	二度 AVB	三度 AVB
频率	心房:不受影响 心室:同心房	心房:不受影响 心室:慢于心房	心房:不受影响 心室:慢于心房
心室节律	同心房	一型:不规则 二型:不规则或规则	规则
P-QRS 的关系	固定的 1:1 关系	一型:不固定,但有规律 二型:固定	没有关系
QRS 波的宽度	不受影响	一型:窄 二型:常增宽	取决于 发出逸搏的部位
阻滞部位	从房室结到束支 的任何部位	一型:房室结 二型:希氏束或以下	从房室结到束支 的任何部位

(六)其他心律失常

预激综合征

预激综合征是指冲动从心房到心室的传导过程中,不经过房室结正常连接心房与心室的传导组织而直接通过旁路通道传导(图 7-92)。根据旁路通道的不同而有三种形式,分别为 WPW 综合征、LGL 综合征和 Mahaim 型综合征。其中最常见的是 WPW(Wolff-Parkinson-White,WPW)综合征(图 7-93)。

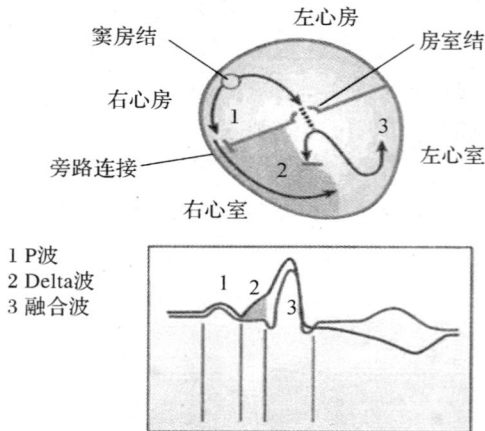

图 7-92   旁路传导

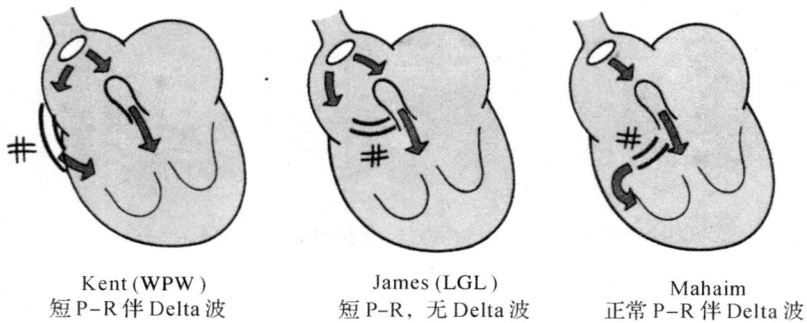

Kent（WPW）
短 P–R 伴 Delta 波

James（LGL）
短 P–R，无 Delta 波

Mahaim
正常 P–R 伴 Delta 波

图 7-93   三种不同的预激综合征

WPW 综合征是由 Kent 束将心房和心室直接连接，完全绕过了正常的传导系统，常伴有心动过速。其心电图的主要特点有：P-R 间期缩短＜0.12 秒；QRS 增宽≥0.12 秒；QRS 波起始部有预激波（δ波）。冲动通过旁路传导产生了 QRS 波，在 QRS 波的起始部出现的圆钝而有所偏转的波形称为 δ 波。δ波是由嵌入心室肌肉内的旁路组织所引发的。

LGL（Lown-Ganong-Levine，LGL）综合征是由 James 束（是一先天性的旁路管道）将心房直接与房室结的较低部位连接，从而部分绕过房室结。James 束的结束部分与正常传导组织相连接，又称为短 P-R 综合征。其心电图特点有：P-R 间期＜0.12 秒；QRS 波起始部无预激波。

Mahaim 型预激综合征是由 Mahaim 纤维所引起的。该纤维类房室结样结构并未绕过房室结，但其起源于房室结下并嵌入心室壁，故而绕过部分或全部的心室传导系统。其心电图特点有：P-R 间期正常或延长，QRS 起始部有预激波（δ波）（图 7-94）。

【治疗原则】   应尽早请专科会诊，综合考虑患者的心功能等情况，以制订合适的治疗方案。可试用刺激迷走神经兴奋的手法、药物疗法如胺碘酮或同步电复律等。伴有房颤或房扑者，在转律前应考虑抗凝疗法，以防心房血栓的脱落（详见第十章）。

	正常传导时	WPW
A		或 Delta
B		Delta 或

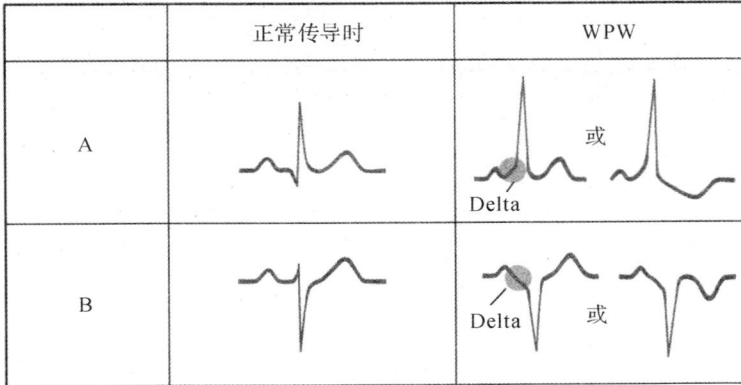

图 7-94　预激综合征与正常传导的区别（δ 波）

交界性节律

【判别要点】

● 频率：常＜60 次/分，一般为 40～60 次/分。如 60～100 次/分，称为加速性交界性节律（图 7-95）（accelerated junctional rhythm）；＞100 次/分，称为交界性心动过速。

● P 波：常为固定形态，与正常 P 波不同，常为反向，可在三个部位发现 P 波：QRS 之前，P-R 常＜0.12 秒；隐藏在 QRS 波之中或在 QRS 之后（图 7-96，7-97）。

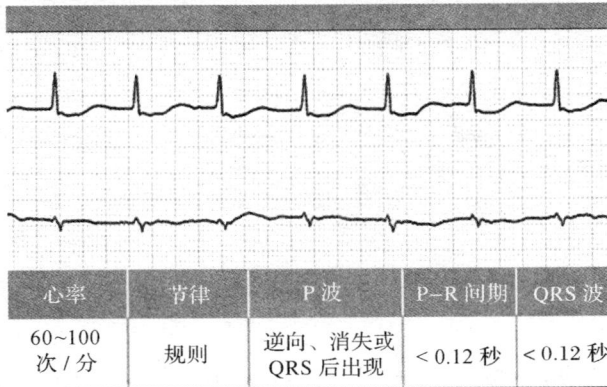

● QRS：在正常范围，与基础波形相似。

心率	节律	P 波	P-R 间期	QRS 波
60~100 次/分	规则	逆向、消失或 QRS 后出现	＜0.12 秒	＜0.12 秒

图 7-95　加速性交界性节律

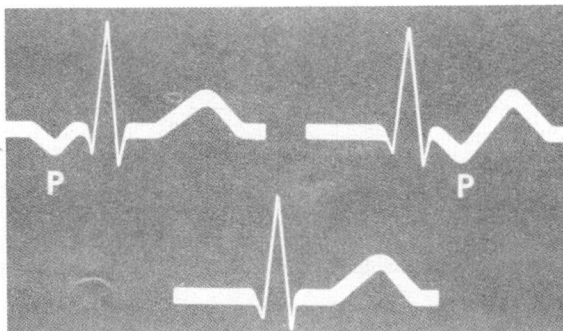

图 7-96　交界性节律时 P 波的 3 种表现

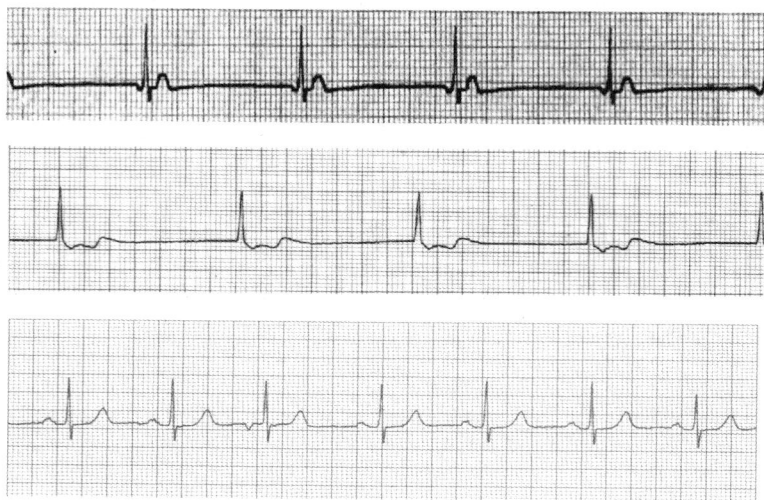

图 7-97　交界性节律

【治疗原则】　一般不需要治疗；如出现症状，按心动过缓处理，使用阿托品。

室性自主节律（idioventricular rhythm，IVR）

是一种逸搏节律，常在因正常或较高部位的起搏点无法发出冲动时出现的保护性节律，缓慢的心率可导致心排量的不足。不能用抗心律失常药进行治疗，否则可致心脏完全停止（图 7-98）。

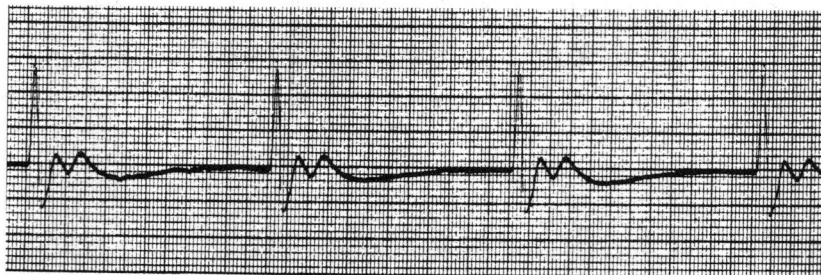

图 7-98　室性自主节律

【判别要点】

● 频率：30～40 次/分；如频率为 60～100 次/分，则称为加速性室性自主节律（accelerated idioventricular rhythm）（图 7-99）。

● 节律：规则。

● P 波：消失。

● QRS 波：≥0.12 秒。

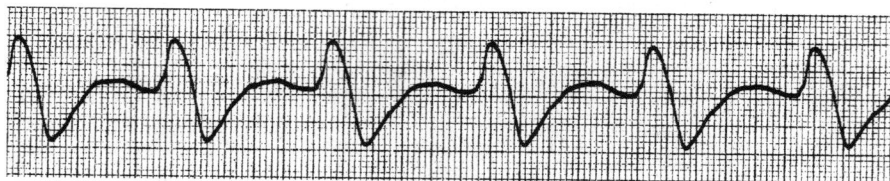

图 7-99　加速性室性自主节律

（张悦怡　程丽君）

第八章　无脉性心脏骤停：室颤/无脉性室性心动过速的急救管理

第一节　概　述

室颤和无脉性室速是成人心脏骤停最常见的节律,如能尽早识别并给予紧急干预,往往能获得相对较好的预后。本章将对这两种节律的识别和急救作一介绍。

心室颤动(ventricular fibrillation,VF)是指起源于心室内多个部位的异位冲动,使心室以混乱、无任何规律的方式发生快速颤动,导致心室不同程度的除极和复极的室性心律失常(图 8-1)。由于没有规律的心室除极,使心室无法作为一个整体单位引起收缩,进而使心脏不能有效地排出血液,即心室处于痉挛状态,无舒张期,无泵血功能。室颤是一种致命的节律,临床上患者的意识丧失,没有呼吸、血压和脉搏,需要立即进行除颤。

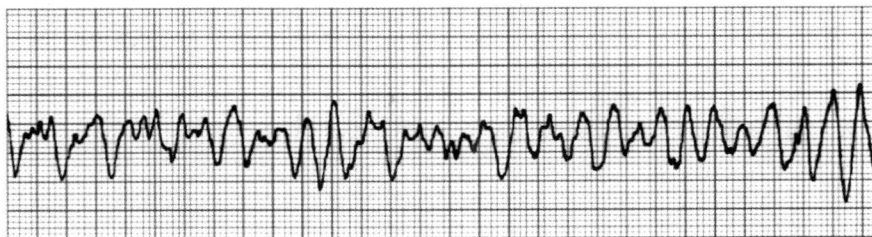

图 8-1　室　颤

室性心动过速持续存在,可导致严重的血液动力学障碍,进而无法产生有效的灌注,这种无法测到脉搏的室性心动过速称为无脉性室速(pulseless VT),也是一种致命的节律(图8-2)。临床上患者的意识丧失,没有脉搏和血压,最终会导致心血管系统的衰竭。其处理方法同室颤。临床上,往往将室颤与无脉性室速视为同一种心律失常进行处理。

室颤在心脏骤停的患者中相当普遍。据美国心脏协会的统计,在成人心脏骤停中,80%～90%都是由室颤引起,如未及时识别和救治,最终将导致停搏而死亡。室性心动过速也是一种常见的致命性心律失常。当心电图显示室性心动过速时,临床上会出现两种情况,一种是心脏仍能有效地排出血液,患者仍可测量到血压和脉搏,该种情况的处理将在有灌注型心动过速的急救管理章节中介绍;另一种是心脏丧失了泵血的能力,即处于无脉性室性心动过速的状态,其处理原则和室颤是相同的。因此,在临床上观察到室速时,需首先鉴别患者是否有血压和动脉搏动,然后决定如何采取急救措施。在处理室颤和无脉搏室速时,急救人员除了需要掌握基础生命支持的技能之外,还需要熟悉与除颤相关的知识与技能和药物使用的有关知识。

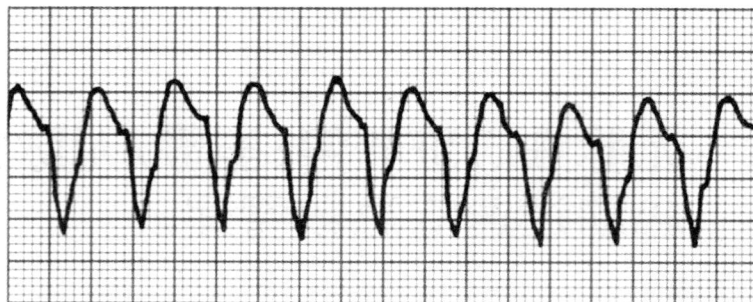

A. 单形性

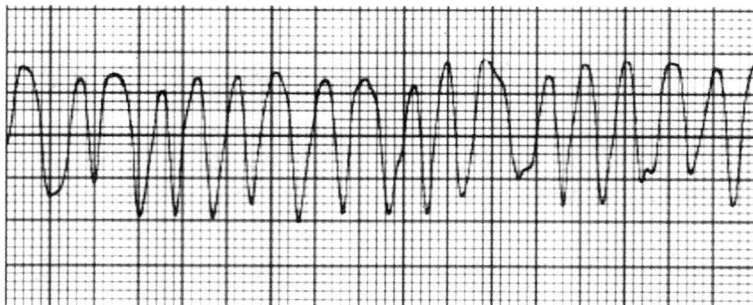

B. 多形性

图 8-2　单形性和多形性室速

第二节　室颤/无脉性室性心动过速的急救流程

一、初始 ABCD 和后续 ABCD 检查

室颤/无脉性室速抢救成功的关键是尽早获取除颤仪进行除颤和高质量 CPR 的实施（图 8-3），即重视初始 ABCD 的检查。遇到突然倒下的患者,应按 BLS 的流程先实施评估,如患者没有反应,应立即拨打急救电话以尽早获得急救系统的帮助,同时呼叫他人帮忙和准备好除颤仪。院内发生的心脏骤停,如已进行心电监护（如监护病房）且心电图显示为室颤,在确认患者没有意识和心跳后应立即给予一次除颤。然后立即从胸外按压开始进行 5 个循环的 CPR。在除颤仪到达之前,如患者已没有呼吸和心跳,应立即开始 CPR。如需要,2 分钟的 CPR 后可再次除颤。院外未目击倒下的心脏骤停者,应先进行 5 个循环的 CPR,再考虑是否需要除颤。因为较长时间的心脏骤停经胸外按压后再进行除颤,其成功率更高。

> 初始 ABCD 检查:着重于基础 CPR 和除颤
> ● Check　评估反应性
> ● Activate　获取急救系统帮助
> ● Call　准备除颤仪
> A Airway　开放气道
> B Breathing　提供正压通气
> C Circulation　进行胸外按压
> D Defibrillation　确定为室颤/无脉性室速应立即除颤!

图 8-3　初始 ABCD 检查

2次除颤后,可考虑后续 ABCD 的实施,包括开通静脉、气管插管和使用药物等。在此过程中,应持续进行有效的 CPR 与除颤,评估各项措施的效果和寻找导致心脏骤停的原因(图 8-4)。

```
后续 ABCD 检查:着重于进一步评估和治疗
A Airway    放置高级气道装置
B Breathing   初步和进一步确定气道设施位置并妥善固定
B Breathing   确保有效的通气与氧合
C Circulation   建立静脉通路
C Circulation   监测节律→节律改变时检查脉搏
C Circulation   根据节律和病情给予合适的药物
D Differential Diagnosis   寻找并治疗可逆性原因
```

图 8-4　后续 ABCD 检查

二、室颤/无脉性室速的具体抢救流程

1.患者无反应、无心跳及呼吸时,如现场没有除颤仪,以 ABC 方式先行急救,并呼叫请求除颤仪支援。如接有心电监护仪的患者突然倒下,心电图出现室颤,经确认后应先除颤。

2.将除颤电极板置于患者胸骨及心尖,将机器的导联选择开关调至电极板模式即"paddle",通过电极板评估心律,若为室颤/无脉性室速,立即以 360J(或双相波的 200J)除颤。

3.除颤后立即进行 5 个循环的 CPR,从胸外按压开始做。1 个循环的 CPR 是指：30 次按压和 2 次吹气。5 个循环大约为 2 分钟。

4.评估节律,如仍未改变,再以相同剂量进行第 2 次除颤。

5.紧接着进行 5 个循环的 CPR。

6.评估节律,可能有以下 3 种情况：

(1)PEA 或停搏→按无脉性心肺骤停的停搏/ PEA 流程治疗。

(2)恢复灌注性节律→继续评估脉搏和生命体征,保持呼吸道通畅,给予恰当药物。

(3)仍然是室颤/无脉性室速→进入后续 ABCD 检查。

7.继续 CPR,立即施行气管插管,确保导管位置正确并妥善固定。一旦气管导管到位,胸外按压可按 100 次/分的速度持续不间断地进行,即使在呼吸复苏时也不需要中断,呼吸可给予 8～10 次/分(即 6～8 秒给一次呼吸),每 2 分钟检查一次节律和更换按压人员。

8.建立静脉途径。选择上肢靠近中心循环处的静脉和较粗的留置针进行穿刺。如建立静脉途径有困难,可考虑建立骨髓腔途径(IO)。

9.使用血管加压剂。用肾上腺素 1mg 静脉推注,每 3～5 分钟重复给药,或加压素 40 单位静脉推注,代替第 1 或 2 剂的肾上腺素。给药应在 CPR 之中、节律的检查后(除颤前或后)进行,勿干扰 CPR 的进行。

10.考虑应用抗心律失常药物,首选胺碘酮 300mg 静脉推注,如需要可再用 1 次 150mg,或普鲁卡因酰胺 30mg/min(最大剂量 17mg/kg)。也可选择利多卡因 1～1.5 mg/kg 静推,每 3～5 分钟可重复一次(剂量减半),至最大剂量 3mg/kg;低血镁症及尖端扭转型室速的患者可考虑用硫酸镁。

11.每 5 个循环的 CPR 后,检查节律并再次除颤,节律改变时应检查脉搏,出现脉搏后应检查血压。

12.寻找导致室颤型心脏骤停的原发因素并予以纠正。

整个抢救步骤的顺序为:除颤→CPR 2 分钟(检查节律并用药)→除颤→CPR 2 分钟(检查节律并用药)。在此过程中,要经常、反复地评估患者的情况,根据评估结果决定下一步的抢救措施(图 8-5)。如果除颤和进行 CPR 后心律转为停搏或者无脉性电活动,即按停搏/PEA 的流程处理。如果抢救后患者恢复了自主循环,应做好复苏后的管理。

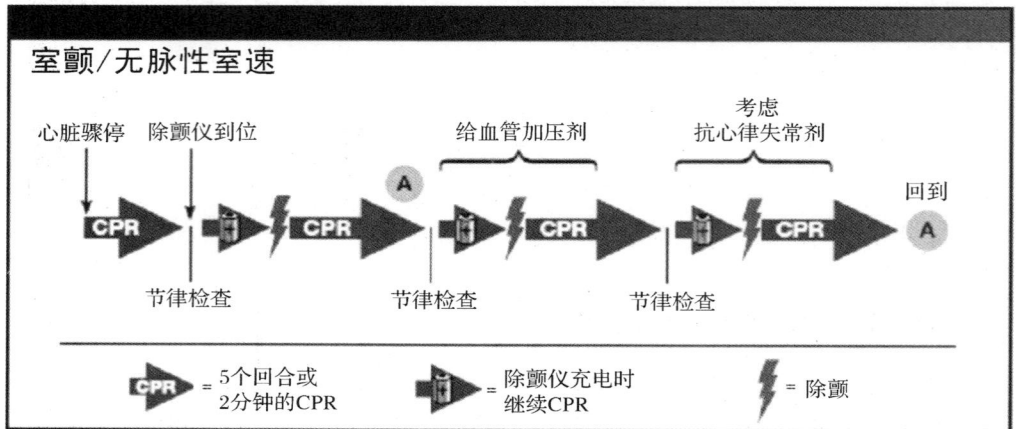

图 8-5　室颤/无脉性室性心动过速的抢救流程

第三节　室颤/无脉性室性心动过速抢救的关键步骤

一、除　颤

室颤是心脏骤停患者最早出现和最为常见的节律,其最为有效的治疗方法是除颤(defibrillation)。除颤是通过放在体表的两块电极板,人为地给予心脏一次电击,使心脏的电活动全部停止,使心肌细胞混乱的活性完全消失。电击后可引起短暂的心跳停止,以使正常的起搏细胞恢复,再度控制心脏原有的正常搏动。心肌在纤维颤动时,很短的时间内将会消耗所有能量,如果室颤持续时间过久,心肌储存的能量可很快耗尽,正常的起搏细胞将无法恢复其功能。尽快电击除颤,可为心肌细胞保存能量,以供恢复使用。

(一)早期除颤的重要性

2005 心肺复苏指南中非常强调早期除颤的重要性。除颤是急救生存链中非常重要的一环。随着时间的推移,除颤的成功率将迅速下降。据统计,每延搁一分钟除颤,复苏的成功率下降 7%～10%,如果 10～12 分钟以上再进行除颤,生存的可能性几乎是零。

心肌在快速颤动时需要消耗能量,如室颤持续超过 1 分钟,心肌的氧就会耗竭,在短时间内室颤即可恶化为停搏,早期除颤可以有效地保存心脏的能量。美国心脏协会的相关研究也表明,早期除颤如能和及时的 CPR 相结合,可以使心脏骤停患者的存活率提高 2～3 倍(图 8-6)。

理想状态下,在目击患者意识丧失后应立即进行心律分析,如果确定为室颤或无脉搏室速,立即给予 1 次除颤。早期除颤的目标是:对于医院和救护车所提供的救护区域内,能在 3 分钟内给予 90%以上的心脏骤停患者实施除颤。在欧美等发达国家,一些心脏骤停高发的公共场所均配备了自动除颤仪(AED),从而使医疗机构外的心脏骤停患者也能实施早期的

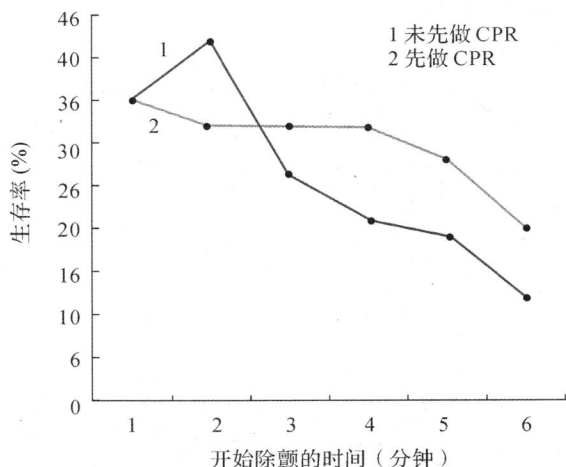

图 8-6　CPR 与除颤结合对生存率的影响

除颤。AED 的操作非常简单，机器开启后，将会有语音提示每一步的操作，因此即便是未经过培训的非医务人员也能进行操作，大大提高了院外实施早期除颤的可能性。有关研究表明，在心肺骤停发生后大约 5 分钟内实施除颤，能挽救患者生命并使其神经功能免于受损。如果目击心脏骤停者倒下，而现场备有 AED，在确定患者没有反应和呼叫急救系统的同时，急救人员应设法获取 AED 并立即使用。如果现场没有 AED，在等待 AED 的同时应先施行 CPR。对于未目击倒下的心脏骤停患者，在检查心电图与除颤前也应先进行 5 个循环的 CPR，尤其是当呼叫急救系统后专业人员到达现场的时间大于 4 分钟时。CPR 可以延长室颤的除颤窗口期（图 8-7），并能提供少量的血流，为脑和心脏输送一些氧以维持代谢的基本需要。

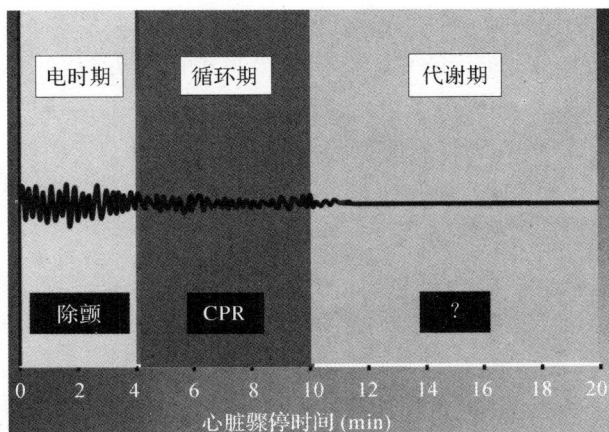

图 8-7　心脏骤停的三阶段模式

为了保证除颤的尽早实施，负有提供基础生命支持的抢救使命者，包括院前急救和医疗机构内的所有医护人员，只要在其职业生涯中有可能面对突发心脏骤停的患者，均应接受除颤的培训。各医疗机构应在相关区域配备除颤仪并鼓励医务人员实施除颤的操作；人员聚集的公共场所如机场、大型商场、学校、电影院等也需逐步配备公众可使用的自动除颤仪，并由医疗机构提供仪器操作的普及培训。

(二)除颤仪和除颤能量的选择

1.除颤仪的类型。根据除颤时发送电流波形的不同,将现代除颤仪分为两种类型,即单相波和双相波(图8-8)。传统的除颤仪多为单相波机器。虽然单相波除颤仪较早应用于临床,但目前所有的 AED 和近年生产的手动除颤仪大多是双相波除颤仪。研究表明,双相波比单相波除颤仪进行除颤更为安全、有效,且选择的能量更低,对心肌的损害也更小。

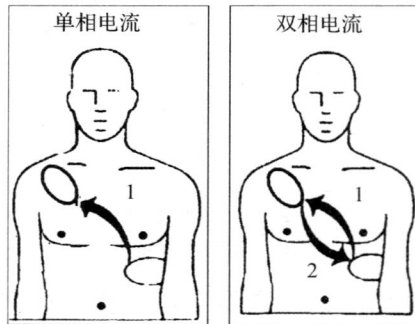

图8-8　除颤仪的不同电流波形

提高 AED 使用的可能性是除颤的关键。AED 使用的是双相波电流,能量为170J 左右,每次放电均为同一能量。其效果相当于单相波的 360J。AED 有两块电极贴片,分别置于胸骨右侧和心尖位置(图8-9)。打开电源后按机器指示贴上电极片,插好导线。此时机器会自动分析心电图是否为室颤,如确定为室颤节律,机器会发出语音提示:"给予除颤。"如果单形性或多形性 VT 的心率超过 AED 内预设的数值,则机器亦可提示除颤。机器自动充电后,电击的按钮会闪亮。施救者可按指示直接按下放电按钮(见 AED 操作流程)。使用 AED 时要注意:搬动患者时,不要进行心律的分析,以免发生误差。小于 1 岁的婴儿,勿使用 AED。将 AED 置于公共场所以供紧急使用,称为公众使用的除颤器(public access defibrillator,PAD)。如机场候机室、学校、购物中心或大型运动会场等。依据美国心脏协会的建议,设置 AED 的地方包括:经常会有心脏病突发患者的地方(估计在 1 年中每1000 人有 1 个病例);急救系统人员 5 分钟内无法到达现场并提供除颤器的场所等。对于 5 分钟内急救人员可以到达并可以识别心脏骤停的情况,现场人员应提供 CPR,如可能,尽快获取 AED 并贴上电极片。

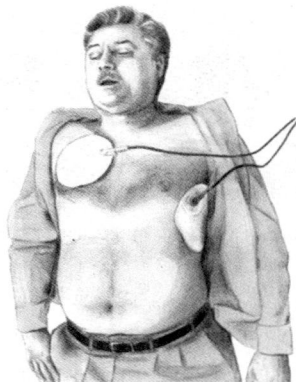

图8-9　AED 电极片的安置

2.除颤的能量选择。对于成人患者,如果使用单相波除颤仪,首次和其后除颤均选择360J。不同类型的双相波除颤仪有不同的除颤推荐能量,一般双相截顶指数波(biphasic truncated exponential waveform)机器选用150～200J,直线双相波(rectilinear biphasic waveform)机器选择120J。如不明确是什么类型的机器,可选择200J的默认能量。随后的除颤应选择与首次相同或更高的能量,具体可参考厂家提供的除颤仪说明书。如首次除颤成功,但又再发室颤,应选择首次成功除颤的能量。2005年以后生产的每台手动除颤仪均被国际复苏联合会要求标明机器的类型和有效除颤的默认能量水平。但各种类型除颤仪的理想或有效的能量水平值尚待进一步研究。

儿童患者需要除颤时,单相和双相波机器的能量一致:首次除颤均为2J/kg,随后建议用2～4J/kg,即与初次相同或更高的剂量。建议使用儿童专用的电极片和机器,如无条件,也可用成人电极片替代。

(三)除颤的操作步骤与注意事项

1.除颤的操作步骤。包括:打开电源、选择能量、电极板涂导电糊和放置胸部并施压、充电、清场和放电。

具体步骤为:

(1)确认患者节律为室颤/室速,且无脉搏。除颤仪和导电糊均已到位。

(2)取出除颤板,将导电糊均匀涂抹在两块除颤板的表面。

(3)单相波机器将"能量选择"开关旋至360J,双相波机器将能量开关旋至150或200J(儿童以2～4J/kg计算)并按充电键。

(4)将标有"STERNUM"(胸骨)的除颤板放于右锁骨下上胸骨的右侧,标有"APEX"(心尖)的除颤板放于左腋中线乳头左侧,或参照除颤仪器表面的指示图。

(5)快速浏览四周,以保证无人(包括操作者自己)接触床或其他与患者相连的物品,清场(喊叫"大家走开!")。

(6)给予除颤板11kg(100N)左右的力量以减少皮肤的阻抗(相当于给患者翻身时施加于患者肩部及髋部的力量),同时按下两块板上的放电键。

(7)立即进行5个循环的CPR,从胸外按压开始做。

(8)检查监护仪上波形是否转复至窦性,若仍未转复,继续按1次除颤、2分钟CPR的顺序进行并评估。

(9)如节律改变(如转为窦性),检查脉搏并进行相应的给氧、气管插管、静脉开通、给药等措施,加强生命体征的监测。

临床上如未能马上连接心电监护仪,可通过除颤仪的电极板来评估患者的心电图节律,其步骤如下:

(1)打开电源开关。

(2)确认同步键处于关闭状态。

(3)转换导联选择开关至"paddle"模式。

(4)如可能,涂上导电糊。

(5)将电极板分别放于胸骨和心尖部位。

(6)评估节律之前停止对患者的一切活动。

(7)一旦确定患者有除颤指征,按除颤操作步骤进行。

2.除颤的注意事项。除颤时,保证操作者、其他医护人员以及患者的安全是首要考虑的因素。为使除颤能安全、有效地实施,应关注下列问题:

(1)患者如装有永久起搏器,除颤电极板应放于离该装置至少 2.5cm 左右处。复苏成功后,应重新检查起搏器的功能是否完好。患者如有临时起搏器,除颤前应予以关闭。

(2)患者胸部有药物贴膜(如硝酸甘油贴膜)时,应先行去除并擦拭干净。切忌将除颤板直接放在药物贴膜上面,因为贴膜会阻碍能量的传导而使除颤失败,同时还会造成局部皮肤的灼伤。

(3)患者如躺在水中或胸部有水时可以导电,造成除颤时电流的丧失,因此应先将患者移至干燥处并擦干皮肤;操作者自己也需注意安全,除颤时勿站在有水的地板处。

(4)过多的胸毛会影响电极板与胸壁的接触,使除颤效果下降,除颤前应予以剃除。

(5)除颤时的电流量还受胸壁阻抗的影响。当胸壁阻抗过高时,低能量的电击将不能产生足够的电流以成功地除颤。为降低胸壁阻抗,应使用专用导电糊。涂导电糊时,量的掌握也很重要,太少将导致胸壁烧伤,太多则可使电流分散而致除颤无效。理想的状况是将导电糊均匀地涂满电极板,放在胸壁时无外溢。

(6)氧气是助燃物品,放电前应将吸氧装置从胸壁移开,以免和除颤时产生的火花相遇导致火灾。

(7)为保证安全,放电前必须清场,操作者不仅要确保自己除双手接触电极板外未接触到患者的任何部位或床沿,还需提醒并确认周围所有的人员都没有与患者或病床接触,才可进行放电。

(四)除颤仪的测试与保养

除颤仪应保持清洁并按机器制造商的要求,处于随时充电的状态。医护人员有责任熟悉本部门配备的除颤仪的类型,每天检查除颤仪能发现潜在的问题,并使操作者熟悉该装置的有关部件与功能。普通病房应每天常规测试机器 1 次,监护室和急诊室需每天测试 2 次,如机器未通过测试,应通知临床工程科进行检测和维修。临床工程科人员应定期(一般至少每季度一次)对仪器进行保养,进行检测并记录。

1.单相波机器的测试方法。

(1)将能量选择键旋至 100J(测试剂量)。

(2)按充电键。

(3)打开同步模式按钮,两手同时按放电键,不放电。

(4)关闭同步模式,分别按单块胸骨或心尖电极板上的放电按钮,均不放电。

(5)同时按两块电极板上的放电按钮,能放电。

(6)心电图轴纸上可见"TEST 100J PASSED"(通过 100J 的测试),提示机器功能正常。

2.双相波机器全面测试的方法。

(1)拔除电源。

(2)持续按住条图的同时打开机器至"手动通",系统将自动完成测试,显示"PASS"(通过测试)。

(3)按单相波机器测试方法测试电极板的除颤功能(充电→放电→显示"PASS")。

(4)机器自动打印测试结果。

(5)如机器有起搏功能,接上起搏测试板,按 1～3 步骤完成系统测试和除颤功能的测试。

(6)测试起搏功能,完成后自动打印测试结果。

二、高质量的 CPR

高质量的 CPR 尤其是胸外按压增加了室颤型突发心脏骤停者的除颤成功率，使其生存率提高了 2～3 倍；在倒下≥4 分钟后才能实施除颤的患者中，胸外按压显得更为重要。有效的胸外按压是 CPR 时产生血流的基础，这些血流使心肌和脑获得了不多但非常重要的氧供。为保证按压的"有效"，应"用力、快速"地按压，频率为 100 次/分，每次按压后允许胸廓的完全放松，并尽可能减少对胸外按压的干扰与中断。早期 CPR 能使生存的成人患者保持完整的神经系统功能，尤其是突发心脏骤停后 5 分钟内实施除颤者；CPR 能延长室颤的时间从而使除颤成为可能。但单纯依赖基础的 CPR 无法消除室颤而恢复有灌注节律，立即实施现场 CPR，并在 3～5 分钟内进行除颤的患者往往能获得较高的生存率，因此，高质量 CPR 和早期除颤的结合能使室颤型心脏骤停者获得最佳的生存机会。

室颤终止后的最初几分钟内，患者大多会出现几分钟的非灌注型节律（PEA 或停搏），因而不能产生有效的脉搏。此时立即进行 CPR 保证了室颤终止后重要脏器的灌注，直至心脏的搏出功能完全恢复。根据 2005 心肺复苏指南规定，除颤后应立即开始心脏按压，不要因评估心律和脉搏而延搁按压的进行。5 个循环（约 2 分钟）的 CPR 后再评估循环是否恢复。在准备除颤的阶段如除颤仪充电时，也不要中断心脏按压，理想状态下，胸外按压仅允许在通气（除外已安置高级气道设施的情况）、节律检查或放电时中断，而中断的时间一般都不超过 10 秒。需要记住，对于室颤和无脉性室速来说，心脏按压与除颤远比使用药物和其他操作来得重要。

三、其他重要措施

(一)气管插管

气管插管是心脏骤停患者保护气道的最佳选择，一般在第 2 次除颤实施后考虑。应由富有经验的人员来进行气管插管的操作，并尽可能缩短按压的中断时间来完成插管过程。在插管操作前先做好准备（如放入喉镜时手上已握有导管），按压者停顿时即可进行插管。按压停顿只允许在插管者进行声门暴露和插入导管的时间段。按压者应做好准备以在导管通过声门后立即恢复心脏按压。如需进行 1 次以上的插管尝试，复苏者应在操作之间进行充分的通气、给氧和心脏按压。

在心脏骤停的抢救过程中，导管移位、误入食管或梗阻的危险非常高，尤其是移动患者后。复苏者应在导管插入或患者移动后，立即通过临床评估和至少一项辅助检测设备来证实导管的位置。临床评估方法包括：观察双侧胸廓扩张，听诊上腹部（未听到呼吸音）和肺部（呼吸音明显并对称）。有疑问时，使用喉镜观察导管是否通过声门，如仍有疑问，拔出导管并提供通气后再次置入导管。使用证实导管位置的设备包括：呼末 CO_2 检测器和食管检测装置等。但所有设施均只能作为其他证实方法的辅助措施。确定导管位置后，应使用专用的导管固定架进行妥善固定。

气管插管完成后，复苏者不再需要按 30∶2 的按压与通气比来进行 CPR，即胸外按压可持续不间断以 100 次/分的速度进行，不需要中断按压来进行呼吸复苏；呼吸复苏可按 8～10 次/分的频率进行，每 2 分钟一次检查节律。避免给予过多的通气，因其可减少 CPR 时的静脉回流和心排出量。气管插管后 CPR 能更有效地实施，增加了自主循环恢复的可能性。气管导管还可作为心脏骤停患者的另一给药途径。在静脉通路未能或无法建立的情况下，一些抢救药物如肾上腺素、加压素、利多卡因和阿托品等可通过此途径使用，剂量是静脉用量的 2～2.5 倍,用生理盐水或蒸馏水稀释后经导管壁注入。有关气道管理方面的详细内容参见第六章。

(二)急救药物

心脏骤停时,基础 CPR 和早期除颤最为重要,其次才考虑药物的使用。对于初次除颤后仍为室颤/无脉性室速的患者,如果已经建立了静脉通路,抢救者在继续 CPR 和除颤的同时,必须尽早考虑使用药物。可以选择的药物有两类:血管活性药物如肾上腺素和血管加压素、抗心律失常药物如胺碘酮、利多卡因和硫酸镁等。但要注意,不要因为使用药物而影响了持续有效的 CPR 和除颤的实施。因为大量的研究显示,药物的使用并未能提高心脏骤停者的出院生存率。

肾上腺素和血管加压素虽然不能改善生存患者的神经功能预后,但可促进最初的自主循环恢复。肾上腺素的 α 受体激动作用可促进心脏骤停者在进行 CPR 时的冠脉和脑灌注压的提高。首次除颤和 2 分钟 CPR 后仍为室颤或无脉性室速的患者,可以在再次除颤的同时考虑使用肾上腺素 1mg,每 3～5 分钟重复一次。也可考虑用血管加压素 40 单位,仅用一次,以代替第一或第二剂的肾上腺素。经研究证实,加压素在心脏骤停时的作用与肾上腺素无显著的区别,即可提高 CPR 中冠状动脉的灌注压,增加重要器官的血流量和脑部氧供,因此可替代肾上腺素用于无脉性心脏骤停的治疗。其半衰期为 10～20 分钟,因作用期较长而优于肾上腺素(后者半衰期为 2 分钟)。

除颤和使用血管活性药物后,如果心律仍未改变,可以在除颤的同时考虑使用抗心律失常药物,如胺碘酮、利多卡因或硫酸镁。但也未有证据显示常规使用抗心律失常剂可增加心脏骤停者的出院生存率。研究显示,与利多卡因和安慰剂相比,胺碘酮能提高短期的住院生存率。因此,常将胺碘酮作为首选的抗心律失常药物。胺碘酮具有钠、钾离子通道的阻断作用和非竞争性的抗交感神经作用,能延长心肌细胞的动作电位,抑制房室结的传导,使传导变慢,不应期延长和 Q-T 间期延长,有血管扩张效应,能减少心肌负荷及耗氧量。首剂用 300mg,经静脉或骨髓腔通路(IO)注入,如有必要,可在 3～5 分钟内再给 150mg,24 小时的总量不超过 2.2g。不良反应有:引起血压下降,心跳减慢,甲状腺功能障碍、肺纤维化和成人呼吸窘迫综合征或引发尖端扭转型室速等。也可选用利多卡因,首剂用 1～1.5mg/kg IV/IO,必要时可在 5～10 分钟后再给 0.5～0.75mg/kg,极量 3mg/kg。中毒征象包括:说话迟钝、意识改变、肌肉痉挛、全身抽搐和心跳变慢等。怀疑尖端扭转型室速时,可以考虑硫酸镁 1～2g,用 10ml 的 5‰ 葡萄糖氯化钠稀释后,经 IV/IO 缓慢推注(5～20 分钟推完)。除了低血镁及尖端扭转型室速以外,其他的心脏骤停情况一般不推荐使用硫酸镁。复苏成功后,可以继续用胺碘酮(1mg/min×6h＋0.5mg/min×18h)或利多卡因(2～4 mg/min)静脉滴注以维持疗效。

(三)静脉用药和给药途径的选择

心脏骤停时首选的静脉输入液体为生理盐水或乳酸林格液。如通过外周途径给复苏药物时,应快速推注并随后推入 20ml 液体,抬高肢体 10～20 秒以促进药物进入中心循环。用药应在 CPR 过程中(勿中断 CPR)、节律检查后立即进行。药物可在节律检查之前准备好,待检查后即可快速给药,但给药与减少对胸外按压的干扰来说,后者更为重要。如果药物能在节律检查后立即给予(除颤前或后),它将随着除颤前后的 CPR 而进行循环。复苏时首选的给药途径是上肢的外周静脉,尽管与中心给药相比,外周给药浓度的峰值更低,循环的时间也更长,但因其操作不会干扰 CPR 的进行而有其优势。骨髓腔内置管可提供另一类似于中心静脉的给药途径,研究显示 IO 用于复苏、给药和获取血标本进行实验室检查来说都是安全和有效的，而且可用于所有年龄段的患者。当建立静脉通路有困难可考虑 IO 途径。如果除颤与外周或 IO 途径用药后自主循环未恢复，可考虑尽早安置中心静脉通路（有禁忌证者除外），如 IV 或 IO 均无法建立，有些药物（利多卡因、肾上腺素、阿托品、纳洛酮和加压素）还可通过气管导管给予。但此途径给药可导致较低的血浓度，因而需加大剂量。IV 或 IO 途径给药因有可预见的药物作用而优于气管内途径。

（四）寻找并纠正原发因素

在抢救过程中，应尽早寻找可能的原发因素并积极进行纠正，才有可能促使自主循环的恢复。常见的导致心脏骤停的原因有很多，根据首位英文字母而将其归纳为 H 和 T，包括低血容量、低氧血症、酸中毒、高/低血钾或其他代谢异常、低温、药物中毒、心脏压塞、张力性气胸、冠脉或肺动脉栓塞和创伤等。有关常见原因的识别和处理参见第九章。

本章小结

室颤/无脉性室速抢救的关键是高质量的 CPR 和尽早除颤的实施。立即实施现场 CPR，并在 3～5 分钟内进行除颤的患者往往能获得较好的预后。胸外按压应持续不间断地进行，如有可能，在除颤仪充电时也应提供 CPR 直至放电前的清场。一旦气管插管到位，胸外按压不因通气而受干扰，两位复苏者可顾自按固定频率实施按压（100 次/分）与通气（8～10 次/分，避免过度通气），每 2 分钟更换按压人员，以防按压者疲劳和按压质量与频率的下降。1 次除颤后应立即继续 CPR，做 5 个循环后再检查节律，院内有持续监测的情况下，可根据医生的判断进行调整。

建立 IV 通路是非常重要的，但不应干扰 CPR 和除颤的进行。检查节律后应尽早使用药物，可在除颤前或后使用，用药时勿中断 CPR。节律的检查应非常简短，而脉搏的检查只有在观察到有规则的节律后再进行。如无法确定有无脉搏，可继续 CPR。复苏者应牢记可能引起心脏骤停或增加复苏难度的因素：H 和 T。患者恢复自主循环后，应开始复苏后管理。如节律转为 PEA 或停搏，按 PEA/停搏流程处理。整个急救流程见图 8-10 所示。

总之，抢救时要求医护人员拥有准确评估和快速反应的能力，在人力有限的情况下，应优先考虑最有价值和最有意义的操作。牢记并遵循流程图的每一个步骤，以清晰的思路指导抢救，才能分秒必争，保证各项措施有条不紊地付诸实施。抢救者应了解流程的各个步骤并且在平时反复操练其中的关键部分，避免死记硬背其中内容，才能在抢救时熟练运用相关的知识和技能，做到临危不乱，随机应变。

成人心脏骤停
呼喊求救/启动急救反应系统

1

开始 CPR
·给氧
·连接监护仪/除颤仪

是 ← 是否为可除颤节律? → 否

2
VF/VT

3
停搏/PEA

4 除颤

5
CPR 2 分钟
·IV/IO 通路开放

是否为可除颤节律? → 否

是

6 除颤

7
CPR 2 分钟
·肾上腺素每 3~5 分钟 1 次
·考虑高级气道，CO₂ 测定

是否为可除颤节律? → 否

是

8 除颤

·如果自主循环未恢复
(ROSC)，见栏 7 或 9
·如果 ROSC，进入心
脏骤停复苏后管理

9
CPR 2 分钟
·胺碘酮
·治疗原发因素

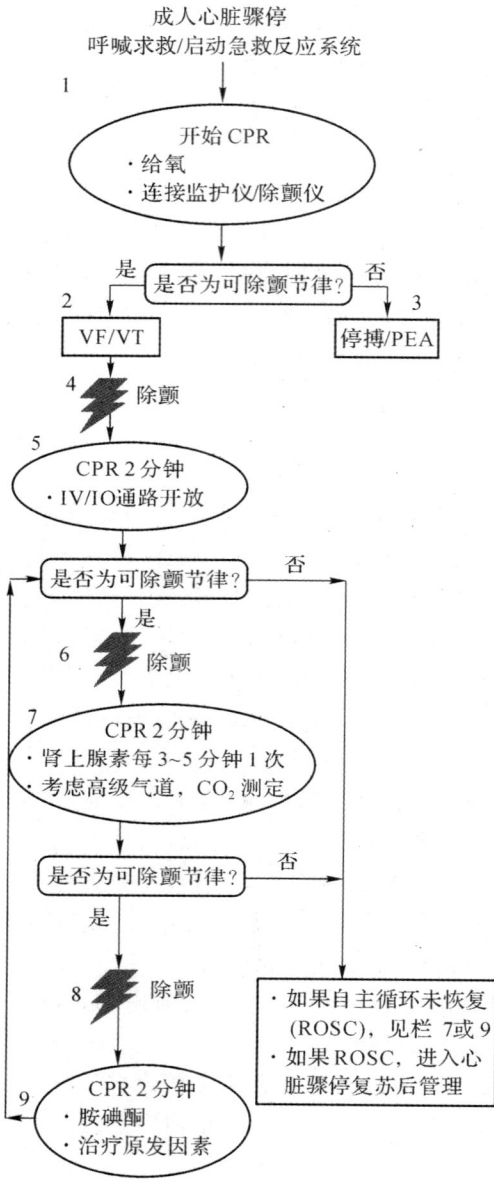

CPR 质量
· 用力压(≥2英寸或5cm)，快速压 (≥100/min)
  并允许胸廓完全回弹
· 尽可能减少对按压的干扰
· 避免过度通气
· 每 2 分钟更换按压人员
· 如无高级气道设施，则按 30:2 的按压与通
  气比进行
· 定量波形 CO_2 浓度监测
-如 $PetCO_2$<10mmHg，应尝试改善 CPR 质量
· 动脉内压力
-如舒张期压力<20mmHg，应尝试改善CPR质量

自主循环恢复（ROSC）
· 脉搏和血压
· 突然出现 $PetCO_2$ 持续升高
· 动脉压监测时出现自主动脉压力波形

除颤能量
· 双相波：制造商建议用120~200J，如不确定，
  用最大剂量。第 2 次及随后的剂量可相等，
  还可考虑较高的剂量
· 单相波：360J

药物疗法
· 肾上腺素IV/IO 剂量：1mg 每 3~5min 重复
· 加压素IV/IO 剂量：40IU替代第 1 或 2 剂肾
  上腺素
· 胺碘酮IV/IO 剂量：首剂 300mg，第 2 剂用
  150mg

高级气道
· 声门上高级气道或气管内插管
· CO_2定量波形监测以确定和监测气管导管位置
· 胸外按压持续进行，呼吸按 8~10 次/min

可逆的原因（5H，5T）
· 低血容量   · 张力性气胸
· 低氧   · 心脏压塞
· 酸中毒   · 中毒
· 低/高血钾   · 肺栓塞
· 低温   · 冠脉栓塞

图 8-10　室颤/无脉性室速抢救流程

（金奇红　张悦怡）

第九章　无脉性心脏骤停：无脉性电活动/停搏的急救管理

第一节　基本概念

一、无脉性电活动（PEA）

是指心电图上可描记到电活动但临床上无法触及患者脉搏的严重危及生命的情况。心电图上可有各种各样的表现，但心肌无机械收缩功能，因而无法产生脉搏。这是除了室颤和无脉性室速之外的又一种有心电活动但不能产生心排量的情况，需要立即进行心肺复苏。

PEA 由一组不同类型的无脉性节律组成，包括频率较快的窦性心动过速（假性 EMD）、频率较慢的室性自主节律、室性逸搏节律等（见图 9-1～9-6）。通过心脏超声和压力管监测的研究显示有电活动的无脉患者伴有机械收缩，但这种收缩太弱而无法产生经触摸或无创性血压监测可探测到的血压。PEA 常由可逆性情况导致，如果能及时识别与纠正，PEA 往往是可逆的，即可以治疗的；反之，如果不存在或找不到明确的原因，则其预后较差。

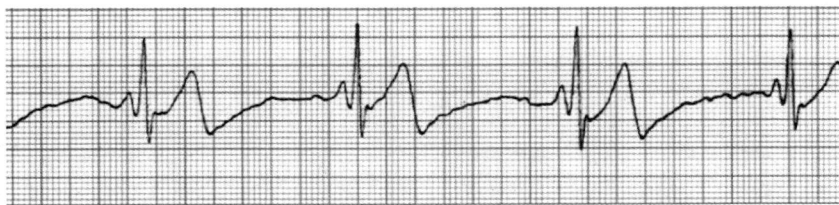

图 9-1　窦性心动过缓——无脉搏

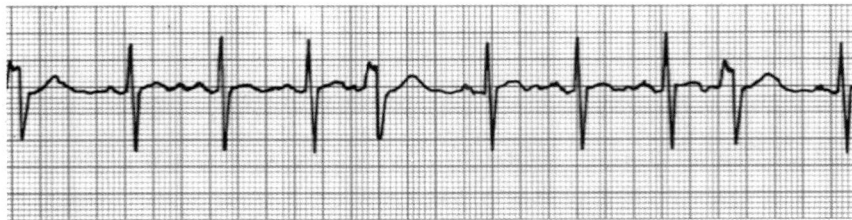

图 9-2　窦性节律伴单源性室性早搏——无脉搏

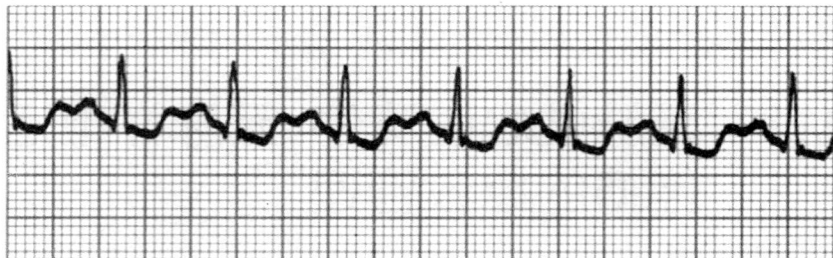

图 9-3　窦性心动过速——无脉搏

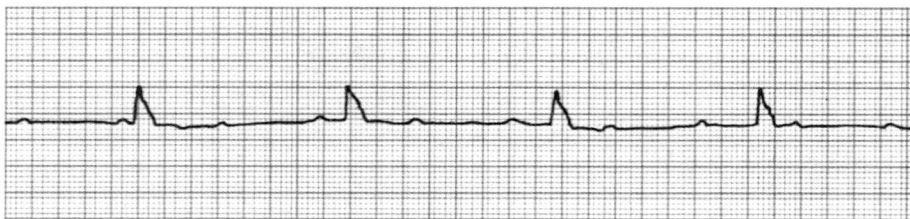

图 9-4　三度房室传导阻滞——无脉搏

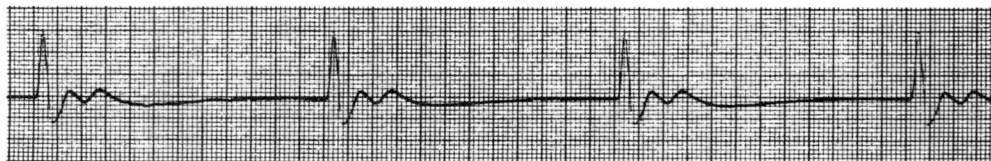

图 9-5　室性自主节律——无脉搏

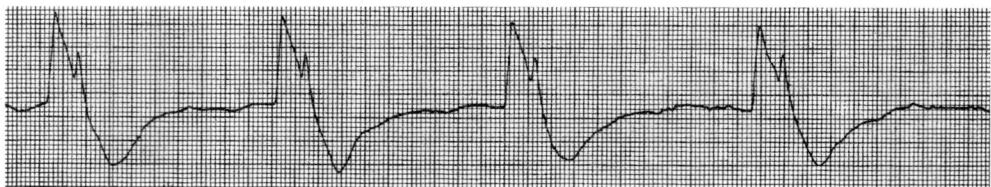

图 9-6　缓慢停搏性节律——无脉搏

二、停搏(asystole)

是指整个心脏心电活动的完全消失和机械收缩活动的终止(图 9-7)。由于不存在心室的收缩活动,因此不可能有心排出量。心电图上呈一直线,有时可见偶发的 P 波(可称为心室停顿)(图 9-8)或 QRS 波,常常将这些节律统称为濒死节律(agonal rhythm)(图 9-9)。停搏所致心脏骤停的生存率不容乐观。该节律的出现往往是死亡的预兆。复苏时,一些有规则的波形可能会短暂地出现在监护仪屏幕上,但自主循环很少能恢复。如果找不到明确的原发因素并加以纠正,其预后往往较差。因此对于停搏来说,复苏的希望在于识别和治疗可逆性的原因。复苏的关键是高质量 CPR 的实施,尽可能减少对 CPR 的干扰,以及识别可逆性原因或使病情恶化的因素。

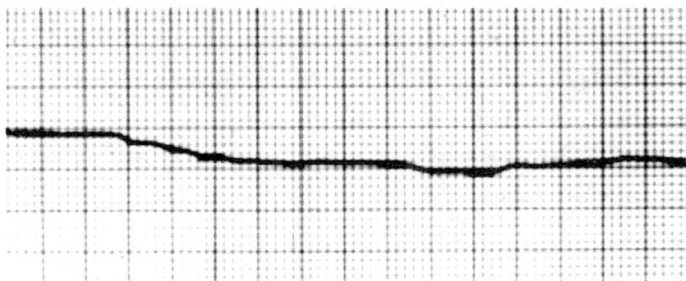

图 9-7 停搏

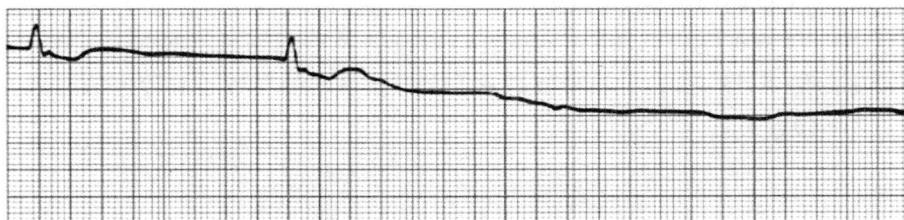

图 9-8 心室停顿（ventricular asystole）

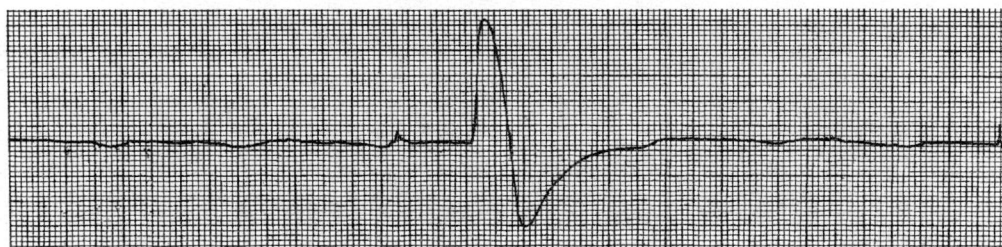

图 9-9 濒死节律

第二节 PEA 和停搏的急救流程

一、PEA 的急救流程

PEA 是心脏骤停的一种表现，需要立即按 ACLS 的流程使用 ABCD 方法对患者实施急救（图 9-10）。具体包括：

初始 ABCD 检查：着重于基础 CPR 和除颤
- Check 评估反应性
- Activate 获取急救系统帮助
- Call for defibrillator 准备除颤仪
A Airway 开放气道
B Breathing 提供正压通气
C Circulation 进行胸外按压
D Defibrillation 确定有无室颤/无脉性室速，如有，进行除颤

图 9-10 初始 ABCD 检查

（一）初始 ABCD 检查（primary ABCD survey）

该阶段着重于关注基础 CPR 的实施和是否需要除颤的正确判断。首先应评估患者的反应，如没有反应，应立即拨打急救电话以尽早获得急救系统的帮助，同时准备好除颤仪。在此基础上，可开始初始的 ABCD 检查。具体内容有：

A：开放气道。使用头后仰-抬下颌法开放气道，如创伤患者使用下颏前冲手法（详见第二章）。

B：提供正压通气。院内患者可借助简易呼吸皮囊使用 E-C 法进行正压通气。

C：进行胸外按压。没有颈动脉搏动者应立即开始高质量的胸外按压。

D：评估有无除颤指征。如确定为 PEA 节律，该患者是没有除颤指征的。

（二）后续 ABCD 的检查（secondary ABCD survey）

在初始 ABCD 检查完成后，PEA 的患者应迅速进入第二个 ABCD 流程，即人工通气和人工循环设施的使用（图 9-11）。该阶段的重点是寻找可逆的导致心脏骤停的原因并进行积极的治疗。具体内容有：

后续 ABCD 检查：着重于进一步评估和治疗	
A Airway	尽速放置气道装置
B Breathing	通过检查和其他检测装置确定气道设施位置
B Breathing	固定气道设施，使用导管固定架最为理想
B Breathing	确保有效的给氧与通气
C Circulation	建立静脉通路
C Circulation	识别节律→监测
C Circulation	根据节律和病情给予合适的药物
C Circulation	评估隐性的血流情况（"假性 EMD"）
D Differential Diagnosis	寻找并治疗已知的可逆性原因

图 9-11　后续 ABCD 检查

A：尽快放置气道装置。这些设施包括口咽通气道、鼻咽通气道、喉罩、气管导管等。恰当的气道管理能确保足够的氧合与通气，因为通气不足和缺氧是引起 PEA 的常见原因。

B：使用各种方法确保有效的给氧和通气。包括：使用两种或两种以上的方法来确认气道设施的位置；通过临床体检来初步确定，结合食管检测装置或呼末二氧化碳检测等方法来进一步确定位置；在此基础上，妥善固定气道装置（如使用专用的导管固定架）以防脱出；一旦气管导管等设施到位，应通过简易呼吸皮囊以 $10\sim15$ L/min 的方式给 100% 的氧吸入，并持续监测氧饱和度等情况。

C：循环相关的措施。包含 4 方面的内容：①建立静脉通路；②按需要给予恰当的液体或药物；③识别节律；④评估隐性血流情况（如有无非心脏本身问题的其他可逆性原因导致的假性心电机械分离）。CPR 仍应持续地进行，此时可考虑使用血管加压剂（肾上腺素或加压素），成人患者还可考虑阿托品。给药时不要中断 CPR。约 5 个循环（2 分钟）的 CPR 后，再次检查节律，如出现室颤，应进行除颤；如节律未改变，立即继续实施 CPR。有规则的节律出现时，应尝试触摸脉搏，如没有，继续 CPR；如出现脉搏，应识别节律并予以恰当处理；如患者出现规则的节律伴较好的脉搏，应开始复苏后管理。

D：鉴别诊断。寻找并治疗已知的可逆性原因。PEA 常与可逆的临床原因相关，寻找原因是 PEA 患者抢救成功的最关键部分。PEA 患者的预后较差，但如能快速识别存在的可逆原因并积极给予恰当的处理，往往能逆转心脏骤停，从而提供患者生存的机会。PEA 的急救流程见图 9-12。

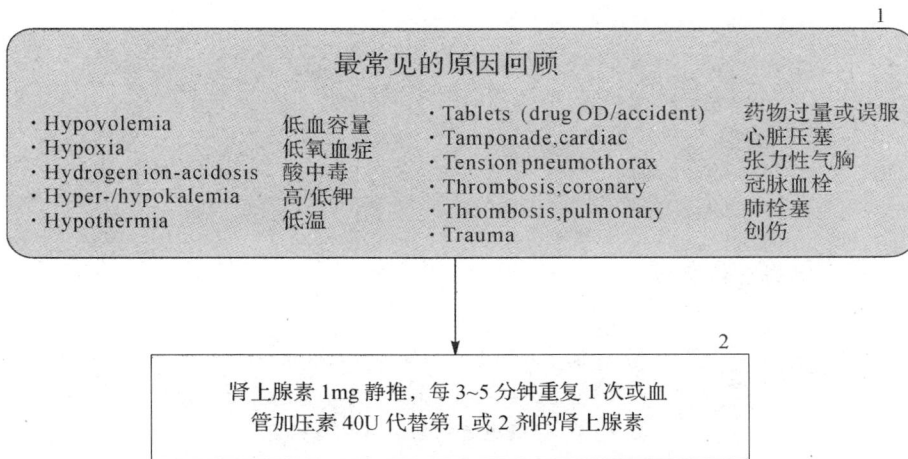

图 9-12　PEA 急救流程

二、停搏的急救流程

停搏(心室停顿)为心脏功能衰竭的终末阶段或是心脏骤停未能复苏的最终结果。偶尔,心室停顿可由进行性传导系统功能紊乱和心动过缓所导致。如能在心室停顿之前就采取相应预防和治疗措施,尚可挽救患者生命。停搏的预后极差。有时不易与室性细颤进行鉴别,心电图上的一直线可以是停搏,也可因其他各种原因所造成,故其诊断必须在两个相互垂直的导联上加以证实,以确定为真正的停搏而非其他节律。停搏患者抢救的流程与PEA 类似,即按 ACLS 步骤对其进行初始和后续 ABCD 检查,而寻找并治疗可逆性原因对停搏的复苏也是非常关键的。

(一)评估"一直线"可能的原因

导致心电图上出现一直线,除了真正的停搏外,还有可能是导联线未连接或与患者的连接脱开,或导联的选择开关未到位,如振幅太小无法显示波形;也有可能是室性细颤或"隐性室颤"等。确定为真正的停搏是进一步评估和急救的前提。

(二)急救步骤

应按 ABCD 的标准流程对停搏患者实施抢救(同 PEA)(图 9-13,9-14)。复苏者应安置高级气道设施(如气管导管、气管-食管联合导管、喉罩等),然后按固有频率各自实施按压(按 100 次/分持续不间断按压)与通气(8～10 次/分),每 2 分钟转换角色,以防按压者疲劳和按压质量与频率的下降。安置高级气道设施时应尽可能减少对按压的干扰,在建立静脉或骨髓腔通路时也不能中断 CPR。

与 PEA 一样,识别停搏的可逆原因是抢救成功的重要环节,即在实施基础生命支持的措施后应快速进入到第二个 D。提供气道保护、保持足够、有效的通气是评估和处理停搏原因的首要措施,即呼吸支持对于维持患者的酸碱平衡是至关重要的。如果明确不是室颤节律,那么常规对停搏的心脏给予除颤是非常有害和不提倡的,因为电击后的心脏更难恢复自主的心跳。

初始 ABCD 检查:关注基础 CPR 和除颤
- Check　检查反应性
- Activate　启动 EMS 系统
- Call for defibrillator　让人带除颤仪来

A Airway　开放气道
B Breathing　提供正压通气
C Circulation　进行胸外按压
C Circulation　确认为真正的停搏
D Differential Diagnosis　评估有无室颤/无脉性室速,有指征时除颤
　　　　　　快速现场调查:
　　　　　有无证据显示患者不需要进行复苏?
　　　　　　(如 DNAR 医嘱,死亡征象)

图 9-13　停搏患者的初始 ABCD 检查

后续 ABCD 检查:关注进一步评估和治疗
A Airway　尽早放置气道装置
B Breathing　通过体检和相关装置确认气道设施位置
B Breathing　保护气道设施:使用专用固定支架最为理想
B Breathing　确保有效的氧合与通气
C Circulation　确认为真正的停搏
C Circulation　建立静脉通路
C Circulation　识别节律→监护
C Circulation　根据节律和临床情况给恰当药物
D Differential Diagnosis　寻找并治疗可逆性原因

图 9-14　后续 ABCD 检查

（三）终止复苏

停搏常为死亡前兆而非可治疗的节律。对于停搏患者,应主动寻找是否有"不复苏"的医嘱（do not attempt resuscitation,DNAR）情况,尤其对于肿瘤晚期的患者,有此医嘱者可不对其进行复苏。复苏者遵循标准流程对患者进行积极寻找原因和相应处理后,如病情无任何改善,可考虑作出终止复苏的决定。但该决定不能简单地根据抢救时间的长短而定,神经学的检查也并不是决定终止复苏的依据,而是将临床判断和对人尊严的尊重作为主要考虑的因素。

下列情况可考虑停止复苏:①经气管插管和给氧、开通静脉并根据不同节律使用了恰当的药物治疗后仍然为心室停顿或濒死心律者;②出现持续的停搏或其他濒死的心电图节律且未发现有可逆原因者;③开始 CPR 之前确定心脏和呼吸停止的时间已达 15 分钟以上,除外某些特殊情况如溺水、低温、电击、药物中毒等。

PEA/停搏的急救处理流程见图 9-15。

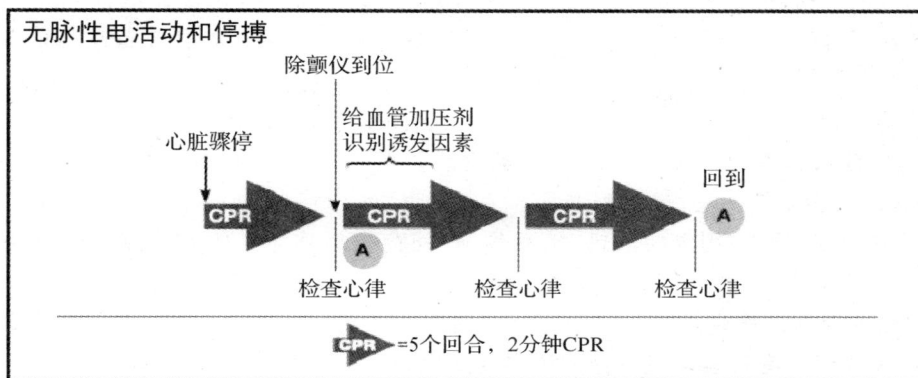

图 9-15　PEA 与停搏的处理流程

第三节　PEA 和停搏的常见原因与处理原则

一、PEA/停搏的常见原因与识别

引起 PEA 和停搏的原发因素往往不止一个，有时多个因素可同时存在。这些原因大致可分为 10 大类，包括"5H"和"5T"（见图 9-12）。

下面分别对 PEA/停搏的常见原因的识别方法和处理要点加以说明。

（一）低血容量或失血

低血容量是 PEA 的常见原因，严重低血容量典型的节律表现为：心动过速伴有窄波或正常形态的 QRS 波。怀疑低血容量时，可快速静脉推注 500ml 生理盐水（称为经验性治疗剂量），兼有治疗和诊断之用。

1. 诊断线索。患者有创伤或体液、血液丢失的病史；颈静脉塌陷；进行 CPR 时无脉搏或脉搏微弱。

2. 处理原则。补液和控制出血。

（二）缺氧

缺氧是引起 PEA/停搏较为常见的原因。往往因为通气不足，未给氧而导致缺氧。

1. 诊断线索。患者有呼吸系统疾患史；在进行通气或插管时遇到困难和持续存在的青紫或缺氧状态。

2. 处理原则。评估与通气相关的问题并进行处理。评估的内容有：

（1）气道是否通畅。如昏迷患者应使用头后仰-抬下颌法保持气道的持续开放状态；如有可见异物或分泌物等应及时清除或进行吸引。

（2）插管位置是否正确。抢救过程中，对患者进行任何操作或搬动后都应检查导管的位置，防止其误入食管、进入一侧支气管或脱出而导致低氧血症。

（3）氧气装置有无正确连接、是否通畅。因抢救、操作等可导致吸氧连接管与氧气装置的分离或氧气管发生扭曲，从而导致吸氧中断或吸入氧浓度的不足。

（4）潮气量是否足够，通气是否有效。通气过程中应观察胸廓的起伏情况，所给潮气量应使胸廓有可见的抬起，一般为 6～7ml/kg。评估通气时有无阻力，防止气胸等并发症的出现。持续监测血氧饱和度情况。

在通气时应排除 4 种常见的情况,可用"DOPE"来记忆,即导管移位(displacement of tube)、导管堵塞(obstruction of tube)、张力性气胸(pneumothorax)和设备故障(equipment failure)。

（三）高血钾

1. 诊断线索。患者有服用钾剂、其他药物或肾衰竭的病史;心电图表现有高尖 T 波、宽大的 QRS 波或正弦波。

2. 处理原则。可使用碳酸氢钙、碳酸氢钠、葡萄糖加胰岛素的方法或透析疗法等来降低血钾。

（四）预先存在的酸中毒

1. 诊断线索。有肾衰竭或其他酸中毒的病史。

2. 处理原则。改善通气和考虑使用碳酸氢钠。

（五）低温

1. 诊断线索。有暴露于低温环境、用药、酗酒、糖尿病、淹溺、脓毒血症的病史或冰冷的患者。

2. 处理原则。采用各种主动和被动复温的措施(详见第二章)。此过程中应注意有复温性心律失常发生的可能性。应进行气管插管并妥善固定,尽量避免不必要的移动、操作及用药。

（六）心脏压塞

心脏压塞是指由于心包腔内压力的积聚使心室舒张期充盈不足(如早期心室的快速充盈受阻、舒张期心脏各腔室间的压力相等)进而导致每搏排出量及心排量的急剧下降。一般都会有奇脉的出现。尽管由心脏压塞导致 PEA/停搏并不常见,但大多数情况下,心脏压塞是一可逆性情况,及时识别与处理可获得相对较好的预后。

1. 诊断线索。患者有下述疾病史:创伤,胸痛,近期做过 CPR,有急性心肌梗死史,或先前有心脏手术史,局部有转移性肿瘤,近期有过发热或病毒感染史;有颈静脉怒张;进行 CPR 时无脉搏或脉搏微弱。在发生 PEA/停搏之前,患者可能已出现心脏压塞的表现。这些临床表现包括:出现奇脉、心包摩擦音,中心静脉压升高,X 片上可见心脏正常或增大,胸部 X 片可见纵隔增宽、气胸或血胸,典型者可见到心电图上电活动的改变(图 9-16)。

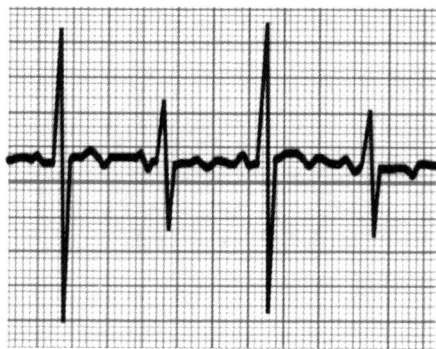

图 9-16　PEA 电活动的改变

2. 处理原则。包括补液和用针头行心包穿刺减压。

心包穿刺的目的主要是解除心脏压塞和获取诊断性检查的标本或与静脉压升高相关的资料。适应证包括:危及生命的情况;严重的血液动力学障碍或收缩压下降超过 30mmHg。一般可以用心脏 B 超指导心包穿刺的操作,如濒危的紧急情况可直接行剑突下穿刺。穿刺前应进行心电图及血液动力学的持续监测，并使所有复苏设备处于备用状态。心包穿刺的危险性包括心律失常、心肌或冠脉的撕裂伤、穿刺时空气不慎进入心腔、胸膜积水或气胸等，而穿刺过程中的撕裂伤本身也可引起出血，进而导致心脏压塞的发生。具体用物和操作步骤详见第二十章。

（七）张力性气胸

张力性气胸是指空气进入胸膜腔导致的肺塌陷。即压力下的气体使静脉回流受阻，纵隔移位，腔静脉扭曲，心排出量减少和心血管塌陷，最终导致 PEA/停搏的发生。

1. 诊断线索。患者有创伤、中心静脉置管、近期进行过 CPR 或胸部手术史，或有 COPD 病史；有颈静脉怒张、气管移位的体征，或进行 CPR 时无脉搏或脉搏微弱等。有自主呼吸的患者往往易于诊断，除了颈静脉怒张等体征外，还可有呼吸窘迫、面色红润、心动过速、低血压等表现。但患者也可无任何上述情况而仅表现为无脉性电活动。

2. 处理原则。紧急针头胸腔穿刺和补液。在第二肋间靠近胸骨处进行针头穿刺排气是最首要的挽救生命的措施。应尽快诊断以预防心血管塌陷及心脏骤停。张力性气胸不能等待 X 线片的结果来确定诊断，如高度怀疑或病情危急，可依据临床表现，直接用大型号针头在锁骨中线第二或第三肋间进行穿刺减压。注意从肋骨的上缘进针，以避开肋骨下缘的神经和血管。胸腔穿刺的并发症包括误诊导致的气胸、肺的撕裂伤、乳内或肋间血管撕裂以及血胸等。具体的操作过程详见第二十章。

（八）大块肺栓塞

1. 诊断线索。有深静脉栓塞、髋部骨折、创伤或口服避孕药史；进行 CPR 时无脉搏或脉搏微弱。

2. 处理原则。手术进行肺栓塞切除或使用溶栓疗法。

（九）大块急性心肌梗死

1. 诊断线索。有胸痛或急性心肌梗死的病史。

2. 处理原则。使用肾上腺素、主动脉内球囊反搏以及按心肌梗死急救常规处理（详见第十二章）。

（十）药物过量

1. 诊断线索。有服药史，床边发现药瓶，年轻的患者。

2. 处理原则。ABC 评估和 CPR，明确药物种类，用各种方法排除药物或使用特殊的药物拮抗疗法（如纳洛酮、活性炭、乳果糖等），补液和使用肾上腺素。

二、PEA/停搏的常用药物

对于 PEA/停搏，在持续进行 CPR 的同时可考虑使用一些药物。尽可能在节律检查后立即给药。但要注意，不要中断 CPR 来进行用药。因为研究发现，药物并未显示能改善患者的出院生存率或神经系统功能预后，但使用血管加压剂有助于自主循环（ROSC）的恢复（详见第四章）。

1. 肾上腺素。标准剂量为：1mg 静脉推注，每 3～5 分钟一次，没有极量限制。PEA 和停搏患者在 CPR 开始后应尽早使用。

2. 血管加压素。可用 40U 代替第 1 或 2 次的肾上腺素。一般用一次。

3. 碳酸氢钠。1mmol/kg 静脉推注。每 10 分钟可重复一半剂量，或根据动脉血气分析结果调整。使用适应证：预先存在的高血钾（Class Ⅰ）；预先存在的代谢性酸中毒、三环类抗抑郁药过量或药物过量时碱化尿液（Class Ⅱa）；气管插管及较长时间的心脏骤停后（可能已合并代谢性酸中毒),或较长时间的心脏骤停后恢复自主循环(Class Ⅱb)。对于缺氧性乳酸酸中毒的患者,碳酸氢钠是有害的,故而禁忌使用(Class Ⅲ),此时改善通气是首要考虑的措施。心脏骤停的早期往往不主张使用。

三、PEA/停搏急救时的关键点和常见误区

1.评估患者,识别 PEA 或停搏节律,确定引起该无脉性节律的原因并采取相应治疗措施。

2.立即开始 ABCD 检查的所有步骤和进行高质量的 CPR。

3.经常、反复评估通气情况。

4.如无特殊治疗,则给肾上腺素 1mg,每 3~5 分钟用 1 次,或加压素 40U 代替第 1 或第 2 次的肾上腺素。

5.根据监护仪上显示的 QRS 波形态分析可能的原因:

(1)快速、正常的 QRS 波:可能是循环容积不足、心脏压塞、张力性气胸或肺栓塞等。

(2)宽的 QRS 波:血钾过高或过低。

(3)频率慢:缺氧。

6.了解患者体检发现与可能原因的关系。

(1)颈静脉怒张:气胸、心脏压塞、右心梗死。

(2)颈静脉塌陷:失血、脱水。

(3)肺呼吸音不对称:气胸。

(4)肺部啰音:心力衰竭。

7.抢救后如节律发生改变应检查脉搏,有脉搏时需测量血压,并做好复苏后管理。

8.急救时的常见危险与错误。

(1)未评估患者。

(2)未进行胸外按压。

(3)未考虑或太晚开始寻找引起 PEA/停搏的原因。

(4)单纯用肾上腺素治疗。

(5)未考虑患者的通气/插管问题。

(6)错误地进行了不必要的除颤。

(7)只依靠单个导联即作出停搏的诊断。

导致 PEA/停搏可能的原因和诊断、处理要点总结见表 9-1。

表 9-1　引起 PEA/停搏的常见原因与处理要点

原因	诊断线索	处理要点
低血容量	病史、颈静脉塌陷	补充血容量
低氧血症	发绀、气道和呼吸评估、血气分析	开放气道、通气、给氧
心脏压塞	病史、CPR 时无脉搏产生、颈静脉怒张、低血压、心动过速、脉压变小、突然心率变慢	心包穿刺
张力性气胸	病史（创伤、哮喘、呼吸机、COPD)、CPR 时无脉搏、颈静脉怒张、气管向对侧移位	减压 (针头穿刺、胸管放置)

续表

原因	诊断线索	处理要点
低温	意外低温病史、核心体温测定	复温,对症处理
大块肺栓塞	病史、CPR 时无脉搏、颈静脉怒张	外科手术去除血栓、溶栓疗法
药物过量(三环类、洋地黄、β受体或钙通道阻滞剂)	服药病史、心动过缓、瞳孔大小、神经系统检查	药物筛选,ABC 评估和处理,用各种方法排除药物,使用活性炭、乳果糖
高钾血症	病史(肾衰竭、糖尿病、透析、药物)	钙剂、胰岛素—葡萄糖—碳酸氢钠、透析
预先存在的严重酸中毒	预先存在对碳酸氢钠治疗有效的酸中毒、肾衰竭	碳酸氢钠、改善通气
急性大块心肌梗死	病史、心电图、心肌酶谱	详见急性冠脉综合征的治疗

PEA/ 停搏急救的总流程见图 9-17。

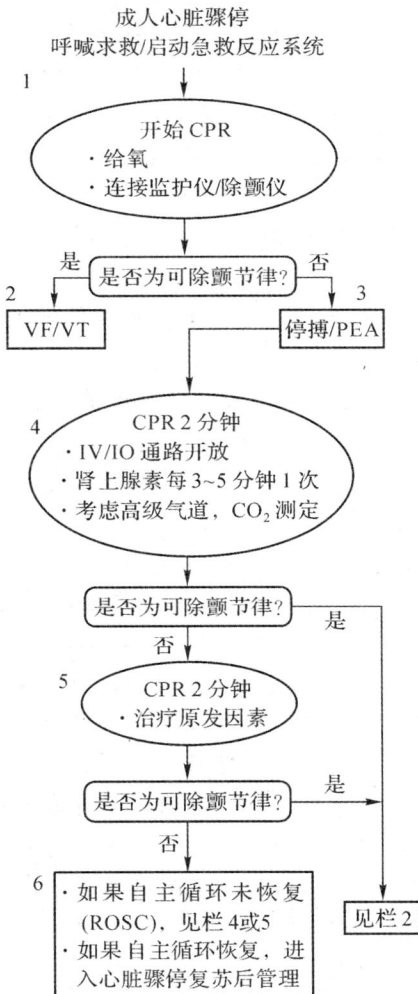

图 9-17　PEA/停搏抢救总流程

(张悦怡)

第十章 心动过速的急救管理

心率＞100 次/分称为心动过速。根据 QRS 波的形态表现可以对心动过速进行分类。窄波心动过速的主要类型有心房颤动/心房扑动、窦性心动过速、室上性心动过速等；宽 QRS 波的心动过速有室性心动过速、室上性心动过速伴室内差异传导、预激性心动过速等。作为专业急救人员，应学会区分窦性心动过速、窄 QRS 波的室上性心动过速和宽 QRS 波心动过速。虽然区分室性和室上性心律较为困难，但一般来说，大多数宽 QRS 波的心动过速是起源于心室的。根据临床上心动过速患者的血液动力学状态是否稳定，将其分为稳定性和不稳定性。不伴有胸痛、气急、肺水肿、充血性心力衰竭、低血压、休克或意识水平下降等血液动力学障碍表现的心动过速称为稳定性心动过速。反之，伴有上述症状和体征的心动过速称为不稳定性心动过速，又称为症状性心动过速。不同的心动过速其急救原则也有所区别。临床上对于不稳定性的心动过速，需要立即识别和采取紧急的干预措施，否则会导致严重后果。

第一节 稳定性心动过速

稳定性心动过速是指心动过速不伴有严重的症状和体征者。此类患者的处理主要分三步进行：评估患者；评估心电图节律和治疗心律失常。

所有来院的心动过速患者都应按常规进行初步的治疗，这些常规措施包括给氧、开通静脉、连接监护仪进行心电监护、进行 12 导联心电图以及床边胸片的检查等。

一、第一步：评估患者

按常规对患者进行初步处理后，进入心动过速管理的第一步，即评估患者情况稳定还是不稳定，是否存在因心率过快导致的严重症状与体征。严重的症状与体征包括：持续的胸痛（是否为缺血性或急性冠脉综合征）、气急（有无肺水肿，是否为充血性心力衰竭）、低血压（是否为体位性低血压，有无眩晕或头晕）、意识水平下降（是否为脑灌注不良）以及临床休克的表现（有无皮肤湿、冷或外周血管的收缩）等。如患者不存在上述表现，则可确定其为稳定性。一般来说，＜150 次/分的心室率时很少会出现严重的症状与体征。对患者的评估应迅速完成，以判断患者的情况是否需要紧急的干预。对稳定患者，可先进行 12 导联心电图的检查，根据心律考虑治疗方案，同时尽早请专科会诊，一起参与患者的治疗尤其是药物的选择；而对于不稳定的患者，应考虑其症状与体征是否由心率过快所引起，并遵循不稳定性心动过速的急救原则实施紧急的干预（见第二节）。但稳定与否未必界线分明，临床上应加强观察。

二、第二步：评估和识别心电图的节律

对于稳定性心动过速，接下来应评估并识别心电图上的节律。一般将心动过速的节律

分为窄波心动过速和宽 QRS 波心动过速两大类。又根据波形是否规则而进行区分和治疗。常见的种类有：①房颤/房扑；②窦性心动过速；③阵发性室上性心动过速；④室性心动过速等。各种心电图的识别方法见第七章：基本心电图知识与心律失常的鉴别。

三、第三步：治疗心律失常

不同类型稳定性心动过速的治疗方法有所不同。所有患者都应在心电监护、建立静脉通路等常规的措施开始后进行 12 导联心电图的检查，根据 QRS 波的宽窄和节律是否规则以及对收集到的临床资料的分析来采取迷走手法、药物疗法和电复律等治疗方法。

（一）窄波心动过速

窄波心动过速是指 QRS 波宽度＜0.12 秒的心动过速。根据节律是否规则又分为两类。

1. 不规则的窄波心动过速。可能为房颤（图 10-1）/房扑（图 10-2）或多源性房性心动速。如病情稳定，此类患者应进行 12 导联心电图检查并尽早请专科会诊。应持续关注患者的临床状况是否稳定，有无心功能受损或存在预激综合征（WPW），房颤/房扑发作持续的时间是否已超过 48 小时等。对于不稳定的患者应进行紧急治疗和控制过快的心率。转律的药物常用胺碘酮、普罗帕酮、地高辛等，控制心率可选用硫氮䓬酮、β 受体阻滞剂或镁剂等。需要注意的是，慢性房颤患者（或发作时间超过 48 小时者）可在心房内形成血栓，从而进一步导致脑栓塞，因此应尽早请心内专科介入患者的治疗，如进行心律的转复。对于发作时间已超过 48 小时的患者，在纠正心动过速前应先使用抗凝剂，除非患者情况不稳定或经食管超声证实没有左房血栓。对于房颤/房扑伴有 WPW 者，不要使用房室结阻滞剂如腺苷、钙通道和 β 受体阻滞剂、地高辛等，因其可矛盾性地引起心室率的进一步加快。有肺部疾患或充血性心力衰竭时应慎用 β 受体阻滞剂。没有明显症状/体征时不需要着急做心律的转复，去除原发因素和用药物控制心率后，常会自动回复窦性节律。

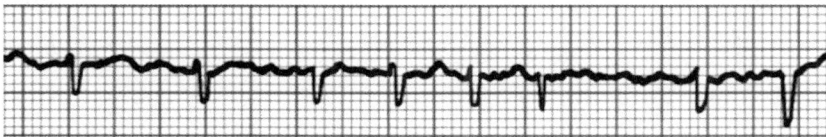

图 10-1　房颤

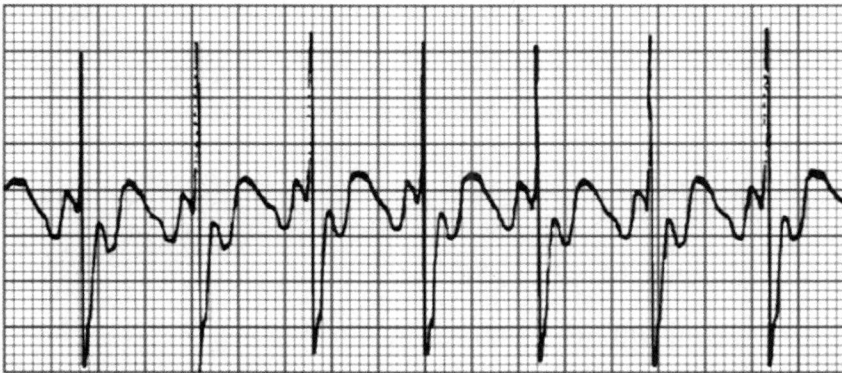

图 10-2　房扑

2. 波形规则的窄波心动过速。规则的窄波心动过速可分为窦性心动过速、异位房性心动过速或阵发性室上性心动过速。对于稳定的心动过速患者,可先尝试诊断与治疗性手法如迷走神经刺激手法和腺苷等。如无效,应考虑专家会诊,同时继续上述转律方法;如心律转复,可能为折返性室上速,可加强监测,必要时重复给药;仍未转复,可能为房扑、异位房速或交界性心动过速,此时应控制心率、寻找原发因素并请专家会诊介入治疗。如在治疗过程中,患者的情况转为不稳定,应考虑同步电复律。

异位房速或交界性心动过速属于自主性(自律性增高)心动过速,因此对阻滞性药物有较好的反应,而阵发性室上速属于折返性心动过速,使用电复律常有较好的效果。

(1)窦性心动过速。窦性心动过速(图10-3)很常见,通常是窦房结对各种刺激或拟肾上腺素药物作用的反应,如存在发热、疼痛、焦虑、低血容量、休克、心肌损害等血液动力学不稳状态而导致了反射性的心动过速。其治疗重点是找寻原发因素并行针对性处理而不是转复心律。如对疼痛、焦虑者使用镇痛和镇静剂,对低血容量者补充血容量,对心肌损害者加强血液动力学监测和药物治疗等相应处理后,往往能自动恢复正常的窦性节律。因此,在未治疗原发因素的前提下,对窦性心动过速的患者进行转律或减慢心率的处理是错误的。

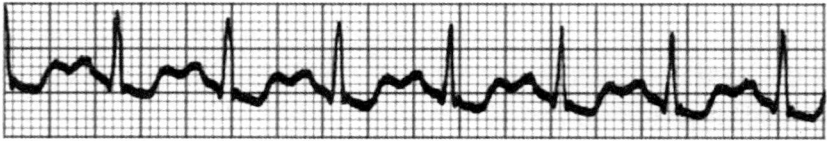

图 10-3　窦性心动过速

(2)阵发性室上速(PSVT)。其特征是室上性心动过速突然发生和突然中止(图10-4)。常与折返机制有关。其速率通常超过窦性心动过速(即>120次/分)。如果QRS波是窄的(<0.12秒)或宽QRS波伴有束支差异传导存在(图10-5),通常认为其起源于心室之上。对于无其他器质性心脏疾病的年轻人,常可耐受PSVT的快速心率。但对于老年人或合并冠心病或瓣膜病变等心脏疾病者,就有可能因心率过快而诱发或加重心肌的缺血或梗死、甚至引起心力衰竭或心源性肺水肿。治疗的方法有:

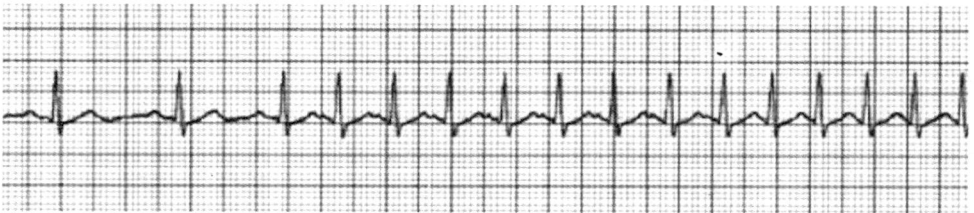

图 10-4　阵发性室上性心动过速

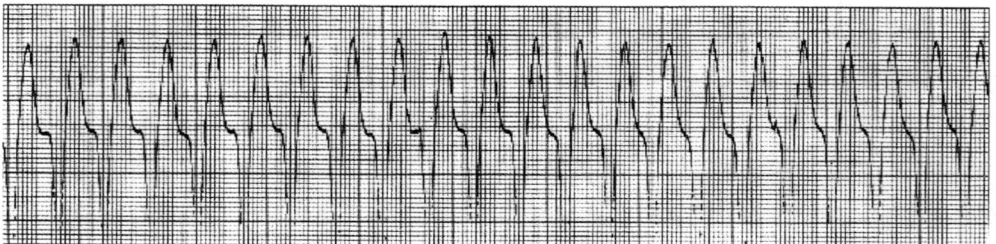

图 10-5　宽波心动过速

1)迷走神经手法。阵发性室上速治疗的关键是打断心房—房室结—心室之间的折返环。刺激迷走神经，增加其兴奋性可减慢房室结处的传导速度，从而中断折返。单独迷走刺激法可终止约 20%～25% 的室上速。刺激的方法包括：颈动脉按摩、屏气、冰水浸泡、剧烈咳嗽、放置鼻胃管、用压舌板或手指刺激舌根和咽喉部，蹲坐或直膝弯腰、直肠手指环形按摩等。

常用颈动脉窦按摩法：将患者头转向左侧，在靠近下颌角的右颈动脉分叉处，施以有力而短暂的压力，如无效，可做 5～10 秒旋转的"按摩式运动"，如仍无效，将患者头转向右侧，施行左颈动脉按摩。实施迷走神经手法时需注意以下几点：①老年患者中禁止使用颈动脉按摩；②千万不能双侧同时按压；③按压前应先听有无颈动脉的杂音，如有，则禁止按压；④有缺血性心脏疾病的患者应避免使用冰水泡脸法；⑤勿压迫眼球（即不主张使用压眶法），因有可能发生严重的并发症如视网膜剥离。已有不少报道，颈动脉窦按摩可发生脑栓塞、晕厥发作、窦性停搏或心室停顿、加重房室传导阻滞、在洋地黄中毒患者中出现反常心动过速等并发症。因此在使用迷走神经手法之前，应对患者做好心电图监测和静脉开通，准备好阿托品及利多卡因等抢救药品。

2)药物疗法。抗心律失常的药物本身常可诱发新的心律失常，也可能恶化心功能状况，因此强调单用药为原则，多重用药可能对患者有害；如患者临床情况稳定，应尽可能优先确立心电图诊断再加以治疗，可请专科一起介入患者治疗方案的选择。常用药物有腺苷、钙通道阻滞剂和 β 受体阻滞剂等。

腺苷：①作用特点：抑制窦房结和房室结；终止房室结的折返性心动过速；通过产生短暂的心房-心室或心室-心房的阻滞或停搏而便于房颤、房扑以及其他房性或室性心动过速的诊断；半衰期较短（约为 5 秒）；可能会使 PSVT 复发；但对血液动力学的影响较小。②使用方法与注意事项：对于迷走刺激无反应的室上速，可用腺苷 6mg 快速静推，需在 1～3 秒内推完，随后立即推注生理盐水 20ml，然后抬高上肢以促使药物快速进入中心循环。如需要，可在 1～2 分钟后再次推注 12mg，一般可用三次（6mg－12mg－12mg）。当腺苷快速静推时，患者可感受到类似于心绞痛一样的短暂胸部不适或疼痛，因此用药前应告知患者，同时准备好抢救物品和药物，严密监护，如出现心跳骤停时，要立即进行 CPR。如心律转复，应加强监护，如再发，可考虑长效房室结阻滞剂如地尔硫䓬或 β 受体阻滞剂。

钙通道阻滞剂：如腺苷转律失败，可考虑使用非二氢吡啶类钙离子阻滞剂（如维拉帕米或地尔硫䓬）或 β 受体阻滞剂等。这些药物主要作用于房室结，通过对传导的阻滞或减慢心室对快速心房节律的反应来终止折返性的心动过速。

维拉帕米（异搏定）和地尔硫䓬具有负性肌力作用，能减慢传导并降低房室结的反应性，终止折返性心动过速并控制房性心动过速的心室率。

维拉帕米的用法：2.5～5mg 静脉推注，用 2 分钟以上的时间推完（老年人应 >3 分钟）；如果需要，每 15～30 分钟可重复 5～10 mg；总量不超过 20 mg。也可每 15 分钟静脉滴入 5mg，总量 30mg。仅限于窄 QRS 波的折返性室上速或明确为室上性心律失常伴有正常的血压时考虑使用；禁用于宽 QRS 波的心动过速患者；可降低心肌收缩力、加重充血性心力衰竭，因此心功能不全的患者禁用。如使用维拉帕米后需考虑应用 β 受体阻滞剂（如心得安），应间隔 30 分钟，否则有导致严重心动过缓甚至心室停顿的危险。如用药后引起血压下降或其他不良反应，可取垂头仰卧位、进行补液，必要时缓慢静注氯化钙。

地尔硫䓬的用法：15～25mg（或 0.25mg/kg）静脉推注，用 2 分钟以上的时间推完，如有必要，可在 15 分钟后再用 20～25mg（或 0.35mg/kg）静脉推注，维持量为 5～15mg/h，根据心率调整。禁用于心功能不全或伴有预激综合征（WPW）的房颤/房扑患者。

β受体阻滞剂：包括阿替洛尔、美托洛尔、拉贝洛尔、普萘洛尔和伊斯洛尔等，能降低儿茶酚胺效应，减慢心率和降低血压，对急性冠脉综合征者具有心血管保护作用。常用于控制心动过速患者的快速心室率。阿替洛尔的用法：5mg 缓慢推注（＞5 分钟），10 分钟后如无反应，可再用一剂。普萘洛尔的用法：按 0.1mg/kg 分成 3 个相等的剂量，每 2～3 分钟 1 次缓慢静脉推注。用药的速度不应超过 1mg/min。如需要，2 分钟后可重复上述总量（0.1mg/kg）。β受体阻滞剂的不良反应包括心动过缓、房室结传导减慢和低血压等。禁用于二度或三度房室传导阻滞、低血压、严重的充血性心力衰竭、伴有支气管痉挛的肺部疾患以及有预激综合征的患者。

（二）宽波心动过速

宽波心动过速是指 QRS≥0.12 秒的心动过速。对于此类型心动过速，区别室性还是室上性伴室内差异传导往往较为困难，如患者情况稳定，应尽早请心内科会诊以明确诊断，可通过 12 导联心电图的检查、临床资料分析或其他辅助性检查来帮助诊断。室性心动过速是潜在致命的心律失常，因而需要立即进行处理；而室上性心动过速通常危险性较小，可按一般急救程序处理。应当记住：伴有 QRS 波增宽、快速而规则的心动过速，如果无法判断是室性还是室上性时，应将其归为室性心动过速处理，除非有明确证据排除其可能性。对于稳定的宽波心动过速，应确定其节律是否规则，规则的宽波心动过速常为室性心动过速或室上性心动过速伴旁路传导；如节律不规则，常为房颤伴 WPW 或多形性室性心动过速。

1. 节律规则的宽 QRS 波心动过速。如考虑为室上性心动过速，可使用腺苷；如考虑为室性心动过速（图 10-6），可先试用抗心律失常药物。常用胺碘酮，具有钠、钾、钙通道的阻滞作用和 α、β 受体阻滞特性。用法：150mg，用 10 分钟时间静脉推注，必要时可重复。随后按 1mg/min 静滴 6 小时，然后按 0.5mg/min 静滴维持 18 小时。如需要，对于再发或顽固性心律失常可每 10 分钟一次给 150mg，直至日静脉用总量达 2.2g。也可用利多卡因，初始剂量从 0.5～0.75mg/kg 至 1～1.5mg/kg。如需要，5～10 分钟后可重复，剂量为 0.5～0.75mg/kg，总量为 3mg/kg；维持剂量为 1～4mg/min。其他可用的药物如索他洛尔，具有非选择性的 β 受体阻滞作用，可延长动作电位时程，增加心肌组织的不应期时间。常按 1～1.5mg/kg 静脉注射，然后以 10mg/min 静脉滴注。如上述治疗无效，或患者出现相应的症状与体征（如有意识改变）可考虑同步电复律（见不稳定性心动过速的处理）。

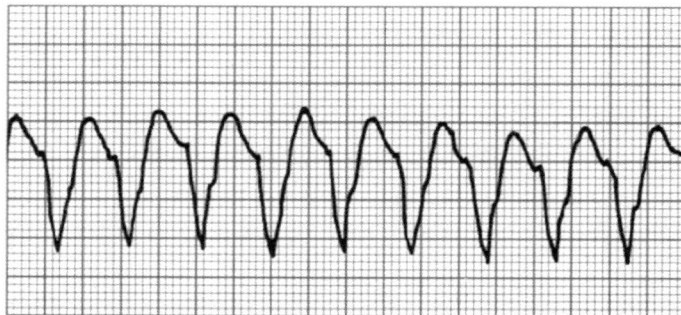

图 10-6 持续性室性心动过速

心动过速常用治疗药物的剂量、适应证和注意事项等的说明见表 10-1。

表 10-1　常用治疗心动过速的药物

药物	剂量	适应证	备注
腺苷	6—12—12mg 成人三阶段疗法(初始剂量 6mg 在 1～3 秒内推完,必要时 1～2 分钟后可用第 2 次 12 mg,如需要可再用一次 12 mg)	窄波折返性室上速	*半衰期短,<5 秒 *会有短暂性血管扩张症状
胺碘酮	初次剂量 150mg,10 分钟内静脉缓注,需要时 10 分钟后重复。缓慢静滴维持 1mg/min × 6h (360mg),接着 0.5mg/min × 18h(540mg);必要时可加注一初始剂量	室颤/无脉性室速和其他室性或室上性心律失常	室颤及无脉性室速的初始剂量为 300mg 静脉推注,3～5 分钟可重复用 150mg,最大静脉累积量 2.2g/24h
普鲁卡因酰胺	20mg/min 静脉滴注直至 (1)心动过速已矫正 (2)血压下降 (3)QRS 波增宽 50% (4)已达 17mg/kg 的最高剂量	*未明确类型的宽波心动过速 *阵发性室上速用腺苷治疗无效但临床情况稳定 *WPW 综合征并发房颤/房扑	*电解质异常时可诱发心律失常 *可使 Q-T 间期延长 *心功能异常者会恶化临床状况
利多卡因	1～1.5mg/kg 静脉推注,每 5～10 分钟可重复半量,最大剂量 3mg/kg,再以 1～4mg /min(30～50μg/kg/min)作维持量静脉滴注	*室颤/无脉性室速 *宽 QRS 波的阵发性室速	*可抑制中枢神经系统; *肝功能异常时宜减量; *不建议急性心肌梗死时例行用于预防室性心律失常
地尔硫草	约 15～20mg (0.25mg/kg)2 分钟静脉缓注,15 分钟后再以约 20～25mg (0.35mg/kg)静脉缓注 1 次,维持量为 5～15mg/h 静滴	*房颤/房扑心率过快 *窄波室上速(非折返性)	
维拉帕米(异搏定)	2.5～5mg 2 分钟静脉缓注,15～30 分钟后可再给 5～10mg,最大剂量为 20mg	*稳定性窄波 PSVT(非折返性) *房颤/房扑心率过快	
阿替洛尔	5mg 5 分钟内静脉缓注,10 分钟后可用相同方法再给一次	*无并发症的 AMI 患者 *作为溶栓疗法的辅助治疗	
拉贝洛尔	10mg 在 1～2 分钟内静脉缓注,每 10 分钟可重复 10～20mg,最大剂量 150mg;也可 10mg 1～2 分钟静脉缓注,再以 2～8mg/min 静滴维持	*控制 PSVT、房颤/房扑的心率过快 *减轻心率过快、血压过高的 AMI 患者的心肌缺血/损伤	兼有 α 及 β 受体阻断作用
地高辛	负荷量 10～15μg/kg 静脉缓注,总剂量 0.1～0.5mg。维持量因个体大小和肾功能情况而定	*房颤/房扑心率过快 *折返性室上速	*肾功能不全者需减量 *电复律治疗时如已用本药,应降低能量
硫酸镁	1～2g 稀释至 50～100ml 5% GS 中 5～60 分钟静脉缓注,再以 0.5～1g/h 静滴维持	*低血镁所致心室纤颤或室速 *尖端扭转型室速	低血镁或尖端扭转型室速致心脏骤停用 1～2g 稀释至 10ml 5% GS 中静脉推注;急性心肌梗死者不宜常规使用

续表

药物	剂量	适应证	备注
伊布利特	＊＞60kg 的成人：1mg 稀释至 10ml，10 分钟内静脉缓注，10 分钟后可重复一次 ＊＜60kg 者初次剂量为 0.01mg/kg	＊尽速矫治房颤/房扑 ＊作为电复律无效时心动过速的辅助治疗	＊半衰期较短 ＊对血压、心率影响甚微 ＊易诱发新的心律失常 ＊由肝代谢，肝功能异常时宜减量
氟卡尼 普罗帕酮	2mg/kg 静脉缓注（每 10 分钟＜10mg/kg）	房颤/房扑 多源性室上速 WPW	易致低血压
索他洛尔	1～1.5mg/kg 静脉缓注（＜10mg/min）	房性、室性心动过速	＊易致尖端扭转型室速 ＊具 β 受体阻断作用
艾司洛尔	1 分钟以上静脉缓注 0.5mg/kg，再以 50μg/kg/min 静脉滴注 4 分钟，若无效可重复初始剂量 1 次，再以 50～100μg/kg/min 静滴 4 分钟，每 4～5 分钟重复 1 次直至 300μg/kg/min，需要时可静滴 48h	＊急性室上性心律失常（折返性或其他类型） ＊房颤/房扑（未合并 WPW） ＊尖端扭转型室速所致多形性室速	半衰期短，2～9 分钟

2.节律不规则的宽 QRS 波心动过速。节律不规则的宽 QRS 波心动过速又称为多形性室速，需要立即处理，因其很容易恶化为无脉性的心脏骤停。应尽早请心内专家会诊或向其咨询患者治疗相关事宜。再发性多形性室速的药物治疗取决于在窦性节律时是否有长 Q-T 的出现。如窦性节律时观察到长 Q-T（如尖端扭转型室速）（图 10-7），第一步是停止所有可导致 Q-T 延长的药物，纠正电解质紊乱和其他急性的促发因素（如药物过量或中毒）。其次，可考虑镁剂。用法：硫酸镁 1～2g 稀释至 50～100ml 的 5％GS 中，5～60 分钟内静脉缓注，再以 0.5～1g/h 静滴维持。镁剂在终止 Q-T 正常患者的多形性室速中可能无效，此时可考虑用胺碘酮。但需注意，对于 Q-T 延长的尖端扭转型室速应避免使用胺碘酮，因该药物本身可引起 Q-T 间期的延长。

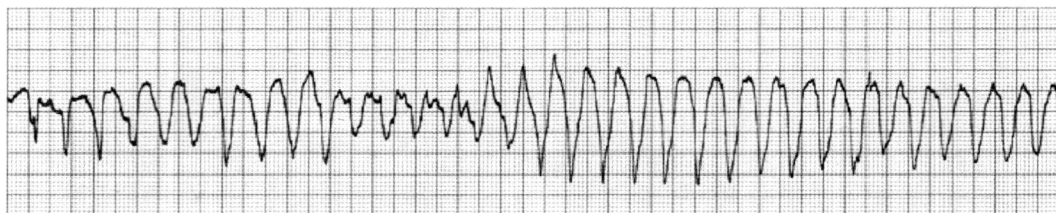

图 10-7　尖端扭转型室速

如果多形性室速患者转为不稳定（如出现意识水平的改变、低血压或其他休克征象如严重的肺水肿等）时，其处理同室颤，即立即给予高能量（除颤剂量）的非同步除颤。

第二节　不稳定性心动过速

心动过速伴有持续性胸痛、气急、肺水肿、充血性心力衰竭、低血压、休克或意识水平下降等血液动力学障碍的严重症状和体征者称为不稳定性的心动过速。应尽早识别并判断这些症状和体征是否由心动过速引起。一旦确定为不稳定性心动过速，不要花费时间去明确为何种节律的心动过速,而应立即对患者实施紧急的同步电复律。

一、同步电复律的概念与使用指征

同步电复律是指除颤器放电与 QRS 同步,以避免在心脏周期的相对不应期(即心室的易损期)放电而诱发室颤。其所需的能量低于非同步除颤。如患者必须复律,但又无法实施同步放电(如心律不规则的尖端扭转型室速)时,可使用高能量的非同步除颤。同步电复律是所有 QRS 波规则的不稳定性心动过速患者的首选治疗方法。即由于心动过速引起任何不稳定的状态而仍有灌注时均可使用,包括胸痛、气急、急性心肌梗死、肺充血/充血性心力衰竭、意识水平下降或低血压、休克等。尤其对于折返机制引起的心律失常的疗效显著,因其可终止折返(即环路)模式。

对异位或多源性房性心动过速以及交界性心动过速,使用同步电复律往往无效。因为上述节律非折返机制所致,常因异位搏动点的自律性增高而致快速的自动去极化,故而放电通常无法终止其节律,反而有可能导致心动过速者的心率更快。此类心动过速常使用降低自律性的药物进行治疗。

对于室颤、无脉性室速或不稳定的多形性室速也不适合用同步电复律。因这些节律往往要求高能量的非同步除颤。

使用同步复律之前,应先建立静脉通路并备好氧气、吸引器、气管插管设施和氧饱和度监测设备等。如患者处于清醒状态,应先向患者解释并给予恰当的镇静或止痛剂。常用的镇静剂有地西泮、巴比妥类、咪唑安定、依托咪酯和氯胺酮等,镇痛剂有芬太尼、吗啡和哌替啶等。必要时可向心内科专家咨询。

二、同步电复律的能量选择

房颤患者使用单相波除颤器时可选 200J,双相波机器可选 120~200J。第二次及以后的放电剂量可逐渐递增(如 200-300-360J)。

房扑和 PSVT 试用更低剂量也有可能起效。如双相波机器首次剂量选择 50~100J 通常已足够,如起始剂量无效,可采用逐渐递增能量的方式。单相波复律的起始剂量可选200J,必要时逐渐递增。

室性心动过速的复律能量选择取决于其波形特征和速率,如为波形与节律均规则的单形性室速,患者不稳定但有脉搏(即为有灌注型节律),可选择同步电复律,单相波和双相波的起始剂量均为 100J,如需要,可逐渐递增。

如患者为多形性室速伴不稳定状态,因其节律不规则而无法实施同步复律,应采用非同步除颤模式放电(即同室颤的处理),单相波机器的剂量为 360J,双相波机器用 120J(直线双相波)、150~200J(双相截顶指数波)或 200J(不明确机器类型时,可采用此默认剂量)。任何非同步除颤不能选择太低的能量,否则产生室颤的危险性很高。

持续的多形性室速不可能长时间维持有效的灌注,因此一般没有必要对其评估有无脉搏,而应立即实施高能量的非同步除颤。对不稳定的患者如无法分辨是单形性还是多形性室速,不要耽搁时间去分析心律,如你目测无法分辨 QRS 波,那么除颤仪也一样无法分辨,因此对其实施非同步除颤是最合适的处理。

三、电复律的操作步骤

1.向患者解释并给予恰当的术前用药(镇静、镇痛等)。

2. 接上导联。

3. 将手动除颤板涂上导电糊。

4. 打开除颤仪开关。

5. 打开"同步模式"的开关,确认同步信号"SYNC"出现在监护屏幕上。

6. 如心电图上的 R 波不明显,调整导联位置或增加 R 波振幅。

7. 选择能量。

8. 将除颤板置于胸部(胸骨-心尖)并施以 11kg(100N)左右的压力。

9. 除颤仪充电。

10. 清场。包括检查自己、检查患者和检查病床,确保除操作者握住电极板的双手之外,无任何人员或人体部位与患者或病床接触。(确保你自己没有接触患者、病床和与患者连接的器具,确保正在抢救患者的其他医务人员没有接触患者、病床和一切与患者接触的器具;确保一切在场人员包括患者家属没有接触患者、病床和一切与患者接触的器具)

11. 同时按下双侧放电按钮,将电极板停留在患者胸壁上并施压,直至放电完成。

电复律的流程见图 10-8。

```
┌─────────────────────────────┐
│    心动过速伴有严重的症状和体征    │
└─────────────────────────────┘
             ↓
┌─────────────────────────────────────────┐
│ 如果心室率 > 150 次/分钟, 准备紧急复律。可基于特殊心律失 │
│ 常的类型暂时尝试用药。如心室率 ≤150 次/分钟, 往往不需要紧急 │
│ 电复律。                                   │
└─────────────────────────────────────────┘
             ↓
┌─────────────────────────────┐
│ 床边准备:                       │
│  *氧饱和度监测仪   *吸引装置        │
│  *气管插管设备     *静脉通路        │
└─────────────────────────────┘
             ↓
┌─────────────────────────────┐
│  如有可能, 应术前给药 a        │
└─────────────────────────────┘
             ↓
┌──────────────────────────────────────────┐
│ 同步电复律: b,c,d,e,f                          │
│ 室速                                         │
│ 阵发性室上速 ──┐                               │
│ 房颤         ├── 单相波电能量(或相当的双相波剂量)    │
│ 房扑        ─┘                               │
└──────────────────────────────────────────┘
```

a 清醒患者应在电复律之前使用镇静剂,包括或不包括麻醉类镇痛剂 (如地西泮、咪唑安定、巴比妥类、氯胺酮、芬太尼、吗啡、哌替啶等)。必要时请麻醉科人员到场。

b 使用单相和双相波机器进行电复律都是可行的 。

c 每次复律后仍可能需再次按同步复律键 。

d 如果同步复律被延搁而临床情况紧急,可立即行非同步电击 。

e 治疗多形性室速 (形态和节律不规则) 类似室颤: 常需要使用高剂量的非同步电击 。

f 阵发性室上性心动过速和房扑常使用低能量 (始于 50J)就可能有效。

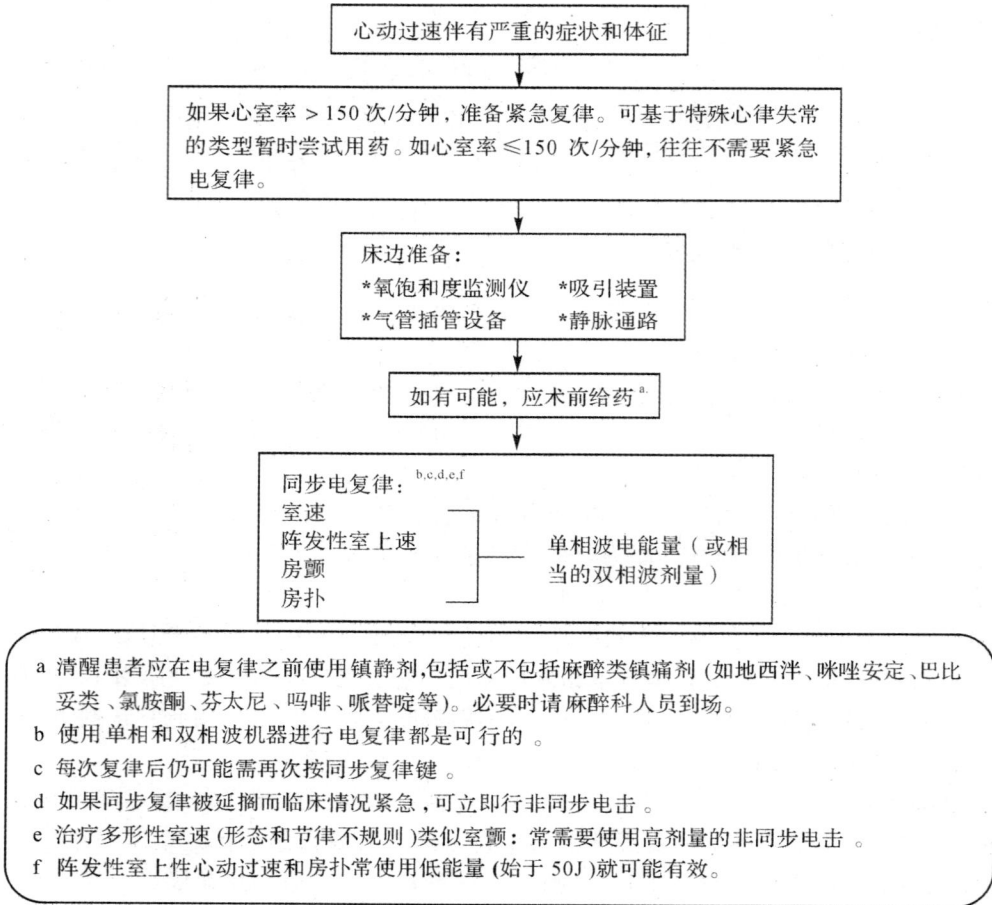

图 10-8　电复律流程

四、电复律的并发症和复律后管理

(一)电复律的并发症

1. 患者疼痛不适。在复律前使用镇静和镇痛剂,可减轻疼痛或不适。

2. 心律恶化成室颤。如果发生室颤,应立即关闭同步键,充电至360J(双相波机器可充电至200J)后进行除颤。必要时配合CPR的进行。

3. 心房血栓脱落造成栓塞。对于房颤/房扑发作时间已超过48小时的患者,应尽可能早期请专科会诊以介入患者的治疗。如确需电击治疗,而病情许可,在同步复律之前可先经静脉注射肝素,再以食管超声排除心房血栓,24小时后再给予同步电复律,心律回复后再用四周的抗凝剂。

(二)复律后管理

复律后管理的关键因素有:氧气吸入,静脉通路开放,心电、氧饱和度监护等常规措施以及抗心律失常药物的使用。复律后应监测患者的呼吸、心率、血压、神经系统情况和尿量等。如有病情恶化,应立即准备提供包括CPR在内的抢救措施,如发展成无脉性心脏骤停,遵循无脉性心脏骤停的流程进行处理。

常用的抗心律失常药物有β受体阻滞剂、维拉帕米、地尔硫草、胺碘酮等。可根据复律前的节律选择合适的复苏后维持用药,以控制心率或预防再发。如胺碘酮:可用1mg/min静脉滴注,持续6小时,再减为0.5mg/min,持续18小时;利多卡因:可用1～4mg/min静脉滴注。其他药物的使用方法见稳定性心动过速。

心动过速的总治疗流程见图10-9。

1
根据临床情况恰当评估
如为心动过速节律，心率常 ≥150/min

2
识别和治疗可能的原因
· 保持气道通畅；必要时辅助呼吸
· 给氧（如有缺氧）
· 心电监护以识别节律、监测血压和氧饱和度

3
是否因持续心动过速引
起以下症状或体征?
· 低血压
· 急性意识状态的改变
· 休克征象
· 缺血性胸痛
· 急性心力衰竭

是 →

4
同步电复律
· 考虑镇静
· 如为窄 QRS 波的规则节
律，考虑腺苷

否 ↓

5
是否为宽 QRS 波?
（≥0.12 秒）

是 →

6
· 建立静脉通路，如有条
件行 12-导联 ECG 检查
· 仅在规则和单形性波时
考虑腺苷
· 考虑抗心律失常剂静滴
维持
· 考虑专家会诊

否 ↓

7
· 建立静脉通路，如有条
件行 12-导联 ECG 检查
· 迷走刺激手法
· 腺苷（用于规则的波形）
· β-受体阻滞剂或钙通道
阻滞剂
· 考虑专家会诊

剂量 / 详细信息
同步电复律：
首次建议使用的剂量：
· 规则窄波：50~100J
· 不规则窄波：双相波
机器用120~200J；单
相波机器用 200J
· 规则宽波：100J
· 不规则宽波：同除颤
剂量（非同步）
腺苷剂量：
首剂：6mg 快速推注，
随后推注生理盐水
第 2 剂：如需要用12mg

稳定性宽波心动过速抗
心律失常剂静滴方法
普鲁卡因酰胺 IV 剂量：
20~50mg/min 直至心律
失常被抑制，QRS 增宽
>50% 或所用最大剂量
达 17mg/kg。
维持剂量：1~4mg/min，
避免用于有 QT 延长或
充血性心衰的患者
胺碘酮 IV 剂量：
首剂：150mg 用10min
推完，如室速持续，
可再次重复，随后按
1mg/min 静滴维持 6h
索他洛尔 IV 剂量：
100mg（1.5mg/kg）用
5min 推完，避免用于
QT 延长的患者

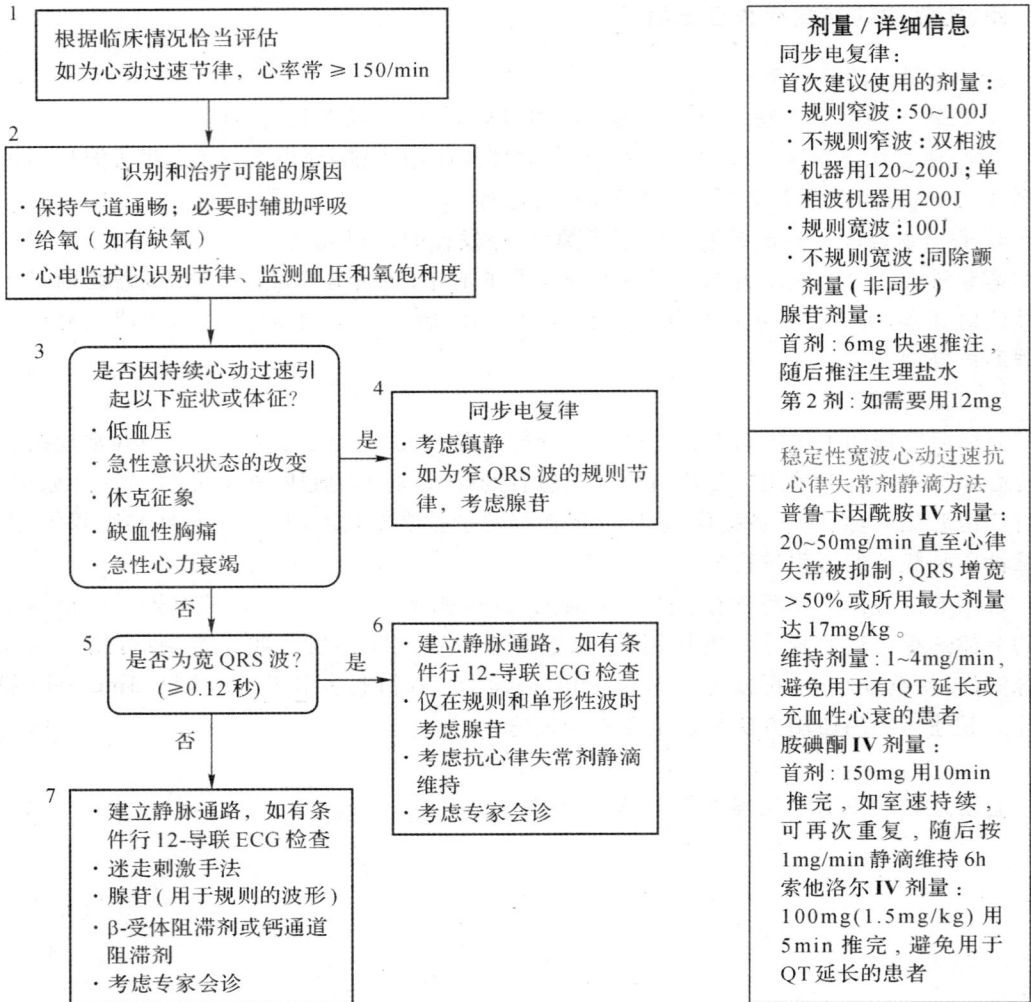

图 10-9　心动过速治疗流程

（张悦怡）

第十一章　心动过缓的急救管理

第一节　概　述

心率<60次/分称为心动过缓。对一些人来说,心动过缓是生理上的正常现象,如运动员的心率常<60次/分;对于另一些人来说,即使心率>60次/分,但相对其所处的状况来说是不合适的。如患者的心率为65次/分,而收缩压只有80mmHg,相对于其血压而言,65次/分的心率显然太慢。因此将每分钟心率小于60次,伴或不伴有症状的情况称为绝对性心动过缓;而心率超过每分钟60次,但加快的心率不足以维持正常的心排出量水平,从而引起一系列症状的情况称为相对性心动过缓。

对于没有任何症状的心动过缓患者,一般不需要特殊的处理,但应监测有无恶化的征象。伴有血液动力学不稳定表现的心动过缓称为症状性心动过缓。常见的临床症状包括:胸痛、气急、意识改变(如意识水平的下降);体征有低血压、休克、充血性心力衰竭、肺水肿、急性心肌梗死等。如果有明显灌注不足的临床症状和体征出现,应判断这些情况是否因为心率过慢所引起。此类患者应立即治疗。

如果患者的临床情况稳定,可考虑尽早进行12导联心电图的检查与分析,然后根据节律选择针对性的措施。心动过缓的心电图可表现为窦性心动过缓(图11-1)和不同类型的房室传导阻滞。房室传导阻滞(AVB)可分为一、二和三度,可由药物或电解质紊乱引起,也可因急性心肌梗死和心肌炎引起的器质性病变所致。一度房室传导阻滞是指P-R间期延长>0.20秒的房室传导阻滞,通常是良性的(图11-2)。二度房室传导阻滞分为莫氏(Mobitz)一型与二型。一型(文氏现象)的阻滞部位在房室结,常为短暂性的而可以没有症状;二型(莫氏现象)阻滞常在房室结以下的希氏束或束支,常有症状出现,并有发展为完全性(三度)房室传导阻滞的可能(图11-3)。三度心脏阻滞可发生于房室结、希氏束或束支。当出现三度

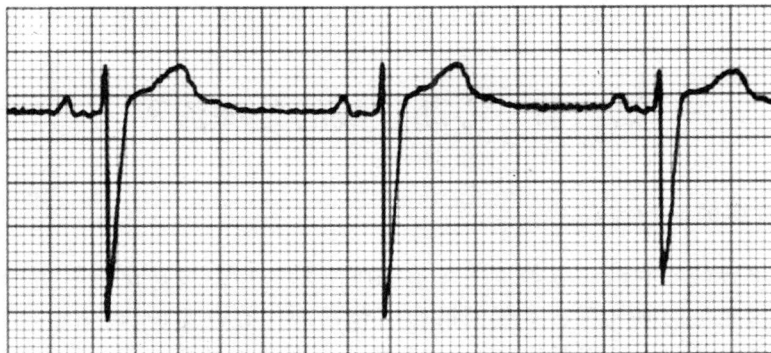

图11-1　窦性心动过缓

房室传导阻滞时,心房与心室之间没有任何冲动的传导而出现房室分离(图11-4),根据起因不同,可以是永久性的或短暂的。各种类型房室传导阻滞的鉴别可参照"基本心电图知识与心律失常的鉴别"章节。

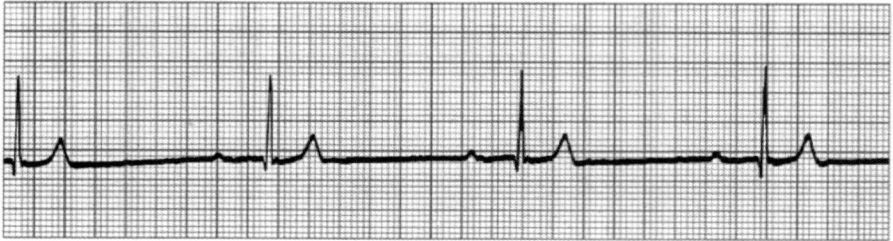

图 11-2　一度 AVB

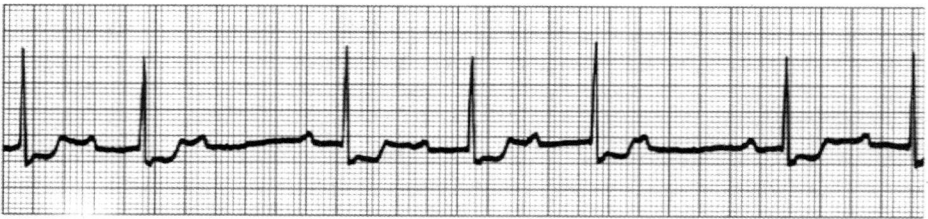

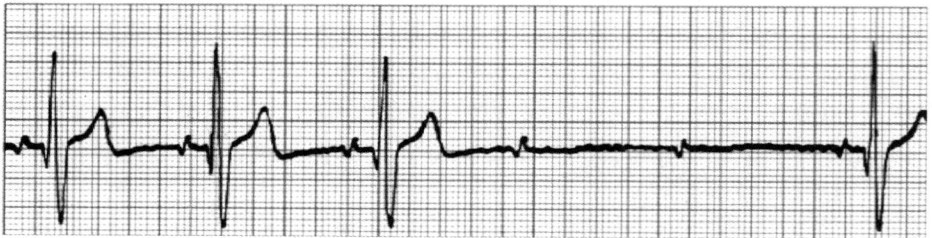

图 11-3　二度 AVB

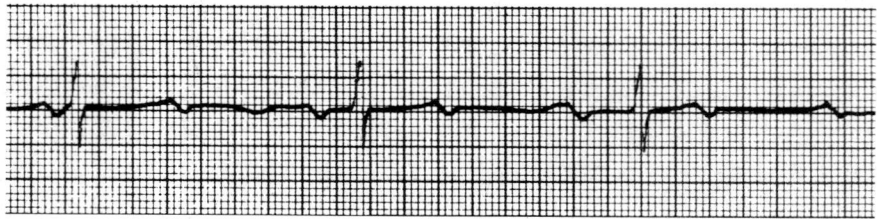

图 11-4　三度 AVB

第二节　心动过缓的处理流程

一、心动过缓的治疗流程

心动过缓患者最初的治疗应着重于气道和呼吸的支持。包括保持气道的通畅,必要时辅助呼吸和提供充足的氧气等。常规的措施还包括进行心电监护,评估血压和氧饱和度情况并尽早建立静脉通路。还应尽快获取 12 导联心电图检查的资料,以更好地确定节律的类型并实施针对性处理。开始治疗的同时应评估患者的临床状况并识别潜在的可逆因素。

　　抢救人员应确认患者的低灌注症状和体征，判断这些症状是否由心动过缓引起。无症状患者可先行观察并监护可能出现的恶化征象。抢救人员应立即处理低血压、急性意识改变、胸痛、充血性心力衰竭、惊厥（或抽搐）、晕厥或其他的休克征象。此时不要花时间去分析心动过缓的节律类型，而应立即准备起搏、使用阿托品或其他儿茶酚胺类药物等措施，待病情稳定后再考虑对节律的分析与处理。具体的抢救流程见图 11-5。

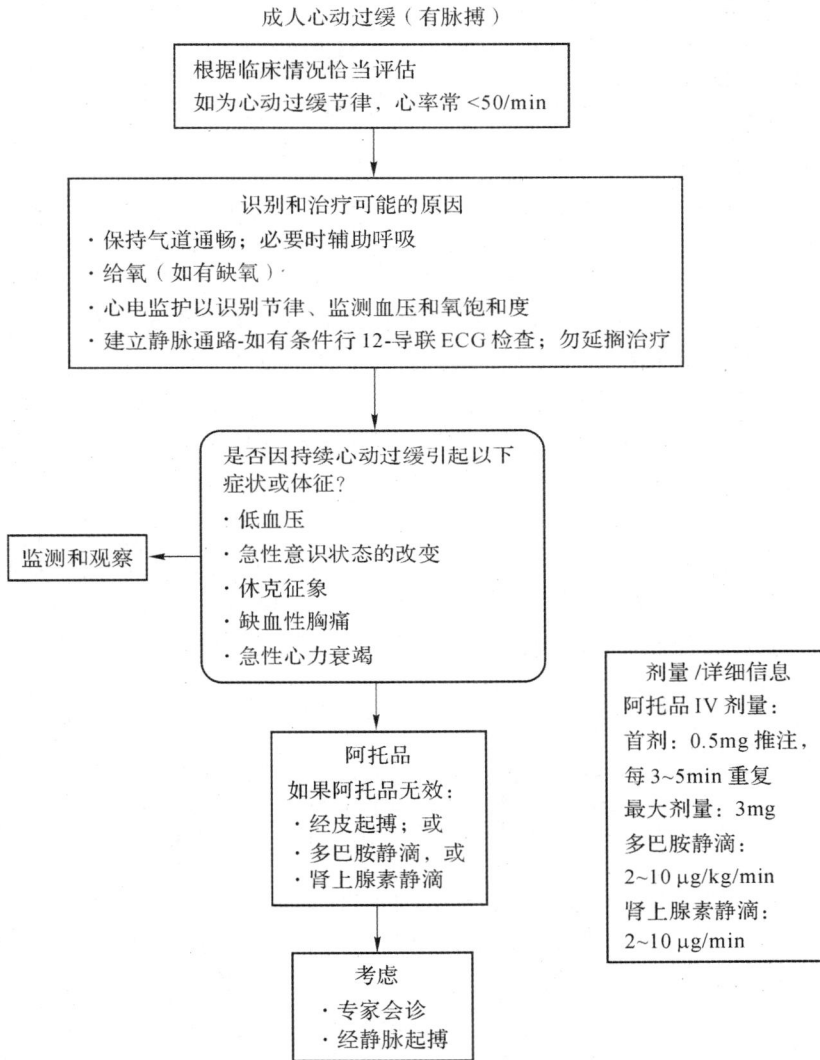

成人心动过缓（有脉搏）

根据临床情况恰当评估
如为心动过缓节律，心率常 <50/min

识别和治疗可能的原因
· 保持气道通畅；必要时辅助呼吸
· 给氧（如有缺氧）
· 心电监护以识别节律、监测血压和氧饱和度
· 建立静脉通路-如有条件行 12-导联 ECG 检查；勿延搁治疗

是否因持续心动过缓引起以下症状或体征？
· 低血压
· 急性意识状态的改变
· 休克征象
· 缺血性胸痛
· 急性心力衰竭

监测和观察

阿托品
如果阿托品无效：
· 经皮起搏；或
· 多巴胺静滴，或
· 肾上腺素静滴

剂量/详细信息
阿托品 IV 剂量：
首剂：0.5mg 推注，
每 3~5min 重复
最大剂量：3mg
多巴胺静滴：
2~10 μg/kg/min
肾上腺素静滴：
2~10 μg/min

考虑
· 专家会诊
· 经静脉起搏

图 11-5　心动过缓治疗流程

二、心动过缓处理中的关键性措施

（一）阿托品

　　没有可逆性原因时，阿托品是症状性心动过缓治疗的一线药物，静脉使用阿托品可增加心率，改善心动过缓引起的症状和体征。推荐剂量是 0.5mg，必要时每 3~5 分钟重复一次，直至总量达 0.04mg/kg 或 3mg。但阿托品仅作为稳定病情的暂时措施，对于灌注不良的患者不能因给阿托品而延搁进行体外起搏的时间。

由于阿托品可逆转胆碱能作用所致的心率减慢,对于任何类型的房室结水平的阻滞可能均有帮助。因此,症状性二度或三度传导阻滞患者在等待起搏器的过程中,可将阿托品作为过渡性的治疗方法考虑。但应避免依赖于阿托品,因为这些患者需要立即起搏。

出现急性冠脉缺血或心肌梗死的患者使用阿托品时要小心。因心率的增加可加重缺血或使梗死的范围扩大。

移植后的心脏因缺乏迷走神经的分布和支配而可能对阿托品无效,故治疗应考虑经皮体外起搏(TCP)和应用儿茶酚胺类药物。

(二)经皮体外起搏

经皮体外起搏(transcutaneous pacing,TCP)是利用非侵入性的起搏装置对患者实施体外起搏的技术。对症状性的心动过缓是一级干预措施。对病情不稳定的患者,尤其是伴有高度传导阻滞(二度二型或三度)者应立即开始起搏。不能因为等待阿托品起效或建立静脉途径而延搁起搏的实施。患者对阿托品无反应或效果不佳,希氏束以下部位的阻滞,或患者有严重的症状等情况都应及时应用 TCP。即使在阿托品有效的情况下也要尽早使用。随着制造技术的进步,大多数新近出厂的除颤/监护仪都同时具备经皮体外起搏功能,而且其操作技术也没有经静脉起搏复杂。经皮起搏是无创性的,不需长时间的准备即可开始使用,可由急救人员在床边进行放置而不需要专门的操作场所或其他的特殊设备。尽管 TCP 有上述优点,但也有一些不足之处,如有时可能无法产生有效的机械夺获(图 11-6)如患者有桶状胸或心包积液时;很多患者不能耐受起搏电流对皮肤的刺激,而产生剧烈疼痛和肌肉的强直性收缩等。此种情况可经静脉途径适当应用止痛剂或镇静剂。应用 TCP 后,应确定已机械夺获并再次评估患者的情况,如果心血管症状不是由心动过缓引起,即使有效起搏,仍无法改善患者的情况。应设法识别引起心动过缓的原因。如果 TCP 无效或无法持续性夺获,应准备经静脉起搏并尽早获取专家的建议。有关 TCP 的详细内容参见 TCP 操作规程。

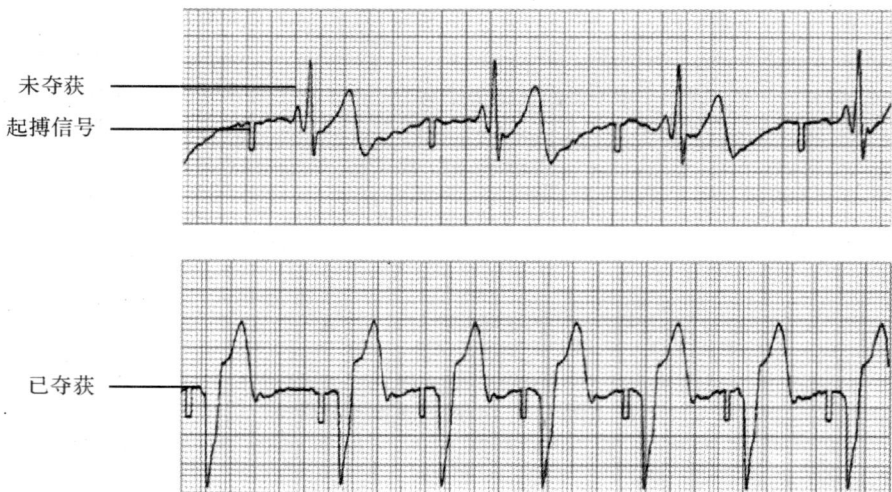

图 11-6 起搏的未夺获与夺获

(三)其他可选择的药物

1.儿茶酚胺类。尽管不是治疗症状性心动过缓的一线药,但当心动过缓对阿托品无反应时可以考虑使用,或作为等待起搏器进行起搏的暂时措施。常用较易获得且为临床人员所熟悉的肾上腺素和多巴胺。

（1）肾上腺素。阿托品或起搏无效的症状性心动过缓或发病前有低血压或严重休克的患者可考虑使用肾上腺素。开始以 $2\sim10\mu g/min$ 静脉滴注，直至起效，根据患者的反应调整剂量。评估血容量，必要时采取支持措施，及时恢复再灌注。

（2）多巴胺。盐酸多巴胺有 α 与 β 肾上腺素能作用。多巴胺（$2\sim10\mu g/kg\cdot min$）可与肾上腺素合用或单独使用，静脉滴注直至起效并根据患者的反应调节。评估血容量，必要时采取支持措施，及时恢复再灌注。

2.胰高血糖素。有研究显示，院内因 β 受体阻滞剂或钙通道阻滞剂过量等药物导致的症状性心动过缓，如对阿托品无反应，可使用胰高血糖素静脉推注，初始剂量 3mg，需要时再以 3mg/h 静滴维持，能增加心率并改善心动过缓伴随的症状和体征。

三、注意点

1.应记住治疗的对象是患者，而不仅仅是心律失常。尽早进行 12 导联心电图检查，评估患者的整体情况并识别心动过缓引起的症状与体征。

2.在确定具体的心动过缓类型之前或同时，即应开始常规性的初始处理，如气道支持、给氧、静脉开通及心电监护。

3.最初治疗的目的是增加心率，可给予适当剂量的阿托品，同时准备 TCP。

4.一旦心动过缓相对稳定，应及时分析心律失常的类型与原因。同样是三度房室传导阻滞，急性心肌梗死所致者较其他原因更为常见且严重。及时治疗心肌缺血、准备好静滴用多巴胺或肾上腺素、必要时准备安装经静脉的永久起搏器或考虑溶栓。

5.应根据具体的患者、具体的临床情况和病情的严重程度，来决定阿托品、TCP 和儿茶酚胺三种治疗措施的应用顺序，是单独还是联合应用，以及具体的剂量和用法。

6.利多卡因仅限于患者的逸搏节律受起搏器保护的前提下才可使用，否则可使保护性的逸搏节律被抑制而致心脏停搏。

（王　芳　张悦怡）

第十二章　急性冠脉综合征的急救管理

心血管系统疾病是目前全球死亡的主要原因。我国卫生部 2006 年的统计数据显示中国城乡居民的心脏病死亡率和死因构成均居于首位,现有心肌梗死患者 200 万人,每年新增心肌梗死 50 万人,每 12 秒钟就有一人被心脑血管疾病夺去生命。1991 年,Badiman 首次提出急性冠脉综合征(acute coronary syndrome,ACS)的概念。即不稳定性心绞痛、非 Q 波型心肌梗死和 Q 波型心肌梗死均归为同一组疾病而称之为急性冠脉综合征。ACS 概念的提出具有极其重要的意义,是近年来心血管领域内的重大进展之一。该组疾病共同的病理生理基础是由于不稳定的冠状动脉粥样硬化斑块的存在及伴随的血小板聚集和血栓形成而导致的急性或亚急性心肌缺血。主要临床表现为持久而剧烈的胸痛、心电图进行性衍变和血清心肌酶的增高,常有心律失常、心力衰竭和(或)休克甚至猝死。

第一节　概　述

一、病　因

当动脉粥样硬化斑块破裂后,血管内皮下的胶原组织暴露,进而发生血小板黏附、聚集和血栓形成,造成冠状动脉的阻塞。由于阻塞程度和机体代偿的差异而产生不同后果。冠状动脉不完全阻塞时引起不稳定性心绞痛;冠状动脉完全阻塞或几乎完全阻塞,伴有体内早期自动溶栓或有充分的侧支循环形成时,引起非 Q 波型心肌梗死;冠状动脉阻塞但不伴有体内早期自动溶栓或充分的侧支循环形成时,则引起 Q 波型心肌梗死。由此可见,冠状动脉内存在粥样硬化斑块是引起急性冠脉综合征的根本原因,而斑块破裂是导致急性冠脉综合征的直接原因。

急性冠脉综合征是一种严重的心脏病,若及时进行处理,常能有效地阻止心脏病突发和猝死的发生。

二、类型与危险分层

(一)类型

1. 不稳定性心绞痛。是一种新出现的综合征或由稳定性心绞痛衍变而来。表现为心绞痛频发,即使在休息状态下也会发作,每次的不适感更重,持续的时间更长。尽管药物能缓解症状,但其临床情况是不稳定的,很容易进展到心脏病突发,通常需要及时的药物或介入治疗。不稳定性心绞痛是急性冠脉综合征的一种类型,必须作为内科急诊处理。

2. 心脏病突发(heart attack)——非 ST 段抬高的急性心肌梗死(NSTEMI)。此类心脏病发作或心肌梗死不会引起心电图的改变,但血清心肌酶提示心肌受到打击。对于 NSTE-MI,阻塞是部分或暂时的,所以心肌受损的程度相对来说较轻。

3.心脏病突发——ST 段抬高的急性心肌梗死(STEMI)。此类心脏病发作或心肌梗死是由于长时间的血供不足引起。累及的心肌范围更广,除了血清心肌酶改变,还常伴有心电图的改变,因此起病更急,也更凶险。

(二)早期危险分层

急性冠脉综合征的危险分层应符合疾病发生的病理生理机制和临床特征,对指导诊断、治疗和判断患者预后有积极意义。

1.低危患者。①以前无心绞痛发作,入院后心绞痛自动消失;②未用过或很少用抗缺血治疗;③心电图正常;④心肌酶正常;⑤小于 40 岁的年轻患者。

2.中危患者。①新出现并呈进行性加重的心绞痛;②静息状态下出现或持续超过 20 分钟的心绞痛;③心电图无 ST 段改变;④无心肌酶的改变。

3.高危患者。①静息状态下持续时间超过 20 分钟的心绞痛;②心肌梗死后出现心绞痛;③以前曾进行过积极的抗缺血治疗;④高龄患者;⑤缺血性 ST 段改变;⑥CK-MB 和(或)肌钙蛋白(TnT)升高;⑦血液动力学状态不稳定。

三、症　状

任何怀疑有心脏病突发表现者应立即拨打急救电话(120);原有心脏病者如出现任何不同寻常的胸痛、心脏病发作的前兆或药物不能缓解的疼痛时都应立即去医院。胸痛程度及心脏病发作的前兆因个体不同而有很大差异。发作可以是突然、逐渐进展或间歇性的。

(一)心脏病突发的前兆——胸痛

原有心脏病的患者和高危人群应关注有无心前区不适。通常在体力劳动或压力增大时发生,中断日常活动、休息或含服硝酸甘油常不能缓解。心前区不适的症状表现如下:典型的胸部压榨样疼痛伴有大汗;疼痛放射至左肩、上臂、颈部和下颌,有时会累及右上臂;上臂会有刺痛或麻木;一些患者仅有胸部的刺痛或饱胀感。一些原有心脏病患者的胸痛相对会较轻。此类患者可以表现为极度疲乏、压抑或一个月内出现心脏病突发的症状等,也可以没有任何表现。尽管胸痛是一种典型的症状,但心脏病发作前仅有一半的患者会有此表现。

(二)其他常见症状

其他的一些常见症状包括恶心、呕吐、出冷汗、消化不良、心前区烧灼感、疲乏和濒死感等。

(三)不常见症状

研究显示,近一半的患者心脏病发作前没有胸痛,常见的不典型症状包括呼吸急促、猝死、头晕、乏力和腹痛等。

不典型症状通常表现在妇女或老年患者身上。研究发现,52%的老年急性冠脉综合征患者表现为不典型的症状如气急、恶心、大量出汗、上臂疼痛和乏力等。这些症状也通常发生在有心脏病的个人或有家族史的患者身上。心脏病发作前,女性较男性更易表现为恶心和上腹部疼痛,首发的症状往往是体力劳动后的极度疲乏而不是胸痛。

四、心电图特征

心电图上 Q 波宽(>0.04s)且深(>0.2mV 或超过 R 波的 25%),QRS 起始段呈负向波的表现可以出现在正常的 aVR 或 V_1 导联上(有时会出现在 III 导联),但是出现在其他导联上即为不正常。异常 Q 波通常在左束支传导阻滞、室性心动过速和 WPW 综合征等情况下出现。如数分钟至数小时内 Q 波持续性地进展,提示已发生 ST 段抬高的心肌梗死。Q 波通常是 ST 段抬高心肌梗死(STEMI)的永久性心电图改变特征(图 12-1)。

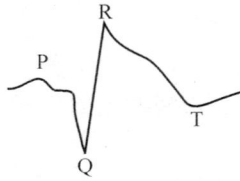

图 12-1　心肌梗死的心电图显示 Q 波、ST 抬高和 T 波倒置

　　T 波和 ST 段的改变主要是心肌缺血和受损引起,因此常为短暂表现或在心脏病突发的急性期出现。ST 段抬高型心肌梗死的心电图呈进行性改变。最初的几分钟后 T 波高尖,直立并有 ST 段的抬高。最初的几小时后 T 波倒置,R 波电压变低,Q 波形成。几天后,ST 段恢复正常。几星期和几个月后,T 波直立但 Q 波保留(图 12-2)。

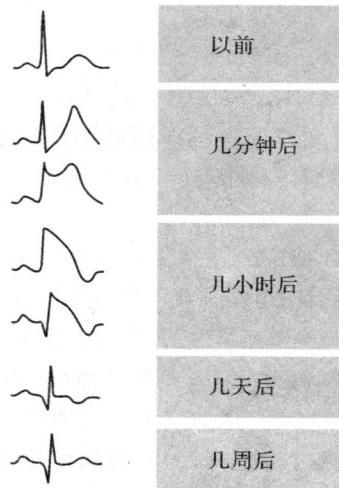

| 以前 |
| 几分钟后 |
| 几小时后 |
| 几天后 |
| 几周后 |

图 12-2　心肌梗死的心电图演变

　　非 ST 段抬高型心肌梗死和不稳定性心绞痛仅仅涉及心内膜的表面,Q 波未发生改变。因此 ST 段和 T 波的改变是该类型心肌梗死的心电图特征。因受损的是心内膜而非心外膜,故而 ST 段的压低比抬高更常见。

　　典型心电图的改变通常与受损心肌对应的导联相一致。如下壁心肌梗死时表现为 Ⅱ、Ⅲ、aVF 导联的心电图改变。侧壁心肌梗死时表现为 Ⅰ、Ⅱ、aVL 导联的心电图改变,而前壁心肌梗死则表现为 $V_2 \sim V_5$ 导联的心电图改变(表 12-1)。

表 12-1　心肌梗死时典型的心电图改变

梗死部位	相对应的导联改变
前壁	
小范围	$V_3 \sim V_4$
广泛	$V_2 \sim V_5$
前间壁	$V_1 \sim V_3$

续表

梗死部位	相对应的导联改变
前侧壁	$V_4 \sim V_6$, I, aVL
侧壁	I, II, aVL
下壁	II, III, aVF
后壁	$V_7 \sim V_9$
心内膜下	任何导联

五、血清心肌酶的改变

心肌坏死物的释放导致了酶谱的升高（图 12-3）。怀疑有急性冠脉综合征的患者应连续监测心肌酶谱 3 天。开始时酶谱水平维持在正常范围，随后会逐渐升高。溶栓治疗后酶谱将成倍升高。对怀疑有急性心肌梗死的患者，在最初 24 小时内应监测 CK、CKMB 的变化，而随后应监测 AST、LDH 水平，因其在此时更有可能升高。

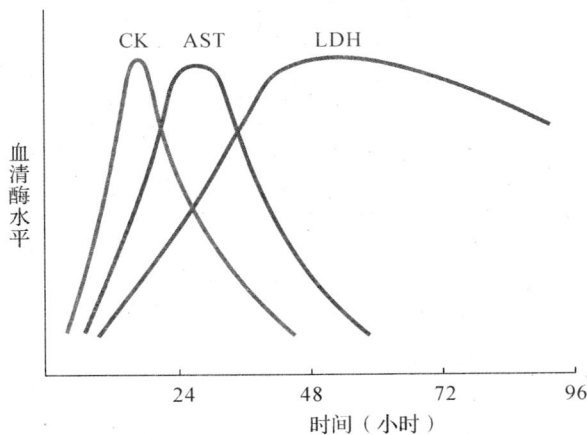

图 12-3　急性冠脉综合征的心肌酶谱变化

(一)肌酸磷酸激酶

肌酸磷酸激酶(CK)由受损的心肌释放并在 24 小时内达到高峰，48 小时内回落至正常。它在骨骼肌和脑组织受伤时也会释放。其同工酶(CKMB)是心肌受损的特征性表现。电复律时 CK 和 CKMB 的值会同时升高。心肌受损面积的大小决定了酶谱水平的高低。

(二)谷草转氨酶

谷草转氨酶(AST)一般在心肌受损的 24～48 小时达到高峰，72 小时内回落至正常。红细胞破坏，肝、肾、肺功能受损时 AST 的值也会升高。

(三)乳酸脱氢酶

乳酸脱氢酶(LDH)一般在心肌受损的 3～4 天达到高峰并维持 10～14 天。LDH 不仅存在于心肌中，而且在肝功能、骨骼肌、红细胞受损时也会得到释放。血清 LDH 由五种同工酶组成，正常血清中 $LDH_2 > LDH_1 > LDH_3 > LDH_4 > LDH_5$，$LDH_1$ 在心肌中含量最高，故当 LDH 总量＞190U/L 和 $LDH_1 > LDH_2$ 时，对急性冠脉综合征有诊断价值。急性冠脉综合征时 LDH 的升高持续时间较长，但其结果较易受到标本溶血等的影响。

（四）血清肌钙蛋白

血清肌钙蛋白(cTnT、cTnI)在心肌受损的最初 2～4 小时就开始释放。cTnT 在心肌受损时特异性与敏感性均较高,而在骨骼肌受损时不会升高。其正常范围为 cTnT$<$7.0μg/L,cTnI$<$0.2μg/L。该水平可维持 7 天左右。

六、诊　断

据调查显示,我国每年约有 54 万人死于心脏病突发,且死亡往往发生于症状出现的一小时内。有 50％的男性和 63％的女性遭受致命性心脏病突发的袭击时没有任何的征兆。

（一）高危人群

在某些人群,如老年(尤其是瘦弱体型者)、有心脏病史和存在患心脏病高危因素的人群、心力衰竭患者、糖尿病和长期血透患者,心脏病的发作往往非常严重。

（二）诊疗流程

胸痛患者就诊时,下述诊断步骤(图 12-4)通常可以用来确定患者是否有心脏病及其严重程度:

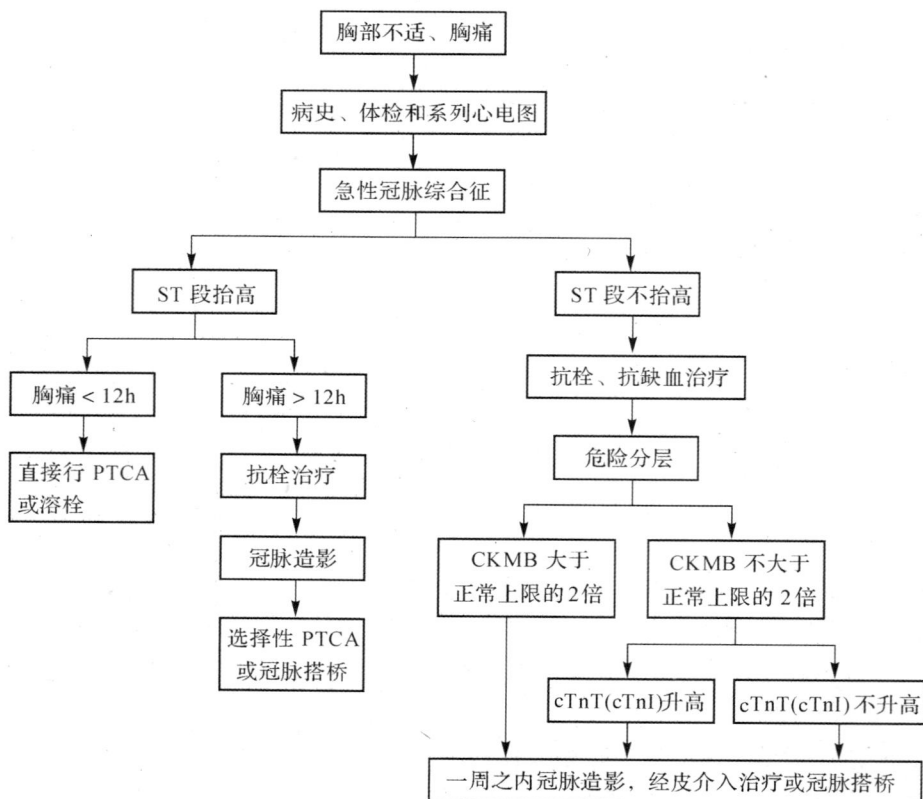

图 12-4　急性冠脉综合征诊疗流程图

（1）详细采集病史,以排除非心脏因素引起的其他严重症状。

（2）进行 12 导联心电图检查,确定是否为心脏原因,判断其严重程度。

（3）心肌生化标志物的检测,尤其是肌钙蛋白和 CKMB。如高度怀疑为心脏病突发,医生应立即采取急救治疗措施而不应等待检验的结果。

(4)影像学的检测如超声心动图。

(三)冠脉造影

冠脉造影是一种侵入性诊断手段,通常用于运动平板试验或其他检查阳性的患者和急性冠脉综合征患者。将一根细长的管子插入人体动脉,通常经股动脉或桡动脉进入冠状动脉(图12-5),一旦导丝进入冠状动脉,可注入造影剂,在X线下阻塞或狭窄的部位会清晰地显现(图12-6)。因而该检查能很好地显示冠状动脉的血流情况并发现阻塞的部位。

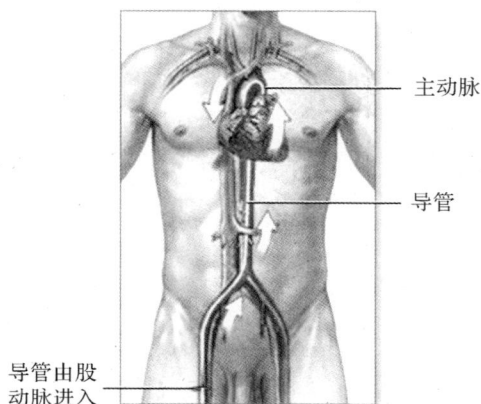

图12-5　冠脉造影路径

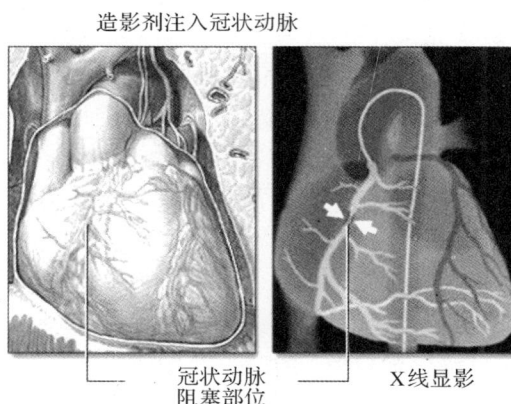

造影剂注入冠状动脉

冠状动脉
阻塞部位　　　　　　X线显影

图12-6　造影显示阻塞部位

主动脉

导管

导管由股
动脉进入

七、治　疗

(一)即刻处理

对急性冠脉综合征和心脏病突发患者的早期、即时的处理是相似的。

1.氧气。立即给予吸氧,家中尚未服用阿司匹林的患者应立即嚼服阿司匹林。

2.缓解症状的药物。

(1)硝酸甘油。大多数患者服用硝酸甘油后症状可得到缓解。硝酸甘油能降低血压和扩张小血管,从而增加冠脉血流。可以通过静脉给药(适用于反复心绞痛发作、心力衰竭和高血压患者)。注意当患者血压过低或心动过缓时最好不要使用该药物。

(2)吗啡。吗啡可以减轻疼痛,缓解焦虑,扩张血管,并促进血液循环和氧的输送,还能降低血压和减缓心率。但上述作用有时会加重一些患者的心脏病发作症状,此时可考虑使用哌替啶。

3.抗血栓药物。所有患者均应立即使用适当的抗血栓药物。这些药物包括:

(1)阿司匹林(抗血小板聚集)。心脏病发作患者应立即服用。可以直接咽下或嚼服,嚼服效果更佳。确定家中已服用过阿司匹林的患者无需再次给药。

(2)肝素(抗凝剂)。通常用于中等或高危险的人群。低分子肝素(LMWH)如低分子肝素钙、依诺肝素等,目前比普通的肝素更为常用。

(3)糖蛋白Ⅱb/Ⅲa受体拮抗剂(抗血小板聚集)。适用于正在进行冠脉介入治疗的患者,尤其是急性冠脉综合征非外科手术治疗的患者。常用欣维宁。

(二)开通血管

心脏病发作后,90%以上的患者在4~6小时内将在血管腔内形成血栓。尽快开通受堵血管是挽救生命的最好方法。开通血管的标准方法包括冠状动脉腔内成形术和溶栓。

冠状动脉腔内成形术又称经皮冠脉介入治疗(percutaneous coronary intervention,

PCI),是开通血管的标准方法。而冠脉搭桥(CABG)是外科治疗手段。冠状动脉腔内成形术必须在心脏病发作后的 12 小时内进行。理想状态下,PCI 应在患者入院的 90 分钟内进行。没有条件行 PCI 治疗的部门或有 PCI 禁忌证的患者可选择溶栓治疗,其时机选择越早,疗效越好。

1. 溶栓和 PCI 治疗的最佳适应证。年龄小于 75 岁,ST 段抬高的急性心肌梗死,或新近出现的束支传导阻滞。在患者症状出现的 12 小时内。

2. 溶栓和 PCI 治疗的相对适应证。对于同时符合溶栓和 PCI 治疗条件的绝大多数患者,应优先选择行 PCI 术。PCI 的适应证包括:老年患者包括年龄大于 75 岁者,如同时符合溶栓和介入治疗条件时,应优先选择介入治疗;糖尿病患者如同时符合两种治疗条件的,也优先选择 PCI;患者年龄小于 75 岁,但已发生休克者,在休克发生后的 18 小时内也应提供介入治疗(年龄大于 75 岁且伴有休克的患者不建议行 PCI,因其风险较大)。与溶栓治疗相比,症状发生后 12 小时内行 PCI 的效果更佳。但目前并不是所有的医疗机构都能进行冠脉腔内介入术。

3. 经皮冠脉腔内介入术及支架植入术(PCI＋STENT)。

(1)步骤。经皮冠状动脉腔内介入术又称腔内成形术(PTCA),其目的主要是开通受阻的血管。步骤包括:①将导引钢丝通过狭窄病变部位并达其远端;②沿导引导丝送入球囊导管至狭窄处,使球囊导管中点恰好位于狭窄中点,然后连接压力泵,用稀释的造影剂充盈球囊,由 4 个大气压开始,逐步加压至球囊完全扩张,并可反复数次,使血液重新流入受损的心肌(图 12-7);③为保证动脉的畅通,应准备放入支架,支架是一种可扩张的网状金属装置,可永久存放于人体内(图 12-8,12-9);④一旦植入,金属支架可撑开动脉血管壁以保证血流的通畅(图 12-10)。

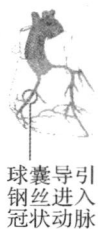

球囊导引钢丝进入冠状动脉

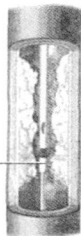

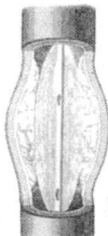

球囊数次扩张

图12-7　球囊扩张

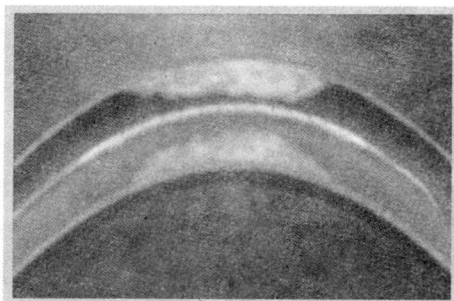

图12-8　准备植入支架

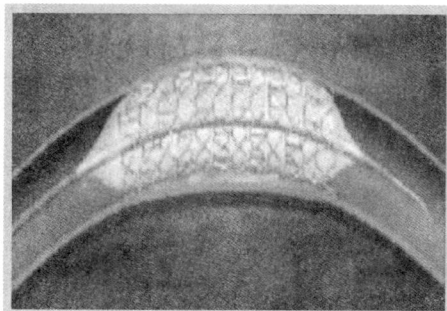

图12-9　释放支架

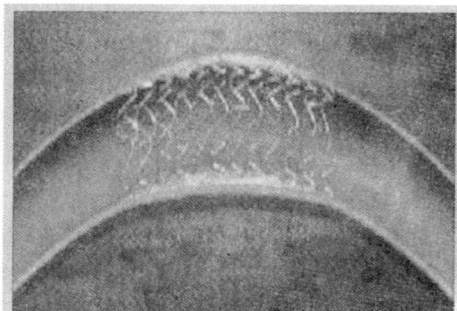

图12-10　支架植入后的血管

支架植入后可改善心脏病发作患者的预后,同时可降低急性冠脉综合征患者的心脏病发作和血管再狭窄的发生率。

（2）PCI的常见并发症。包括：①急性血管闭塞；②冠状动脉撕裂并形成夹层；③冠脉内新血栓形成；④冠状动脉痉挛；⑤冠脉侧支堵塞；⑥冠脉栓塞；⑦冠状动脉主干口受损；⑧冠状动脉穿孔或撕裂；⑨严重的快速性或缓慢性心律失常；⑩其他，如心源性休克或低血压，造影剂过敏，穿刺部位出血、血肿或血管损伤等。前四项并发症最为多见，死亡率小于1%，总并发症发生率1.8%～7%，目前存在的最大问题是再狭窄率较高。

4.溶栓治疗。对于既符合溶栓又符合介入治疗条件的患者，如伴有糖尿病、收缩压增高且大于180mmHg或有心脏病发作的病史等，在不能满足PCI治疗条件时可考虑行溶栓治疗。

（1）常用溶栓药物。常用溶栓药物有尿激酶（UK）、链激酶（SK）或重组组织纤维蛋白酶原激活剂（rt-PA）等，静脉滴注时用10ml的生理盐水溶解后加入100ml的5%葡萄糖内，其具体剂量与用法见表12-2。

表12-2　常用溶栓药物

药物	剂量	用法	90分钟开通率
UK	150万～200万单位	30分钟静脉滴注	55%～64%
SK	150万～200万单位	60分钟静脉滴注	31%～55%
rt-PA	首剂15mg	静脉推注	82%～87%
	50mg	30分钟静脉滴注	
	35mg	60分钟静脉滴注	

（2）溶栓治疗的相对禁忌证。研究显示，与未进行溶栓的同龄患者相比，年龄大于75岁的患者使用溶栓治疗的死亡风险增高38%。下列情况均为溶栓治疗的相对禁忌证：①有慢性、严重而未得到很好控制的高血压病史；②严重的未得到很好控制的高血压：收缩压＞180mmHg或舒张压＞110mmHg；③3个月前有缺血性脑卒中史、痴呆或已知颅内的病理改变但未归为禁忌证者；④创伤性CPR或较长时间的CPR（＞10分钟）或大手术（＜3周）；⑤近期内出血史（2～4周内）或无法压迫部位的血管穿刺；⑥妊娠；⑦活动性消化道溃疡；⑧正使用抗凝剂者，如凝血酶原国际标准化比值（INR）越高，出血的危险越大。其他还包括如对链激酶等药物过敏等。

（3）溶栓治疗的绝对禁忌证。任何时间发生的颅内出血史；3月内有缺血性脑卒中史（除外3小时内的急性缺血性脑卒中）；已知的脑血管结构损害（如动静脉畸形），已知的颅内原发或转移性恶性肿瘤；疑有主动脉夹层动脉瘤；有活动性出血或出血倾向（除外月经）；3个月内有严重的闭合性头部外伤或面部创伤等。

（4）静脉溶栓后临床评价再通的标准。开始给药后2小时内，具备下列4项中的2项或以上者，考虑为血管已再通，但第2、3项组合不能判为再通：①ECG的ST段迅速下降，并较给药前下降50%；②缺血性胸痛完全消失，或明显减少至80%；③出现再灌注性心律失常；④CK-MB的峰值提前到发病14小时以内或CK峰提前到16小时以内。

（5）静脉溶栓的常见并发症。

1）过敏。过去1年内使用过链激酶的患者禁忌溶栓。

2）出血。多数患者的出血较轻微，严重的出血包括消化道出血、穿刺部位血肿等。

3）脑卒中。是溶栓治疗最严重的并发症，与患者的临床特点和所使用的溶栓制剂有关。

4）其他。心脏破裂、泵功能衰竭和心源性休克，少见脾破裂、主动脉夹层动脉瘤和胆固醇栓塞。

（三）其他心脏支持的药物

心脏病发作后，根据其危险因素，患者需要服用几种不同的药物，以防下一次的发作。

1. β受体阻滞剂。通过降低血压和减慢心率来减少心脏对氧的需求。对于有心脏病发作史的患者，此类药物显示能提高生存率。

2. 血管紧张素转换酶抑制剂（ACEI）和血管紧张素受体拮抗剂（ARB）。这类药物能逆转左心室肥厚，对抗氧自由基，防止心室重构。在患者住院的开始阶段就应使用，除非因疾病因素不能给予。

3. 钙通道阻滞剂。有不稳定性心绞痛的患者，如服用硝酸甘油或β受体阻滞剂无效时可给予此类药物，以缓解症状。

4. 他汀类。此类药物的主要作用是降低胆固醇，尤其对经历过心脏病突发的患者更加有益。该药物同时还有部分的心脏保护作用。

5. 抗心律失常药。胺碘酮能阻断钾离子通道，延长心室复极，适用于快速性心律失常患者。因其有一定的不良反应，使用期间应密切观察病情变化。

（四）常见并发症

在急性冠脉综合征的急性期，即发病后的 2～3 天，致命性心律失常（室性心动过速、心室扑动、心室颤动、二度二型以上房室传导阻滞等）、心力衰竭和心包炎是最常见的三大并发症。在 2～3 天之后，反复的心肌梗死、心绞痛、血栓、二尖瓣反流、室间隔穿孔和左室游离壁破裂等均有可能发生。晚期并发症包括心肌梗死后综合征或室壁瘤的形成。

第二节　急救管理

一、现场患者管理

应教会患者出现心脏病突发症状时应采取的措施：①立即呼叫"120"或去就近的医疗机构。②有冠心病史者出现心脏病突发的症状时，应立即舌下含服硝酸甘油，每 5 分钟一片，最多含服 3 片，不管症状有无减轻，都应立即就近就医。理想状态下，最好由救护车将患者送往医院，尽量避免自己开车。应注意的是，仅有 20％的心脏病发作患者会有长时间的心绞痛症状。③家中如备有阿司匹林，应立即嚼服 160～325mg，并告知医疗机构，避免重复用药。④任何有心脏病史或存在高危因素和出现过心脏病突发症状的患者，应立即与急救服务系统取得联系。

二、院外处理

"120"急救系统的专业人员在接到通知后应迅速赶赴现场，对患者进行评估与处理，同时通知相关医院做好准备。具体内容包括：①连接监护系统，给予 ABC 支持，必要时准备提供 CPR 和除颤；②按需要给氧，使用阿司匹林、硝酸甘油或吗啡；③如可能，进行 12 导联 ECG 的检查，如检查结果发现有 ST 段抬高，应通知接收医院并传输相关信息或对心电图的分析结果；④检查溶栓清单上各项目，做好溶栓的准备工作；⑤被通知医院应调动各项资源以应对急性冠脉综合征患者，尤其是 ST 段抬高的急性心肌梗死患者。

三、急诊室快速和有效的干预

一旦胸痛患者已明确 ACS 诊断,急诊室应迅速开始快速和有效的干预。急诊科护士面对的挑战是鉴别 ACS 和一般的胸痛。急诊护士决定性的作用体现在对患者评估的快速完成、早期对 ACS 高危人群提供及时的紧急看护照顾,以使病情缓解等。2005 年美国心脏协会(AHA)制定的 ACS 治疗指南中推荐:患者应在发病 10 分钟内到达急诊科,所有不稳定性心绞痛的患者应给予吸氧、静脉输液和连续的心电监护。高度危险患者由医生严格管理,低度危险患者必须按监护程序治疗并定期随访,急诊护士和医师必须精确地评定患者的危险层次。

1. 急诊室(ED)快速的初始评估(<10 分钟)。

(1)测量生命体征;评估氧饱和度情况。

(2)快速建立静脉通路。

(3)获取 12 导联 ECG 并回顾结果。

(4)进行简短、有针对性的病史询问与体检。

(5)回顾并完成溶栓清单,检查有无禁忌证。

(6)获得初次的血清心脏酶标记物水平;初次的电解质及凝血检查结果。

(7)获取床边胸片(<30 分钟)。

2. 急诊室(ED)紧急的常规治疗(MONA 问候)。

(1)morphine 吗啡,IV(适用于硝酸甘油未能缓解的疼痛)。

(2)oxygen 给氧,4 L/min,保持 O_2 Sat>90%。

(3)nitroglycerin 硝酸甘油,舌下含服、喷雾或 IV。

(4)aspirin 阿司匹林,160~325mg(如先前未给时)。

四、控制"4D"时间

所谓"4D"是 4 个英语单词"入门、数据、决定和用药"的首字母缩写。美国心脏病发作警报程序推荐的 4D 时间间隔各为 10 分钟,从入院至治疗用药的总时间是 30 分钟。即心绞痛发作后抵达医院大门为"door"时间;入门至 ECG 检查为"data"时间;ECG 检查至决定治疗为"decision"时间;决定治疗至用药为"drug"时间,每个时间段均为 10 分钟。

症状发作 1 小时内接受治疗的患者,其 6 周病死率为 3.2%;症状发作 4 小时内接受治疗患者的 6 周病死率为 6.2%。事实上,非常早期的综合治疗(包括市区及郊区)可减少 50% 的 MI 发病率。"4D"在减少从发病到处理的时间延误方面发挥了积极作用。

五、心脏复苏

有 80% 的急性冠脉综合征患者会发生心脏病突发(或心肌梗死),而 75% 的心脏骤停或猝死的患者中有心脏病发作史。心脏停止的时间越长,患者复苏的可能越小。4~6 分钟后脑组织将受到永久性的损害。因此,不管心脏骤停发生在何处,目击者如能立即在现场开始实施基础生命支持技术,对挽救患者的生命来说是至关重要的。在院内,突发心脏骤停更为常见,不管是医生还是护士,在其职业生涯中,都有可能面对突发心肺骤停的情况。因此作为医护人员,平时如能加强培训,对生命支持技术能进行频繁练习并熟练掌握,在需要的时候即可迅速、有效地开展急救工作。医护人员必须熟知标准的抢救流程(图 12-11),这样面对抢救时才能做到忙而不乱,镇定而默契地配合各项措施的实施。

1 症状提示缺血或梗塞

2 EMS 评估与处理以及医院的准备：
* 监护仪，ABC支持，准备提供 CPR 与除颤
* 按需要给氧，用阿司匹林、硝酸甘油和吗啡
* 获取 12 导联 ECG，如 ST 段抬高：
- 通知接收医院并传送信息或对心电图的分析；注意发作起始和寻求医疗帮助的时间
* 被通知医院应调动各项资源以应对 STEMI
* 如考虑院前溶栓治疗，则检查溶栓清单上的各项目

3 ED 快速的初始评估 (<10 min)
· 测量生命体征；评估氧饱和度
· 建立静脉通路
· 进行简短、有针对的病史询问及体检
· 回顾/完成溶栓清单，检查有无禁忌证
· 获得初次血清心脏酶标记物水平；初次的电解质及凝血检查结果
· 获取床边胸片 (<30 min)

ED 紧急的常规治疗
· 如 O_2Sat < 94%，开始按 4L/min 给氧
· 阿司匹林160~325mg (如先前未给)
· 硝酸甘油舌下含或喷雾
· 吗啡 IV (如硝酸甘油用后疼痛未缓解)

4 回顾 12导联 EKG 结果

5 ST 段抬高或新出现之束支传导阻滞 (LBBB)：高度怀疑损伤 ST 段抬高之 MI (STEMI)

9 ST 段下降或T波倒置：高度怀疑缺血 高危不稳定性心绞痛 /无 ST 段升高之 AMI (UA/NSTEMI)

13 正常或无诊断性 ST 段或 T 波改变 低/中危ACS

6 · 按需开始辅助治疗
· 勿延搁再灌注

10 肌钙蛋白升高或高危病人
（按栏 3、4进行危险分层）
· 下列情况考虑行早期介入治疗
· 顽固性缺血性胸痛·再发/持续性ST异常
· 室性心动过速·血流动力学不稳定
· 心脏衰竭征象

14 考虑入心内科病房/恰当床位并监测：
· 血清心脏标记物水平(包括肌钙蛋白)
· 复查 EKG /持续 ST 段监测
· 考虑运动试验

7 症状出现时间是否≤12h
≤12h　>12h

8 再灌注治疗目标：
根据病人和中心的标准选择治疗方案
· 入门-球囊扩张(PCI)目标：90min
· 入门-注射 (溶栓)目标：30min

11 按需要开始辅助治疗
· 硝酸甘油　　　· 肝素 (UFH或LMWH)
· 考虑 β-阻滞剂口服　· 考虑氯吡格雷
· 考虑血小板醣蛋白 Ⅱ b/Ⅲ a 拮抗剂

15 发展为以下一项或更多：
· 临床高危特征
· ECG持续动态改变伴缺血
· 肌钙蛋白升高
是

12 入住监护病房，评估危险级别（栏3、4）
继续用阿司匹林，肝素和其他对症治疗
· ACEI/ARB·HMG CoA 还原酶抑制剂(他汀类疗法)
非高危病人：心内科进行危险分层

16 诊断性无创影像学检查或运动试验异常？
是　　否

17 如经检查无缺血或梗死征象，可出院并定期随访

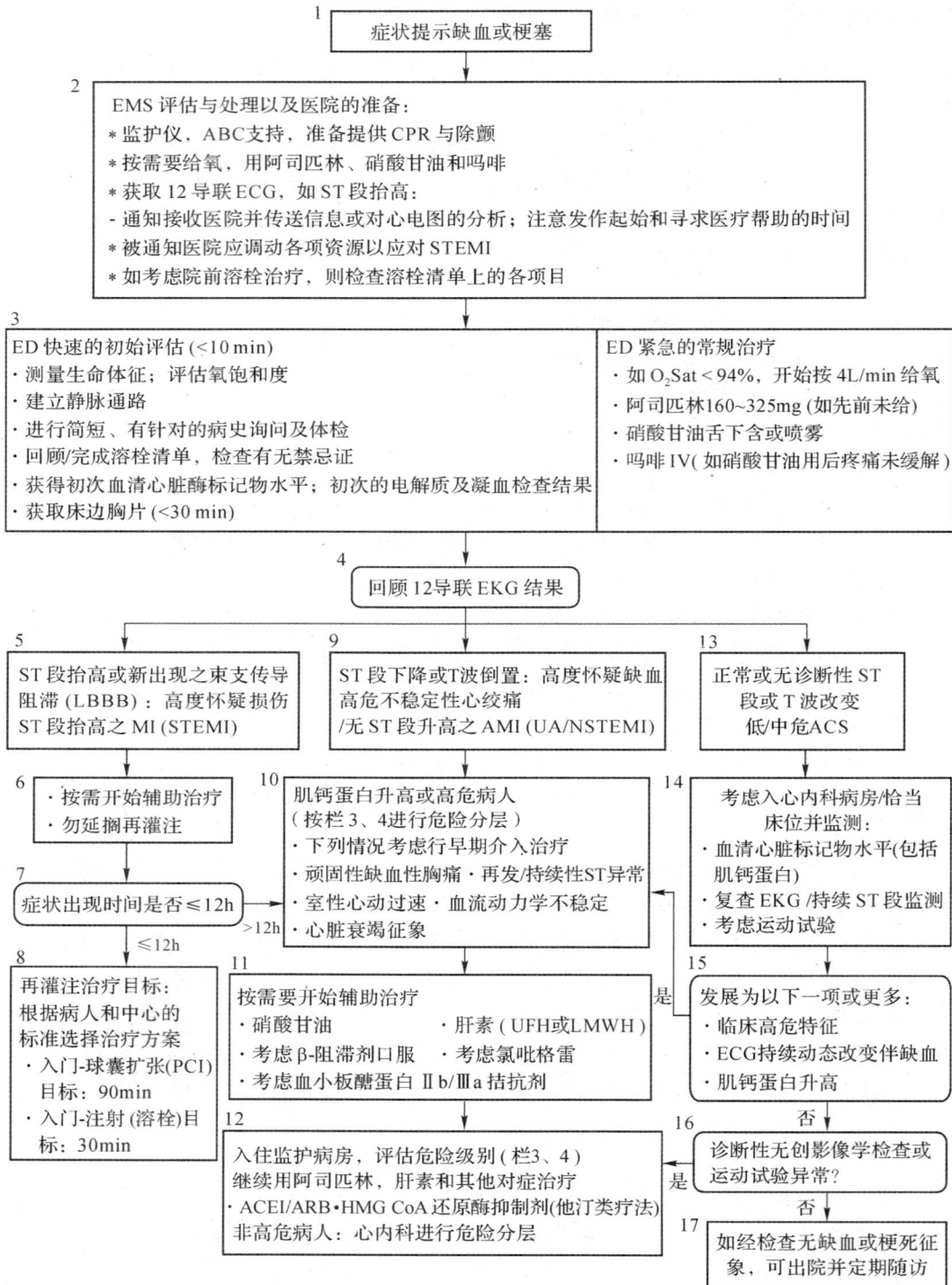

图 12-11　急性冠脉综合征急救治疗流程图

(一)基础生命支持

　　首先判断患者有无意识并检查呼吸和循环情况。如果没有颈动脉搏动,应立即呼叫帮忙并安置患者,最好让患者躺卧在硬的床上或地板上。记住 A(airway,气道),B(breathing,

呼吸)和 C(circulation,循环),尤其强调保证胸外按压的有效性和不中断性,以利于脑和冠脉的充分灌注。详见第二章基础生命支持操作技术。

(二)高级生命支持

经有效的基础生命支持后,可开始高级心脏生命支持。具体包括心电监护、气管插管和建立静脉通路等。即刻的处理包括除颤和使用血管活性药物。经连接心电监护后如显示为室颤,不要浪费时间而应立即实施除颤。

心脏骤停 85%以上是由室颤或无脉性室速引发,少部分由无脉搏电活动或停搏所致。心脏骤停的处理步骤如下。

1. 室颤或无脉搏室速。立即除颤,并进行心肺复苏,同时考虑血管加压剂和抗心律失常药物。最常用的抗心律失常药物是胺碘酮,首次剂量为 300mg 静推。详见第八章。

2. 停搏。通常很难处理,心脏可能对阿托品或肾上腺素有反应。详见第九章。

3. 无脉性电活动(PEA)。可由机械原因引起如心脏压塞或肺梗死。β 受体阻滞剂过量也会引起 PEA,应立即用肾上腺素。详细处理参见第九章。

图 12-12、图 12-13 分别是美国和欧洲心脏协会推荐使用的流程图。临床实践中,常选用美国心脏协会推荐的抢救流程。

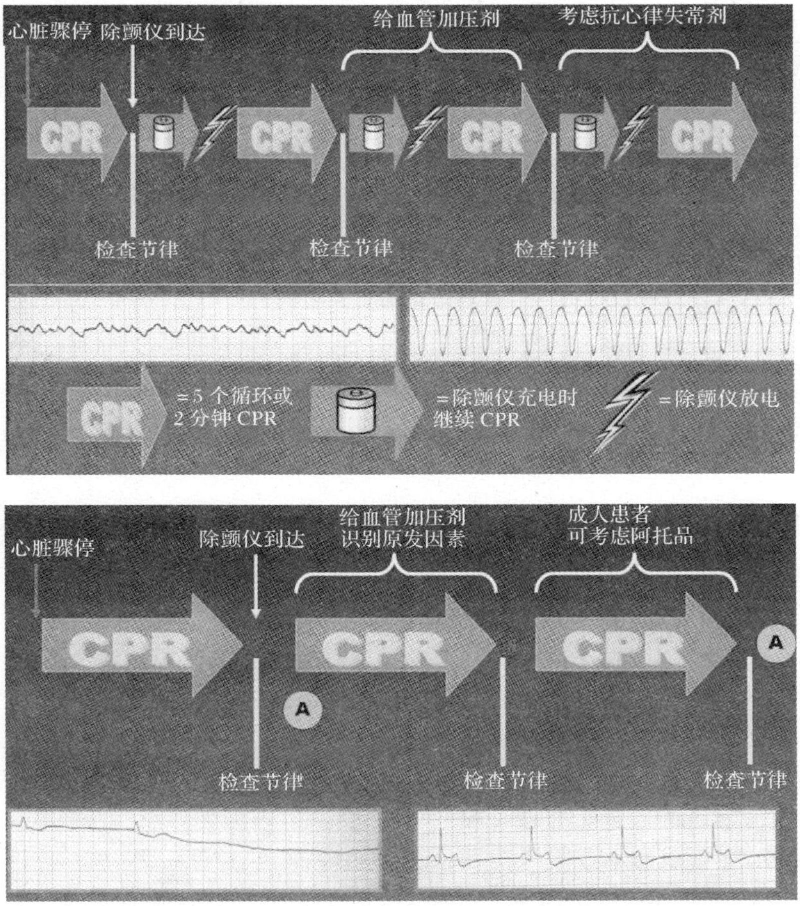

图 12-12　美国心脏协会推荐使用的心脏复苏流程

上:室颤/无脉性室速,下:PEA/停搏

有无反应？	有无呼吸？	有无脉搏？	开始CPR
你怎么啦？ 快来人			

寻求帮助	进行2人CPR	正确安置除颤板
准备 除颤仪 气道设施 氧气 急救包	胸外按压和人工呼吸30：2	如为一直线，进行确认

给氧	气管插管	选择大静脉 打开通路
		继续CPR

PEA	室颤	停搏
有QRS波，但无脉搏	或无脉性室速	

如有低血容量、张力性气胸、心脏压塞、药物中毒、低温、电解质紊乱等，进行针对性治疗；如没有，进行气管插管，开通静脉，2 min CPR，肾上腺素 1 mg 3~5 min 1 次IV，考虑血管加压素、钙剂、NaHCO$_3$等。

除颤*，2分钟CPR（按压/吹气比30：2）可反复循环，CPR期间按压的中断应小于10秒。肾上腺素1mg可反复使用，连续除颤、CPR3个循环后可考虑碳酸氢钠或其他抗心律失常药物。

排除室颤，进行CPR，气管插管，建立静脉通路，肾上腺素 1 mg IV，阿托品 1 mg IV，寻找原发因素。

*备注：除颤剂量为双相波机器用200 J，单相波用360 J。

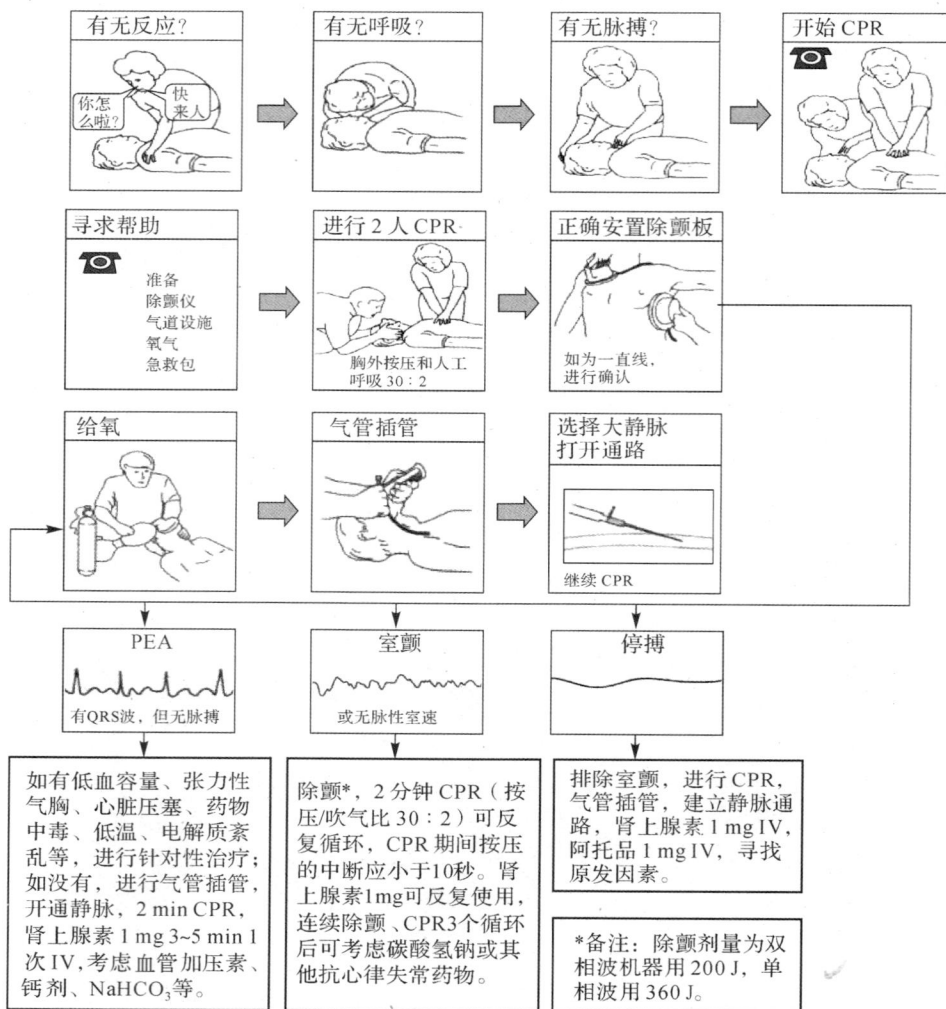

图 12-13　欧洲心脏协会推荐使用的心脏复苏流程

第三节　ACS 的护理要点

一、早期的急救护理

1.迅速评估高度危险的 ACS。护士必须迅速地评估患者是否为高度或低度危险的ACS。作为急诊室护士，应熟悉急性心肌梗死的常规急救流程，具备识别常见心律失常的知识和准确处理严重心脏病发作的技能。最新统计显示，33％的 ACS 患者在发病初期无胸痛表现，然而这些被延迟送入医院的患者有更高的危险性，因为无典型胸痛的患者往往很少能得到及时的溶栓，血管成形术或阿司匹林、β受体阻滞剂、肝素等药物治疗。

ACS 患者到达急诊科时，作为第一接待者，护士必须在获得检查数据和医生做出诊断之前，选择必要的紧急处置措施，其中包括紧急 12 导联心电图检查和持续的心电图监护。急诊护士应在鉴别处于 ACS 综合征临界值的患者和给予适时、有效的治疗方面发挥作用。

2.给予高流量吸氧、卧床休息和做好心理护理。

3.立即进行生命体征的监测。包括连续心电监护、定期监测血压、心律、心率、呼吸、体温等,应在患者到达急诊室后10分钟内完成。

4.立即采集血标本。检测心肌相关酶谱、电解质和出凝血时间等。

5.详细询问病史,做好急诊 PCI 或溶栓的准备。

二、住院期间的护理

急性冠脉综合征患者的病情危重且紧急,在急诊室经初步处理后,患者应及时入住冠心病监护病房(CCU)。作为 CCU 护士,除了具备良好的心脏监护知识外,还应有评判性思维能力和稳定的心理素质。

1.与患者家属沟通,保持环境安静、舒适,尽量减少打扰,确保患者有充足的睡眠和卧床休息的时间。

2.继续生命体征的监测,对伴有心力衰竭或心源性休克的患者,应做好抢救的准备工作。

3.持续吸氧,确保静脉通路的通畅。

4.按医嘱尽快给予所有辅助治疗的药物,观察药物的作用和不良反应。

5.评估胸痛有无缓解或加重情况,有无出血症状。按医嘱给予床边 18 导联(常规 12 导联加 V_3R/V_6R、V_4R、V_5R、V_7、V_8、V_9)心电图,并在相应部位做上标记。

6.获取实验室检查结果,包括 CK、CKMB、Troponin I 和 T,以了解疾病的进展情况。

7.做好术前准备和指导。

(1)血常规、生化指标、乙肝三系、HIV 等术前常规实验室检查和碘过敏试验,进行手术区备皮,向患者简要介绍术中需要配合的环节。

(2)检查监护仪、除颤器、吸引器、氧气等各种仪器设备是否处于正常状态。备好临时起搏器。

(3)检查各种急救药品,如硝酸甘油、利多卡因、阿托品、多巴胺、肾上腺素等是否齐全。

(4)检查各种型号的导管、球囊、支架及各种性能的导丝等 PCI 材料是否备齐。

8.术后的观察和护理。术后送患者到 CCU 并常规监测血压,持续心电监护。观察有无心绞痛、心电图有无心肌缺血、心肌梗死的改变及有无心律失常。观察局部创口与足背动脉或桡动脉的搏动情况。

(1)注意观察患者有无胸闷、胸痛、出汗、恶心和呕吐、气急等症状出现,有上述表现时应充分警惕,以提早发现隐藏的危机。

(2)密切观察穿刺部位有无出血或血肿、局部有无肿胀等情况,以便及时发现并处理,减少患者的痛苦,缩短患者的住院时间。

(3)注意术后并发症的观察,如再灌注性心律失常、支架内急性或亚急性血栓形成所致心肌缺血甚至冠脉急性闭塞等。

9.做好危重患者记录。随时记录患者的病情变化和相关的处理措施,注意 24 小时的进出量。

10.饮食指导。

(1)少食动物脂肪和含胆固醇较高的食物,如猪内脏等。以进食植物油为主,每天半两左右,多吃新鲜水果和蔬菜,保持大便通畅。

(2)进食宜清淡,勿食过咸的食物,如咸菜、咸酱瓜、咸鱼等。忌食辛辣刺激性食品。饮食应少量多餐,不宜过饱。

(3)戒除烟酒,不喝咖啡、浓茶。

11. 做好急救知识的宣教及普及工作。告知患者心脏病发作的常见前兆征象和表现,以及面对突发情况时如何获取"120"的帮助。身边应常备硝酸甘油含片。对家属可进行基础生命支持技术的培训与指导。

三、恢复期的康复指导

生活方式,尤其是饮食习惯的改变,对预防心脏病发作起着极其重要的作用。

(一)体力活动的康复

心脏病发作后体力活动的康复很重要,能使 3 年内的死亡率降低 25%。可从发病的第一天起就开始下肢锻炼。患者通常在第 2 天就可以下床并坐于椅子上,第 2~3 天即可以在床边活动。国外有很多患者在早期即进行低水平的活动耐力试验。有研究显示,3 天内进行此项试验可有效降低心脏病的发作可能并缩短患者的住院时间。发病 1 周后,许多患者,包括曾经有过心力衰竭者,均能从监护下的锻炼项目中获益。耐力训练也很重要。我国的太极作为心脏病发作后患者的运动是相当安全和有益的。患者通常在发病后 2 个月可返回工作岗位,具体应根据病情的严重程度而定。心脏病发作康复后恢复性生活是安全的,危险系数低,特别是那些进行规则体育锻炼的患者。这种与爱和亲密相伴的健康的性生活能消除患者心脏病发作后的抑郁并减少下一次心脏病发作的可能。

(二)情感上的康复

急性冠脉综合征和心脏病发作后,约 15%~23% 的患者会得抑郁症。许多研究显示抑郁症是导致患者死亡率增加的主要的可预见因素(原因之一是此类患者对药物的依从性降低)。可给予一些抗抑郁药物来减轻患者的症状,以利于疾病的康复。

(金金花　张悦怡)

第十三章　缺血性脑卒中

　　缺血性脑卒中是指由于脑局部供血障碍导致脑组织缺血、缺氧从而引起脑组织坏死软化,可产生相应的脑功能缺损的临床症状。近 30 年来,缺血性脑卒中的发病率和死亡率持续上升,最新的流行病学资料表明,我国城市居民中脑血管病占死亡原因首位,其中缺血性脑卒中有 59.8%。近年来,大量循证医学的证据令人鼓舞,溶栓、成立脑卒中单元等措施被证实非常有效,能改善脑卒中患者的远期预后。但脑卒中急救的现状并不理想,我国有机会接受溶栓治疗的患者不到 1%。应建立快速有效的机制,使社区、院前急救人员和医院通力合作,从而使缺血性脑卒中的患者得到及时救治,并达到神经功能的最佳恢复。而脑卒中诊疗的 7 个 D——即识别、派遣、转运、入院、资料收集、决定和用药,突出了诊断和治疗的主要和关键步骤。

　　本章着重介绍缺血性脑卒中的早期急救原则和措施,包括院前处理和入院后的早期诊疗。

第一节　脑卒中的识别和院前急救

　　缺血性脑卒中是由于颅内动脉的闭塞引起,恢复或改善缺血区的灌注是治疗的关键。溶栓治疗的时间窗非常短(从发病到治疗的时间仅限于 3 小时内),发病后能否及时送医院救治,是能否达到最佳疗效的关键。即使在院前急救工作开展得非常完善的美国,据统计,急性脑卒中患者打电话寻求医疗帮助的也只有 29%。需要通过各种途径使公众充分认识脑卒中的危害和及时就诊的重要性,树立"时间就是大脑"的观念,同时通过教育使公众对脑卒中的常见表现有所了解,能立即识别并及时通过"120"系统或其他途径前往医院就诊,尽可能缩短院前处理的时间。为此美国心脏协会和脑卒中协会确立了针对社区的"脑卒中生存链",即快速识别脑卒中预警征象并作出反应;快速启动急救医疗系统(EMS)和派遣救护车到现场;快速转运患者并预通知接收患者的医院以及快速的院内诊断和治疗。

一、脑卒中的识别和救护车的派遣

　　脑卒中的常见症状包括:

　　(1)一侧肢体(伴或不伴面部)无力、笨拙、沉重或麻木。

　　(2)说话不清或语言理解的困难。

　　(3)一侧或双侧视物模糊或视力丧失,或有复视。

　　(4)头晕、视物旋转或平衡障碍。

　　(5)严重头痛、呕吐。

　　(6)上述症状伴意识障碍或抽搐。

　　当具有脑卒中危险因素(如老年、高血压、心脏病、糖尿病等)者突然出现上述表现时,要意识到发生脑卒中的可能,应立即打急救电话并将患者送往医院。家属或现场目击者应尽可能一同前往医院。

"120"急救系统应加强教育和培训,以尽快识别潜在脑卒中的患者,缩短对救护车派遣时间的延搁,使可疑脑卒中的患者得到优先转送。

二、脑卒中患者的评估和运送

院前急救人员应掌握脑卒中患者的初步评估技术和院前脑卒中量表的使用方法。在完成患者的心肺功能支持后应快速进行脑卒中的评估。简易的脑卒中筛选工具(即脑卒中评估量表)包括洛杉矶院前脑卒中评估表(LAPSS)(表 13-1,图 13-1)或辛辛那提院前脑卒中评分表(CPSS)(表 13-2)。

LAPSS 适用于评估急性、非昏迷和非外伤性的神经系统疾病。如表中的所有项目均为"是"或"不详",应高度怀疑脑卒中。该表判断脑卒中的敏感度为 93%,特异度 97%。需要注意的是,如果患者的临床表现与 LAPSS 表中的各项内容不符,仍不能排除脑卒中。

表 13-1　洛杉矶院前脑卒中筛选量表(LAPSS)

标准	是	不详	否
1. 年龄>45 岁	☐	☐	☐
2. 无惊厥或癫痫史	☐	☐	☐
3. 症状持续时间<24 小时	☐	☐	☐
4. 平时患者不需要轮椅或卧床	☐	☐	☐
5. 血糖在 3.31~22mmol/L(60~400mg/dl)	☐	☐	☐
6. 以下 3 项检查有明显的不对称(应是左或右的单侧)	对称	右侧无力	左侧无力
面部微笑/痛苦表情	☐	☐低垂	☐低垂
抓握力	☐	☐握力减弱	☐握力减弱
	☐	☐不能抓握	☐不能抓握
上肢肌力	☐	☐缓慢下降	☐缓慢下降
	☐	☐快速下降	☐快速下降

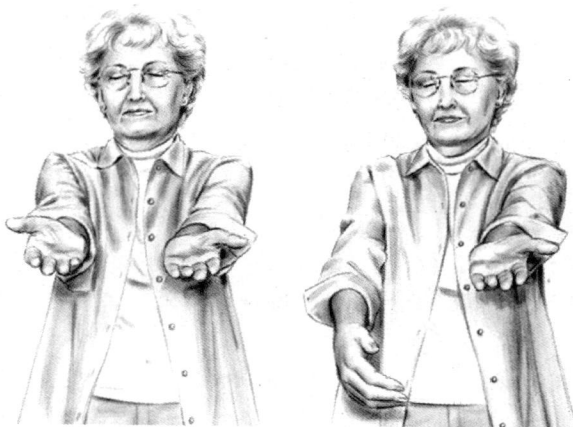

图 13-1　上肢肌力(右侧降低)

CPSS 的具体内容包括三方面,如果其中的任何一方面出现异常,脑卒中的可能性为 72%。

表 13-2　辛辛那提院前脑卒中评分量表(CPSS)

面部下垂(让患者露齿或微笑)
正常——两侧面部活动对称
异常——单侧面部活动较另一侧差(下图左:正常;右:面部下垂)

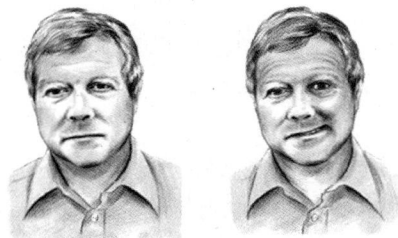

手臂下垂(患者闭眼并将两手臂平伸,掌面朝上,持续 10 秒):
正常——两手臂活动相同,或两手臂均无活动(其他发现如旋前肌异常可能有助于判断)
异常——与另一侧相比一侧手臂下垂

语言异常
正常——患者说话流利,用词准确,吐字清晰。
异常——患者言语含糊,使用不恰当的词汇,言语含糊或不能说话。

在发现可疑脑卒中的患者后,应确定患者脑卒中发作的起始时间。该点极为关键,因为能改善脑卒中预后的溶栓疗法有严格的时间要求。"120"急救人员应接受培训,以充分认识确定脑卒中时间对脑卒中后期治疗的重要性。一般将患者最后被发现正常的时间定为发作起始的零点。

在完成院前的初步评估后,对可疑脑卒中的患者应快速送往有能力处理脑卒中的合适医疗机构。应提前告知目的地医院将有疑似脑卒中患者到达,以尽可能节约时间。在转运患者的途中应给予相应的处理,包括心肺功能的支持、意识状态的评估、吸氧和静脉的开通等。

第二节　脑卒中的院内处理

脑卒中应作为急症来对待,脑卒中处理的时间是成功治疗的关键因素。每个医疗机构应根据各自的实际情况建立脑卒中收治规范,确立患者从到达急诊室到各项诊疗任务完成的时间目标。一旦有脑卒中患者到达,即启动该系统,多科协作,快速有效地处理患者。

图 13-2 所示为可疑脑卒中患者到院后的处理流程图,左侧以时钟的方式标出美国国立神经病学与脑卒中研究所(National Institute of Neurological Disorders and Stroke, NINDS)提出的各项任务完成的目标时间(从患者到达急诊室开始起计算时间)。

一、评估患者

(一)急诊室评估和处理

患者进入急诊室后,医护人员应立即开始进行常规评估和生命支持,以下项目争取在患

1 识别可疑脑卒中征象，启动急救反应系统

NINDS
时间目标

2 紧急 EMS 评估与处置
· 支持ABC；必要时给氧
· 实施院前卒中评估
· 确定症状出现的起始时间(病人最后正常的时间)
· 转送至卒中治疗中心
· 通知医院
· 如可能，检查血糖

到院 10min
ED
Arrival
10 min

3 即时一般性评估与处理
· 评估ABC，生命体征   · 行神经学筛检评估
· 低氧血症者给予吸氧   · 通知卒中医疗小组
· 开通静脉；采血标本   · 开具医嘱行紧急颅脑 CT 或 MRI 检查
· 测血糖；必要时治疗   · 获取 12 导联 EKG

到院 25min
ED
Arrival
25 min

4 由卒中小组或相关人员进行即时神经学评估：
· 回顾患者病史
· 确定起病时间或病人最后正常的时间
· 进行神经系统检查 (NIHSS 或 CNS 量表)

无出血   **5** CT 是否显示有出血？   有出血

到院 45min
ED
Arrival
45 min

6 可能为急性缺血性卒中；考虑溶栓
· 检查有无溶栓的禁忌证
· 重复神经系统检查：神经缺失是否有迅速改善？

7 神经内科或外科医生会诊；
如无条件考虑转送

8 是否仍适合溶栓？   否   **9** 给阿司匹林

到院 60min
ED
Arrival
60min

11 · 开始缺血或出血性卒中治疗路径
· 收住卒中病房或 ICU

10 与病人和家属讨论溶栓的利弊，如能接受：
· 给 tPA
· 24 小时内不可给抗凝血剂或抗血小板制剂

入院 3h
Stroke
Admission
3 hours

12 · 开始卒中溶栓治疗路径
· 持续并密切监测血压和神经系统状态有无恶化
· 紧急收住卒中病房或 ICU

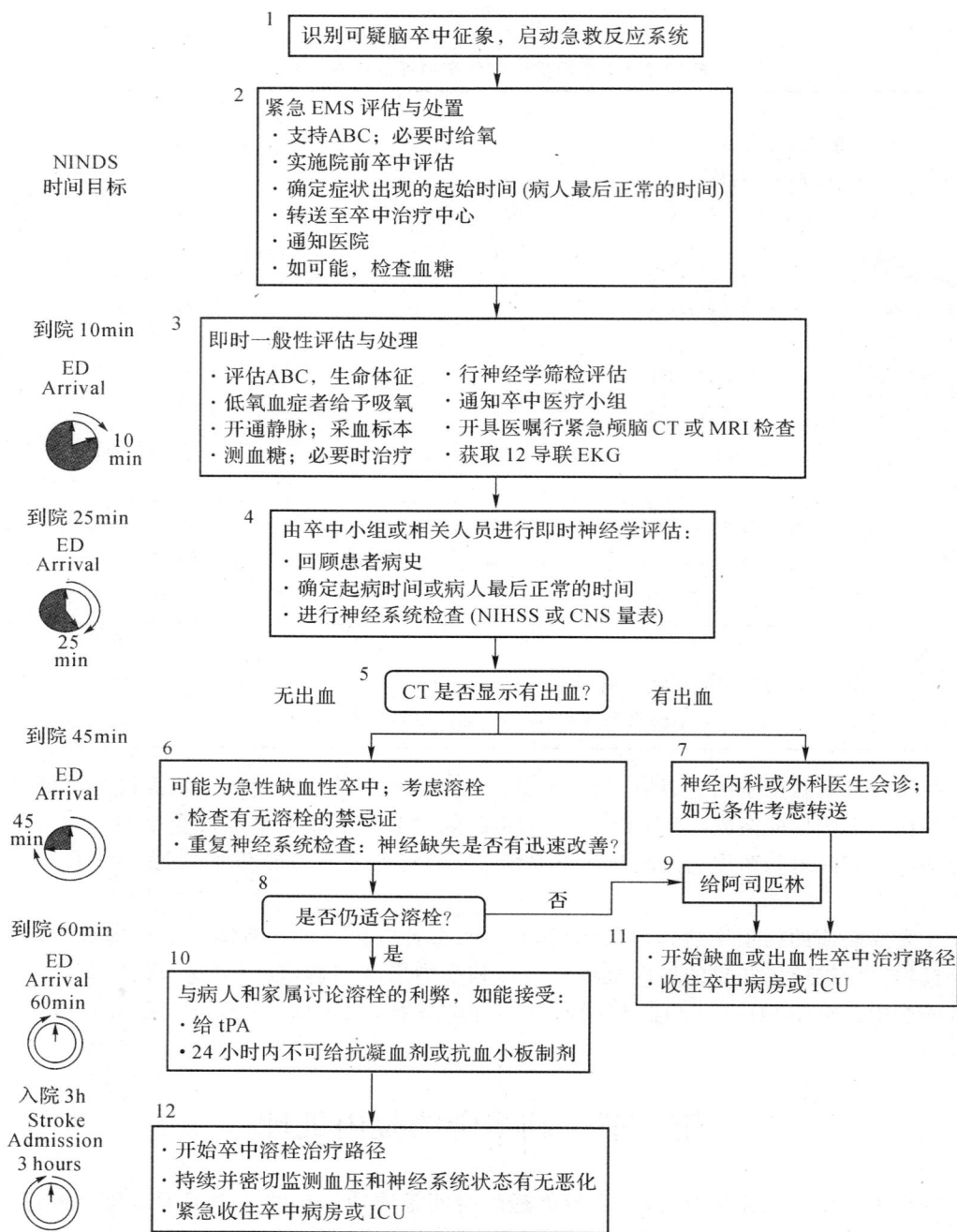

图 13-2　可疑脑卒中患者处理目标程序图

者到院的 10 分钟内完成。

1.生命支持。评估气道、呼吸、循环情况,如不稳定,立即给予支持,这些评估应反复进行。

2.气道管理。保持良好的氧合是脑卒中治疗的基础,如有低氧存在,应立即以 2～4L/min 吸氧,并加强呼吸道管理如保持头侧位、清除口腔分泌物、定期拍背、吸痰等,尽快纠正低氧。对于有意识障碍(GCS 评分小于 8 分)又有高度误吸危险者,应尽早实施气管插管。

3.采集病史。了解发病的过程和方式,明确有无引起相应症状的其他因素如癫痫、外伤、感染、特殊用药及其他病史。病史询问的关键是确定患者的发作起始时间并将其定为

零点。

4.血压管理。常规测量双上肢血压,如两侧血压相差>10mmHg,应怀疑主动脉夹层动脉瘤,必要时进行相关检查以明确诊断。

脑卒中后高血压很常见,多数患者未经特殊治疗,血压也会在1~2周内逐渐下降,因此脑卒中后高血压的治疗一直存在争议。目前多数观点认为脑卒中后血压升高是机体保证脑部灌注的一种代偿机制,未行溶栓治疗的患者,除非合并急性心肌梗死、主动脉夹层、严重心力衰竭、高血压脑病或急性肾衰竭等需要紧急降压治疗的情况,收缩压<220mmHg,舒张压<120mmHg时一般不需降压治疗。选择进行溶栓治疗的患者,溶栓前和溶栓后24h内血压应控制在收缩压<185mmHg,舒张压<110mmHg。根据血压可选择卡托普利含服或硝酸甘油、硝普钠、乌拉地尔等静脉应用,用药过程中应避免血压的急剧下降。脑卒中后患者和家属通常会关注血压变化,有时会因此而感到焦虑,应对此做好沟通,使其理解允许范围内的高血压对病情有利。

脑卒中后低血压少见,多提示为非脑源性原因,如心肌梗死、血容量不足、肺栓塞、败血症等,应寻找病因并迅速纠正低血压。

5.体温。对脑卒中后发热的患者应采取积极降温措施,并去除发热源。

6.血糖。怀疑缺血性脑卒中的患者进入急诊室后应立即进行手指血糖测定。低血糖是需要与急性脑梗死鉴别并应立即治疗的疾病,严重的低血糖可以表现为意识模糊,并出现神经系统局灶症状和体征,如果能早期识别和纠正,这种改变可能是可逆的。如果低血糖持续较长时间,将产生永久的神经系统损害。血糖升高也需要立即处理,血糖高于11mmol/L时建议给予胰岛素控制。

7.内科体检。在心血管检查中,注意有无心脏杂音、脉搏短绌或心律不齐等异常现象。

8.血液检查。进行血常规、凝血功能、血电解质和指测血糖检查,如有必要,行血气分析、心肌酶谱、肝肾功能、血清酒精含量测定、血型筛查等。

9.开通静脉。应尽可能选择非功能障碍的肢体穿刺,以利于早期康复。除非患者有明确的低血糖,否则第一瓶液体应给予盐水。

10.安排急诊头颅CT,联系神经内科医生会诊。

11.必要时进行胸片、12导联心电图、心脏超声、颈动脉超声和肝肾超声检查。

(二)神经系统评估

1.应由神经内科医生对疑似脑卒中患者进行神经系统体检,通常采用NIHSS(美国国立卫生研究院脑卒中量表)评定患者神经功能缺损的严重程度。

2.根据患者症状、体征的不同组合可以大致对病变定位,如有交叉症状(一侧颅神经症状伴对侧肢体感觉或运动障碍)、双侧神经系统体征或小脑症状常提示病变位于椎-基底动脉系统,偏瘫、偏身感觉障碍可能是颈动脉系统的梗死,但在某些临床情况下,仅根据症状和体征进行病变定位是比较困难的。

3.再次确认患者的发病时间。患者常不能准确提供脑血管病发生的时间,可能由于发作时无旁观者,也可能患者睡醒时已出现症状,在这种情况下不能把发现症状的时间定为起病时间,而应按最后正常的时间来计算。例如患者前一天晚10时就寝,凌晨2时上厕所时无异常,早上6时醒来发现右肢无力,该情况的起病时间应定为凌晨2时,这对决定是否有溶栓指征十分关键。

神经内科医生应争取在患者到院25分钟内完成神经系统评估。对生命体征、意识水平和神经系统的评估应反复进行,因为部分患者的症状在起病数小时才达高峰,少数进展性脑卒中的患者可在数天内仍有加重,而一些脑栓塞的患者可能在起病后很快缓解,病情的变化会影响治疗的选择。

（三）辅助检查

1.头颅 CT 平扫。对疑似缺血性脑卒中的患者,头颅 CT 平扫是首选检查,因为 CT 检查快速且普及,能够很好地鉴别颅内出血。但是对超早期缺血性病变和皮质或皮质下小的梗死灶不敏感,特别是后颅窝的脑干和小脑梗死更难检出。24～48 小时后,多数病例在 CT 上可表现出相应的低密度灶。

CT 血管成像,灌注成像等方法可以提供更多的信息,但由于需注射造影剂及再处理,且耗时长,故而不作为急诊常规检查。

应争取在患者到达急诊室的 25 分钟内完成头颅 CT,并在 45 分钟内给出正式报告。如果患者病情恶化,要立即复查头颅 CT,以确定是否并发出血。

2.头颅 MRI。发现早期梗死较 CT 敏感,但由于鉴别出血不如 CT 准确,故不作急诊选择。标准的 MRI 序列（T_1、T_2 和质子相）对发病几个小时内的脑梗死不敏感。弥散加权成像（DWI）可以在超早期显示缺血组织的大小和部位。灌注加权成像（PWI）是静脉注射顺磁性造影剂后显示脑组织相对血液动力学改变的成像。灌注加权改变的区域较弥散加权改变范围大,目前认为弥散-灌注不匹配区域为半暗带。有缺血半暗带的存在提示此时溶栓治疗仍可能是有益的。

二、处　理

（一）溶栓治疗

1.组织型纤溶酶原激活物（t-PA）静脉溶栓。对于起病 3 小时之内,头颅 CT 平扫无出血的患者,要考虑是否行溶栓治疗。医生应回顾病史,再次进行神经系统检查,明确溶栓的指征和禁忌证。与患者及家属沟通,在家属充分了解溶栓的风险和益处并签署知情同意书之后,应在急诊室立即开始静脉溶栓并转入重症监护室观察。理想状态下,溶栓治疗应在患者到达急诊室的 1 小时内进行。

表 13-3 列出了静脉溶栓治疗的适应证和禁忌证。在溶栓之前,所有的项目均应仔细核查。

表 13-3　静脉溶栓治疗的适应证和禁忌证

纳入标准
□ 年龄 18 岁或以上
□ 临床诊断时有可查到的神经功能障碍
□ 在开始治疗前,症状发作时间（患者最后呈现正常的时间）确认＜180 分钟（3 小时）
排除标准
绝对禁忌证
□ 在处理前的头颅 CT 平扫中有颅内出血的证据
□头颅 CT 正常,但临床表现提示蛛网膜下隙出血
□ CT 显示为多叶梗死（低密度灶大于大脑半球的 1/3）
□ 有颅内出血史
□ 未控制性高血压;经反复用药,但开始溶栓前 SBP 仍＞185mmHg 或 DBP＞110mmHg
□ 有已知的动静脉畸形、肿瘤或动脉瘤
□ 在脑卒中发作时有抽搐

续表

□ 有活动性内出血或急性创伤(骨折)

□ 有急性出血性因素,包括但不限于下列各项:
　　——血小板计数<100×10⁹/L
　　——48 小时内用过肝素,导致 APTT(部分凝血活酶时间)结果高于正常上限
　　——目前正使用抗凝剂(如华法令钠),使凝血酶原国际标准化比值(INR)>1.7 或凝血酶原时间
　　　　(PT)>15 秒

□ 最近 3 个月内有颅内或脊柱手术、严重头部创伤或陈旧性脑卒中史

□ 最近 7 天内有无法压迫止血部位的动脉穿刺

相对禁忌证

□ 脑卒中症状轻微或症状很快改善

□ 最近 14 天内有大手术或严重创伤

□ 最近有胃肠道或尿道出血(最近 21 天内)

□ 最近有急性心肌梗死(最近 3 个月内)

□ 心肌梗死后心包炎

□ 血糖水平异常(<2.8 或>22.2mmol/L)

按美国神经病学会质量标准委员会的急性脑梗死 t-PA 溶栓治疗的指导建议,溶栓剂的推荐剂量是 0.9mg/kg(最大 90mg)。先静注药物的 10%,其余的 90% 在 60 分钟内静脉滴注。该剂量与急性心肌梗死相比要小得多。

治疗前医生应考虑到可能的风险,常见的有出血(包括颅内出血和全身其他部位出血)和口舌血管性水肿,应做好监测及处理并发症的准备。在缺乏急救设施(血压监护、神经功能评估状况)和处理出血并发症的措施时,不推荐使用溶栓疗法。

治疗中的监测可按以下进行:

(1)测血压:q15min×2h,其后 q30min×6h,然后改为 q60min×16h,维持血压低于180/105 mmHg,大于以上水平时,增加血压测量的频率,并给予降压药物使血压维持或低于这一水平。药物选择见表 13-4 脑卒中患者高血压的治疗。

(2)生命体征:q1h×12h,其后 q3h×12h。

(3)神经功能评分:q15min×1h,其后 q30min×6h,然后改为 q3h×72h,其后每天进行神经系统的检查。如果出现严重头痛、急性高血压、恶心和呕吐,应停止溶栓,即刻进行 CT 检查。

(4)用药后 45 分钟时检查舌、唇以判定有无血管源性水肿,如有,立即停药并给予抗组胺药物和糖皮质激素。

(5)用药后平卧 24 小时,24 小时后复查头颅 CT。

(6)鼻胃管、留置导尿管或动脉内测压导管应延期放置。

注意治疗后 24 小时内不要使用抗凝药物和阿司匹林等抗血小板的药物,复查 CT 无出血后方可开始使用。部分患者可能出现血管再闭塞,表现为症状改善后再出现恶化。

2.动脉溶栓。目前已有的临床试验和个案报道资料提示,大脑中动脉主干及颈内动脉等大血管闭塞时,应用介入方法行动脉溶栓的血管再通率高,时间窗可延长至 6 小时,基底动脉阻塞者超过 12 小时仍可能受益。常用的溶栓药物有 t-PA 或尿激酶。但该疗法的药物剂量、给药方法均无明确指南,其有效性和安全性仍需进一步评估。

(二)高血压治疗

根据患者的血压情况和是否选择溶栓治疗来确定合适的治疗方案。参照表 13-4。

表 13-4   脑卒中患者高血压的治疗

血压水平(mmHg)	治疗
A. 不适合溶栓治疗者	
收缩压≤220 或 舒张压≤120	* 观察为主,除非有其他终末器官受累(如主动脉夹层动脉瘤、急性心肌梗死、肺水肿、高血压脑病等) * 治疗脑卒中的其他症状(如头痛、疼痛、焦虑不安、恶心、呕吐) * 治疗脑卒中的其他急性并发症,包括缺氧、颅内压增高、癫痫或低血糖
收缩压>220 或 舒张压 121~140	* 拉贝洛尔 10~20mg IV,1~2 分钟内给;每 10 分钟可重复或加倍用,最大量 300mg * 尼卡地平初始按 5mg/h 静滴;每 5 分钟按 2.5mg/h 逐渐增加至起效,最大剂量 15mg/h * 治疗目标:血压下降 10%~15%
舒张压>140	* 硝普钠起始剂量按 0.5μg/kg/min 静脉滴注,使用过程中应持续监测血压情况 * 治疗目标:血压下降 10%~15%
B. 适合溶栓治疗者	
预治疗	
收缩压>185 或 舒张压>110	* 拉贝洛尔 10~20mg IV,1~2 分钟内给,可重复一次或使用硝酸甘油贴膜
治疗中/治疗后	
监测血压	* 每 15 分钟检查 1 次×2h,然后每 30 分钟 1 次×6h,其后每小时 1 次×16h
舒张压>140	* 硝普钠起始剂量按 0.5μg/kg/min 静脉滴注,调整直至血压控制在理想水平
收缩压>230 或 舒张压 121~140	* 拉贝洛尔 10mg IV,1~2 分钟内给;每 10 分钟可重复或加倍用,最大量 300mg,或给一初始剂量,然后按 2~8mg/min 开始静滴维持 或 * 尼卡地平初始按 5mg/h 静滴;每 5 分钟按 2.5mg/h 逐渐增加至起效或达最大剂量 15mg/h;如血压控制无效,考虑用硝普钠
收缩压 180~230 或 舒张压 105~120	* 拉贝洛尔 10mg IV,1~2 分钟内给;每 10~20 分钟可重复或加倍用,直至最大量 300mg,或给一初始剂量,再按 2~8mg/min 静滴维持

(三)抗血小板治疗

两个大型研究结果显示,缺血性脑卒中早期使用阿斯匹林对于降低死亡率和残疾率有一定效果,症状性脑出血无显著增加。对于初次头颅 CT 未见出血,且因为各种原因不能进行溶栓治疗的患者,如无禁忌证,应在脑卒中后尽早(最好在 48 小时内)应用阿司匹林。推荐剂量为 50~325mg/d。其他可以选择的抗血小板药物有噻氯匹定、氯吡格雷或阿司匹林与双嘧达莫(潘生丁)的复合制剂。

(四)抗凝治疗

缺血性脑卒中后抗凝治疗不是常规用药,仅适用于:心源性栓塞、凝血功能异常如蛋白 C 和 S 缺乏、症状性颅外动脉夹层;症状性颅外和颅内动脉狭窄、越来越频繁的短暂性脑缺血发作(TIA)或进展性脑卒中等。急性期可选择肝素或低分子肝素,用肝素时需监测凝血功能。

（五）禁食

由于缺血性脑卒中常常影响患者的吞咽功能，在患者到达急诊室时，应告知需暂时禁食，以有效避免因误吸而导致的肺部感染等并发症，从而影响预后。由受过训练的康复科或神经科医师进行吞咽功能评估后，再决定患者是否采用鼻饲、改变食物性状或正常进食。

（六）康复

康复治疗是脑卒中治疗的重要部分，急性期就可以介入，包括指导患者保持正确的肢体位置，被动活动患肢，抑制异常的原始反射，利用一些生理性连带反射，诱导瘫痪肢体腱反射的早期恢复等。图 13-3 介绍了偏瘫患者的三种正确的卧床姿势。

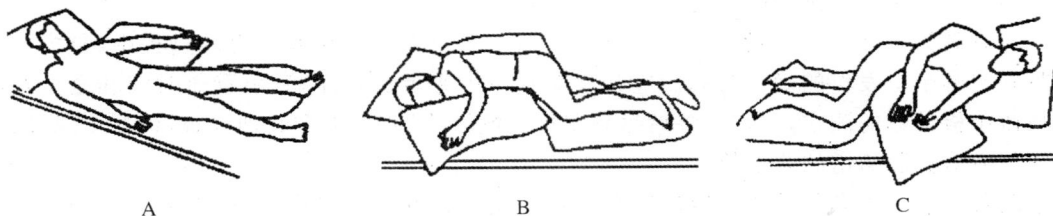

图 13-3　偏瘫患者的正确卧床姿势

1. 仰卧位（图 13-3A）。

头：在枕头上呈中立位或稍转向患侧。

躯干：平直。

患侧上肢：肩胛下放一枕头使其前伸，上肢放体侧的枕头上，远端比近端略抬高，保持伸肘、腕背伸和伸指。

患侧下肢：臀部和大腿下面放一长枕头，使骨盆向前并防止患腿外旋。

2. 健侧卧位（图 13-3B）。

头：应有良好的支持，姿势舒适。

躯干：与床面成直角。

患侧上肢：肩前屈，肘、腕、指各关节伸展放于枕头上，上举 $100°$。

患侧下肢：向前屈膝、屈髋，并完全由枕头支持。

健侧上肢：可放于任何舒适的位置上。

健侧下肢：平放于床上，轻度伸髋、稍屈膝。

3. 患侧卧位（图 13-3C）。

头：应有良好的支持，姿势舒适，头部应该在上颈段屈曲而不是使其后伸。

躯干：稍向后旋转，后背用枕头稳固支持。

患上肢：肩前伸，肘关节伸直，前臂后旋，掌心向上，手指伸展散开。

患下肢：髋关节伸展，膝关节微屈。

健侧上肢：自然放在身上或身后枕头上。

健侧下肢：呈迈步位，髋膝向前屈曲置于体前支撑良好的枕头上。

（七）防治并发症

关注并处理并发症，常见的有颅内压增高、肺部感染、尿路感染、脑卒中后抑郁、肾静脉血栓、疼痛、急性胃黏膜病变等。

本章小结

　　脑卒中治疗的最终目标是让患者获得最大程度的神经功能的康复。实现该目标依赖于脑卒中急救各环节的紧密配合。包括现场对脑卒中症状的尽早识别和专业急救人员的通知（detection）、EMS 救护车的快速派遣（dispatch）、现场初步评估和患者的转运（delivery）、患者转入合适医院（door）、患者资料和相关信息的收集（data）、做出溶栓或其他治疗方案的决定（decision）和用药（drug）。加强社区、EMS 系统和医院的有效合作是让脑卒中患者及时获取治疗和达到最佳预后的关键。

　　所有疑为脑卒中的患者应尽早打急救电话。专业人员在获取病史的过程中，最为重要的是确定脑卒中发作的确切时间。应常规对脑卒中患者进行血糖、出凝血时间和全血细胞包括血小板计数的测定，并在入院后尽早安排头颅（非对照）CT 和其他检查，包括 12 导联心电图与血清心肌酶谱的测定等。

　　改善脑卒中患者预后的溶栓疗法必须在发病起始的 3 小时内进行，患者应符合溶栓疗法的各项纳入标准且没有禁忌证；CT 结果显示阴性；而患者的神经系统症状在治疗期间没有任何改善，符合上述条件方可考虑与患者和家属讨论溶栓疗法的利弊，以尽可能增加溶栓疗效和减少并发症。所有患者的评估、诊断等措施应在患者入院的 60 分钟内完成。溶栓之前应先控制患者血压至理想范围。溶栓药物常选择 rt-PA。尽管实施溶栓疗法的患者事先均得到严格筛选，但仍不能避免有严重后果的并发症（如颅内出血）的出现。因此加强用药期间神经系统和生命体征的监测并快速识别和及时治疗并发症是非常重要的。

复 习 题

　　1. 什么是 ACLS 的方法，包含的内容有哪些？

　　2. 什么是 Sellick 手法，实施该手法的优点有哪些？

　　3. 意识清楚的患者是否可放置口咽通气管？为什么？

　　4. 常用的给氧方法有哪些？没有自主呼吸的患者是否可通过普通面罩吸氧？为什么？有自主呼吸的患者可否使用简易呼吸皮囊辅助通气？

　　5. 气管插管的作用有哪些？气管插管后，确认导管位置的常用方法有哪些，如何实施？

　　6. 什么是快速诱导气管插管？

　　7. 如何对室颤和无脉性室速患者实施急救？

　　8. 简述除颤的适应证、步骤与注意事项。

　　9. AED 指的是什么？有什么作用？

　　10. 什么是 PEA，如何急救？引起 PEA 的常见原因有哪些？

　　11. 引起心脏骤停的常见原因有哪些？心电图上的表现有哪些？

　　12. 心动过速和心动过缓的急救原则有哪些？

（江云　张悦怡）

第三篇　创伤生命支持

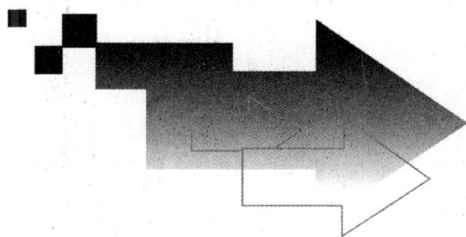

第十四章 创伤概论

第一节 概 述

　　创伤是指由于机械性致伤因素的作用,而发生人体的组织破坏和功能障碍。随着现代社会的工业、交通业、建筑业的发展,创伤与创伤救治已成为一个社会问题,创伤的严重性及对社会的危害已引起人们的高度重视。每年交通事故可使 120 万人死亡、5000 万人伤残,交通事故已成为全球 5～29 岁人士死亡的第二大原因,30～44 岁人士死亡的第三大原因。我国作为交通事故的多发国家,每年在人、车、路三者的矛盾冲突中丧生的人数超过 10 万,交通事故死亡率也位居全球第一。在发达国家,因创伤引起的死亡占所有疾病死亡的第 4 位,而在儿童与青少年中则高居第 1 位。在美国,创伤是导致 40 岁以下人群死亡的最主要的原因,创伤死亡率占所有年龄组的第 3 位;致残率也高居不下,每 1 人死亡的同时就有 3 人遗留永久性的残疾,为此花费惊人。创伤与创伤救治在社会保健中的作用将越来越受到人们的重视和关注,因而也已成为急诊医学界一个必须重视的重要课题。

　　一次灾难性的私人飞机坠毁事件改变了医护人员对创伤救护"第一小时"的理解。1976年 2 月,美国矫形外科医生 James K. Styner 驾驶一架轻型飞机不幸坠入内布拉斯加的玉米地里。他的妻子当场死亡,自己和三个孩子严重受伤。对自己和家人所经历的救治他觉得很不满意,他说:"当我可以利用有限的资源在现场提供更好的救治,而这种救治好于我和孩子实际得到的治疗时,那么整个系统一定存在问题,而且必须加以改变。"基于对创伤生命支持培训重要性的认识和恰当、及时救治能改善损伤者预后的理解,Styner 医生和他内布拉斯加的同事们于 1978 年创立了创伤生命支持培训项目的雏形,他们采用课堂讲演、救生技术演示和临床操作实验室建立等相结合的教育形式面向医生开展了第一期的高级创伤生命支持(advanced trauma life support ,ATLS)培训。1979 年,美国外科医师学会(American College of Surgeons,ACS)下属的创伤委员会(Committee of Trauma,COT)认可并接纳了外科学院主办的创伤培训课程为全国性的教育项目并编辑出版培训教材。1980 年,首次规范的 ATLS 培训在美全国范围内开展。1981 年,加拿大也积极响应,开展该培训项目。1982 年,ACS 下属的 COT 第一次举办创伤患者基础生命支持(basic trauma life support,BTLS)培训班,对象为参加创伤院前急救的所有人员,同期出版 BTLS 教材。1986 年,拉丁美洲各国家也开始举办创伤培训。近年来各培训开办的次数、参与培训的国家和人数剧增,截止 2006 年,开展的国际性创伤培训课程每年已达 1700 余期,培训涉及的国家已逾 40 个,世界范围内得到培训的人员超过了 50 万。

　　标准化的创伤培训如 ATLS 能提供统一的、规范化的创伤抢救的流程和方式,有助于医护人员掌握严重创伤患者评估和急救的必备技能。ATLS 培训的目标是减少创伤早期的死亡率和致残率,即关注"黄金一小时"内的急救处理(图 14-1)。包括快速准确地评估病情,按优先次序对患者进行复苏和稳定,安排转送至确定性治疗机构并确保给予最恰当的救治。

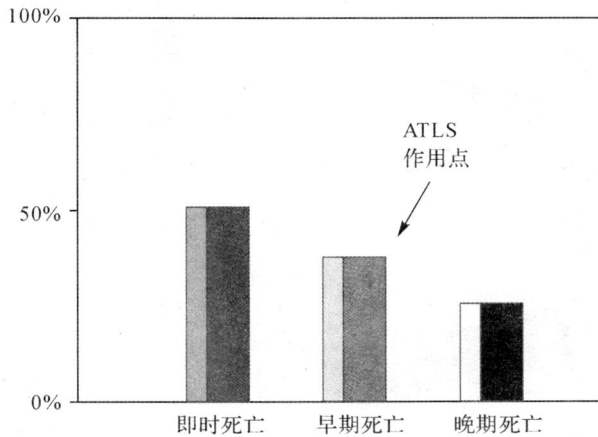

图 14-1 ATLS 的作用

创伤培训运用 ABCDE（A——气道开放伴颈椎保护；B——呼吸评估与支持；C——循环评估与支持；D——残疾/神经系统功能评估与支持；E——暴露患者以利检查和环境温度的控制）作为评估和治疗的方法；强调首先治疗最可能威胁生命的情况,而确定性的诊断并非最紧急最重要；强调时间就是生命,同时创伤救治的措施不应给患者造成进一步的损害。

第二节 创伤机制

一、重要性

在创伤评估和处理过程中,对于创伤机制的详细了解有助于:①正确评估创伤患者的创伤类型及其严重程度；②发现可能存在的潜隐性创伤；③使抢救室和手术室能更好、更早为处理患者做好相应准备。

二、创伤机制分类

除复合伤外,一般可分成钝性损伤和穿透伤两大类。

钝性损伤可分成机动车事故、钝器暴力攻击、坠落伤、爆震伤和挤压伤五大类。

穿透伤分成枪击伤、刀伤、其他物体器具的穿透伤三大类。

(一)机动车事故

1.是最为常见的创伤,询问病史时应了解车辆的损伤情况（包括车辆外部和内部）和受害者的损伤情况。

2.机动车辆碰撞时,可发生车辆碰撞、躯体碰撞和人体内部器官碰撞（图 14-2）。

3.车祸对人体创伤的严重性取决于:

(1)撞击力的速度和方向。

(2)患者所处的动力学状态和身体大小。

(3)车辆内部和外部损伤的程度和类型。

(4)车辆内是否具有和是否使用约束装置,如安全带和/或气囊。

4.正面撞击时,损伤可来自于挡风玻璃、方向盘和仪表盘（图 14-3）。

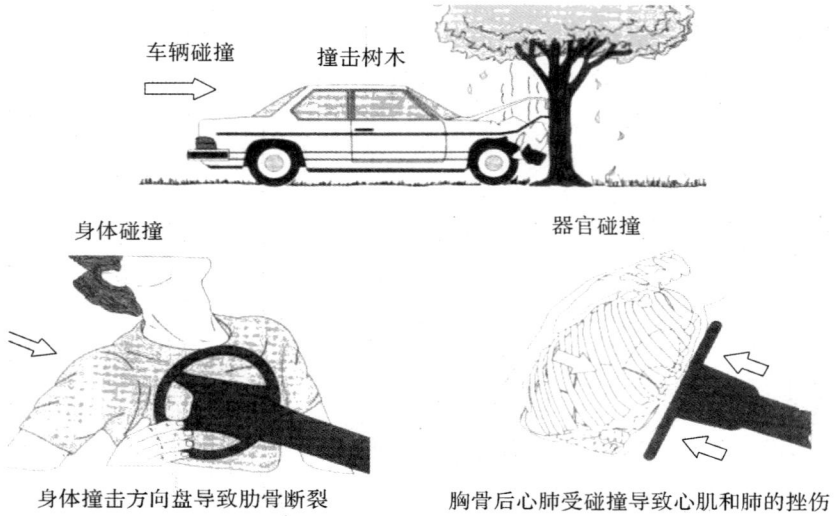

图 14-2　三种不同的碰撞方式

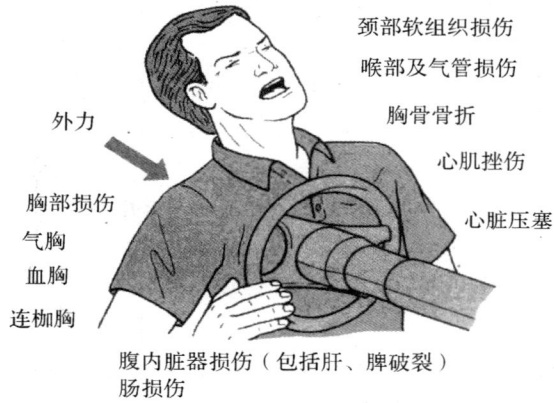

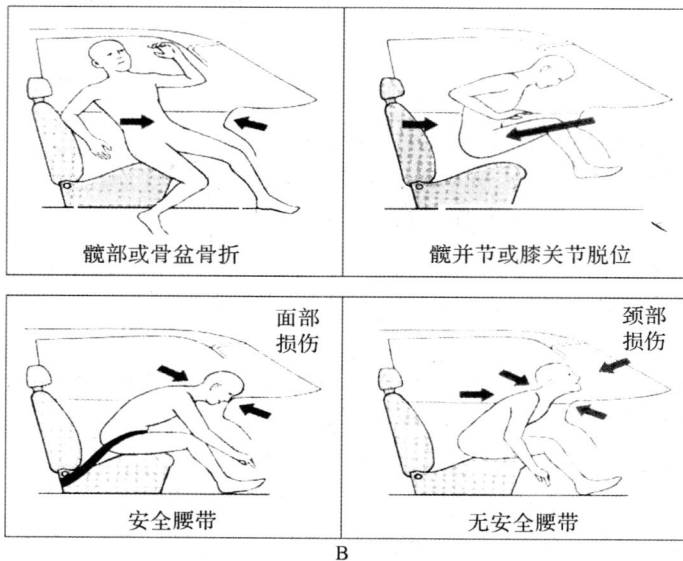

图 14-3　正面撞击导致的损伤

A 方向盘所致损伤；B 仪表盘所致损伤

5.撞击来自侧面时所致的损伤主要来自于车门变形、坐椅扶手、侧窗或后门(图 14-4)。

6.后(尾)部撞击时,往往造成颈椎损伤(图 14-5)。

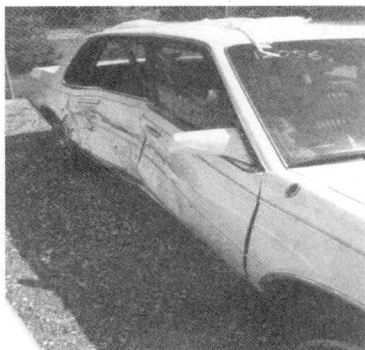

图14-4　侧面撞击

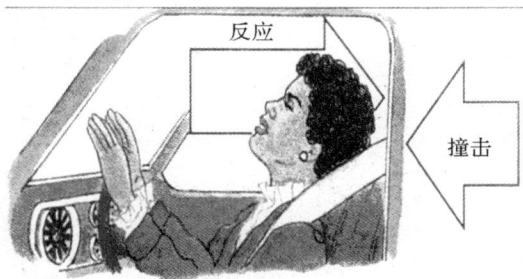

图14-5　尾部撞击导致颈部损伤

7.翻车事故,损伤的可能性明显增加,车内人员的死亡率也大幅增加。

8.摩托车事故时,与翻车事故相似,乘客的损伤和死亡率均有显著增加。

机动车创伤机制与相关损伤类型的关系见表 14-1。

表 14-1　机动车创伤机制及其相关损伤的类型

创伤机制	损伤类型
正面受撞击 撞击方向盘 挡泥板压迫膝部 挡风玻璃直接打击	颈椎骨折、前方连枷胸、心肌挫伤、气胸 创伤性主动脉破裂、脾脏/肝脏损伤 膝、髋关节骨折/错位
机动车侧面撞击	对侧颈部扭伤、颈椎骨折、侧方连枷胸 气胸、创伤性主动脉破裂、膈肌破裂 脾脏/肝脏/肾脏损伤、骨盆或髋臼骨折
机动车后面撞击	颈椎损伤、颈部软组织损伤
从车内弹出	可引起各种类型的损伤,死亡率急剧上升
机动车事故——行人	头部外伤、创伤性主动脉破裂 腹内脏器损伤、下肢/骨盆骨折

(二)坠落伤

1.坠落伤的严重程度取决于:①坠落的高度;②身体首先着地的部位;③撞击接触面的情况。

2.坠落伤的类型。

(1)成人往往足部先着地,儿童往往头部先着地,但这仅仅是一般规律。无论对于什么年龄的患者,都应先确定哪个部位先着地。

(2)头部先着地时,头部损伤的机会大且严重,而且往往伤及颈椎。

(3)足部先着地时,要预见到可能存在的足部、腿部、脊椎、骨盆、髋部、手腕和内脏的严重损伤(图 14-6)。

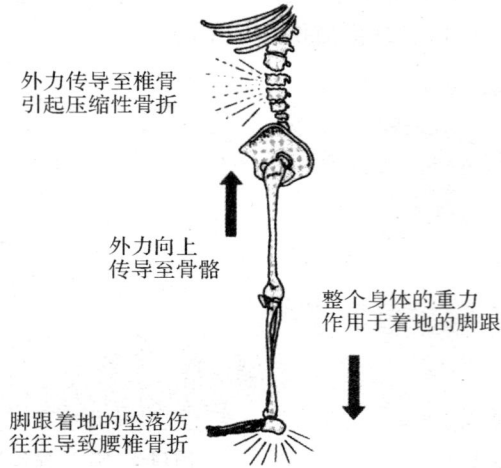

图 14-6　足跟着地的坠落伤

(三)钝器暴力攻击

钝器种类繁多,从铁棒、木棍、砖头到拳打脚踢,无所不有,故伤情难于估计,要仔细询问,严密观察,防止漏诊。

(四)爆震伤

爆震伤时可产生三种类型的损伤:

1.初始损伤。空腔脏器最易受损,如鼓膜、肺、肠等。

2.继发性损伤。抛射物导致的损伤。

3.第三次损伤。爆炸气浪将人抛出、撞击硬表面所致头部损伤或多发伤(图 14-7)。

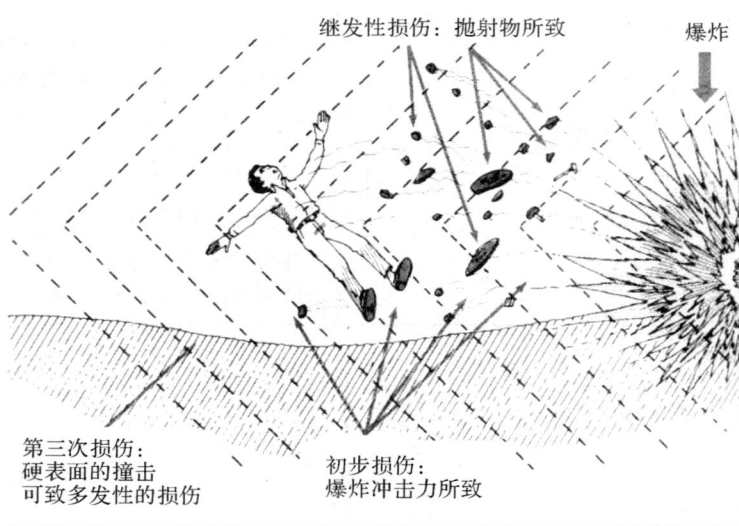

图 14-7　爆炸伤

(五)穿透伤

1.刀刺伤。注意当伤口低于第 4 肋间隙时,应高度警惕同侧胸腹部脏器的联合损伤(图 14-8)。同时要注意,切不可拔除刺入或嵌入身体内的利器,而应设法固定利器,送至手术室后再做恰当处理。

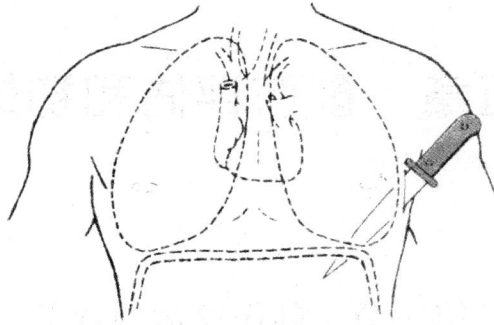

位于乳头或以下水平的
刀刺伤常常穿入腹腔

图 14-8　刀刺伤

2.枪击伤。在我国较为少见。应注意,创伤的入口小而出口较大,可据此了解内部损伤的严重性。枪击伤的严重性取决于:①击中的部位——最为重要;②子弹速度。

（张悦怡　鲍德国）

第十五章　创伤评估和初始处理

第一节　创伤评估的意义

一、创伤评估的目的

创伤评估可以确定患者的优先治疗次序,掌握初始和二期评估的具体内容和原则,尽早开始进行恰当的复苏和监测并获取患者的疾病史与创伤机制。系统、快速地进行创伤评估能及时发现危及生命的情况或其他损伤,对排列紧急处理的先后顺序起着决定性的作用。

创伤评估的关键是尽可能减少损伤的遗漏,确定需要转送的患者以及把握合适的转送时机。院前评估关注的重点为:资源与设施的准备,紧急的针对性的现场救治,对救治过程的及时回顾和尽快转运。而院内评估应关注设施、人员和服务的各个环节,同时做好医护人员个人的防护措施(包括帽子、防护衣、手套、口罩、鞋套、防护眼镜或脸部护罩等的使用)。

初始评估与急救管理的简要流程为:损伤→初始评估(借助辅助设施)→复苏→再评估→二期评估(借助辅助设施)→再评估→稳定/优化患者情况→转送。

二、创伤评估的内容

创伤评估分为现场评估、设备配置和患者的评估。

1. 现场评估。

- 现场是否安全? 救护车应停在安全、最靠近伤员的地方。
- 伤员是否需要解救? 接近伤员时抢救人员是否有危险? 应首先确保救护现场对救护人员是安全的。
- 是否需要特殊的器械设备?
- 有多少伤员?
- 创伤机制如何?

上述评估结果应及时报告给即将转送医院的急诊室。

2. 基本的设备。

- 长背板,短夹板。
- 颈椎固定装置。
- 氧气、开放气道的各种器械设施、吸引器。
- 抗休克裤。
- 创伤急救箱(包)。
- 特殊设备。

3. 患者的评估。见第二节。

第二节　患者评估与初始处理

一、评估步骤与方法

患者评估的步骤包括：快速的初步检查（初始 ABC 评估）；发现"抬了就走"的情况；复苏和现场的其他紧急处理，可使用辅助设施进行初步检查（初始评估）和复苏。详细的二期评估和辅助设施的运用；再次/反复的评估以及紧急运送和确定性治疗。

创伤评估应在几分钟内完成，除非需行心肺复苏。可能的话，使用小组工作方式，使初始评估和重要脏器功能的复苏能同步进行。根据 A（气道与颈椎保护）B（呼吸）C（循环和出血的控制）D（神经系统功能）E（患者暴露/环境）和可用的资源对患者进行预检分类，应关注多发伤患者的病情评估和救治，协调好群体伤者的救治。

可使用 10 秒钟快速、简短地评估患者，包括：询问患者的姓名以及患者发生了什么。如患者有恰当的反应提示：患者的气道是畅通的，患者有足够的通气来维持语言表达能力以及患者的感觉中枢正常。此时可开始进入快速的初始评估流程。

必须注意：成人、儿童、妊娠妇女等不同人群评估和处理的优先顺序是相同的。但需关注其特殊性。如儿童所需输血量、输液量、药物剂量小，相对体表面积大；老年人的生理功能的储备减少，常伴发糖尿病、心血管疾病、限制性/阻塞性肺病、肝病、出凝血疾病、周围血管疾病等，经常有合并用药史。而妊娠妇女存在解剖结构和生理功能上的改变，如妊娠子宫压迫下腔静脉和主动脉可致低血压或休克，取左侧卧位可解除压迫。

二、初始评估

初始评估的时间应不超过 2 分钟。只有在发现危及生命的情况如气道梗阻或心脏骤停时，才可暂时终止初始评估以采取紧急复苏措施。发现危及/潜在危及生命的损伤时，应优先收集客观资料，而主观资料的收集应选择重要的部分如主诉、促发事件或创伤机制等。

初始评估包括以下几个方面：

1. 患者的一般情况。是否有神志改变？是否处于明显的呼吸窘迫或心肺骤停？如患者有意识，应告知其不要移动头部或身体以防进一步的损伤。

2. 气道与颈椎情况（A）。在评估时注意昏迷患者有无因舌后坠而阻塞气道的现象存在，有无松动的牙齿或口腔出血，是否有呕吐物，有无面部软组织或颈部的创伤以及面部骨折导致上下颌关节的完整性破坏等。评估过程中应注意保护颈椎；观察患者是否能说话，如果不能，应通过看、听和感觉有无空气的流动；如无气体流动，应立即使用手法开放气道。

3. 呼吸（B）。一旦气道通畅得到保证，应评估患者有无自主呼吸及其质量：看、听和感觉有无空气流动及呼吸的有效性、呼吸的频率与深度、两侧是否对称、辅助呼吸肌和腹肌的使用情况以及胸壁的完整性。观察并识别胸部创伤的证据、有无胸廓反常运动等情况。如患者曾撞击方向盘或胸腔有钝器或穿透性损伤，或因高处坠落或弹射事故所致的突然减速型损伤如从车中飞出或从摩托车把手上弹出等情况时，应警惕是否出现危及生命的呼吸状况的改变。

4. 循环（C）。包括评估器官的灌注情况、意识水平、皮肤颜色和温度以及脉搏频率和性质、毛细血管的充盈情况、有无任何出血等。如怀疑有外周脉搏缺失时应评估颈动脉搏动，检查和对比双侧颈动脉及桡动脉搏动。如果双侧颈部及腕部脉搏均存在，提示收缩压大于

80mmHg；如果颈部脉搏存在而腕部消失，提示收缩压介于 60～80mmHg 之间（表 15-1）。注意其他休克的征象：心率增快、皮肤苍白、神志改变等。出现下列情况可能很快会导致休克，必须尽早识别：腹部压痛，腹部隆起；骨盆不稳定；双侧股骨骨折。创伤患者有气道、呼吸或循环改变者应持续进行心电监护。

表 15-1　脉搏部位与血压的关系

部位	估计的血压值
颈动脉	60mmHg
股动脉	70mmHg
桡动脉	80mmHg

5.神经系统评估（D）。

（1）按 AVPU 方法简要评估下列各项：

A　　清醒

V　　对声音刺激有反应

P　　仅对疼痛刺激有反应

U　　对所有刺激均无反应

（2）瞳孔的评估。对光反射是否存在、双侧是否等大等圆。

（3）Glasgow 评分情况（见第十六章）。

如果患者有意识水平的改变，可考虑的措施有：

（1）怀疑有药物过量者可静脉应用纳洛酮。

（2）预防酒精中毒所致并发症时考虑静脉用维生素。

（3）怀疑低血糖昏迷者用 50%GS 静脉推注。

注意：评估过程中应持续观察有无神经功能的恶化。

6.暴露/环境控制（E）。应充分、完全地暴露患者以利检查，衣物应脱去或剪除，防止评估时遗漏。同时注意保暖（尤其是婴幼儿）。有下列情况时应剪去衣服：时间紧急、病情不稳定、有异物（锐器）刺入、肢体较大范围的损伤、怀疑有脊椎损伤、有其他潜在的损伤存在或脱去衣服时有严重的疼痛等。及时用温热毛毯或棉被覆盖患者以防止低温，液体应尽量加温后输入，保持舒适的环境温度（室温）。应注意：患者的体温远比医护人员的方便来得重要。

三、初始评估的辅助设施和诊断性工具

包括生命体征的获取和监测、氧饱和度和 CO_2 监测、动脉血气分析（ABG）和心电图监测（ECG），如无禁忌，置入留置导尿管监测尿量和插入胃管，必要时进行胸部和骨盆 X 线摄片和超声检查，怀疑腹腔内出血者进行诊断性腹腔灌洗等。

四、"抬了就走"的标准

"抬了就走"（load and go）是指患者的病情要求医护人员不能在现场浪费过多的时间，应尽快稳定患者并转送至医院。有以下情况时，必须"抬了就走"：①气道障碍（A）；②呼吸困难（B）；③循环障碍（C）；④神志改变（D）。还有四种情况，也属于"抬了就走"的范围：①明显的休克；②腹部压痛，腹部隆起；③骨盆不稳定；④双侧股骨骨折。

五、紧急处理

(一)转运决定

立即转运严重损伤或需"抬了就走"的创伤患者,并尽早通知将转送医院的急诊室。转送决定要尽早做出,不要因诊断性检查而延搁,在转送前应充分利用时间进行复苏。

(二)紧急处理

有些情况在现场即应实施紧急干预,转送之前就应开始的急救措施包括:

1. 解除气道阻塞与颈部制动。有气道梗阻或部分梗阻者应安置于合适的仰卧位,移去头盔并进行颈部的保护与制动;应清理呼吸道,使用下颌前冲(挺伸)法或举颏法开放气道,并用人工方法去除异物或松动的组织,必要时吸引。进行吸引时应轻柔,避免对呕吐反射的刺激,同时观察颈椎保护措施是否有效,避免引起颈部的过度后伸。还可使用一些人工辅助通气的设施或技术如口咽通气管或鼻咽通气管、气管插管、环甲膜切开术等。怀疑有颈椎骨折或双侧颅底骨折时,或6岁以下的儿童应禁止使用经鼻气管插管;经口气管插管时,对怀疑颈椎损伤者应避免颈部的过度后伸。气管插管可导致颅内压升高,故操作要熟练、迅速。应在颈部两侧使用固定物以保护颈椎,并用宽胶布固定于担架上;应根据复苏程度和抢救人员的情况尽早使用颈托固定颈椎、背板固定脊柱。

2. 辅助通气设施的使用。如果无呼吸,应使用皮囊-瓣膜装置(简易呼吸器)进行正压通气并行气管插管,给予高流量吸氧,进行血氧饱和度的监测并获取动脉血气标本。如果有呼吸,可经面罩给氧(12~15L/min)或使用带储氧袋的皮囊-瓣膜装置或无重吸气面罩等高流量吸氧系统,因其可提供100%的氧。持续监测血氧饱和度情况。如果为无效呼吸,应迅速评估,确定有无与呼吸相关的潜在危及生命的情况如神志改变、青紫、胸廓扩张不对称、过度使用辅助呼吸肌或腹肌、内吸型胸部伤口、胸壁反常呼吸运动、气管移位或颈静脉怒张等的存在。

3. 无颈动脉搏动者的急救。应立即开始CPR和其他基础生命支持和高级心脏生命支持的措施,必要时可考虑抗休克和其他控制出血的措施。如怀疑有胸腔或腹腔内出血者应做好各项准备,尽早实施开胸/剖腹探查止血。

4. 脉搏微弱者的急救。应评估有无危及生命情况的存在,包括:意识水平下降、心率加快、强度减弱;皮肤苍白、湿冷、毛细血管充盈时间延长;外出血未得到控制、颈静脉怒张或心音遥远等。如果有上述危及生命的症状与体征存在,应立即采取紧急措施。

5. 张力性气胸的减压。如果有呼吸窘迫,应快速听诊胸部有无一侧/双侧呼吸音的减弱或消失。如果存在危及生命的症状与体征如胸痛、严重的呼吸窘迫伴呼吸困难及青紫、心动过速、低血压、气管移位、胸廓运动减弱或消失,一侧呼吸音消失或颈静脉怒张等,应立即采取紧急措施。包括紧急针头穿刺排气与其他急救措施,如保持气道通畅、给氧、开通静脉等。针头穿刺减压时应选择粗针头,在患侧锁骨中线第2肋间或腋中线第4~5肋间,于下一肋上缘进针。

6. 外出血(动/静脉出血)的控制。可采用直接压迫出血部位的方法止住大出血;紧急情况下可用血管钳夹闭出血点,但此法需慎用,因可导致不可逆性的血管与神经损伤。一般不建议使用止血带,当所有上述措施均无效,且已明确远端肢体已无法保住(需截肢)的前提下方可考虑使用。其他急救的措施包括静脉通路的开放、交叉配血、术前准备、持续观察等。

7. 如发现创伤性心肺骤停,应立即开始心肺复苏。

（三）其他急救处理

大多数其他的急救措施应在转送途中进行，包括：持续不间断的心肺复苏；当生命体征不稳定时，反复进行 ABC 的评估；病情稳定时开始进行二期评估。

六、二期评估

二期评估（进一步的评估）即病史采集和从头到脚的评估。应完整、简要、系统地进行，防止遗漏任何显性/隐性的损伤，包括与创伤机制、患者反应有关的其他资料。二期评估的时机是：当初始评估与 ABCDE 的再次评估完成后，或重要脏器的功能恢复正常后。进一步评估主要在医院的急诊室进行，有条件时在救护车上即可开始。应充分暴露患者以利检查，同时注意保暖（尤其是婴幼儿应预防低温）。如时间紧急或病情不稳定，如有异物（锐器）刺入患者体内，肢体有较大范围的损伤或怀疑有脊椎损伤以及有其他潜在的损伤存在，或脱去衣服时将导致严重的疼痛时，应果断剪去衣服。

二期评估包含的关键性内容有病史、从头到脚（head-to-toe）的检查、各种管道情况和人体每一孔道的检查、完整的神经功能检查、特殊的诊断性检查和再次评估等。

二期评估的具体内容有：

1.生命体征。

2.患者病史及事故的简要情况。包括："AMPLE"（即 A——过敏史、M——现在用药史、P——过去病史/怀孕史、L——最后一次进餐的情况、E——与疾病相关的事件/环境）。病史和创伤机制详见第十四章。

3."从头到脚"、"从前到后"、"从显到隐"的检查。具体为：

（1）头面部评估。①观察并触诊整个头面部有无撕裂伤、挫伤、骨折及热损伤；②再次评估瞳孔情况；③再次评估意识水平和 GCS 评分情况；④评估眼内有无出血、穿透性损伤，视敏度，有无晶状体错位/隐形眼镜和熊猫眼；⑤评估脑神经功能；⑥观察耳鼻有无脑脊液漏、Battles（乳突青紫）征；⑦观察口腔有无出血和脑脊液的流出、软组织撕裂伤及松动的牙齿。

（2）颈部和颈椎的评估。①观察有无钝性或穿透性创伤的征象、气管移位、颈静脉怒张和辅助呼吸肌使用情况；②触诊有无气管移位、触痛、皮下气肿、水肿、畸形、脉搏是否对称；③听诊颈动脉有无杂音；④进行颈椎拍片（侧位及张口位）。

（3）胸部评估。①观察前、侧、后胸及腋窝部位有无钝性和穿透性损伤的征象、辅助呼吸肌的使用及双侧呼吸运动的情况；②触诊整个胸壁有无钝性和穿透性损伤的证据、皮下气肿、触痛及捻发音；③听诊双侧呼吸音和心音，有无异常的哮鸣音、啰音、鼾音；④叩诊有无过清音或实音。

注意：老年人的心肺代偿功能差；儿童可能在没有明显骨折的情况下发生严重的胸腔脏器损伤。

（4）腹部评估。①观察前、后腹有无钝性或穿透性损伤和内出血的征象；②听诊肠鸣音情况；③叩诊腹部以发现有无反跳痛情况；④触诊有无腹部的压痛、肌紧张、明显的反跳痛或妊娠增大的子宫；⑤获取骨盆 X 线检查；⑥根据需要进行诊断性腹腔灌洗/腹部 B 超；⑦血液动力学正常时可考虑行腹部 CT。

（5）会阴部评估。①挫伤和血肿；②撕裂伤；③尿道出血。

（6）阴道评估。①阴道穹隆部位有无出血；②阴道撕裂伤。

（7）直肠评估。①直肠出血；②肛门括约肌的张力；③肠壁的完整性；④骨性碎片；⑤前列腺的位置。

(8)肌肉骨骼系统评估。重点关注有无潜在的血液丢失、遗漏的骨折、软组织或韧带的损伤或隐性的腔隙综合征（尤其伴有意识改变/低血压者）等情况的存在。①观察上、下肢有无钝性和穿透性损伤的证据，包括挫伤、撕裂伤及畸形；②触诊四肢有无触痛、捻发音、反常的运动及感觉；③触摸外周脉搏有无缺失及其性质；④评估骨盆骨折情况和有无伴随的出血；触诊有无疼痛，耻骨联合的增宽，双腿长短不一致等表现，必要时行骨盆 X 线检查；⑤望、触诊胸、腰椎有无钝性和穿透性损伤的证据，包括挫伤、撕裂伤、触痛、畸形和感觉障碍；⑥获取怀疑有骨折部位的 X 线检查。

应注意有无空腔脏器和腹膜后损伤，避免不必要的针对骨盆部位的过多操作。可根据骨折部位来估计失血量，如骨盆单处骨折，估计失血量至少有 500ml，一侧闭合性股骨骨折失血量可达 1000ml。

(9)神经系统评估。①再次评估瞳孔和意识水平；②GCS 评分；③评估四肢的运动和感觉功能；④观察反射情况和有无偏侧征象；⑤按指征行影像学检查。

注意：应反复进行神经系统功能的再评估，预防继发性脑损伤，尽早请神经外科医生会诊。

(10)背部评估。①观察颈部保护措施的使用情况和怀疑骨折肢体的夹板固定情况；②保持脊柱呈直线进行翻身，以查看背部、胁肋部、臀部及大腿有无明显的出血、伤口或青紫等；③触诊脊柱有无压痛、畸形、肿胀。

4.进一步包扎和固定。

5.继续监护。

6.必要的检查与操作。X 线、超声、腹腔穿刺或腹腔灌洗、CT；胃管和导尿管的置入。

7.创伤评分。采用最简单和通用的初始创伤评分法。

七、反复评估和再评估

在创伤救治过程中，应频繁、反复地再评估和监测，以评价各项急救措施的效果并减少损伤的遗漏，要保持高度警惕，随时发现病情的变化。如患者病情出现急剧恶化，应重复初始的 ABC 评估，并采取相应的复苏措施。如有疼痛或焦虑不安者应恰当干预，必要时静脉内用药以缓解相应症状，同时加强监测。

八、患者的转送

患者损伤的严重程度如已超出医院或部门应对的能力时，应及时做出转送上级医疗机构的决定。如多系统损伤或复合伤患者伴有其他疾病或特殊年龄段者。一旦做出决定，应尽快稳定患者、备齐转送设备后尽早实施转运，避免不必要的延搁。稳定患者的措施包括气道畅通和通气支持以及出血的控制等。对于患者的救治过程应简明、清晰地予以记录并做好与接收单位的交班，以保证患者救治的连续性。

九、创伤性心肺骤停

(一)原因

创伤性心肺骤停通常并非因心脏原发性疾病（如冠心病并发心肌梗死）所致。而 ABC 评估常可及时发现创伤性心肺骤停的原因。其原因主要有：

1.气道和呼吸方面的原因。低氧血症是创伤性心肺骤停最常见的原因。导致低氧血症主要有以下情况：

（1）气道梗阻。舌根后坠、异物梗阻、中枢神经系统挫裂伤、药物或酒精抑制作用。

（2）通气或氧合障碍。张力性气胸、连枷胸、高位颈髓损伤、一氧化碳或烟雾吸入中毒、误吸窒息、淹溺、严重肺挫伤。

2.循环方面的原因。

（1）循环障碍导致组织血流灌注不良及组织缺氧，最终导致心肺骤停。

（2）失血性休克是创伤性心肺骤停循环方面的最常见原因。其他原因包括：张力性气胸、心脏压塞、心肌挫伤、意外电击引起致命性室性心律失常、急性心肌梗死（原有冠心病或伤及冠状动脉）。

（3）回心血量不足是创伤性心肺骤停的重要原因，包括静脉血回流受阻（张力性气胸、大量血胸等）、循环血量不足（失血性休克、脊髓性休克等）。

（4）心脏泵功能受损，严重时导致急性心力衰竭、肺水肿（心肌挫伤、急性心肌梗死等）。

（5）致命性心律失常（意外电击、心肌挫伤、急性心肌梗死等）。

（二）创伤性心肺骤停的处理原则

（1）创伤性心肺骤停复苏成功的希望虽小，但仍应积极抢救。

（2）按心肺复苏的标准流程实施急救，首先应通过 ABC 评估，尽快发现那些可被纠正的引起心肺骤停的原因。

（3）开始心肺复苏的同时，应尽快离开现场转送至医院；在途中继续进行复苏和评估。

（4）尽速寻找原发因素并进行纠正是复苏成功的关键，如液体复苏、气胸减压、心脏压塞的解除等。

（5）需要有 3～4 人共同参与急救，否则无法进行或坚持有效的复苏，院前或院内均如此。

（张悦怡）

第十六章　创伤分类和创伤评分

第一节　创伤分类

创伤分类是为了给创伤做出正确的诊断和救治,根据需要,可从不同的角度对创伤进行分类。临床上常用以下几种分类方法:

一、按伤口是否开放分类

按损伤局部体表结构的完整性是否受到破坏,可将创伤分为开放性和闭合性两大类。一般来说,开放性创伤的患者尤其需要防治感染,而某些闭合性创伤,如肠破裂等,伴有大量细菌的沾染,同样也应重视防治感染。

(一)开放性创伤

1. 擦伤。是最表浅的一种创伤,由致伤物与体表发生切线运动所致。通常仅有表皮细胞的脱落与少许渗血,继而可出现轻度炎症反应。

2. 撕裂伤。为人体某部位被钝性暴力牵拉,造成皮肤和皮下组织撕裂。此类伤口污染往往比较严重。

3. 刺伤。系尖锐而细长的致伤物插入组织所致的损伤。伤口多较小,易被凝血块堵塞,但往往较深,有时会损伤内脏器官。对于非接触组织,一般无损伤作用。此类伤口易并发厌氧菌感染。

4. 切伤和砍伤。切伤为刃器或边缘锐利的物体切割所造成的损伤,其创缘往往较整齐,伤口的大小及深浅不一。切伤对非接触组织一般无损伤刺激,因而切断的血管多无收缩反应,出血常较多。砍伤与切伤相似,区别在于刃器较重或/和用力较大,故伤口常较深,组织损伤较重,可能伤及骨;另外,如果致伤物刃口较钝,砍伤的伤口边缘可较粗糙,非接触组织也可能有所损伤,伤后炎症反应明显。

5. 火器伤。为子弹、弹片等投射物击中所致的损伤。此类高速的致伤物具有巨大的动能,进入组织后动能转变成压力、热能等,造成特殊的创道,使非接触组织受到严重的损伤。此类伤口污染往往较重,常有异物存留。

(二)闭合性创伤

1. 挫伤。最为常见,为钝性暴力打击所致,皮肤未破裂,但使抗裂强度较小的皮下各层组织发生损伤。主要表现为伤部肿胀、皮下淤血和局部压痛;如致伤力为螺旋方向,形成挫伤的损伤程度更为严重。

2. 挤压伤。肌肉丰富的肢体或躯干受到巨大暴力的挤压,或暴力长时间的挤压而造成肌肉组织和软组织的损伤。挤压伤的机制与挫伤相似,但受力更大,压迫时间更长,致伤物与体表接触面积也更大,故损伤常较挫伤严重。常可发生挤压综合征。

3. 扭伤。是指关节部位一侧受到过大的牵张力而可能发生一过性半脱位,相关的韧带、肌腱或肌肉有所撕裂所造成的损伤。一般肢体恢复平衡后,关节随即复位,但软组织损伤需经一段时间方能痊愈,治愈后可遗留韧带或关节囊薄弱而经常复发,严重的扭伤可发生关节软骨损伤或骨片撕脱等。

4. 震荡伤。一般是指头部受到钝力打击所致的暂时性意识丧失,清醒后多有逆行性遗忘,无明显或仅有很轻微的脑组织形态学变化。

5. 关节脱位或半脱位。指关节部位受到不匀称暴力的作用后,其结构发生变化而不能自行恢复。各个关节发生脱位的机会与其结构稳定性相关,如肩关节易发生脱位,而髋关节不易发生脱位。脱位常伴随关节囊受累而变薄弱,关节脱位在复位后也易复发。

6. 骨折。是指强暴力作用于骨组织,致使骨小梁断裂。大多数为闭合性,也可为开放性骨折。由于致伤原因和受力骨组织局部特性不同,骨折可表现为不同的形态和性质。骨折断端受肌肉牵拉可发生移位,并可伤及神经与血管。

7. 闭合性内部组织器官伤。指外界暴力传入体腔变为高压,致使其内部的组织器官受到损害。可有两种作用机制:一为加压-减压作用所造成的组织损伤;另一种为以安全带伤为代表的内脏器官的损伤,是由于人体惯性运动受到安全带的阻拦所致。损伤的后果因受伤的组织器官而异,常伴有出血和细菌污染。

二、按致伤部位分类

人体致伤部位的区分和划定,与正常的解剖部位相同。通常分为:颅脑伤、颌面颈部伤、胸部伤、腹部伤、骨盆伤、脊柱脊髓伤、上肢伤及下肢伤。

三、按致伤因子分类

1. 冷兵器伤。是指不用火药发射,而以其利刃或锐利尖端而致伤的武器,如刀、剑、匕首等所致的损伤为冷兵器伤。

2. 火器伤。为子弹、弹片等投射物击中所致的损伤。

3. 烧伤。因热力作用而引起的损伤。

4. 冻伤。是指因寒冷环境而造成的全身性或局部性损伤。一般分为冻结性损伤和非冻结性损伤两类。

5. 冲击伤。在冲击波作用下所造成的组织器官损伤。

6. 化学伤。因人体接触或沾染化学毒剂而造成的损伤。

7. 放射伤。是指人体接受一定剂量的电离辐射所造成的损伤。

四、按伤情轻重分类

判断伤情的主要依据是:损伤部位、受损脏器及其程度、致伤原因、生活自理能力和预后。一般分为以下三类:

1. 轻伤。无内脏伤,仅体表轻微擦伤或挫伤,或有出血不多的开放性软组织伤、小的单纯性骨折、小面积烧伤等。此类伤基本不影响生活自理能力,经急诊处理后即可出院。

2. 中度伤。损伤较重,但一般无生命危险,生活自理能力受到一定程度的影响,可能遗留功能障碍,如上肢开放性骨折、一般腹腔脏器伤、肢体挤压伤等。

3. 重伤。多为重要脏器和部位的严重损伤,有生命危险,部分伤员在治愈后遗留较严重的残疾。

第二节　创伤评分

创伤严重程度评分是根据损伤的解剖学和生理学改变,以模糊数学方法量化评价创伤的严重程度。实用的创伤评分对创伤患者的救治、临床研究、医院管理、专业发展和学术交流等方面都具有很大的促进作用。近年来,随着临床上计算机的广泛应用,创伤评分也由手工计算发展至电脑计算,使创伤严重度评分更加精确和快捷。

一、常用创伤严重度的评分方法

创伤评分自 20 世纪 60 年代开始发展,曾出现过多种评分方法,经近 40 年的验证、淘汰和修正,目前常用的有以下几种:

(一)Glasgow 昏迷评分(GCS 评分)

GCS 首先由 Glasgow 大学 Teasdale 等于 1974 年提出(表 16-1)。此法采用运动反应、语言反应和睁眼反应分别反映中枢神经功能、综合功能和脑干功能,分值为 3～15 分,分值越低,神经系统损害越重。入院时 GCS≤9 分与死亡率密切相关,现场抢救时 GCS 评分不能正确判断创伤患者的预后,因为初步复苏可明显改善现场 GCS 评分。

GCS 评分的缺点是仅能应用于闭合性颅脑外伤,并且在对患者的语言反应或睁眼反应进行评分时,有些情况很难判断。

注意:三组反应的总和为 GCS 评分,<8 分为重度创伤,9～12 为中度创伤,13～15 分为轻度创伤。近期有人以神志状态代替语言反应,将正常、混乱、躁动、嗜睡和昏迷分别列为 5、4、3、2 和 1 分。

表 16-1　GCS 评分

睁眼反应	分值	语言反应	分值	运动反应	分值
正常自动睁眼	4	正常清晰,回答正确	5	能按指令运动	6
对言语有反应	3	混淆,错乱	4	对刺痛能定位	5
对刺痛有反应	2	不恰当的言语	3	遇刺痛回缩	4
无反应	1	难以理解的声音	2	异常屈曲反应(去皮质)	3
		无言语反应	1	异常伸直反应(去大脑)	2
				无运动反应	1

(二)院前指数(PHI)

由 Koehler 等于 1986 年提出(表 16-2)。此法用收缩期血压、脉率、呼吸和神志等四项指标作为评分参数,特点是分值越高代表伤情越重。各参数的分值相加即为 PHI,分值为 0～24 分。PHI 0～3 分为轻伤,死亡率约为 1%,手术率约为 2%;PHI 4～20 分为重伤,死亡率约为 16.4%,手术率约为 49.1%;伴胸腹穿通伤则另加 4 分。此法使用方便,至今仍在使用,但对其敏感性褒贬不一。

表 16-2   PHI 评分

收缩压(kPa)	分值	脉率(次/分)	分值	呼吸	分值	神志	分值
>13.3	0	51~119	0	正常	0	正常	0
11.5~13.3	1	≥120	3	费力或浅	3	混乱或好斗	3
10.0~11.4	2	≤50	5	<10 次/分或需插管	5	言语不能理解	5
0~9.9	3						

(三)CRAMS 评分法

1982 年由 Giomican 等提出,1985 年 Clemmer 加以改进,至今仍在广泛使用(图 16-3)。包括循环(circulation)、呼吸(respiration)、腹部压痛(abdomen)、运动(motion)和语言(speech)五个参数,按照参数表将其评为 0~2 分,相加的分值即为 CRAMS 值。CRAMS 值 10~9 分为轻伤,8~7 分为重伤,≤6 分为极重伤。

表 16-3   CRAMS 评分

参数	级　别	分值
C:循环	毛细血管充盈正常和收缩压>13.3 kPa	2
	毛细血管充盈延迟和收缩压 11.4~13.3 kPa	1
	毛细血管充盈消失和收缩压<11.4 kPa	0
R:呼吸	正常	2
	异常(费力、浅或>35 次/分)	1
	无	0
A:腹部	腹部或胸部无压痛	2
	腹部或胸部有压痛	1
	腹肌抵抗、连枷胸或胸腹部穿透伤	0
M:运动	正常或服从指令	2
	仅对疼痛有反应	1
	固定体位或无反应	0
S:语言	回答切题	2
	语无伦次或胡言乱语	1
	无或发音含糊不清	0

(四)创伤评分(TS)和修正创伤评分(RTS)

Champion 等于 1981 年报道了 TS 应用于现场伤员分检,包括 GCS、呼吸频率、呼吸幅度、收缩期血压和毛细血管再充盈等五个生理指标。但由于毛细血管再充盈和呼吸幅度这两个指标在现场不易测定,故 Champion 于 1989 年提出了修正创伤评分(RTS),仅保留了 GCS、呼吸频率和收缩期血压等三个生理参数,目前 RTS 是院前现场分检分类应用最广泛的方法。

1.RTS 的编码。对创伤患者进行 RTS 评分首先应将 GCS、呼吸频率和收缩期血压等三个生理参数予以编码,表 16-4 为 RTS 的参数和编码值(CV)。

表 16-4　RTS 的参数量化编码值（CV）

编码值	GCS	收缩期血压（mmHg）	呼吸频率（次/分）
4	13～15	＞89	10～29
3	9～12	76～89	＞29
2	6～8	50～75	6～9
1	4～5	1～49	1～5
0	＜4	0	0

2. RTS 的计算。RTS 的总分计算有两种方法,分别用于现场分检和院内评分。

现场分检（triage）所使用的 RTS 表为 T-RTS,由各参数的编码值相加而得,T-RTS 的有效值为 0～12 分,分值越低伤情越严重。美国 MTOS（严重创伤结局研究）资料库数据表明,T-RTS≤11 分能正确检出 97.2% 的致死创伤和绝大多数的严重创伤患者。

院内生理评分分别取 GCS、收缩期血压和呼吸频率等生理参数的权重值进行计算;RTS 的有效值范围为 0～8 分,分值越低生理紊乱越严重。

3. 注意点。由于 RTS 系统有时无法真实地反映损伤的解剖学特性,因而将 RTS 与解剖学指标合用可更为精确地反映伤情。

（五）简明损伤定级法（AIS）

AIS 记分法是对器官、组织的创伤进行量化处理的手段,是解剖评分法的基础,已经得到世界各地从事创伤临床和科研单位的公认和广泛应用。目前最新版为 AIS-90。

AIS-90 由诊断编码和创伤评分两部分组成,记为小数形式:"□□□□□□.□"。小数点前的 6 位数为损伤的诊断编码,其与国际疾病分类第九版（ICD-9）有一定对应关系,小数点后的 1 位数为伤情评分（有效值 1～6 分）。任何损伤可从《简明损伤定级法》1990 年版一书中查得其编码和评分值。

AIS 对创伤的量化侧重于分解,但不从整体归纳伤势,也不能用其来预测创伤结局,其最主要的用途是:作为解剖评分的基础和中间过程。

（六）损伤严重度评分法（ISS）

1971 年,Baker 等发现创伤严重度和死亡率与 AIS 的平方和呈现规律,且在多发伤患者中规律仍然存在,因此提出了 AIS 的平方和估计伤情,即 ISS。

ISS 将人体分为六区,分别为:

头颈:包括颅、脑、颈部、颈椎和颈脊髓;

面部:包括五官、颌面软组织和骨骼;

胸部:包括胸壁软组织、胸廓、胸内脏器、膈肌、胸椎和胸段脊髓;

腹部:包括腹壁、腹腔和盆腔脏器、腰椎和腰部脊髓及马尾;

四肢:包括骨盆、肩胛骨、上肢和下肢;

体表:包括体表任何部位。

ISS 的计算为身体 3 个最严重损伤区域的最高 AIS 分值的平方和。有效值范围:1～75。

ISS 分值越大,创伤患者死亡率越高,两者间有直线相关关系。一般来说,ISS 分值为 16 时有 10% 的死亡可能,故临床上 ISS＝16 定为重伤的解剖学标准。

近年来,一些研究者发现:ISS 评分对重型颅脑损伤评分偏低;仅反映损伤的解剖学特性,未反映伤员的生理状况;不能反映年龄、伤前健康状况等对预后的影响;忽视了同一部位的多处伤对伤情的影响等。针对上述不足,提出了包含年龄、损伤解剖特性和伤员生理状况的综合评分,即 TRISS 和 ASCOT。

（七）TRISS 法

自 1984 年开始,美国创伤外科医师协会在北美地区组织了一项大规模的严重创伤结局研究（MTOS）,在此基础上 Boyd 等于 1987 年提出了 TRISS 法。该法综合反映了创伤患者生理紊乱的 RTS 和解剖损伤的 ISS,并用加权的方式反映创伤类型和年龄因素,计算出创伤患者的生存概率（Ps）。如 Ps≥0.5 则预期生存可能性大,Ps<0.5 则预期死亡可能性大。此评分法同时配有 M、Z 统计检验对最终结果进行定量判断,并可以 MTOS 为标准评价一个医疗单位的创伤救治水平。

TRISS 法在应用过程中也暴露出一些不足:① 在躯体同一区域出现多种严重损伤时,只能对最严重损伤器官进行评分,因此计算时未能给创伤以应有的权重;② 在计算时年龄分段过于简单,仅两个年龄段。

（八）ASCOT 法

在 MTOS 的基础上,Champion 等于 1990 年提出了 ASCOT 法,其包含了创伤患者生理、解剖和年龄等因素。目前,ASCOT 法已成为评定创伤程度和预测结局最精确的方法。

ASCOT 法改良了 TRISS 的以下指标:①解剖损伤方面用 AP（anatomic profile,解剖要点评分）取代 ISS,使同一区域内的多处重度创伤都得到体现,而摒弃了对创伤结局关系不大的 AIS≤2 的轻度创伤,但对不同区域或系统仍分开计分;②生理紊乱方面将 RTS 分解为基本变量分别予以加权;③年龄分组细化,将 55 岁以上又分为 4 个年龄段。

但是,ASCOT 法在应用过程中也发现了一些问题:①ASCOT 法对性别、院前时间、药物/酒精滥用情况和伤前健康状况等可能影响预后的情况未加以考虑;② 创伤患者有时得不到十分明确的诊断,这在钝性伤患者尤为多见;③ ASCOT 法对创伤患者早期死亡和后期死亡未加以区分。

二、创伤评分的临床应用

创伤评分可作为紧急事故中衡量伤情、分检伤员的指标,这时多应用简易的 ISS 或 RTS。由于严重创伤发展迅速,应采用分级救治的原则,即将较严重的创伤患者送至创伤中心或上级医疗机构救治,而将一般轻伤患者送至当地医院治疗,以提高救治疗效。

创伤评分（如 TRISS 或 ASCOT）还可用于评估创伤救治质量。包括管理部门对医院或医疗组的质量考核,或对救治质量进行横向或纵向的对比,从而反映医疗水平的院际差异和历年变化。另一方面,创伤评分为临床和科研提供了可资对比的基础方法,也可用于评价某种治疗方法的疗效。

（张悦怡　陆远强）

第十七章　致命性创伤

一、黄金时间

创伤死亡的受害者多为年轻人。绝大多数发生在创伤后 1 小时以内,即所谓的"黑色时间"内。在创伤发生后早期的正确处理最为关键,可明显减少死亡率和致残率,创伤后 1 小时内可真正称之为"黄金时间"。以前的观念是在创伤发生后一小时内能到达急诊科进行处理,而当前的目标是在创伤发生后的黄金一小时内患者能够送达手术室或进行确定性治疗。

创伤致命有多种情况:有些创伤可立即致命(第一高峰),有些创伤在头一个小时内导致死亡(第二高峰),而有些创伤引起的死亡则发生在数天至数周(第三高峰)。

(一)创伤后第一死亡高峰

创伤后数秒至数分钟内死亡的情况包括:大脑、脑干、高位脊髓,心脏、主动脉、其他大血管的严重撕裂伤。该类伤员极少有机会存活,除非进行及时正确的院前急救,尽快转送至有条件进行手术治疗的医疗单位,而且现场离该医疗单位非常近。该类创伤发生前的预防尤为重要。

(二)创伤后第二死亡高峰

约有 12 种创伤在一小时内可导致死亡。这些创伤大多数都可通过标准的 ABC 评估得以发现和鉴别。而这些创伤中的某些死亡可经简单的抢救得以避免。因此,通过评估发现致命性创伤并给予及时、正确的处理,对挽救生命极为重要。这些创伤包括:硬膜外血肿、硬膜下血肿、血气胸、脾破裂、肝撕裂、严重骨盆骨折,所有其他严重或多发创伤所引起的严重失血。在创伤后的头一个小时,对这些创伤进行快速评估、分检和处置,对于降低死亡率和致残率极为重要,故而把这一时间段称为黄金时间。这是 BTLS 和 ATLS 课程的主要内容和目标。

(三)创伤后第三死亡高峰

指发生在创伤后数天至数周内的死亡。其原因主要为感染、败血症、多脏器系统功能衰竭。应当清醒地认识到,首诊医师和其后的每一位诊治医师的效率和责任心,以及创伤处理的第一步和其后的每一步都会影响创伤患者的最终预后。

二、致命性创伤分类与急救

在黄金一小时内致人于死地的 12 种致命性创伤,可按部位或系统分为:

1. 致命性气道创伤。包括气道阻塞、颈椎骨折、颈部钝性创伤、颈部穿透伤。
2. 致命性呼吸系统创伤。包括连枷胸、张力性气胸、血胸、肺挫伤。
3. 致命性循环系统创伤。包括主动脉撕裂伤、心脏压塞、腹内出血、严重或多处骨折。

(一)致命性气道创伤

1. 气道阻塞。

原因:舌根后坠、异物、血液或血块、呕吐物、颈部位置。

评估:无气体进出;不能说话、刺激性呛咳、窒息、喘鸣。前者表示有完全阻塞,后者显示为部分阻塞。

处理:尽速采用一切可行措施开放气道,包括开放气道的手法、吸引、去除异物。

护理:配合医生安置患者的合适体位并注意保护颈椎,准备吸引设施,进行呼吸道的清理,准备好合适型号的气道设施如口/鼻咽通气管、气管导管及插管用物等。

2.颈椎骨折。

原因:任何具有锁骨以上水平创伤的患者都应怀疑是否伴有颈椎骨折。

评估:感觉和运动功能缺失、瘫痪、颈部疼痛、脊髓性休克。

处理:在整个处理过程中的任何时候都应小心、可靠地固定颈部。

护理:配合医生放置颈托或保护患者的颈椎。

3.颈部钝性创伤。

原因:"晒衣绳"样创伤,撞击伤。

评估:局部肿胀、青紫、皮下捻发音、发音改变、喘鸣。

处理:实施进一步开放气道的措施,尤其应尽早实施气管插管。

护理:准备相关的气道设施与物品,配合医生进行气管插管。

4.颈部穿透性创伤。

原因:伤及气道或颈部血管产生的局部肿胀或导致气道的通气功能障碍。

评估:活动性出血、局部血肿增大,颈脊髓创伤表现。

处置:控制出血、保护颈椎、实施保持气道通畅的各种措施。

护理:观察患者的 A、B、C 情况,配合医生进行各项抢救。

(二)致命性呼吸系统创伤

1.连枷胸。

原因:多根肋骨骨折导致该部胸廓与其余胸廓部分的分离(图 17-1)。

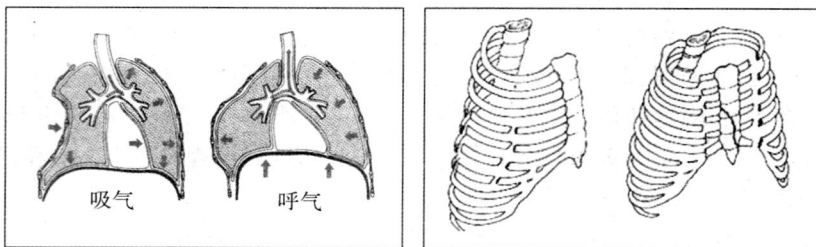

吸气　　呼气

图 17-1　连枷胸的病理生理改变

评估:严重的呼吸窘迫伴呼吸困难、青紫及缺氧;胸壁有反常呼吸运动;受伤部位严重的疼痛、明显的畸形和捻发音;有休克的症状与体征(图 17-2)。

处置:加压包扎固定以纠正反常呼吸(图 17-3)。

护理:给予高流量湿化氧吸入;辅助通气,必要时气管插管;建立静脉通路,密切监测液体输入量,防止体液过多;进行心电监护,观察有无伴随的心肌损伤;必要时按医嘱给予止痛剂。

2.肺挫伤。

原因:胸部创伤导致肺组织挫伤且严重影响肺内气体交换。

评估:呼吸增快、发绀。

处理:给氧、进一步气道支持,尤其是气管插管和呼吸机的应用。

护理:准备物品并配合医生实施进一步气道支持的措施。

3.张力性气胸。

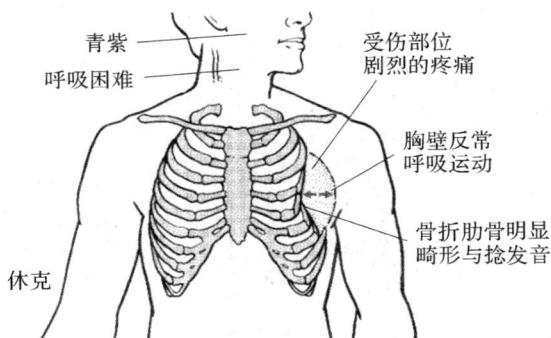

图 17-2　连枷胸的临床表现

青紫
呼吸困难
休克

受伤部位剧烈的疼痛
胸壁反常呼吸运动
骨折肋骨明显畸形与捻发音

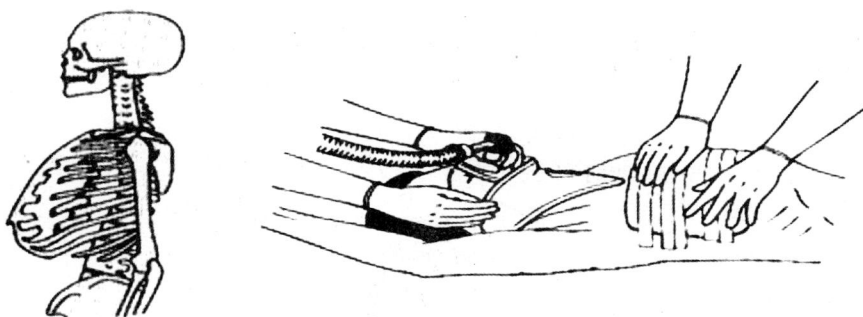

图 17-3　连枷胸的固定

原因：创伤导致空气只能进入胸膜腔但不能排出，从而导致受累侧肺的塌陷，且对心脏和大血管产生病理性压力（图 17-4）。

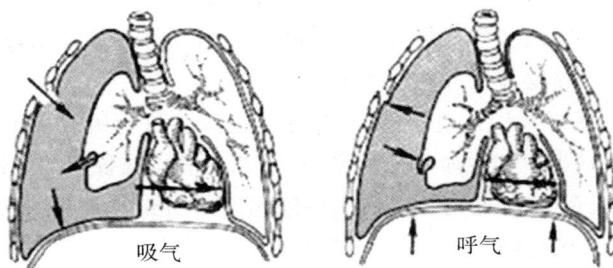

吸气　呼气

图 17-4　张力性气胸的病理机制

评估：主诉胸痛、严重的呼吸窘迫伴呼吸困难及青紫；颈静脉怒张，心动过速，低血压，气管移位，受累侧胸部有过度反响性叩诊音（图 17-5）。

处理：用粗针头排气减压，有条件时放置胸腔引流管。

护理：保持气道通畅、给氧、开通静脉。准备大型号针头（如 14～16G 套管针）及 PVP-I 溶液等物品，配合医生进行针头穿刺排气或胸管放置，密切观察病情变化。

4. 血胸。

原因：胸部创伤导致胸腔内出血，未能控制的活动性出血导致肺萎陷。

评估：严重的呼吸窘迫伴呼吸困难与青紫；有胸部损伤的外在证据，受累侧呼吸音消失，

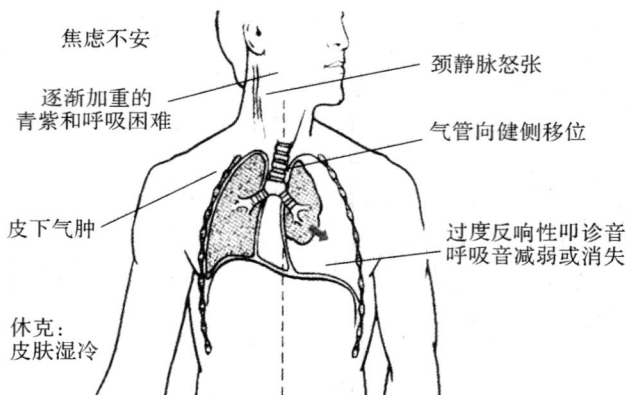

图 17-5 张力性气胸的临床表现

叩诊浊音；颈静脉塌陷并伴有休克征象：皮肤湿冷、低血压（图 17-6）。

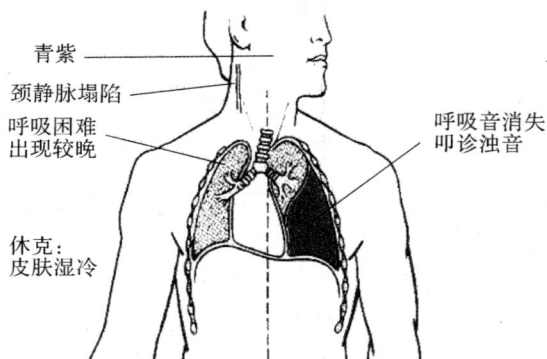

图 17-6 血胸的临床表现

处理：液体复苏，在患侧腋中线第 4～5 肋间置入胸腔引流管（儿童可选择腋前线 4～5 肋间），手术探查出血来源及部位并行手术止血。

护理：保持气道通畅，给氧，开通静脉；准备并协助医生进行胸腔引流；必要时准备自体输血有关的物品；持续观察出血和生命体征情况，做好各项术前准备。如果通过胸腔引流管快速引流出 1500ml 血液，或在 2～4 小时内持续引流液超过 200ml/h，应报告医生并考虑手术。

（三）致命性循环系统创伤

1. 休克。创伤所致失血性休克患者的病情可急剧恶化，因此要学会识别休克的早期征象。

评估：休克的症状及体征包括：意识水平下降、烦躁不安、毛细血管充盈时间延长、皮肤苍白、湿冷、脉压缩小、心率加快等。需要注意的是：创伤患者导致心率加快的因素很多，如恐惧、焦虑、激动或疼痛等，故心动过速并非为特异性的表现。但是如果成人患者的心率持续维持在 120 次/分以上，应考虑有低血容量存在，除非有确凿的证据可以排除其可能性。

处理和护理：

（1）控制出血。可采用直接按压出血部位、受伤部位制动或夹板固定、减少骨盆容量等措施，必要时手术探查止血。

（2）建立两路大的外周静脉通路（成人放置 16～18G 留置针或更大），必要时建立中心静脉通路,静脉通路建立有困难时可考虑骨髓腔通路。获取血标本进行血交叉和配血。

(3)根据临床表现恰当补充血管内容量,尽早恢复器官灌注(表 17-1)。使用液体疗法,成人可快速输入 2L,儿童按 20 ml/kg 输入温热晶体/胶体液,观察对初步治疗的反应(见表 17-2),评估对初步液体复苏的反应并行针对性处理。为了使补液能快速进行,应注意尽可能使用软包装输液,以利于加压;选用较短的延长管,在促使药物和液体快速进入中心循环的同时又增加换瓶和移动患者的灵活性。

表 17-1　休克各期的表现与补液原则(以 70kg 的男性为例)

	一期	二期	三期	四期
血液丢失(ml)	750	750~1500	1500~2000	>2000
失血占总血量(%)	15%	15%~30%	30%~40%	>40%
脉搏频率	<100	>100	>120	>140
血压	正常	正常	下降	下降
脉压	正常或增大	减小	减小	减小
呼吸频率	14~20	20~30	30~40	>35
尿量(ml/h)	>30	20~30	5~15	<5
中枢神经系统/精神状态	轻度焦虑	中度焦虑	焦虑 神志模糊	神志模糊 嗜睡
补液(3:1 原则)	晶体	晶体	晶体及血	晶体及血

表 17-2　对初次液体复苏的反应

	快速反应	短暂反应	无反应
生命体征	恢复正常	暂时改善后又出现血压↓心率↑	仍处于异常范围
估计失血情况	轻度,10%~20%	中度并持续,20%~40%	严重,>40%
更多晶体液的需求	低	高	高
血的需求	低	中至高	紧急
备血	血型和交叉	同型血	紧急用血
手术需求	可能	较大可能	很大可能
尽早外科会诊的需求	有	有	有

(4)复苏状况的再评估。监测生命体征、中枢神经系统、皮肤灌注、尿量和氧饱和度等情况,如尿量不足(成人<0.5ml/kg·h,婴幼儿<1ml/kg·h)提示复苏不充分。

2.主动脉撕裂伤。

原因:撕裂部位多在动脉韧带处,通常由于坠落或其他减速性运动导致损伤。

评估:两侧脉搏(上肢)强度不对称、低血压。

处理:液体复苏,尽早手术治疗。

护理:保持气道通畅、给氧、开通两路大的静脉通路,快速输液、输血;密切观察病情变化;尽快做好各项术前准备工作。

3.心脏压塞。

原因:血液急剧聚积在心包腔,阻止或妨碍心脏舒张导致心排量下降。

评估:颈静脉怒张,通常可发现胸部有穿透性损伤;心音遥远,可出现奇脉;心动过速,低血压(图 17-7)。

处理:心包穿刺引流。

护理:保护气道、给氧、开通静脉;恰当控制输液量;进行心电监护;准备心包穿刺用物

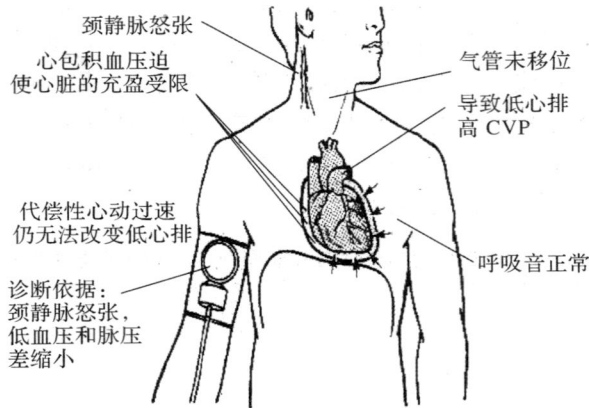

图 17-7   心脏压塞的病理生理表现

（粗针头或 16G 的套管针、50ml 注射器、局麻剂、无菌穿刺包及消毒用品）并配合医生实施各项抢救措施；密切观察病情变化。

（四）抢救时的注意事项

（1）积极、镇定、有序，各抢救成员要默契配合。

（2）现场有多个伤员时，不可忽视沉默或安静的伤员，因其伤情可能更为严重。

（3）防止抢救中人为地造成再次损伤，如移动伤员时制动不够，骨折端可造成血管神经的损伤。

（4）防止医源性损害，如输液过快过多引起肺水肿、输入不相容血液引起溶血等。

总之，创伤急救的关键是救护人员熟悉初步评估的整个过程，尽早识别危及生命的损伤，为抢救争取时间，同时要避免被一些轻微的损伤所迷惑。请珍惜黄金时间，给创伤患者以生命支持，为患者创造进行手术治疗和生存的机会！

复 习 题

1. 创伤评估的内容有哪些？

2. 初始评估的步骤如何，何时应中断初始评估？

3. 如何实施初始评估中的神经系统功能评估？

4. 创伤机制与创伤类型的关系如何？

5. 如何进行二期评估的病史采集？

6. 利器刺伤急救时应注意什么？

7. 妊娠的创伤患者应取什么卧位，为什么？

8. 如何做好气道的评估？

9. 致命性创伤的类型有哪些，如何识别和急救？

10. 休克各期的临床表现，补液的原则如何？

11. 什么是"黄金一小时"的概念，意义何在？

12. 如何估计不同部位骨折的出血量？

13. 请描述张力性气胸、连枷胸、血胸和心脏压塞的临床表现和急救原则。

（张悦怡   鲍德国）

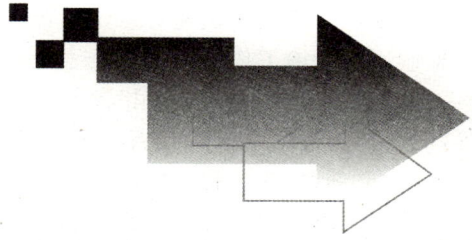

第四篇 急诊分诊技术和危重患者常用监护技术

第十八章　急诊分诊技术

急诊预检分诊是指快速对急诊患者进行分类以确定治疗或进一步处理的优先次序的过程。急诊预检分诊工作直接关系到急诊服务的质量、患者的救治效果和对医院的满意度。预检工作的有效运行取决于预检评估方法的选择、预检系统的设立、有能力的预检护士的配备等，而高效的预检系统的设置尤其重要。目前国内尚没有统一、规范的急诊预检分诊系统。美国、加拿大、澳大利亚等西方国家均有不同类型的预检分诊系统，从 2000 年起各国开始陆续进行 5 级急诊预检分诊系统的研究和实施，经多家医院的试行，有其优势和可操作性。本章将对国内外预检分诊系统的概况和进展作一介绍。

第一节　预检分诊概况

一、预检分诊的含义

急诊预检分诊是指在患者到达急诊室的当时快速予以分类的过程，其目标是在正确的时间、正确的地点对正确的患者实施正确的医疗帮助(4-right)。预检的"Triage"一词来源于法语，意思是"进行分类"，最早用于第一次世界大战中来确定患者治疗的优先次序。最初在战场上使用军用预检分诊的主要目的是尽可能让更多的战士重新投入战斗，因此那些最不严重的伤口可能获得最为优先的诊治权。而用于民间医疗救护的预检分诊是让最多数量的人员获得生存机会为首要原则。因此那些最严重而有实际挽救希望的损伤常得到优先的治疗。预检分诊的另一个重要目标是：不仅是分类(sort)，还要分流(stream)。也就是通过流程而不是容量来实施管理，以取得最好的成效。分诊时，不仅要决定谁优先救治，还需考虑患者的救治过程需要哪些医疗资源。当对于需求而言资源相对丰富时，预检分诊的目标是给每个患者以最佳的治疗，当资源严重短缺时，预检分诊的目标是给最多的人以最力所能及的治疗。前者用于日常的急诊分诊，而后者常用于灾害急救的分诊，以使更多的人能存活。

对于就诊人数的不断增加，急诊室有限的空间与资源已无法很好满足急诊医疗服务的需求，此时运用预检分诊系统可以更好地保证患者的安全并提高工作效率。高效的预检系统可以保证在患者到达急诊室时立即对其进行快速的分类，病情较重的患者能得到优先救治；能帮助日益拥挤的急诊科人员快速识别需立即救治的患者以保证安全。该系统还能缩短患者的等待时间，合理地分配和利用急诊空间和医疗资源，并能防止就诊高峰时的分检不足或过度分检，避免急诊资源的提前耗尽。

二、国内预检分诊系统概况

目前国内大多数医院的急诊室采用危重患者开通绿色通道优先救治、一般患者根据护士初步判断安排相关科室就诊的方式进行分诊。这些预检的方法使重危患者得到了及时救治,但护士的分诊能力将直接影响患者的救治效果。国内尚缺乏统一的预检分诊系统和具体的操作程序,分诊护士成为分诊准确与否的主要决定因素,因而对预检护士也有了更高的要求。但实际工作中,由于护士对预检分诊工作的认识与重视不够以及业务知识的缺乏,分诊的准确率不高。掌握分诊技巧,熟悉抢救技能并经常参加业务培训等措施能提高护士的分诊能力。而建立一个高效、便捷的预检体系是保证预检分诊质量的关键,也是提高护士分诊准确率的基本保障。因此在国内建立标准化的预检分诊系统并在各级医疗机构逐步实施已迫在眉睫。

三、国际预检分诊系统概况

(一)美国预检系统

1.发展概况。预检分诊的概念在 20 世纪 50 年代末被正式引入到美国医院的急诊室。当时的作用主要是区分需立即干预和可以等待的患者并保持急诊室良好的就诊秩序。80 年代起,急诊预检被列入医疗保险的项目之中,并作为医院质量认证必须具备的服务内容。目前美国 96％医院的急诊科均使用一定类型的分诊系统。主要有现场快速检查和综合分检两种。25％以上的急诊科使用"快速观察"型分诊,即护士通过简短的评估,在患者来院的 2～3 分钟内将其分为危急、紧急和非紧急类别,优点是高危患者能得到及时的识别。综合分检是被大多急诊室采用的标准预检系统,由受过特殊训练和有经验的注册护士基于患者生理和心理需要等做出治疗优先权的决定。完成综合分检的时间至少需要 5 分钟,在实际工作中进行详细的分级有一定的难度。随着护士的短缺,患者量的增加以及医院和患者对优质服务的日益关注,许多急诊室形成了一些新的预检模式,如 2 级预检系统:先快速分检出需立即干预的患者,再将其余患者转至第 2 位预检护士处实施综合或全面的分检,包括一些诊断性实验室和放射检查等。其他的模式还有:在预检时对某些特殊患者进行生命体征的测量等。

2.预检敏度系统。美国大多数医院的急诊科均采用敏度等级系统(表 18-1)来帮助确定来院急诊患者的优先就诊权。其中 3 级分诊法的使用最为广泛(69％)。即根据患者来院时的表现分为非常紧急(红色,需立即处理)、紧急(黄色,需在 1 小时内处理)和不紧急(蓝色,可等待 1 小时以上进行处理)三类。其他还有 4 级法、5 级法等。仍有 12％的中小型医疗机构的急诊室没有使用任何类型的预检系统。敏度级别可精确预测急诊资源的消耗和患者的预后情况,如入院率、急诊就诊时间、死亡率等。该系统的资料还可用于质量控制、研究以及建立相关制度时的参考。

表 18-1　不同的预检敏度系统

预检敏度等级系统			
2 级	3 级	4 级	5 级
—紧急	—非常紧急	—危及生命	—复苏
—不紧急	—紧急	—非常紧急	—非常紧急
	—不紧急	—紧急	—紧急
		—不紧急	—不紧急
			—常规咨询

3.5 级预检分诊系统。即急诊严重指数(emergency severity index,ESI)。急诊严重指

数是由美国的一组急诊医生和护士在 90 年代末创立的 5 级预检流程或敏度系统,已在美国和欧洲的一些医院成功地实施(图 18-1)。ESI 有其独特的方法并将敏度分级与资源利用相结合。除了对最紧急的患者(ESI-1 级和 2 级)进行评估与识别,该流程还指导预检护士对患者处理可能需使用的资源进行估计并分配相应的级别。

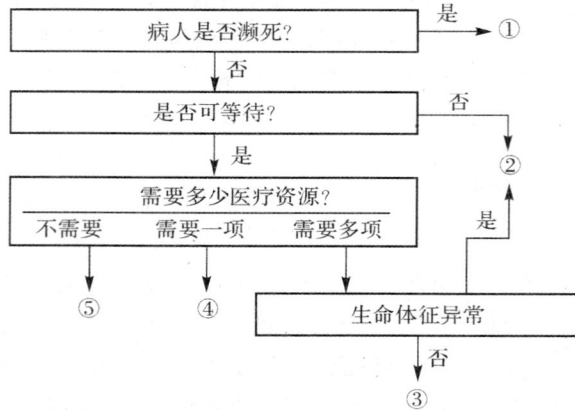

图 18-1　ESI 概念系统流程

自 2000 年 Wuerz 等首次发表对 ESI 的研究以来,该标尺的临床测试、改进与研究一直持续至今。ESI 在不同的急诊室均具有可行性,且有很好的内在可靠性。ESI 级别还与患者的预后(包括入院和死亡率、医疗资源的消耗和住院时间的长短等)密切相关,与 3 级系统比较,分诊不足的发生率更低,护士也认为 ESI 的操作更简便、实用。

详细的 5 级预检分诊流程如图 18-2。

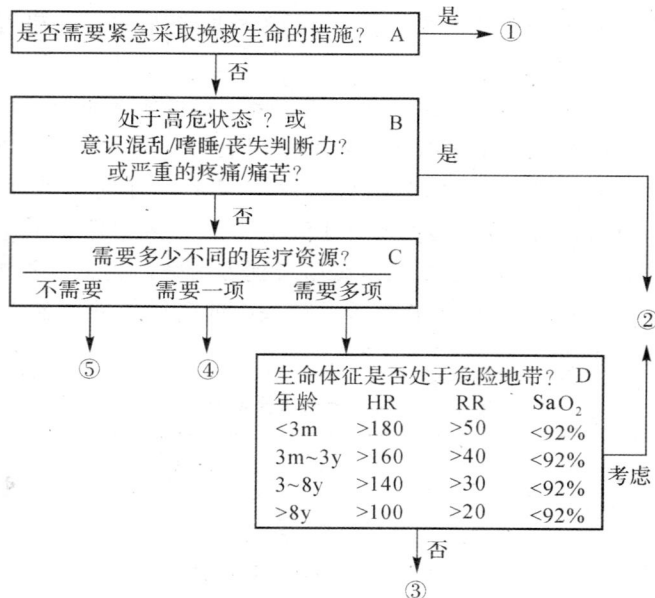

图 18-2　ESI 预检流程

(1)ESI 各级别的表现有:

Ⅰ级:患者无反应;或已行气管插管;呼吸骤停/窒息;无脉搏。

Ⅱ级:高度危险状态;新出现的意识混乱/嗜睡/定向力丧失;严重的疼痛/痛苦;患者需要2个或更多的医疗资源帮助,或心率、呼吸或氧饱和度处于危险地带。

一旦确定为Ⅰ~Ⅱ级情况,预检流程即行终止,患者将直接被带入抢救室并立即通知医生参与抢救。

Ⅲ级:患者需要两个或更多的医疗资源帮助,但生命体征未处于危险地带。

Ⅳ级:患者只需要1个医疗资源的帮助。

Ⅴ级:患者不需要医疗资源的帮助。

(2)对 ESI 分诊流程中相关内容的说明。

A.需要立即采取的挽救生命的措施:包括气道支持、急救药物使用或其他血液动力学方面的措施(静脉通路、吸氧,监护、心电图或化验检查等常规措施不包括在内);任何以下情况的存在:气管插管,窒息/呼吸停止,脉搏缺失,严重的呼吸窘迫,$SpO_2 < 90\%$,急性意识状态的改变或无反应。

无反应指的是患者有下述情况之一:无言语反应和无法遵从指令(为急性发作);或需要使用强刺激量表(AVPU 量表评定结果为 P:对疼痛刺激有反应,或 U:无反应)。

应将紧急和非紧急的措施加以区别,见表18-2。

表 18-2　紧急措施与非紧急措施的区别

A	紧急救命的措施	非紧急救命的措施
气道/呼吸	BVM 通气 气管插管 手术建立气道 紧急 CPAP/BiPAP	给氧 　鼻导管 　无重吸气面罩
电学治疗	除颤 紧急电复律 体外起搏	心电监护
操作	胸腔穿刺减压 心包穿刺 开胸手术 骨髓腔通路建立	诊断性检查 心电图 实验室检查 超声 腹部创伤定位扫描 FAST
血液动力学	大量静脉液体复苏 输血 大出血控制	静脉通路建立 留置通路以备用药
药物	纳洛酮 50%GS 多巴胺 阿托品 肾上腺素	阿司匹林 静脉用硝酸甘油 抗生素 肝素 止痛药 用 β 受体激动剂进行呼吸治疗

B.高危状态:是指患者处于紧急的生命/器官受到威胁的状态,应将科室可用的最后一张床留给该患者;"严重的疼痛/痛苦"的判断由临床观察所做出,或患者的疼痛陈述达到或超过7分(使用0~10疼痛评分量表)。

C.医疗资源:计算所需要的不同类型医疗资源的数目多少,但非单个化验或放射检查

（如血细胞计数、电解质和凝血试验三者为一个资源；血细胞计数加上胸片为两个资源）。有关医疗资源的类别见表 18-3。对 ESI 3～5 级患者医疗资源的预测见表 18-4 中的案例说明。

表 18-3　医疗资源说明

医疗资源	非医疗资源
* 实验室检查（血、尿） * 心电图，X 线 * CT，MRI，超声-血管造影术	* 病史和体检（包括骨盆检查） * 与治疗相关的检查
* 静脉输液（补充水分）	* 用液体维持通路或放置肝素帽
* 经静脉/肌肉或雾化吸入用药	* 口服给药 * 破伤风免疫接种 * 续用处方药
* 特殊专科会诊	* 电话咨询私人医生
* 简单的操作＝1 项（撕裂伤修复，插 Foley 导尿管等） * 复杂的操作＝2（清醒患者的镇静）	* 简单的伤口护理（换药、复诊） * 拐杖、夹板、悬吊固定带等

表 18-4　ESI 3～5 级患者所需医疗资源的预测

ESI 级别	患者表现	措施	医疗资源需求
5	健康的 52 岁男性，因配高血压药来院，BP150/92mmHg	需要检查和处方	无
4	19 岁健康男性，因咽喉痛和发热来院	需要检查，咽喉培养和处方	实验室检查
4	29 岁健康女性，因尿路感染来院，否认阴道流血	需要检查，尿液分析（培养/HCG）和处方	实验室检查（尿常规/分析/HCG）
3	22 岁男性，因晨起右下腹痛伴恶心、纳差来院	需要检查，化验，静脉输液，腹部 CT 和外科会诊	2 个以上
3	45 岁肥胖女性，因 2 天前 12 小时驾车后出现左腿下部疼痛、肿胀而来院	需要检查，化验，下肢无创性血管试验	2 个以上

D. 危险地带的生命体征：如有任何生命体征的恶化应考虑分诊为 ESI-2 级。

儿童发热的特别关注点：出生 1～28 天的新生儿，如体温＞38.0℃应至少分为 ESI-2 级；1～3 个月的婴儿，如体温＞38.0℃，应考虑分为 ESI-2 级；3 个月～3 岁，如体温＞39.0℃或免疫功能不全或无明显的发热起因，应考虑分为 ESI-3 级。

ESI 级别与生命体征测量的要求见表 18-5。

表 18-5　ESI 生命体征测量标准

ESI 级别	是否需要在预检进行全面的生命体征测量	评价计划
1	否	患者需要针对性处理，生命体征是二期评估的一部分，可在多个抢救人员到位时实施（危及生命情况）
2	否	患者需要针对性处理，生命体征是二期评估的一部分，可在多个抢救人员到位时实施（高危状况）

续表

ESI 级别	是否需要在预检进行全面的生命体征测量	评价计划
3	是	护士应判断患者的心率、呼吸、氧饱和度和体温(<3 岁儿童),决定是否需提高分诊的级别
4	否	患者为单个系统问题,只需 1 个医疗资源,故分诊时不需要,但应作为治疗区域评估的一部分
5	否	患者为单个系统问题,不需要医疗资源,故分诊时没有必要,但应作为治疗区域评估的一部分
2,3,4,5 回到等待处	是	生命体征的评估对确保患者安全有益

(二)澳大利亚预检标尺(Australasian Triage Scale,ATS)

首个澳大利亚预检系统是由 Pink 与 Brentnall 在 1977 年提出的 Box Hill 预检标尺,它用语言描述将患者分为立即、紧急、及时、非紧急和常规 5 个级别而不考虑具体救治的时间。Fitzgerald 在 1989 年对其进行改良并创建了 Ipswich 预检标尺,它根据患者应在数秒至数天内实施救治的时间判断而将其分为以 5 种颜色作为区别的不同类型。该系统在正式测试中具有较好的内在可靠性,并作为急诊科预后监测的一个临床指标。1994 年,澳大利亚急诊医学院对其进行了改良并创立了国家预检标尺(National Triage Scale,NTS),后更名为澳大利亚预检标尺(Australasian Triage Scale,ATS)。它根据对"患者等待医疗救治的时间应不超过……"的回答而将其分为立即——需复苏、危急——10 分钟、紧急——30 分钟、亚紧急——1 小时和不紧急——2 小时 5 个级别。在随后的几年中,该预检标尺被广泛采纳并获所有的州政府认可。它将分诊规则与预后测量方法(如住院时间长短,ICU 入住率、死亡率等)和资源消耗(如员工时间和成本)直接相联系,提供了分析急诊科执行力参数(如运行效率、利用率回顾、结果的有效性和开支等)的机会。而分诊护士的经验、所获得的培训以及质量控制项目的缺乏会影响预检工作的质量。因此尚需用系统的方法和进一步的研究对存在的问题进行探讨并予以解决,使预检系统能满足患者、护士和医疗机构的需求。

(三)加拿大急诊预检标尺(The Canadian Triage and Acuity Scale,CTAS)

CTAS 是 20 世纪 90 年代中期由新布伦兹维克的一组医生在 ATS 的基础上创立的。它将来院急诊的患者分为"需复苏"(Ⅰ级,需立即干预)、紧急(Ⅱ～Ⅲ级,15～30 分钟内实施干预)"非紧急"(Ⅳ～Ⅴ级,60～120 分钟内实施干预)5 个级别,根据患者的临床表现和严重程度来对其进行分诊并按所属级别决定立即救治或等待一定时间进行处理。该预检系统保证了所有较重的患者在所有时间段(包括就诊高峰期)都能得到优先的救治,并确保患者在就诊等待期间能得到救治需求的评估。经几年的实践,其可靠性得到了证实。最初指南中患者主诉所涵盖的内容较为有限,使护士还需根据患者的其他表现进行推断,从而影响了分诊的标准化。2004 年加拿大急诊医师协会对其进行了修订,增加了一级(从生命体征开始,包括血液动力学稳定性、血压、体温、意识水平和呼吸窘迫程度的改变,以及疼痛严重度和损伤机制)和二级(血糖水平和妊娠患者的产科情况等)调节指标,从而保证不同人员对患者分诊的同一性。CTAS 是实施患者快速评估的灵敏、精确而又可靠的工具,是预测患者住院日期、在院时间长短以及诊断性设施使用的有效工具。但运用该系统来识别非紧急的Ⅳ～Ⅴ级患者时需谨慎,因将此类患者分流至其他部门以缓解急诊室拥挤的举措是不安全的,有可能导致需住院患者的不恰当分流和治疗的延搁。通过充分培训,提高护士的分诊技巧和能力是有效运行该系统的保证。

（四）曼彻斯特预检标尺（Manchester Triage Scale，MTS）

MTS 也是一种 5 级预检标尺，1997 年以来被英国的大多数急诊室采用。它有独特的方法和 52 个流程表来辅助不同主诉患者的分检（如头部外伤和咳嗽等）。每个流程描述了"危及生命、疼痛、出血、急性起病、意识水平和体温"6 个关键性的鉴别指标。该系统要求护士选择其中一个流程表并基于关键指标对患者实施评估。但尚缺乏对其效度和信度进行测量的足够资料。

（五）不同国家 5 级预检系统的使用情况总结

见表 18-6。

表 18-6　5 级预检分诊系统

预检分诊系统	采用的国家或地区	分类级别	患者等待医疗救治的时间
澳大利亚预检标尺（ATS）	澳大利亚 新西兰	1 级—复苏 2 级—危急 3 级—紧急 4 级—亚紧急 5 级—不紧急	1 级—0 分钟 2 级—10 分钟 3 级—30 分钟 4 级—60 分钟 5 级—120 分钟
曼彻斯特预检标尺（MTS）	英格兰 苏格兰	1 级—立即（红） 2 级—非常紧急（橙） 3 级—紧急（黄） 4 级—常规（绿） 5 级—不紧急（蓝）	1 级—0 分钟 2 级—10 分钟 3 级—60 分钟 4 级—120 分钟 5 级—240 分钟
加拿大预检标尺（CTAS）	加拿大	1 级—复苏 2 级—危急 3 级—紧急 4 级—亚紧急 5 级—不紧急	1 级—0 分钟 2 级—15 分钟 3 级—30 分钟 4 级—60 分钟 5 级—120 分钟

第二节　各种预检分诊系统的利弊分析与前景

一、信　度

针对不同预检标尺的可靠性，过去十余年来各国进行了大量的研究。3 级系统的研究显示其内在信度为较合理至中度可靠，但 Wuerz 等的研究发现其灵敏度较差。2 所大学附属医院的 87 个急诊护士用 3 级分诊法对标准化患者案例进行分诊时发现：对相同案例的认同率仅 35%，同一案例前后分诊的一致性为 25%。4 级系统为较差至中度认可；5 级系统的信度从较差至非常可靠不等；ATS 的信度为较合理至中度认可；仅一项对 MTS 的研究显示其信度为较合理至中度认可。对 CTAS 与 ESI 的持续性研究均报导有较高的信度。但所有的研究均为回顾性分析或对真实案例进行书面再测试的方式进行，对于拥挤场景中真实患者的前瞻性评估尚待进行。

二、效　度

目前还没有"黄金标准"来比较与测量各预检标尺的效度。研究者选择的替代指标有住院率、死亡率、资源使用情况和医生工作负荷的一些相对有价值的部门测量方法等。ATS

与 ESI 的研究显示与住院率、急诊开支、员工工作时间和院内死亡率相关,针对 MTS 的一项效度研究显示其具有检测危重患者的能力。尚无针对 CTAS 的效度研究。ESI 显示有预测入院需求、资源利用、医生费用(评估与管理)编码、医院收费和 6 个月死亡率的能力。

三、标准化预检系统设置的利与弊

1. 实施标准化的预检系统的益处。能改进医疗服务的质量、患者的安全和急诊科的运行能力。患者服务的改进包括能精确描述患者的敏度和给予重危患者优先的诊治权来确保患者的安全。标准化的预检系统能使相对较轻的患者分流至非紧急治疗区域,从而促进急诊科运行的有效性。它还支持基准的建立并监督各项措施的实施,采纳标准化的预检系统还有助于进一步研究的开展,如了解患者敏度系统与急诊室过度拥挤的关系,确保患者的安全以及提供标准化的资料,以促进国立监督标准的建立。

2. 实施标准化的预检系统的弊端。包括开支增加、标准实施中的困难以及信息更新的需求。在不同的临床人员与医院之间保持较好的预检系统的内在效度也是极富有挑战性的。其他还包括导致超越初衷的后果如医疗收费不合理的下降或赔偿的增加,或在医疗筛选检查之前将患者分流出急诊室等。

四、展　望

医疗环境的飞速变换和急诊医疗服务的发展要求急诊科的运行能更好地适应整体的医疗服务体系,即对预检分诊的目的、方式,预检护士的配备、患者就诊优先权的确定等需要重新进行认识。急诊预检已从当初对患者的"目测"发展到了由注册护士提供全面、综合性的分诊。而任何预检系统设置的目的是在患者到达时能立即按治疗的优先次序快速对其进行分类,从而保证病情较重的患者得到优先救治,减少患者的等待时间并合理地分配和利用急诊医疗资源和空间。随着急诊室的日益拥挤,低水平的预检系统已不再能快速有效地分诊患者,从而降低了急诊科的运行效率并潜在地威胁患者的安全。因此,我们迫切需要寻找普遍通用的、易于实施的新方法,以确保由胜任预检分诊工作的护士准确而快速地实施分诊。

大量的研究显示,使用标准化的、有良好信度和效度的急诊预检标尺或敏度分级系统能对护士劳动力成本、工作负荷等进行一致性分析;能改善对结果效应(包括部门开支和患者/员工的满意度)的跟踪;随着标尺的改进,还可在不同医院之间进行比较,从而更有效地加强急诊科的管理,提高患者服务的质量。基于目前对 5 级预检系统的研究,加拿大预检标尺(CTAS)或急诊严重指数(ESI)是较好的选择。

尽管 5 级预检标尺非常有效,但对医生和护士的全面、系统的培训也是必不可少的,否则可导致分诊准确率与有效性的下降。而参与分诊护士的经验、获得培训的程度以及是否富于同情心和评判性思维的能力是决定分诊准确率的关键性因素。可通过网上或其他方式学习相关知识与课程,设计需运用评判性思维能力来解决的问题以提高护士对最新预检系统的认识,改进临床分诊的技巧。同时由专业机构提供预检指南/手册或选择针对特殊人群的辅助分诊工具如创伤分诊指南、急腹症分诊流程、精神疾病分诊决策流程等能帮助护士做出分诊的决策。

当然,尚需继续深入地对 5 级预检系统进行研究,包括循证性地对目前使用或尚在完善中的所有 5 级预检分诊系统进行回顾;进一步测定当前采用的预检系统的效度和信度,包括在儿童患者中使用的可行性与有效性;探讨易于计算机整合的方法等,使标准化的预检系统能在更广的范围内付诸实施。

(张悦怡　黄建一)

第十九章　危重患者监测技术

　　危重患者在心肺复苏获得成功后,通常会被转入 ICU 进行全面监护。在 ICU,由医生、护士、呼吸治疗师、药剂师及相关技术人员组成的一支专业队伍,通过其独特的专业技术、对疑难问题的处理能力和对高难仪器的操作能力,对危重患者个体进行全面支持与护理,以维护其循环、呼吸、肾功能,确保心、肺、脑、肾等重要脏器的灌注,以及保持电解质和酸碱平衡,保证危重患者的每一系统得到最适当的治疗与支持,为专科的进一步诊治创造良好的条件。

　　本章主要介绍 ICU 内危重患者常用的监测技术,包括血液动力学监测、呼吸功能监测、神经系统功能监测、肾功能监测、胃肠功能监测等以及危重患者评估与监护程序。

第一节　血液动力学监测

　　血液动力学监测主要是通过有创或无创的手段,获得血液动力学资料,判断患者的循环功能状态。有创血液动力学监测指通过置入一些特殊的监测导管,如动脉测压管、肺动脉导管等,并与监测仪器相连接,直接获得如动脉血压、心排血量(CO)、心脏内压力等数值,这些数值对危重患者的管理有非常重要的意义。心电监护、无创血压测定、体检、询问病史、化验等无创血液动力学手段对判断患者的循环功能状态也是十分必要和有帮助的。

一、无创血液动力学监测

　　(一)心率与心律的监测(心电监护)

　　危重患者需常规监测心率与心律。心电监护指通过有线或无线装置将心电信号输入监视仪的示波装置连续显示心电波形,以发现可能影响到血液动力学的过缓或过速心率以及致命和潜在致命的心律失常。心电监护仪常具有显示、记录、打印功能,还有储存、报警、24小时趋势回顾和记录功能,并可"冻结"示波图形,以供详细分析心电图。有的心电监护仪可提供心律失常分析、ST 段分析以及血液动力学数据计算等等。

　　1.心电监护的方法。

　　(1)皮肤准备。患者的皮肤须干燥清洁,较脏的皮肤应先用肥皂擦洗。应使用干毛巾擦皮肤以增加组织的毛细血管血流,用心电图备皮纸去除皮肤的角质层和油脂,必要时剃除毛发。不要用纯乙醇清洁皮肤,以免使皮肤干燥而增加阻抗。选择皮肤无破损,无任何异常的部位粘贴电极片。

　　(2)电极片的选择。从人体取得心电信号的敏感元件称为电极片。心电监护多采用一次性贴附电极片,由塑料膜或泡沫圆盘涂上黏接剂而成,起固定电极于患者皮肤的作用。圆盘皮肤面充以导电液,减少电极与皮肤间的阻抗。

　　(3)电极片的放置。电极片的放置应避开骨骼突起的地方,避免因活动引起的干扰。上肢电极片放在手臂连接躯干部位或肩的前、后、顶部,下肢电极放在胸廓最低肋骨水平或髋部。

（4）心电信号的输入。分为有线和无线两种。有线信号通过导线直接与患者皮肤接触，电极的信号输入监护仪内，是临床上最常用的监护方法。无线信号输入是指将与患者皮肤接触的电极通过导线引入一小型无线电信号发射装置，再通过无线电波将心电信号传到心电监护仪，称为"遥控监护"。此种方法适合于可起床活动的患者，但易受外界电波干扰出现伪差。

（5）监护导联的选择。持续心电监护常使用三导联和五导联系统。三导联监护导联有正电极、负电极和接地电极。分别形成综合Ⅰ导联、综合Ⅱ导联、综合Ⅲ导联和单极胸导联。五导联系统则增加胸前导联电极（图 19-1）。

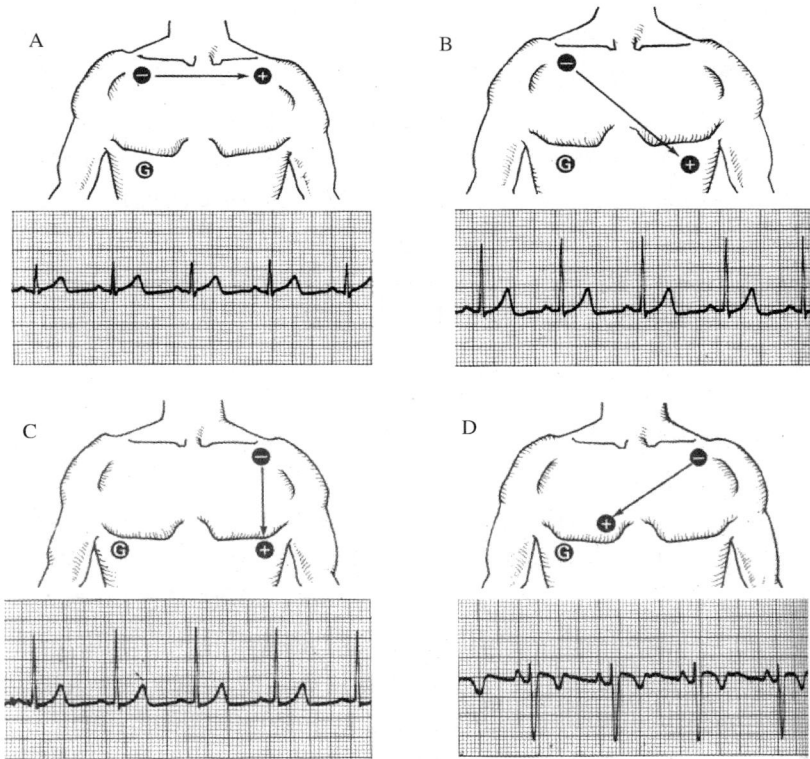

图 19-1 导联的电极放置：lead Ⅰ(A)，lead Ⅱ(B)，lead Ⅲ(C)和 MCL1(D)

在三导联监护系统，目前推荐采用改良Ⅰ导联（MCL1）和改良Ⅵ导联（MCL6）。即将正极放在 V_1、V_6 处，负极放在左上肢，地极放在右上肢。

此外，选择计数准确的导联（QRS 振幅大于 0.5mV，P、T 波低于 QRS 的 1/3）也是心电监护重要的环节。

2. 床边监护仪的呼吸监护。床边监护仪依靠心电图的电极片来感知胸廓的阻抗变化，显示呼吸的波形和数据。因此，电极片的粘贴部位很重要，放在左下和右上的电极片是呼吸的感应电极片。如果患者以腹式呼吸为主，可以把左下的电极片放在左侧腹部起伏最明显处，以显示最佳的呼吸波形。

3. 心电监护的常见故障。

（1）交流电干扰。可能原因为电源插座未插在专用插座上。

（2）肌电干扰。可能因为电极放置在胸壁肌肉过多的部位引起。

（3）基线漂移。可能因为患者活动、电极固定不良、电极脱落、导线问题、导电糊干裂、监测模式选择错误引起。

（4）振幅过低。可能原因为电极片太松、机器敏感度设置不合适等。

（二）无创血压监测

动脉血压即血压，指血管内的血液作用于单位面积血管壁的侧压力，是最基本的心血管监测项目，是衡量循环系统功能的重要指标。无创血压监测是临床上监测动脉血压的最常用的方法。根据袖带充气方式的不同，无创血压监测分为手动测压法和自动测压法两种。

1.手动测压法（Korotkoff 音听诊血压）。将血压袖带充气超过收缩压，袖带缓慢放气，当达一定压力时动脉内血流形成涡流。听到涡流音时的压力为收缩压，当袖带压力降至音调降低或消失时为舒张压。听诊血压的结果不十分可靠，特别是在休克或使用升压药引起外周血管收缩时，袖带测压结果常低于直接测压结果。

2.自动无创血压测定。是 ICU 常用的无创血压测量方法。可根据设置自动对加压袖带充气以阻断血流，放气时，搏动的动脉血产生震荡，并叠加在袖带充气后的压力上。感知最大振荡时的最低压力为平均动脉压（MAP），最大振荡的首次振荡上升为收缩压，最后一次下降为舒张压。自动无创血压测定需注意的是充放气时间不能过频，以免降低远端肢体的灌注。

3.影响无创血压数值的因素。

（1）袖带宽度。应选择肢周长的 40%，新生儿为 50%。

（2）患者移动。

（3）心律失常。出现极快或极慢的心律时。

（4）严重休克或体温极低时。

（三）无创性心排血量监测

有创性测量心排血量的方法在临床上往往受到一些条件的限制，多普勒超声检查和心阻抗图测定法简便易行，重复性强，易被临床医生和患者接受。

采用多普勒测定心排血量，应先行测定升主动脉直径或主动脉瓣口面积。将多普勒超声探头置于胸骨上切迹，朝向主动脉根部及主动脉瓣，测定升主动脉血流及主动脉截面积，相应测得心排出量。此外，食管超声法是指将特殊设计的多普勒超声探头置放于食管内连续测定降主动脉内血流速度，提供一个连续评估心排出量的参考指标。

心阻抗图测定心排血量是通过心阻抗仪和多导生理记录仪来完成的。它的原理是在心动周期中，随着心脏舒缩引起的血液动力学变化，组织的阻抗也随之变化。当心脏收缩时，血液由心脏射出，使血管充盈，管径增大，导致血液阻抗变小从而使组织的总电阻也稍有变小。当心脏舒张时，血液回流到心脏，血管弹性收缩，管径变小，血液电阻变大，组织总电阻亦增大。总电阻的变化随心动周期的变化而变化，因此电阻的变化可以反映血流量的变化。

临床上常用的方法为四电极法，即在颈部、胸部剑突水平各放一对银带状电极，输入低安培高频电流，经心阻抗仪测出心排血量。

二、有创血液动力学监测

有创血液动力学监测通过内置测压导管借充满液体的管道与外部压力换能器相连接，压力换能器将压力转换成电子信号，再经滤波后显示于屏幕上，是最直接的测压方法。临床最常用的有创测压方法为动脉内测压，该方法能反映每一个心动周期的血压变化情况，可直接显示收缩压、舒张压和平均动脉压，对于血管痉挛、主动脉内囊反搏、体外循环转流的患者,其测量结果更为可靠。有创测压方法也常用于肺动脉导管内测压,通过它可以测量肺动脉压和肺细小动脉压,从而更准确地评估左室充盈压和左室容积,为临床诊断和治疗提供帮助。

(一)有创血液动力学监测的基本装置

1.常用测压导管。

(1)周围动脉测压管。为一单腔导管,用于测量动脉内血压和采集动脉血标本。

(2)肺动脉导管(漂浮导管)。为一110cm左右可弯曲的聚氯乙烯导管,分三腔、四腔和五腔三种。三腔导管有三个管腔,导管顶端和距导管顶端20~30cm处有开孔,分别用于测量肺动脉压(PAP)和中心静脉压(CVP),近顶端处还有通气囊的开孔,用于测量肺毛细血管嵌压(PCWP)。三处开孔相互隔离管腔分别开口于导管尾端,四腔导管是在距离导管顶端4cm处安装热敏电阻,腔内是利用温度稀释法测定心排出量的热敏导线。五腔导管在距导管顶端31cm处有一附加右房腔,供输液用。肺动脉导管常用于循环功能的评估、心源性肺水肿和急性呼吸窘迫综合征的鉴别以及使用血管活性药物治疗效果的评价。严重凝血功能障碍、严重低血压和低心排,以及已安置临时起搏器的患者禁忌放置肺动脉导管。

2.测压管道。为特制的硬质管道,以确保波形的传输。测压管道将测压导管与监测仪器相连(图19-2)。整个测压系统中通常有三通,以用于采血和系统调零。为了保证波形的正确传输,测压管道长度应小于100cm,并避免使用过多的三通。

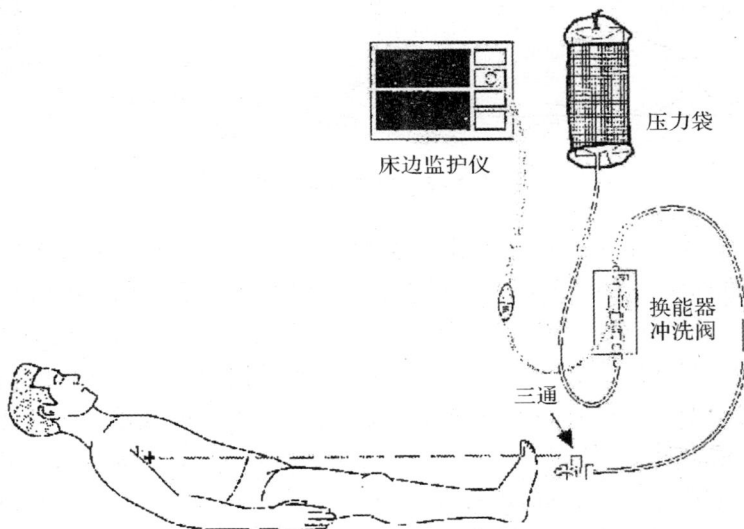

图 19-2　有创压力监测基本装置

3.压力传感器。为一小的电子接收器,可将压力信号转化成电子信号,并显示在示波屏上。

4.冲洗装置。由肝素稀释液(肝素1U/ml)和压力袋组成。冲洗装置与换能器相连。肝素稀释液通常选择生理盐水。冲洗装置须保持压力在300mmHg,以维持监测系统2~4ml/h持续冲洗作用。通常内置式换能器配有冲洗阀,通过牵拉或挤压的方式可达到冲洗目的。临床上需要监测管道冲洗的情况包括:清除管道内的血或空气,行方波试验以检测波形传输。

5.床边监护仪。接收电子信号并将压力波形和数值显示在示波屏上。床边监护仪通常还具有储存、分析、报警和打印功能。

(二)如何保证监测准确

通过有创监测获得的数值必须准确可信,以避免误导临床工作者。以下是有创压力监测需注意的方面:

1.换能器归零(zeroing)。获得有创压力监测数据的最基本原则是将整个监测系统归零。归零是指校正或将整个系统调至一个所知的标准,以避免因周围温度、元件新旧、电压改变或大气压力而造成的数据不准确。调零的方法是关闭患者侧三通,将换能器通大气,按监护仪上的自动调零键,然后转动三通,使与大气隔绝。换能器归零通常在监测导管与监护仪连接后获得第一次数据之前。换能器归零不需定时做,但在监测管道脱开或有松动时须重新归零。

2.换能器的位置(leveling)。将监测导管的水气交界处(通大气的三通)置于零点水平,通常是右心房水平(腋中线第四肋间),以抵消监测管道带来的压力改变。当患者体位抬高时,换能器位置应随着零点位置的抬高而以水平位抬高(图19-3)。

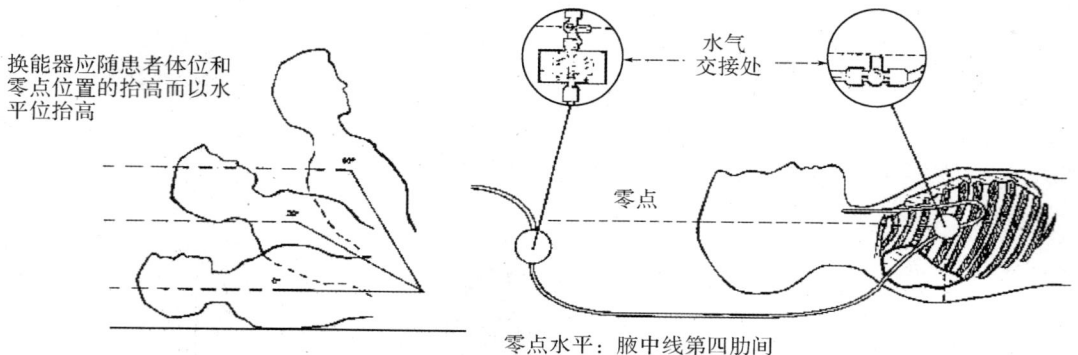

零点水平:腋中线第四肋间

图 19-3　换能器的位置

3.影响波形传输的常见因素。为了获得准确的数据,血管内的压力必须不受影响地传输到换能器,并准确转化为电子信号。影响波形传输的常见原因有管道堵塞、血栓形成、管道中有血或气泡、管道扭曲、管道太长、太多连接处、连接不紧密、换能器损坏等。

4.方波试验。打开压力记录走纸,使用快速冲洗阀冲洗管道一秒钟以上并迅速复原,走纸上显示一个快速上升的方波,并快速下降至基线以下后再升至基线以上。过度阻尼波形和不足阻尼波形均提示波形传输有障碍(图19-4)。方波试验是检测波形传输最准确的方法。当发现动脉血压直接与间接测得的数值不符合时(大于 14mmHg),应行方波试验判定波形传输是否有障碍,不要依赖听诊血压,因为除外技术因素,直接动脉内测压应该是值得信任的。

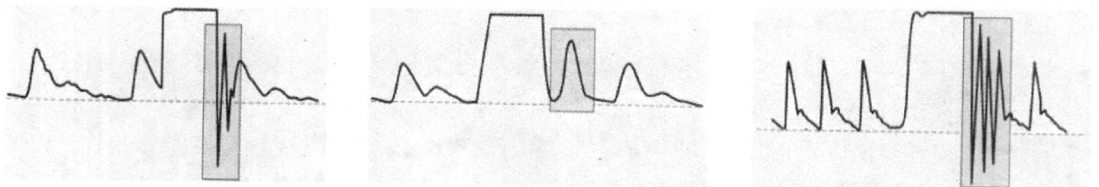

方波试验正常,提示波形传输正常,不需处理。

过度阻尼波,下降支的上升支消失,提示管道中有血、空气或管道太软。

不足阻尼波,下降支的上升支增加,提示管道太长或三通太多,管道须冲洗。

图 19-4　方波试验

（三）监测管道及导管护理常规

1.妥善固定测压管道，防止扭曲与移动。

2.保持管道密闭，无血及气泡，三通仅在归零及采血时打开。

3.每 96 小时更换测压系统。

4.注意无菌操作，尽早拔除导管。

（四）常用周围动脉置管的动脉

1.桡动脉。为首选动脉。因其位置表浅，有良好的平行血流灌注，易于护理、固定和观察。置管前须做 Allen 试验。操作者用两手压迫患者的桡动脉和尺动脉，然后嘱患者手上抬，握拳放松 6～7 次后解除对尺动脉的压迫，观察手掌颜色，如手掌在 6 秒内由白变红，Allen 试验为阴性，可行桡动脉穿刺，如超过 7 秒，则谨慎穿刺，如超过 15 秒禁止穿刺。

2.足背动脉。足背动脉因弹力纤维少，且血管顺应性差，因此所测收缩压比上肢高 20mmHg，而舒张压比上肢低 10mmHg。

3.桡动脉置管方法。采用带套管的动脉穿刺针，在患者手腕下垫以软枕，手掌自然下垂，掌心向上，扪及桡动脉搏动及走向。消毒后，将套管针以与血管呈 30°穿刺，进入动脉后可见鲜血进入针管，随后针及套管与腕平面角度降至 10°，再推进 1～2cm，使管端进入动脉腔，保持穿刺针不动，将套管针完全推入动脉腔内。

（五）动脉血压波形的意义

1.血管中充足的血量、心脏射血和外周阻力是动脉血压形成的主要因素。正常动脉血压波形分收缩相及舒张相。收缩相动脉压急骤上升至顶峰，然后血流经主动脉到周围动脉，压力波下降主动脉瓣关闭产生一重脉切迹。重脉切迹后波形逐渐减弱至基线，最低点为舒张压（图 19-5）。

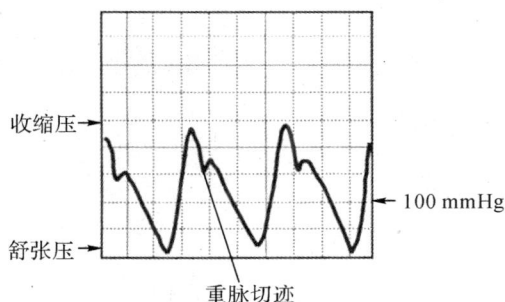

图 19-5　动脉压力波形

2.动脉血压收缩压（SBP）正常值为 90～140mmHg，是收缩期左室内射出血液时的最高压力，主要由心肌收缩力和心排量决定。舒张压（DBP）正常值为 60～90mmHg，主要反映外周血管阻力，维持冠状动脉灌注压。脉压（SBP－DBP）正常值为 30～40mmHg，由每搏输出量和血容量决定。平均动脉压[DBP＋1/3（SBP－DBP）]为心动周期中的平均血压，正常值为 85～90mmHg，为脑和肾灌注的重要指标。

3.异常动脉血压波形的意义。

（1）低血容量。脉压缩小及随呼吸波动的不稳基线，重脉切迹下移。

（2）主动脉瓣狭窄。收缩相延缓，重脉切迹不易辨认。

（3）主动脉瓣关闭不全。收缩相上升，舒张相降低，重脉切迹消失。

（4）心律失常。明显的持续的压力线消失。

(5)波形低平。管尖贴壁、部分堵塞、三通或换能器中有血或气、管路太软。

(6)数值过高或过低。换能器位置不正确。

(7)无数值。三通转向错误,数值范围选择不正确。

(六)动脉测压导管的护理

1．与监测管道及导管护理常规相同。

2．拔管后须压迫 5～15 分钟,以弹性绷带包扎,使用肝素者停肝素后 2 小时拔管,以预防穿刺处血肿的发生。

3．发现管路中有血块时应用注射器抽出,不要回注。

4．出现任何肢端灌注不良表现如温度改变、有色斑等应立即拔除穿刺管。

5．注意无菌操作,尽早拔除导管,以防止局部感染和败血症的发生。

(七)中心静脉置管

因为治疗与监测的需要,中心静脉置管在 ICU 中是一项常规操作。常用的通路为锁骨下静脉、颈内静脉、颈外静脉、股静脉、贵要静脉、肘正中静脉、头静脉,导管通过上述静脉置入到达腔静脉入口处。由于管口周围血流量比末梢静脉大,易于液体输注,且刺激性的药物不会对血管壁造成损害(图 19-6)。

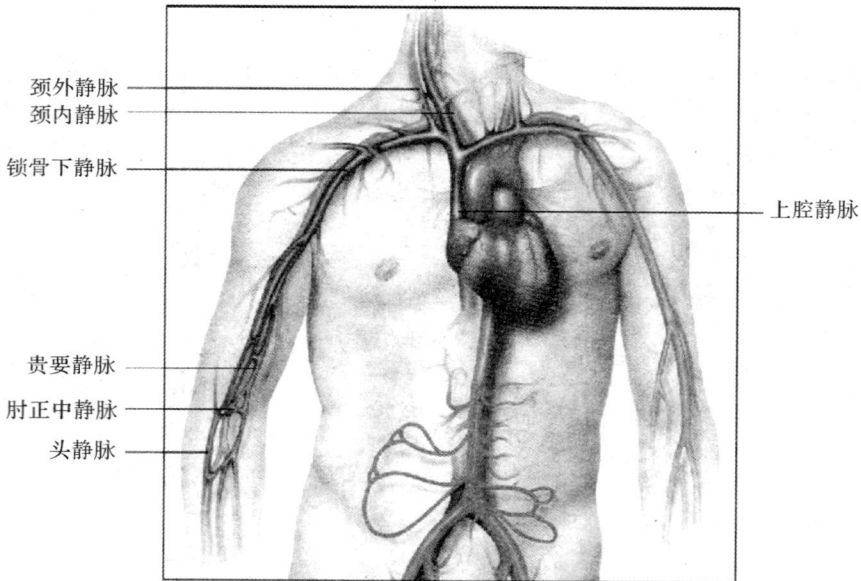

颈外静脉
颈内静脉
锁骨下静脉
上腔静脉
贵要静脉
肘正中静脉
头静脉

图 19-6　常用中心置管通路

(八)肺动脉导管置管方法

右颈内静脉是肺动脉导管穿刺置管最常用的置管部位。在颈内静脉穿刺成功后,插入导引钢丝,将导管鞘套在静脉扩张器外,通过导丝插入静脉扩张器,待进入静脉后拔去导丝,将导管鞘沿扩张器插入静脉内,即可拔去扩张器,装上旁路输液管。将肺动脉导管经导管鞘插入深静脉,进入 15cm 左右,导管顶端应在右心房,此时给气囊充气,以加速导管的行进。压力波形的改变随着导管顶端的位置而异(图 19-7)。导管顺着血流可到达肺动脉。各腔压力值见表 19-1。

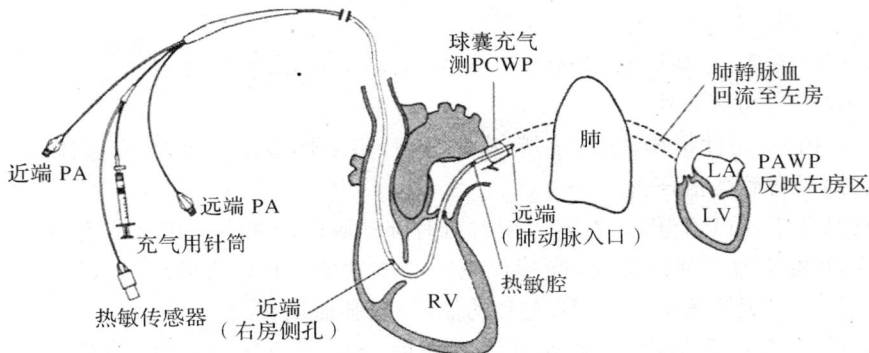

图 19-7　肺动脉导管穿刺途径

表 19-1　肺动脉导管各腔压力正常值

心腔压力名称	正常值
右房压	2～6mmHg
右室压	20～30/0～5mmHg
肺动脉压	20～30/8～12mmHg
肺动脉嵌压	4～12mmHg

(九)中心静脉压(CVP)监测

中心静脉压为上下腔与右房交界处的压力,反映右心室功能和循环体液状态。正常值为 3～8mmHg。CVP 增高见于右心功能不全、容量过多、心脏压塞、正压通气、气胸、连枷胸、腹腔压力增加、缩血管药物的应用。CVP 低提示心脏充盈不佳、血容量不足、周围血管扩张等。

1.CVP 正常波形意义。

A 波:由右心房收缩产生,ECG P 波之后;C 波:三尖瓣关闭所产生,C 波之后下降为心室开始射血;X 波:右心房舒张;V 波:上下腔静脉回流至右房产生的压力;Y 波:三尖瓣开放,右心房排空(图 19-8)。

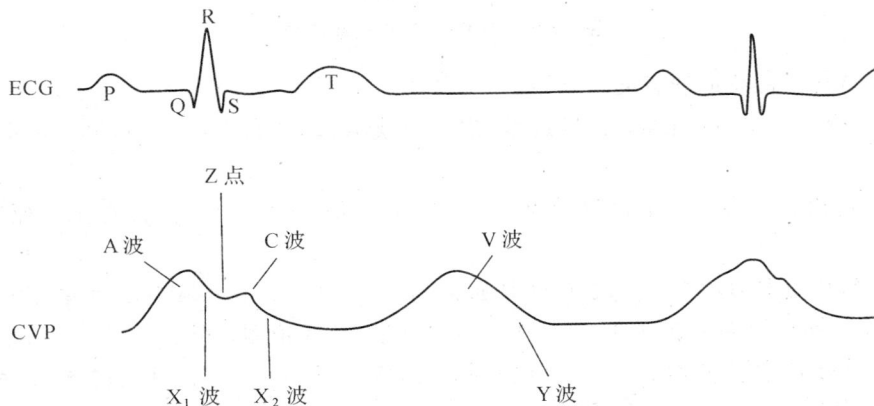

图 19-8　CVP 正常波形

2.CVP 异常波形意义。

（1）A 波抬高：三尖瓣狭窄或反流,右心室衰竭,肺动脉高压,容量负荷过多。

（2）V 波抬高：三尖瓣病变,右心室衰竭。

（3）A、V 均抬高：心脏压塞,缩窄性心包炎,右心室衰竭,容量过多。

（4）A 波缺失：房颤心律。

（5）A、V 相叠：房性早搏,室性早搏,房室分离,室上性心动过速,心室起搏。

（十）肺动脉导管各腔压力

1.肺动脉收缩压（PASP）。右室收缩射血时肺动脉内的压力。正常值为 20～30mmHg。反映右心室功能及肺循环的变化,间接反映左心室功能。PASP 增高提示肺高压、肺梗死、低氧、容量过多、二尖瓣狭窄、COPD、左心功能不全、肺血增多。

2.肺动脉舒张压（PADP）。肺动脉瓣关闭时肺循环的压力,正常值为 7～12mmHg。PADP 直接反映左心室功能,尤其在左心室舒张期,如果二尖瓣功能正常,肺动脉与左心之间的血流不存在任何障碍,从肺动脉及毛细血管到左心房和左心室的循环将完全开放。

3.肺毛细血管嵌压（PCWP）。当气囊充气,堵塞了血流造成导管顶端至左心室之间的血流静止,此时测得的压力为 PCWP,相当于左心室收缩前（舒张晚期）左心的压力。PCWP 是反映左心室充盈最准确的指标。

（1）PCWP 正常波形的意义。

A 波：左心房收缩,ECG P 波之后;C 波：二尖瓣关闭;X 波：心房舒张;V 波：左心室收缩;Y 波：左心房排空（图 19-9）。

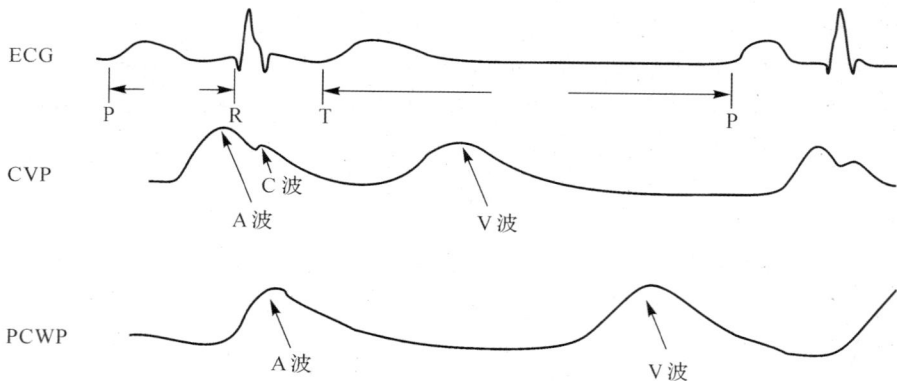

图 19-9　CVP、PCWP 正常波形

（2）PCWP 异常波形的意义。

1）A 波抬高。左心室衰竭、容量过多、二尖瓣狭窄;V 波高尖：二尖瓣关闭不全、二尖瓣反流。

2）AV 均抬高。心脏压塞、缩窄性心包炎、容量过多;巨大 V 波：急性心肌梗死伴乳头肌断裂。

（3）PCWP 与 PADP 的关系。PADP 通常高于 PCWP 1～4mmHg。如果 PAWP 大于 PADP 常提示导管顶端不在肺 3 区（肺血流量＜肺通气）或顶端贴壁。

（4）呼吸对 PCWP 的影响。自发呼吸时,PCWP 在吸气时↓,在呼气时↑;机械通气时 PCWP 在呼气时↓,在吸气时↑,因此在呼气末测量 PCWP 最恰当。

解剖上,肺脏可以被理想地划分为上、中、下三带。在上带,肺血管静脉端压力（Pv）＜肺血管动脉端压力（Pa）＜肺内压 P_A,因此血管呈闭合状;在中带,Pa＞P_A＞Pv,血流仍不通畅;在下带,Pa>Pv>P_A,血管开放(图 19-10)。因此如导管处在上、中带肺血管,将明显受肺内压影响。只有位于下带肺血管内,才能真正反映血管内压,在 X 线下,相当于心房水平。因此,PCWP 应在患者平卧或<60°卧位测量,以保证导管管尖处于肺的下带区(3 区)。侧卧位测量则会导致数值偏低。

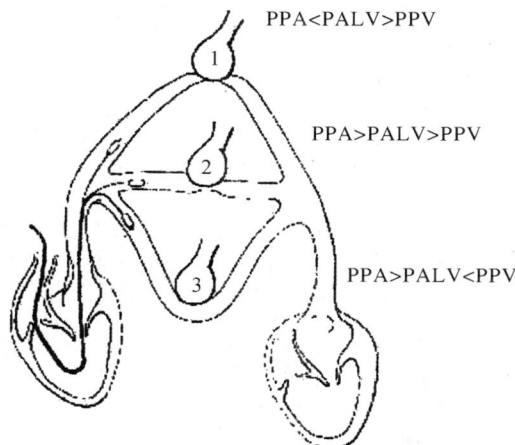

图 19-10　肺的三带

(5)PCWP 发生误差的原因。

1)过度嵌顿。PAP 波形呈平线,并上升。

2)导管顶端位置错误。管尖过头或未达,可通过抽取管尖血液进行血气分析。如果 SaO_2<75％提示管尖在 PA,如果 SaO_2>90％提示管尖嵌顿。

3)测不到嵌压。导管顶端位置错误,充气不足,气囊破裂。

4)可疑数据。导管和换能器位置有误,导管内有空气和血凝块,导管碰壁。

(十一)血液动力学监测的其他指标

1.心排血量(CO)。每分钟心脏(左室)泵出的血量。正常值为 4～8L/min。CO 决定于心脏前负荷、后负荷和心肌收缩力。CO＝心率(HR)×每搏排出量(SV)。CO 能反映心脏的输出,是组织供氧的重要保证,CO↓提示容量不足或心功能不全,CO↑提示运动、焦虑、感染性休克或肝病。但 CO 不能反映组织的携氧和摄氧能力。

心排出量常通过温度稀释法测得。以室温生理盐水作指示剂,经漂浮导管注入右心房,利用热敏探头测定肺动脉血温,描记时间温度曲线,并经计算机计算出心排血量。影响 CO 读数的因素有:三尖瓣功能不全、室间隔缺损、心律不齐、导管型号、注射容量、注射温度和注射方法。

2.心脏指数(CI)。每平方米体表面积每分钟心脏泵出的血量。正常值为 2.5～4L/min/m²。CI＝CO÷BSA。CI 比 CO 更准确地反映心脏排出。

3.外周循环阻力(SVR)和肺循环阻力(PVR)。是心室泵血需克服的阻力,为心脏后负荷的测量指标。SVR 正常值在 900～1200dynes/sec/cm⁵,PVR 正常值为 120～200dynes/sec/cm⁵。

4.前负荷(preload)。心脏在收缩前(舒张末期)所承受的负荷。左室前负荷测量指标为 PCWP,右室前负荷测量指标为 CVP。前负荷↓提示容量不足或者因使用扩血管药物、麻醉、发热、感染性休克所致 SVR 下降。前负荷↑提示容量过多或泵衰竭。

5.后负荷(afterload)。心脏射血过程中需克服的阻力。左心室后负荷为 SVR,右心室后负荷为 PVR。SVR↑提示外周血管收缩。SVR↓提示因扩血管药物、麻醉、发热、感染性休克致血管扩张。PVR↑提示右心室阻力增加,进入肺循环的血液减少,见于肺高压、缺氧和肺梗死。

6.心肌收缩力。心肌纤维伸展的长度。决定于心脏的前后负荷、心率、电解质、交感兴奋性、冠脉血流、心肌缺血程度。心肌收缩力下降见于低血容量、冠脉灌注不足、心动过速或过缓、心律失常、电解质紊乱、药物影响等。

(十二)Starling 定律

指舒张末期心室的容量与心肌纤维的长度在一定范围内成正比,反映心脏的泵功能(图19-11)。

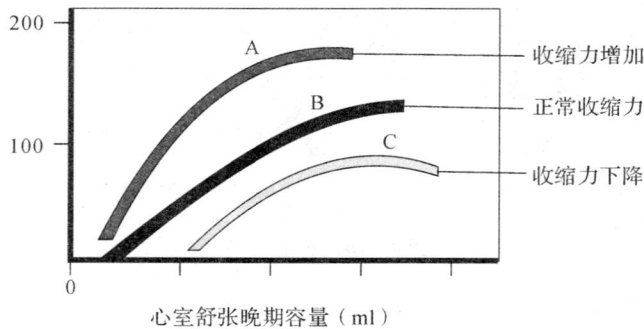

图 19-11　Starling 定律

三、辅助循环

辅助循环是指用机械的方法部分或全部替代心脏做功,以维持人体血液循环的措施。常用的辅助装置有主动脉内球囊反搏装置、心室辅助装置、体外反搏器、人工心肺机及全人工心脏等。下面主要介绍主动脉内球囊反搏的使用。

主动脉内球囊反搏是目前应用最广的临时性辅助循环方法,自 1962 年问世以来,因具有操作简便且创伤性少的优点而成为辅助循环支持的代表。其方法是在降胸主动脉内置入一根柔韧易曲的导管,该管末端有一细长的球囊。导管通常有两个管腔,中心管腔用于测定近侧的主动脉压,另一管腔用作控制器与球囊之间氦气的通道。球囊的体积依患者体形而选择,通常为 40ml,在心脏开始舒张时球囊快速充入氦气,在心脏收缩期开始时(心室等容收缩)球囊快速排气。当氦气以大于动脉内的压力充入球囊时,动脉内将排出 40ml 血,引起动脉压以及舒张期血流量的增加(舒张期增流)。球囊迅速排气后留下的 40ml 空间,可有效降低收缩初期的动脉压,进而降低左心室后负荷。这一有效的血液动力学变化——舒张期的增流和收缩初期后负荷的下降,极大地提高了冠状动脉的血流量,减少了心肌耗氧量。充放气的触发方式主要根据 ECG 和动脉压波形。充放气时间的确定对 IABP 发挥最大效益起决定作用(图 19-12)。

(一)IABP 的适应证和禁忌证

不稳定性心绞痛内科治疗效果不佳、心源性休克、急性心肌梗死、心脏移植过渡、心脏围手术期以及预防性使用,为 IABP 的适应征。

严重主动脉关闭不全、严重主动脉粥样硬化疾病、胸主动脉或腹主动脉瘤、疾病终末阶

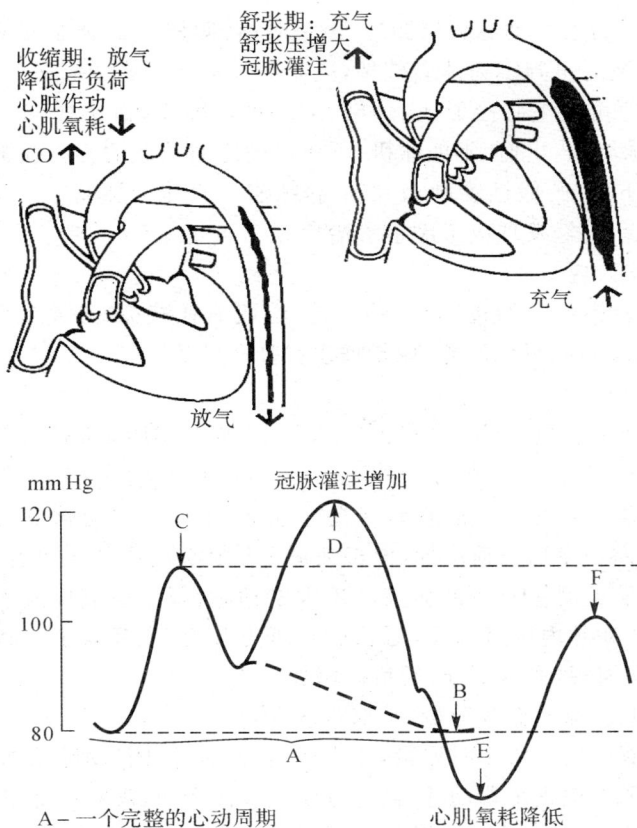

舒张期：充气
舒张压增大 ↑
冠脉灌注

收缩期：放气
降低后负荷
心脏作功
心肌氧耗 ↓
CO ↑

充气 ↑

放气 ↓

mmHg

冠脉灌注增加

120

C

D

100

F

80

B

A

E

A－一个完整的心动周期

心肌氧耗降低

图 19-12　IABP 工作原理

段,为 IABP 的禁忌证。

（二）主动脉球囊导管的置入

球囊导管最常经股动脉置入。将 18 号动脉穿刺针刺入股动脉,将顶端呈"J"形的导丝通过穿刺针进入主动脉,拔除穿刺针,将 8F 扩张器通过导丝对穿刺部位的皮下组织和动脉进行扩张,然后将鞘管通过导丝送到穿刺部位。将完全抽瘪的球囊通过保留的鞘管插入降主动脉,导管的顶端应在左锁骨下动脉的远端,位置可通过胸片证实(图 19-13)。

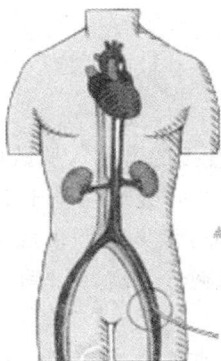

图 19-13　主动脉球囊导管的置入

（三）IABP 并发症

1. 插管过程中。可发生动脉夹层撕裂、斑块脱落、腹股沟动脉血流的阻塞、插管不成功等，当导管内见到血液时可判定为球囊破裂，应立即拔除。

2. 反搏过程中。可发生血栓形成、感染、下肢循环障碍、血小板减少，球囊位置不正确引起的穿孔或肾动脉堵塞、出血、不能撤机、不正确的定时造成的心脏损害。

3. 拔管时。皮下血肿、假性动脉瘤和动-静脉瘤。假性动脉瘤的发生率为 1%，如局部有搏动性肿块可确诊，一经发现应考虑手术治疗。

（四）反搏的临床效应

四肢温暖、代谢性酸中毒纠正、肺水肿改善、心肌氧耗减少、心律失常消失、SVR 下降、疼痛减轻或消失、CO 增加、意识改善、尿量增多、MBP 趋平稳等。

（五）监测要点

1. 血液动力学指标。监测 HR、CO、CI、SVR、PCWP、MBP，维持有效的舒张压抬高（舒张期增流）及最低舒张末压。

2. 反搏波形观察。常见的异常波形有充气过早，充气在主动脉瓣关闭之前，会使主动脉根部收缩压增加，左心室后负荷增加，由于强迫主动脉关闭则使主动脉瓣损坏；充气过晚，充气于主动脉排空期，此时左心室的血液已进入主动脉，限制血液反流入冠状动脉，影响冠脉供血；放气过早，主动脉内压力降低，冠状血管压力升高，也降低了冠状动脉的充盈；放气过晚使左室射血时间缩短，血压下降，后负荷增加。

3. 呼吸系统监测。监测血气分析，肺部听诊，胸片。

4. 泌尿系统监测。监测每小时尿量，注意尿色，及时发现肾动脉堵塞症状。

5. 外周血管监测。检查足背动脉，避免置管侧肢体弯曲，观察局部渗血情况。

6. 神经系统监测。评估神志、瞳孔和四肢活动。

7. 实验室检查。血小板，部分凝血活酶时间。

第二节　呼吸功能监测

呼吸是指机体与环境之间氧和二氧化碳的气体交换过程，其生理意义是维持机体内环境中氧气和二氧化碳含量的相对稳定，确保新陈代谢的正常进行。通气和氧合是否足够是呼吸功能监测的主要内容。呼吸型态、呼吸音听诊、指脉搏氧饱和度监测、动脉血气是监测呼吸功能的常用手段。

一、呼吸型态和呼吸音听诊

（一）呼吸运动

胸部起伏是评估呼吸最简单、最直接的方法。胸式呼吸减弱而腹式呼吸增强，可能提示有胸和肺的损伤。腹式呼吸减弱而胸式呼吸增强见于腹腔压力增加。呼吸运动减弱或消失提示气胸、胸腔积液等。呼吸运动增强，常见于严重酸中毒。当上呼吸道部分梗阻时，因吸入气流受阻，胸腔内负压增加，可出现胸骨上窝、锁骨上窝和肋间隙凹陷（三凹症）。

（二）呼吸频率和节律监测

呼吸频率减慢常见于使用麻醉剂或镇静剂以及颅内压增高的患者。呼吸频率加快提示发热、疼痛、心功能不全等。严重代谢性酸中毒患者可出现呼吸深大，频率增快，称为深长呼吸或 Kussmaul 呼吸。当患者出现潮式呼吸或间停呼吸（Biot 呼吸）时，表明呼吸中枢严重抑制,常见于颅内压增高、糖尿病酮症酸中毒、安眠药中毒等。

（三）呼吸音听诊

呼吸音听诊是呼吸系统监测中最重要的技术之一。听诊顺序由肺尖开始,自上而下,由前胸部到侧胸部及背部,在左右对称部位进行对比。听诊时须注意听诊呼吸音的部位、强度、音调、时相和性质（图 19-14）。

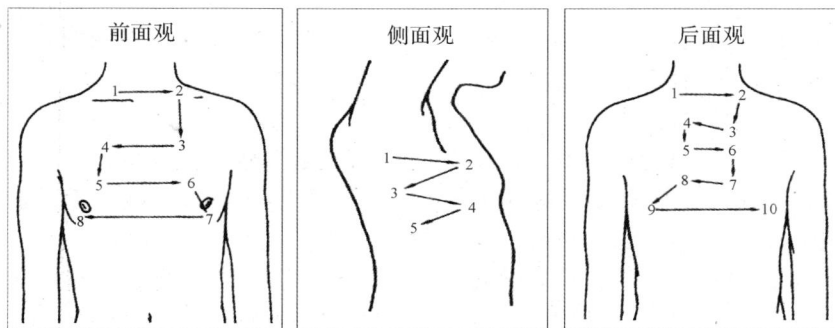

图 19-14　呼吸音听诊部位和顺序

（四）常见异常呼吸音

1. 呼吸音减弱或消失。常见于胸廓活动受限如肋骨骨折、肺不张、肺气肿、胸腔积液、气胸、腹水、腹腔巨大肿瘤等。

2. 湿啰音。吸气时气体通过呼吸道内分泌物,如渗出液、痰液、血液、脓液、黏液等,形成的水泡破裂所产生的声音。局限的湿啰音提示局部炎症;两肺底湿啰音常见于心功能不全之肺郁血;湿啰音满布两肺野,多见于急性肺水肿、严重的支气管肺炎。

3. 干啰音。亦称哮鸣音,是由于气管、支气管或细支气管狭窄或部分阻塞,气流通过时发生旋涡或管腔内黏稠分泌物受震动所致。

二、指脉搏氧饱和度（SpO_2）监测

（一）原理

指脉搏氧饱和度监测是通过红外线传感器来测量毛细血管内氧合血红蛋白的含量,以评估患者氧合情况,正常值 96%~100%。主要用于氧疗及氧疗撤离期间患者氧合的趋势动态监测,可以减少抽血气的频率,是危重患者呼吸功能监测的常用技术。其优点是连续性、无创性,且与动脉血氧分压（PaO_2）有显著相关性。当 $SpO_2 < 95\%$,$PaO_2 < 80mmHg$,提示轻度缺氧;当 $SpO_2 < 90\%$,$PaO_2 < 60mmHg$,提示中度缺氧;当 $SpO_2 < 75\%$,$PaO_2 < 40mmHg$,提示重度缺氧。

（二）影响因素

1. 末梢循环不良。当低血压、使用血管收缩药、低温、动脉压迫时,耳探头比指探头更可信。

2. 周围光强度过高。可通过遮盖探头纠正。

3. 探头的移动。可造成伪差。

4. 指甲条件。灰指甲、指甲油会影响光的透过与吸收。

5. 对碳氧血红蛋白血症和正铁血红蛋白血症者的测定不准确。

三、动脉血气分析

动脉血气分析是危重病患者常用的监测项目。通过血气分析可以监测患者的氧合情况以及酸碱平衡情况,为危重病患者的诊断与治疗提供可靠的依据。

(一)血气分析标本的采集

血气分析标本通常为动脉血或混合静脉血。标本采集多选择体表较易扪及或较暴露部位动脉进行穿刺,最常选用的是桡动脉和股动脉。如果患者有动脉留置测压管,则可直接从导管中采集动脉血。混合静脉血须从肺动脉导管中采集。

(二)血气分析的影响因素

1.心理因素。如果患者过于紧张或恐惧,呼吸加速会导致通气过度,使血气分析报告中二氧化碳分压($PaCO_2$)下降。如果患者因疼痛而屏住呼吸,则可发生通气不足,导致 $PaCO_2$ 上升。因此,血气分析采集前必须做好患者的解释工作。

2.采血时机。吸氧会明显影响动脉血气的结果。要了解患者是否出现呼吸衰竭,须停止吸氧 30 分钟后采集标本。机械通气患者采血前 30 分钟的呼吸机设置应保持不变。

3.标本留取。采血时须注意抗凝和空气隔绝。血标本中有血凝块将无法检测,而空气进入标本会使血中的氧分压(PaO_2)明显上升,二氧化碳分压($PaCO_2$)下降。

4.标本送检时间。血气标本须立刻送检,送检时将标本置于碎冰块中为最佳。血气标本在室温中放置过久,因血细胞代谢可使血中的氧分压(PaO_2)降低,二氧化碳分压($PaCO_2$)升高,pH 值下降。

5.患者体温。温度会影响 pH、PaO_2、$PaCO_2$ 的测定值。因此在送标本时必须在化验单上注明患者的实际体温,实验室测定时即可应用仪器中的"温度校正"按钮,校正到患者的实际温度,以保证测定结果的准确性。

(三)血气报告的分析

血气分析提示机体的酸碱平衡以及氧合和通气状况。血气分析指标中与氧代谢相关的指标有动脉氧分压(PaO_2)、动脉二氧化碳分压($PaCO_2$)、血氧饱和度(SaO_2),与酸碱平衡相关的指标有血液酸碱度(pH)、二氧化碳总量(TCO_2)、实际碳酸氢根(AB)、标准碳酸氢根(SB)、碱剩余(BE)、缓冲碱(BB)、阴离子间隙(AG)。

1.呼吸性酸中毒(pH↓,$PaCO_2$↑)。常见于休克、药物过量、误吸、肺炎、ARDS、心肺骤停、COPD、通气不足、神经肌肉疾病。

2.呼吸性碱中毒(pH↑,$PaCO_2$↓)。常见于焦虑、恐惧、发热、过度机械通气。

3.代谢性酸中毒(pH↓,HCO_3^-↓)。常见于肾功能衰竭、腹泻、酮症酸中毒和乳酸酸中毒。

4.代谢性碱中毒(pH↑,HCO_3^-↑)。常见于容量丢失(呕吐、腹泻或利尿等致低氯性碱中毒)。

5.氧合指数。PO_2/FiO_2 为氧合指数,在急性肺损伤时氧合指数小于 300,ARDS 时氧合指数小于 200。

(四)混合静脉血气

通过测定混合静脉血氧饱和度(SvO_2)来计算动静脉血氧含量差,能较准确地反映心排出量。SvO_2 增高的常见原因是脓毒症,此外氰化物中毒及低温也可使 SvO_2 增高。SvO_2 降低的原因有心排出量下降导致的血循环量不足、周围循环衰竭、败血症、心源性休克、甲状腺功能亢进、贫血及变性血红蛋白症、肺部疾患等各种原因导致的氧合功能减低。SvO_2 低于

60％时,通常提示组织耗氧增加或心肺功能不佳。SvO_2 和心脏指数、每搏指数及左心室每搏指数之间有很高的相关性。SvO_2 下降,而动脉血氧饱和度和耗氧量尚属正常时,则证明心排血量也是低的。

四、人工气道的建立

危重患者在急救和治疗过程中,保持呼吸道通畅,维持有效通气和气体交换,是争取抢救时间的首要环节。当开放气道手法无法维持气道通畅或患者呼吸减弱、咳嗽反射下降时,须立即建立人工气道,包括口咽通气管、经口/鼻气管插管以及气管切开等。

(一)口咽通气管

1.适用范围。保持患者在下列情况下的呼吸道通畅:

(1)意识不清的患者由于呕吐反射减弱或颌部肌肉松弛引起的气道梗阻。

(2)通过其他方式如头后仰、抬下颏或抬下颌法开放气道无效时采用。

(3)患者通过简易皮囊给氧时,口咽通气管能抬起咽后软组织,有利于肺通气及防止胃胀气。

(4)更易吸除患者口咽部分泌物。

2.注意事项。

(1)对于昏迷或半昏迷患者放置口咽通气管可能因刺激而导致呕吐或喉痉挛。

(2)不正确的插入可能将舌推向咽部,而导致进一步的气道阻塞。

(3)口咽通气管太小时会将舌头推向口咽部而致梗阻,口咽通气管太大则将阻塞气管。

(4)放置前未清除口咽部异物包括分泌物将导致误吸。

(二)气管插管

1.适用范围。几乎所有接受呼吸机治疗和建立人工气道的患者均有放置气管插管的指征。

2.常见并发症。

(1)误入食管引起胃胀气。

(2)插管位置过深导致进入右主支气管。

3.注意事项。

(1)每班观察并记录气管导管深度,每天更换固定胶布。

(2)注意口腔护理,观察口腔黏膜有无真菌感染,有无溃疡;观察胶布固定处皮肤有无水泡。

(3)观察气囊有无漏气表现,如患者喉部能发声、听诊喉部有气流经过的声音、患者口腔内有泡沫冒出、呼吸机低压及低通气量报警。

(4)听诊呼吸音,注意是否有气管导管移位。

(5)禁止经口喂食。

(6)床边备呼吸皮囊。

(7)指导患者交流。

(8)防止非计划拔管。措施包括:给患者更换体位时,妥善固定气管导管;胶布以环绕法固定;正确有效的约束;反复的解释;适当的镇静;合理的撤机计划等。

(9)气管插管意外拔除的紧急处理。打开气道,观察有无呼吸困难和缺氧表现,按需要以面罩或皮囊辅助呼吸,并注意氧饱和度的变化,根据患者呼吸情况决定是否重新置管。

（三）气管切开

1.适用范围。用于须长时间建立人工气道者。优点在于可长期放置，死腔较气管插管减少，不影响患者经口进食，便于口腔护理，患者感觉较舒适，较少发生移位等。

2.注意事项。

（1）气管切开当天应观察切口渗血情况，凡士林纱布在 24 小时后取出，并应与放入数相符，防止遗留在切口。

（2）气管切开系带应打死结，随时调整松紧度，一般留一指松度，并外套以软管，防止颈部皮肤受压变红。

（3）气管切开护理可以按需要进行，至少 8 小时一次，注意无菌操作，气切敷料随湿随换。

（4）观察气囊有无漏气表现。具体方法同气管插管的观察。

（5）床边留导芯。

（6）指导患者交流。

（7）如为气切面罩或 T 管给氧，应观察气道湿化是否足够（螺纹管内是否有气雾）。

（8）观察气切口是否有感染（红、肿、脓性分泌物），注意无菌操作。

（9）气管套管滑出的紧急处理。观察气管切开套管处是否有窦道形成，如已经形成窦道，根据患者呼吸情况处理，或直接放回或拔除。如留置时间较短，无窦道形成，同气管插管拔除的紧急处理。

（四）气道内吸引

1. 吸引指征。

（1）听诊闻及痰鸣音。

（2）分泌物刺激引起咳嗽。

（3）呼吸机气道高压报警。

（4）拔除气管插管前。

（5）吸引不应作为常规操作，只有当患者出现分泌物潴留的表现时，才需吸引。

2.吸引注意事项。

（1）无菌操作。

（2）吸引前预给氧 3～5 分钟。

（3）插入有阻力时，应略退 1～2cm，再开放负压吸引。

（4）退出时，应旋转，并间断使用负压。

（5）每次抽吸时间应小于 15 秒。

（6）一次抽吸后，至少进行 3～5 次深呼吸，待通气与氧合改善，生命体征回复至基础水平，才可再次吸引。

（7）吸痰管直径应小于人工气道内径的 1/2。

（8）应较彻底地清除分泌物。

（9）抽吸气道的同一吸痰管可抽吸口鼻咽腔分泌物。

（10）吸引期间密切注意心率、心律及 SpO_2 变化，一旦出现异常，即予吸纯氧。

五、机械通气的应用

当呼吸器官不能维持正常的气体交换或可能发生呼吸衰竭时，以机械装置代替或辅助呼吸驱动和呼吸肌工作的过程称机械通气。人工呼吸机提供湿润及含氧的气体进入肺部，协助人体获得足够的通气及氧合,减轻或替代过重的呼吸肌负荷,让疲劳的呼吸肌尽快恢复功能。

（一）人工呼吸机常用的通气模式

机械通气的模式很多,选择时须根据通气模式特点和患者情况,在使用过程中,应根据患者缺氧纠正情况、肺功能状况随时调整或改变通气模式。

1.控制性机械通气(control mechanical ventilation,CMV)。为最常见的通气模式,吸气时由呼吸机产生正压,将气流送入肺内,随吸气动作进行,压力上升至一定水平或吸入气的容量达到一定水平时,呼吸机停止供气,呼气阀打开,患者的胸廓回弹,肺被动性萎缩,产生呼气。此模式可改善通气与换气功能,促进二氧化碳排出,提高氧分压。CMV由呼吸机完全控制患者的呼吸周期及型态,患者无法驱动呼吸机,适用于完全麻醉状况。

2.辅助/控制模式(assist/control mode,A/C mode)。当患者有足够吸气力量时,可驱动呼吸机,每驱动一次,呼吸机就提供先前预设之潮气量或气道压力;当患者吸气的力量不足,无法驱动呼吸机时,机器会依设置的时间及潮气量或气道压力,自动提供呼吸的辅助。适用于有正常的吸气驱动能力,但呼吸肌肉无力或呼吸肌肉做功负荷过高者。

3.持续性气道正压(continuous positive airway pressure,CPAP)。即自主呼吸加呼气末正压(PEEP)。呼吸机并不提供任何辅助式通气,患者完全处于自主呼吸的状态,但在呼气末期提供一个正压。适用于有正常的通气能力,但肺部的氧合作用不好,如肺塌陷、肺损伤、有大量痰液滞留,需PEEP来改善患者的氧气或协助痰液排除时。

4.压力辅助通气(pressure support ventilation,PSV)。即自然呼吸加吸气压力辅助。当患者产生自然吸气驱动时,机器会立即在吸气期给予压力的辅助,患者所获得的潮气量则由设置压力的大小、患者气道阻力、肺部弹性及患者自主呼吸时吸气力量大小来决定,而非机器所设置的潮气量,可单独使用或与SIMV、CPAP模式并用。适用于准备脱离呼吸机的患者、长期使用呼吸机为减少其呼吸做功时。

（二）机械通气对生理功能的影响

机械通气与正常的自主呼吸有着显著的差别。正常自主呼吸时,胸廓扩张、膈肌下移使胸腔内产生负压,从而使气管到肺之间形成一个压力梯度,产生吸气气流。机械通气时,呼吸机产生的正压,是呼吸机对正常生理产生影响的基本原因。

1.对呼吸系统的影响。机械通气因使用人工气道减少了患者的解剖死腔,正压吸气能扩张气道,开放阻塞的气道,PEEP减少肺泡萎缩,减少患者的生理死腔,使有效肺泡通气量增加。正压通气通过吸气时的压力梯度可纠正或改善部分气道阻力高、顺应性差部位气体少的状况,从而改善肺内气体分布。机械通气通过增加肺泡通气量和增加肺血流量等途径达到纠正通气/血流比例。但过度膨胀时肺的顺应性降低,两肺的差异性增大,造成通气气体分布不均匀,低氧血症更加明显。此外,若吸气压过高,可造成肺组织和间质结构破坏,导致气胸、纵隔气肿、皮下气肿及肺气肿等并发症的发生。

2.对循环系统的影响。机械通气与自然呼吸最大的区别在于吸气时胸内负压的减少。机械通气时,胸膜腔内及肺内为正压,导致静脉回心血量减少,心脏充盈度下降,心排血量减少,血压下降。如果加用PEEP,则回心血量和心排量下降更为明显。

3.对中枢神经系统的影响。机械通气对中枢神经系统的影响主要与pH值、PaO_2、$PaCO_2$相关。过度通气可减少脑血流量,使脑脊液压力减低,故而有助于降低颅内压。因此,临床上常使用适当的过度通气来减少头部外伤后的脑水肿及降低颅内压。如果同时使用PEEP,则因其对回心血量的影响,可影响大脑静脉回流,使颅内压增高。

4.对肾功能的影响。机械通气可影响肾血流量、肾小球滤过率,使尿量减少,使用PEEP的患者影响更大。此外,机械通气可影响肾交感神经活动,血中抗利尿激素、肾素、醛固酮水平升高,从而减少了尿液生成和排出。

(三)呼吸机常见报警的处理

1. 低潮气量(low tidal volume)。

(1)原因。

- 潮气量设置过低。
- 报警设置过高。
- 自主呼吸模式下患者吸气力量薄弱。
- 潮气量传感器故障。
- 管道漏气。

(2)处理。

- 检查管道是否存在漏气。
- 如患者吸气力量不足可增加 PSV 或改为 AC 模式。
- 根据患者体重设置合适的报警范围。
- 检查潮气量传感器。

2.低分钟通气量(low minute volume)。

(1)原因。

- 潮气量设置过低。
- 通气频率设置过低。
- 报警设置过高。
- 自主呼吸模式下患者通气量不足。
- 管道漏气。

(2)处理。

- 排除管道漏气。
- 增加辅助呼吸次数。
- 如自主呼吸频率不快,改用 CMV 模式,并设置合适的分钟通气量。
- 调整报警范围。

3.气道低压(low airway pressure)。

(1)原因。

- 管道漏气。
- 气管插管脱出。
- 呼吸机设置不当(峰值流速过低而患者自主呼吸较强)。
- 潮气量偏小。
- 低压报警设置过高。

(2)处理。

- 排除管道漏气。
- 检查气管导管的位置。
- 增加峰值流速,或改压力控制模式。
- 如果自主呼吸好,改 PSV 模式。
- 增加潮气量。

- 调整报警设置。

4. 气道高压(high airway pressure)。

(1)原因。

- 患者气道不通畅或人机对抗。
- 气管插管过深。
- 气管插管滑入皮下。
- 患者咳嗽。
- 支气管痉挛。
- 肺顺应性差,如 ARDS、肺纤维化、肺水肿等。
- 限制性通气障碍,气胸、纵隔气肿、高腹腔压力等。

(2)处理。

- 听诊肺部呼吸音是否存在不对称、痰鸣音、哮鸣音或呼吸音减低。
- 拍胸片确认肺内情况。
- 及时吸除痰液。
- 检查气管插管位置以及管道是否通畅。
- 适当调整呼吸机同步性。
- 改用压力控制模式。
- 试用压力支持模式。
- 使用支气管扩张剂。
- 使用镇静剂。

5. 吸呼反比(inverse I∶E)。

(1)原因。

- 吸气时间过长。
- 送气流速过低。
- 潮气量过大。
- 气道阻力高。
- 呼气时间过短。
- 呼吸频率过高。

(2)处理。

- 增加吸气流速。
- 减少压力控制模式的吸气时间。
- 减少吸气暂停时间。
- 改善气道通畅。
- 降低呼吸频率。

6. 窒息报警(apnea)。

(1)原因。

- 患者自主呼吸过弱。
- 患者出现呼吸暂停。
- 气道漏气。

(2)处理。

- 提高触发灵敏度。

- 增加通气频率。
- 改为 AC 或 SIMV 模式。
- 检查气道漏气情况。

7.呼吸机工作异常。

(1)原因。

- 硬件故障:包括各种传感器、机器内管路、阀、电子元件故障。
- 软件故障。

(2)处理。

- 立即脱离呼吸机,改用呼吸皮囊过渡。
- 用模拟肺检查呼吸机送气情况。
- 重新启动呼吸机,再做一次呼吸机自检。
- 通知相关维修部门。

第三节　神经系统功能监测

对于危重病患者,尤其是存在颅脑外伤的患者来说,中枢神经系统的监测极为关键。意识状态、格拉斯哥昏迷评分、瞳孔、神经系统体征等是评估中枢神经功能的重要项目。

一、中枢神经系统一般状况的监测

(一)意识状态

意识是指大脑的觉醒程度,是机体对自身和周围环境的感知和理解的功能。意识的内容包括定向力、感知力、注意力、记忆力、思维、情感和行为等,影响意识的结构为脑干的上行性网状激动系统和大脑皮层。

1.按意识水平下降程度分。

(1)嗜睡。

(2)昏睡。

(3)昏迷。

2.伴意识内容改变的意识障碍。

(1)意识模糊。

(2)谵妄状态。

3.特殊类型的意识障碍。

睁眼昏迷:见于大脑皮层广泛损害及脑干上部的网状激动系统损害,患者能无意识地睁眼和闭眼,光反射、角膜反射存在,对外界刺激无反应,无语言和有目的动作,四肢无活动或呈去大脑强直。

(二)格拉斯哥昏迷评分(GCS 评分)

GCS 评分是评价危重病患者昏迷程度的最常用的方法。GCS 评分包括三项元素:睁眼反应(E);语言反应(V);运动反应(M)。总分最高为 15 分,最低为 3 分。GCS 13～15 分为轻型,9～12 分为中型,3～8 分为重型,3～5 分为特重型。

(三)瞳孔评估

包括观察患者的瞳孔大小、形状、是否一致以及瞳孔对光反应。对即使没有颅脑外伤的危重病患者,瞳孔观察也是一项重要的基本评估内容。因为有些患者存在先天性的瞳孔不等大或不规则等情况,一些药物如阿托品、吗啡等亦会影响瞳孔的大小。瞳孔大小应以毫米记录,不要用"大"、"小"、"针尖"等字样描述。一侧瞳孔散大,对光反射消失而患者神志清楚,可能提示有颅底骨折导致动眼神经损伤;一侧瞳孔缩小,对光反应正常,伴同侧面部少汗或无汗,眼裂变小称为"Horner 综合征",在排除颈部交感神经受损的可能后应考虑是否存在脑干的局灶性损伤;双侧瞳孔缩小常提示脑桥损伤、蛛网膜下隙出血或吗啡等药物影响;双侧瞳孔时大时小提示中脑及其附近损伤或出血;双侧瞳孔散大,光反应消失则提示属于脑疝晚期,预后极差。

（四）神经系统体征

神经反射(吞咽反射、角膜反射、巴氏征)和肌力的评估(表 19-2)对神经功能评价有重要的作用。

表 19-2　肌力评估

级别	评估内容
0 级	完全瘫痪
1 级	可见肌肉收缩而无肢体活动
2 级	肢体能沿床面移动而不能抗重力(肢体不能举起)
3 级	肢体能抗重力抬离床面
4 级	肢体能抗阻力作运动,但力量稍弱
5 级	正常肌力

（五）化验检查

血尿电解质、渗透压、尿比重是神经系统危重病患者的常规化验。对意识障碍的患者须检测药物或酒精浓度以鉴别意识改变的原因。

（六）呼吸与循环

呼吸与循环的监测是任何危重病患者的重点监测项目。对神经系统危重病患者,收缩压和呼吸型态是监测的重点。血压控制不良可能导致严重的后果如脑出血、休克、脑疝甚至死亡。如果患者出现潮式(Cheyne-Stokes)呼吸或毕欧(Biot)呼吸,表明呼吸中枢严重受抑制,是中枢神经系统疾病病情危重的信号。

二、颅内压增高的监测

颅内压是指颅腔内容物对颅腔壁所产生的压力,正常值在 $0\sim15mmHg$。颅内压由脑组织、脑脊液、脑血流组成,颅内压的主要缓冲力量为脑脊液和脑血流。当颅内容量增加超过颅腔容量的 $8\%\sim10\%$,就可产生颅内压增高。颅内压增高可使脑血流量下降甚至停止,患者可出现意识障碍,严重者出现脑疝,可在短时间内危及生命。

颅内压力具有一定的顺应性,颅内容量的适当增加不会引起颅内压的显著升高,称之为容量-压力曲线(图 19-15)。

脑部也有调节血流量的能力,通过三个代偿机制来完成:脑脊液由脑部被压挤至脊髓和脊髓蛛网膜下隙;脑脊液的吸收增加和产生减少;将静脉血分流出脑部。

（一）颅内压增高的因素

1. 脑体积增加。脑组织水肿是最常见的原因,如脑挫裂伤。

2. 颅内血流增加。呼吸道梗阻或呼吸中枢衰竭引起二氧化碳蓄积和高碳酸血症,引起

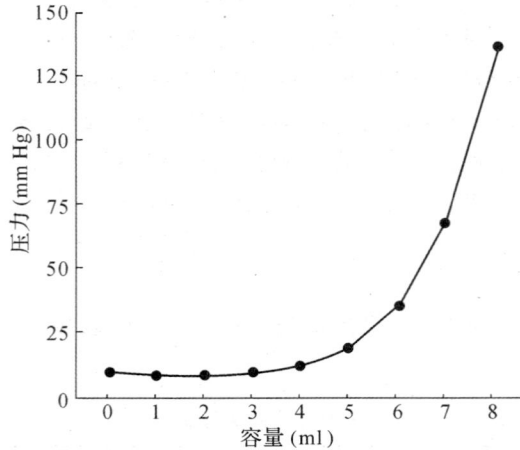

图 19-15 容量压力曲线

脑血管扩张。

3. 脑脊液增多。因肿瘤引起脑脊液生成增多,脑脊液回流受阻或脑脊液吸收障碍。

4. 颅内占位性病变。如肿瘤、血肿、脑脓肿等。

(二)颅内压增高的表现

1. 颅压增高三联症:头痛、呕吐、视神经乳头水肿。

2. 呼吸深慢或出现频率和型态的改变。

3. 心率减慢。

4. 收缩压增加,脉压差增大。

5. 患侧瞳孔改变。

6. 四肢活动改变。

7. 意识改变,GCS 评分下降。

(三)降低颅内压的措施

1. 抬高床头,利于脑静脉血回流。

2. 保持颈部与躯干呈一直线,防止颈部扭转、过度屈曲和伸展。

3. 翻身时身体保持直线,避免曲髋使下肢回流增加。

4. 避免胸内压增高的原因,如打喷嚏、呕吐、咳嗽、屏气、吸引、正压通气。

5. 过度通气维持 PCO_2 30mmHg。

6. 使用高渗液及利尿剂脱水。

7. 适当使用镇静剂。

8. 控制体温。可使用亚低温疗法,保持体温在 33~35℃。

9. 脑室外引流或去骨瓣减压。

(四)脑室外引流及颅内压监测

临床上常用的脑室外引流装置是通过一根穿刺管,连接侧脑室和引流装置及测压装置,可以持续监测颅内压,并能根据需要加以引流,以调节颅内压的大小(图 19-16)。

1. 脑室外引流的目的。

(1)监测颅内压。

(2)计算脑灌注压(CPP = MAP－ICP):理想的 CPP 为 60~100mmHg;CPP 小于

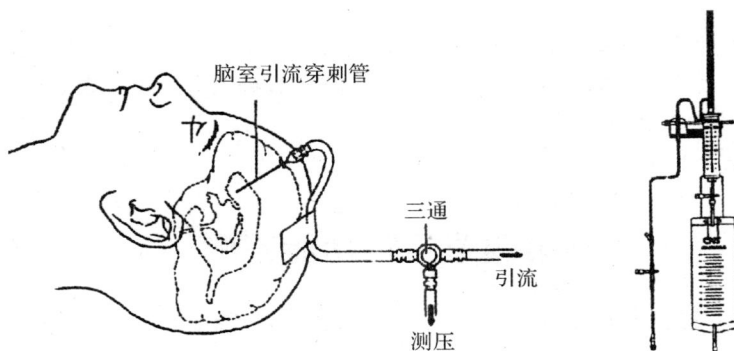

图 19-16　侧脑室引流装置

50mmHg,可导致脑组织灌注降低,脑组织缺血;小于30mmHg,会造成不可逆的脑损伤。

(3)调节颅内压。

正常 ICP 波形:呈锯齿状,分 P_1、P_2、P_3(图 19-17)。

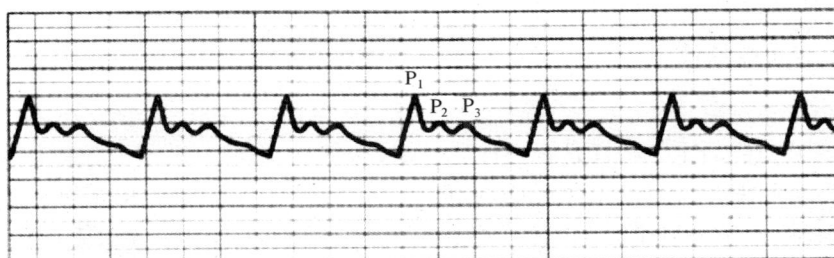

图 19-17　正常颅内压的波形

如 $P_2 > P_1$ 或两者大小相同,表示大脑顺应性降低(图 19-18)。

如 P_1、P_2、P_3 看不到或波形平坦,提示管道受阻。

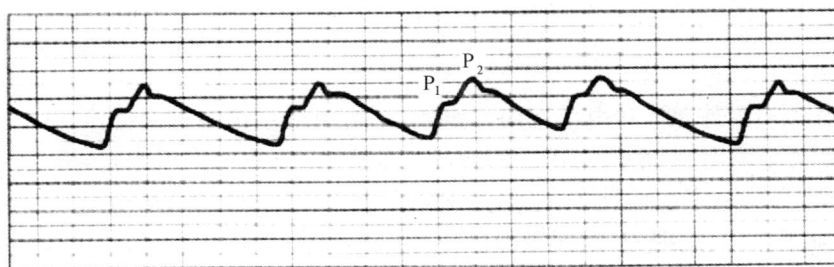

图 19-18　异常颅内压的波形

2.脑室外引流的观察与护理。

(1)正确连接装置,保持引流通畅。

(2)患者床头抬高 30°～45°。

(3)用激光定位的方法使换能器、三通和侧脑室(外耳上方)保持在同一水平,体位更换后及时调整零点水平。

(4)标尺高度须根据医嘱设定,一般高于零点 11mmHg(15cmH$_2$O)。

(5)如须监测压力,换能器及管道用不含肝素的生理盐水排除空气,测压时,暂时关闭引流。

（6）未经医生允许，严禁往引流管内注入任何冲洗液体。

（7）严格无菌操作，引流袋满后，用 PVP-I 消毒出口处肝素帽，以 50ml 针筒抽出引流袋内液体。

（8）观察体温及脑室引流液的性状。

第四节　肾功能监测

肾脏是保持体液容量及其成分平衡的重要器官，也是重要的内分泌器官。尿液性质和尿量以及血电解质检查、血尿素氮、肌酐等是评价肾脏系统的主要实验室检查。

一、尿量监测

尿量变化是肾功能改变的最直接的指标。危重病患者应常规记录 24 小时进出量，必要时记录每小时进出量以了解体液平衡状况。24 小时尿量少于 400ml 称为少尿，少于 100ml 称为无尿，是肾功能损害的基础诊断依据。

二、肾小球功能监测

（一）肾小球滤过率

肾小球滤过功能的主要指标是肾小球滤过率（GFR）。临床上设计了各种物质的血浆清除率试验。肾清除率是指肾在单位时间内，能将若干毫升血浆中所含的某物质全部加以清除的血浆毫升数，其结果以毫升/分表示。用清除率来表示肾小球滤过功能，不仅能测定物质从尿中排出的绝对量，还能更好地反映肾脏净化血液的程度。

（二）血尿素氮测定

尿素氮（BUN）占非蛋白氮（NPN）的 50%，在肾功能不全时，BUN 比 NPN 增加快而明显，主要经肾小球滤过而随尿排出。BUN 对肾功能不全，尤其是尿毒症的诊断有特殊价值，其增加程度与肾功能损害程度成正比。但在容量不足、滥用利尿剂、高蛋白饮食等情况下均可导致 BUN 升高，故 BUN 作为评价肾小球滤过的指标有其局限性。

（三）血清肌酐测定

血中肌酐（Cr）由外源性和内生性两类组成，主要由肾小球滤过并排出体外。由于肾脏储备力和代偿力很大，在肾小球受损早期或轻度损害时，血中浓度可正常，当血中浓度明显增高时，常表示肾脏功能已经严重受损。当患者发生肾功能衰竭时，早期 GFR 减少较多，而 Cr 则升高不显著，肾病晚期 GFR 明显降低时，Cr 亦随之上升。

三、肾小管功能监测

（一）尿浓缩稀释试验

是测定远曲小管功能的敏感指标，临床上常用的试验有 3h 尿相对密度试验，昼夜尿相对密度试验。正常白天排尿量占全日尿量的 2/3～3/4，其中必有一次尿相对密度试验大于 1.025 或少于 1.003，若未达到则为肾功能受损。昼尿量与夜尿量之比为 3:1～4:1，12 小时夜尿不应超过 750ml；尿液最高相对密度应在 1.020 以上，最高与最低尿相对密度之差应不少于 0.009。夜尿大于 750ml 为肾功能受损的早期表现。若尿比重固定在 1.010～1.012，提示肾功能严重损害。

（二）尿渗透压测定

试验前晚 6 时后禁食、水，至次日晨 7 时，次日晨 6 时排尿弃去，7 时再排尿并作渗透压测定。正常 12 小时禁水后尿渗透压＞800mmol/L，低于此值提示肾浓缩功能不全。

四、持续肾脏替代治疗的监护（CRRT）

CRRT 是以缓慢的血流和透析液流速，通过弥散和对流进行物质交换和水分清除的血液净化技术。连续性血滤依血管通路类型分为：连续性动-静脉血滤（CAVH）、连续性静-静脉血滤（CVVH）；连续性血液透滤亦可分为：连续性动-静脉血液透滤（CAVHDF）、连续性静-静脉血液透滤（CVVHDF）。同间歇性血透相比，CRRT 24 小时连续的血液净化可以模拟人体肾脏的功能。CRRT 是连续长时间工作，单位时间溶质与水的清除率均低。连续工作有利于随时清除毒素，缓慢地清除水与溶质，有利于机体内环境的稳定。因此，CRRT 对血液动力学影响更小，对高分解代谢的控制更佳，对液体平衡更准确、更安全。在严重脑水肿时可保持颅内压的稳定，保证良好的脑血流灌注。

（一）CRRT 的适应证

1. 急、慢性肾功能衰竭的肾替代治疗。急症患者发生急性肾功能衰竭合并下列情况时：血液动力学不稳定、液体负荷过重、处于高分解代谢状态、脑水肿和需要大量补液时；慢性肾功能衰竭合并严重并发症时。

2. 全身性炎症反应综合征或全身感染，充血性心力衰竭，急性呼吸窘迫综合征，肝功能衰竭与肝脏替代治疗，严重的水电解质、酸碱失衡，急性坏死性胰腺炎，挤压综合征，药物过量等。

（二）监测与护理

1. 置换液与透析液的处理。置换液配置过程中应严格无菌操作，同时根据患者电解质情况按医嘱配置透析液。

2. 抗凝剂应用的监护。抗凝治疗的目的是使血液凝固时间延长，防止管腔堵塞和血栓形成。使用中须观察患者是否有出血倾向，同时注意观察滤器的凝血情况，如果系统有堵塞须立即更换。

3. 血液动力学监测。在滤过过程中应持续观察患者的血液动力学情况，如血压、心电图、滤过液量、中心静脉压等。准确记录输入及排出量，根据患者的输液量及体液潴留的情况计算超滤速度，匀速脱水。定时抽取血化验电解质，确保体液与电解质平衡。

4. 血管通路的护理。CRRT 多采用股静脉留置导管，此种外源性管道容易成为感染源。须严密观察置管处局部有无红肿潮湿现象，观察体温变化，保持置管处敷料干燥。

第五节　胃肠功能监测

重症患者的胃肠功能状态对于整个机体或各脏器功能的治疗均有显著的临床意义。肝脏是人体重要的代谢器官，因而对肝功能的监测是重症患者治疗中一项重要的工作。

一、一般状况监测

包括患者营养状况的观察，如身高、体重、皮肤弹性、白蛋白、转铁蛋白等。

二、腹部体征的监测

观察腹部是否对称、平坦,是否有腹部膨隆,是否有外伤痕迹。触诊腹部是否存在压痛和反跳痛。在触诊前应先进行肠鸣音听诊,因为触诊可能会导致肠鸣音的改变。观察有无恶心、呕吐、呕血,以及呕吐或呕血的量。听诊肠鸣音时,腹部的四个象限均须听诊,听诊时间不少于 5 分钟。肠鸣音亢进常见于胃肠道出血;当其音调、频率、强度有明显增强,甚至呈叮咶声或金属音时见于机械性肠梗阻;肠鸣音减弱或消失,见于急性弥漫性腹膜炎、电解质紊乱或肠麻痹。检查有无肝脾肿大,有无腹水。

三、胃肠黏膜内 pH 监测

胃肠道黏膜是抵御细菌、细菌毒素和其他有害物质侵袭的重要的免疫学屏障。在危重病患者中,胃肠道缺血的现象十分普遍,多器官功能障碍患者胃肠道缺血的发生率可高达80%。由于缺血、缺氧可使局部组织乳酸蓄积,导致酸中毒,因此胃肠黏膜组织内的酸度可成为反映其灌注和氧代谢的替代指标。一般认为,7.35～7.45 为 pH 的正常范围,而 7.32 则为最低限。

四、肝功能监测

(一)肝实质细胞损害的血清酶学指标

转氨酶指标,其中丙氨酸氨基转移酶(ALT)和天门冬氨酸氨基转移酶(AST)是诊断肝胆系疾病中应用最广的酶。血清转氨酶活力测定对诊断急性病毒性肝炎最具价值。在重症肝炎有大块性肝坏死时,酶活力下降,但血清胆红素则明显上升,为"胆-酶分离现象"。

(二)胆红素代谢功能指标

1. 血清胆红素定量测定。包括直接胆红素(结合胆红素)和间接胆红素(未结合胆红素)。总胆红素含量能直接、准确地反映黄疸的程度,但不能鉴别黄疸的类型。肝细胞性黄疸和阻塞性黄疸时直接胆红素增高,其中阻塞性黄疸时增高更明显。溶血性黄疸则间接胆红素增高明显。

2. 胆汁淤积检测。包括 γ-谷氨酰转肽酶(GGT)、碱性磷酸酶(ALP)及其同工酶、5′核苷酸酶(5′-NT)和血清胆固醇的测定。病毒性肝炎时 GGT 常有增高,胆汁淤积性肝炎常明显增高,阻塞性黄疸时由于 GGT 排出受阻,酶活力可升高,脂肪肝、酒精肝时此酶活性增高。ALP 的增高程度与胆管阻塞程度有关。肝内占位性病变时,ALP 的活力与病变范围相关,病变范围越广泛,酶活力增高越明显。5′-NT 升高见于正常妊娠或肝胆系疾患,在胆管损伤疾病时升高幅度明显。总胆固醇浓度增高主要见于各种原因引起的肝内或肝外胆汁淤积,在慢性胆汁淤积特别是原发性胆汁性肝硬化和手术后胆管狭窄时,胆固醇浓度可显著升高。

第六节　危重患者评估与监护程序

危重患者的评估与监护是 ICU 护士的重要职责。通过评估和监护可以获得患者的重要信息,并指导护理计划。从头到脚评估法(head-to-toe approach)和系统评估法(systems approach)是 ICU 护士评估危重病患者的两种标准评估方法。系统全面的评估与监护不仅有助于 ICU 护士对病情的判断,而且可以避免错过可能导致患者病情变化的症状或细节。

对危重患者的评估与监护应首先关注患者,然后是对仪器所显示数据的评估。对危重患者的评估和监护应从获知患者入室时开始至患者病情稳定转出监护室为止。评估与监护的过程可分为入室前评估与监护、入室快速评估与监护、全身系统评估与监护和持续评估与监护四个阶段。入室前评估自获得患者入室通知开始,通知可来自急诊室、手术室或院内其他部门。入室前评估可帮助 ICU 护士了解患者的大致状况,预知患者和家属需求,并做好相应的准备。入室快速评估与监护遵循 ABCDE 顺序,在患者入室当时对危及生命的状况如气道是否通畅、循环是否足够等进行快速评价,此阶段的主要目的在于迅速找出危及患者生命的主要原因,并进行及时的监护与处理。当危及生命的情况处理后的病情相对稳定阶段,应立即进行全身系统的评估与监护。此时的评估与监护包括对患者以往病史和家族史的了解以及系统的全身体检。当获得危重病患者的基础信息后,即进入持续评估与监护阶段。此阶段除常规评估和监护内容外,主要目的在于了解病情发展趋势,评估患者对治疗的反应以及判断新出现的问题,而对一些特殊情况需做额外评估,如重大操作前后、转运前后、意识改变等等。

一、危重患者入室前评估与监护

入室前评估应自接到患者入室通知开始。入室前的信息虽然简短,但非常关键。入室前信息通常包含患者的诊断、入 ICU 的主要原因、生命体征是否稳定以及患者性别、年龄、重要化验报告等。这些信息除了有助于 ICU 医护人员做好常规准备之外,还能有预见地根据即将接收的患者需要进行特殊准备。入室前的信息还可能包括患者入 ICU 后急需的操作,如深静脉穿刺置管、动脉穿刺测压等。如获知将接收的是人工呼吸机辅助的患者,可先准备呼吸机及合适型号的吸痰管,大出血的患者可预先准备输血加温器,对生命体征不稳定需要血管活性药物支持的患者,应准备好微泵或输液泵等输注仪器,备好需要的药物,并制作相应的标签以确保血管活性药物得以准确输注。通常一个 ICU 单元都有标准配置要求,如监护仪、血压计、吸引装置、吸氧装置、人工呼吸皮囊、护理病历等。在接收患者之前再次检查标准配置和特殊配置是否准备齐全。入室前信息还应包含患者的有创监测管道、引流管及其他特殊管道的情况。ICU 护士对患者入室前的信息获得越多,准备就会越充分,能够确保患者入室的过程平稳、快速和安全。

二、危重患者转运途中的监护

对于需要持续监护或生命体征维持的危重患者来说,转运可视为一件大事。院内转运能增加危重患者的并发症发病率,并且比平常高 9.6% 的死亡率。因此,在转运前须认真评估患者病情,处理一些紧急情况如严重酸中毒、气胸、血液动力学极不稳定等,失血患者须先开通至少 2 路 18G 以上的静脉通路,疑有颈椎骨折的患者须用颈托固定后转运。保证患者的各种引流管通畅,妥善固定,避免扭曲、折叠和滑脱。有微泵用药的患者须确定转运途中有足够的备药。如患者神志清楚须做好解释,特别烦躁的患者应给予适当镇静。

转运过程中要进行持续的心电监护,以便及时发现病情变化。同时保障良好的通气状况,根据患者情况给予相应的给氧方式,以保证转运途中的有效通气。对于昏迷以及使用人工机械通气的患者,人工呼吸皮囊是必要的装备。

在转运前,转运部门须与接收部门充分沟通,确保接收部门一切准备就绪后方可转运。心跳呼吸停止、有紧急气管插管指征但未行插管、血液动力学极其不稳定但未使用药物的危重病患者严禁转运。

三、危重患者入室快速评估与监护

入室快速评估与监护应在危重患者入室的最初几分钟内迅速完成。遵循 ABCDE 原则将有助于 ICU 护士在最短的时间内完成危重患者的评估和监护。在患者入室的瞬间,护士即可对患者进行一般状况的评价,包括患者是否清醒,是否已连接必要的监护设备(呼吸机、监护仪),紧急药物是否已使用,如血管活性药物、抗心律失常药物等;重要化验标本有无采集,如血气分析、电解质等。通常在患者入室时会有其他医生或护士参与接诊,此时应尽快连接床边监护仪、人工呼吸机等相应的监护急救仪器,快速给予急救药物,如抗心律失常药物等,以及立刻采集急需的化验标本。在接收患者的过程中,床边责任护士应作为指挥者做好人员分工,确保各仪器连接到位,监测和静脉通路等通畅,并有条不紊地按 ABCDE 顺序完成评估,以避免遗漏评估内容。

A——airway 气道

对危重患者气道的评估在 ICU 护士第一眼接触患者时即能得到答案。如果患者在入室时正与周围人员说话,那么患者的气道是通畅的。如果患者与周围的人员没有交流,则可以通过观察其胸部起伏来判断气道是否通畅。如果存在气道梗阻或不全梗阻,应立即通过抬下颌法开通气道,观察气道内是否有异物、血或呕吐物,如有,须立即清除,必要时放置口咽通气管以保持气道畅通并防止舌后坠。如果患者在入室时已放置人工气道装置,如气管插管、气管切开套管等,应检查气管插管或气管切开装置是否固定妥当,及时吸除呼吸道分泌物,并同时观察分泌物的量与性质。

B——breathing 呼吸

如果患者有自主呼吸,注意观察呼吸的频率、深度、型态和是否存在呼吸费力情况;观察有无烦躁、焦虑或意识改变等表现。通过胸部触诊和听诊了解胸廓起伏情况和呼吸音是否正常。如果可能,应听诊前后呼吸音,在紧急情况下,仅听诊前胸呼吸音以了解两侧呼吸音是否对称。根据患者呼吸困难状况给予不同形式的氧气吸入。如果患者已放置人工气道且连接人工呼吸皮囊或呼吸机,须立即连接床边呼吸机,并观察患者自主呼吸情况及与呼吸机的配合状况。通过经皮血氧饱和度仪监测患者的指脉搏氧饱和度数值。

C——circulation 循环

入室快速评估时对循环的评价可通过快速触摸脉搏、观察心电监护上呈现的心率和心律,以及立即测量血压获得初步的印象。观察脉压差变化。如果两侧肢体血压相差超过 10mmHg,则固定使用同一侧肢体。观察皮肤颜色和温度以及毛细血管充盈时间可有助于判断外周循环状况。如果患者存在低血压或者循环不稳定,应立即放置有创测压管道,以获得持续的血压数值。已放置有创压力监测导管的患者应立即连接监测装置,并尽快获得第一次血压的数值。

对重要脏器如脑灌注的评估,在患者入室时亦可作出简便的判断。如果患者在入室时意识清楚,有定向力,并能遵从指令,则说明其脑灌注充分。当将患者从平车移至病床时,可注意观察其是否能遵从医护人员发出的指令如"请将手放至胸前"等,或者患者对移动时的疼痛有反应,亦能帮助护士判断患者的意识状况。如果患者因人工气道的建立或其他原因不能说话,可观察患者是否以点头或摇头来回应所发出的指令。

C——complaint 主诉

在入室快速评估阶段,对患者主诉的评估主要针对出现致命症状的脏器以及相关伴随症状的评价。如对颅脑外伤和胸部外伤已气管插管的患者,应首先评估患者的呼吸系统和神经系统,评价目前针对这两个系统的措施是否恰当。进一步的病史询问则应等到患者致命的症状得到控制后才进行。

如果能从患者处直接获得主诉最为理想,但通常危重患者因种种原因无法提供主诉,此时,ICU护士应从最直接的旁观者处获得信息。如果不能获得准确的信息,如损伤机制、疼痛时间等等,则须依赖观察到的症状和快速体检来判断。

D——drugs and diagnostic tests 药物和化验检查

在入室快速评估和监护阶段,患者在入室前已给予的药物、已采集的化验标本和已进行的检查等,对患者接下来的处理至关重要。如果患者已有微泵给药,须确保药物剂量和浓度的准确。如果没有静脉通路,此时应尽快建立静脉给药通路,并开始记录出入量,尤其对于休克的患者,出入量的监测非常重要。快速回顾患者在入室前已获得的化验结果,关注各异常结果是否已得到纠正,如高钾、低钾、严重酸碱平衡失调等等。在入室前已做的检查结果是否已得到合理的处理,尤其是一些紧急状况如张力性气胸。在快速评估阶段,需常规采集的化验标本和检查项目有血电解质、血糖、血常规、凝血全套、血气分析、床边胸片等。根据患者入室诊断和主诉决定进一步检查的项目。

E——equipment 仪器

在连接好常规的监护仪器后,须快速检查患者已放置的各类导管如有创测压管、胸管、导尿管及其他引流管等是否已妥善安置。观察引流液的量与性质,在胸腔引流瓶上作标记,以利观察每小时引流量。确定所有仪器在工作状态并有合适的标记。

入室快速评估仅须数分钟,但对进一步的采集资料和处理有着十分重要的作用。在遵循ABCDE顺序评估后,应立即进入全身系统评估阶段,全面获得患者的基础状况,了解患者发病前病史,评价患者危重程度。评估内容包括既往史、社会史以及全身各系统体检。如果在入室快速评估的任一阶段存在不稳定的状况,如呼吸道不通畅、急需建立人工气道、不能维持有效循环、严重胸痛、紧急状况如严重的酸中毒、张力性气胸等未得到处理,则需积极处理上述情况后再进入下一阶段的评估。

四、危重患者全身系统评估与监护

危重患者全身系统评估与监护包括患者的医学、社会和家族史以及全身各系统的体检和监护。通过全身系统体检可全面获得患者生理与心理的基础信息,有利于比较治疗后的反应,同时,系统体检可评价全身各脏器的功能及对此次入院诊断的影响。

（一）既往史

除了了解此次患者入院的原因之外,了解患者的既往史对帮助判断病情有十分重要的帮助。应对每一个系统作常规询问,如某一系统曾有阳性病史,应进一步询问。

（二）心理社会评估

如果患者意识状况清楚,不存在交流障碍,那么对心理社会的评估则会比较理想。社会史包括患者的年龄、性别、身高、体重、学历、职业、婚姻状况、最亲近的人、宗教信仰,以及家族中有无癌症、心脏病、高血压、糖尿病、中风、溃疡史等。观察有无交流障碍（耳聋、视力障碍、语言不通）,是否能够清楚地获得护士提供的资料。在与患者交流中可通过观察情绪、态度、思想、言谈、定向能力、记忆力、注意力等评估患者的精神状态。通过观察非语言交流信息如体态、面部表情、眼神、心率、血压、呼吸等评估患者的交流和应对能力。了解患者通常对付压力或疼痛的方法,最亲近的人是谁,是否有重大疾病史以及家属对此次患病的反应。此外,还须了解患者对疾病的态度和期望、对监护室的了解程度、对生活的态度、信念和信仰以及家属的需求。如果患者存在交流障碍,那么需要找到对于患者来说的"关键家属",了解患者此次疾病对家庭的影响、家属对监护室的了解程度、有无宗教信仰等信息。

（三）全身体检与监护

通过"从头到脚法"和"系统法"相结合,运用望、触、叩、听,评估全身各系统,可与病史采集同时进行。疼痛则应与各系统评估同时进行而非单独评价。疼痛或不适可能是某些病变的先兆,应引起 ICU 护士足够的警惕。对疼痛的评估包括询问疼痛开始的时间、部位、发作频率、疼痛性质、是否与活动有关和相伴症状等。

1. 神经系统评估与监护。神经系统评估包括中枢神经系统和周围神经系统的评估。对于危重病患者来说,中枢神经系统的评价更为关键。格拉斯哥昏迷评分、瞳孔、神经系统体征等是评估中枢神经功能的重要项目。

2. 心血管系统评估与监护。心血管系统的主要评估内容是中心循环和周围循环的评价,以判断患者的灌注是否良好。再次作血压、心率、心律监测,与入室快速评估阶段获得的数据相比较,以判断在入室前和入室快速评估阶段采取的循环复苏手段是否有效。观察床边监护仪上心电图的 ST 段、Q-T、P-R、QRS,注意是否存在心肌受损、电解质紊乱等导致的心电图异常。观察皮肤颜色和温度,尤其关注口唇、黏膜和末梢肢体的颜色与温度。评估指甲颜色和毛细血管充盈时间。评估水肿程度,检查颈静脉充盈和触摸脉搏强度。血电解质、血常规、凝血功能检查是心血管系统的常规检查,通常在急诊室或在入室快速评估阶段已抽取标本。此时应回顾检验结果,做进一步的处理。对存在胸痛或疑有胸部外伤的患者应常规检查心肌酶谱和 12 导联心电图。对长期服用强心或抗心律失常药物的患者须检验药物浓度。检查静脉通路,确保血管活性药物的正确输注。检查所有监护仪上显示的数据,包括心率、血压、肺动脉压力等等,确保各监测数据报警范围的设置合适;对已安置有创压力监测的患者须检查压力的传输是否通畅,保证监测数据准确;分析获得的波形,结合临床症状,判断患者的循环状况及对使用血管活性药物的反应。

3. 呼吸系统评估与监护。通气和氧合是否足够是呼吸系统的主要评估内容。评估呼吸频率和深浅,如果入室时呼吸平稳的患者,应常规评估是否发展为呼吸困难,选择合适的给氧方式和氧浓度,评估是否需要使用辅助呼吸肌。对于已放置人工气道的患者,应评估吸引出的呼吸道分泌物量与性状。对上呼吸道的常规检查包括口腔是否清洁、嘴唇有无存在缺水迹象、是否有牙齿松动、有无发绀、口腔黏膜是否完整、是否有贫血迹象、气管有无移位。胸部的常规检查包括观察有无胸廓损伤,是否存在伤口或淤斑;胸廓的形状是否有不对称或畸形;观察是否有异常的呼吸形式,如神经功能异常导致的呼吸形式、使用麻醉剂后的呼吸形式、体温异常导致的呼吸形式和代谢异常导致的呼吸形式等。呼吸音听诊是呼吸系统评估中最重要的方法之一。听诊顺序由肺尖开始,自上而下,由前胸部到侧胸部及背部,在左右对称部位进行对比。听诊时注意听诊音的部位、强度、音调、时相和性质等。血气分析、血红蛋白、静脉氧饱和度是评价氧合和通气的重要指标。对于存在呼吸系统问题的危重病患者,应严密监测血气分析结果,及时采取合适的纠正措施。对于已插管的危重病患者,应观察插管型号和深度,妥善固定插管,并做好记录,以便于之后的观察。插管接呼吸机的危重病患者,应记录呼吸机设置参数,如辅助模式、给氧浓度、潮气量等。对呼吸力学指标包括气道压力、气道阻力、肺顺应性的监测可了解气道阻塞、肺水肿、肺纤维化以及胸腔、胸壁病变的严重程度,以判断病情并指导治疗。观察患者对呼吸机设置参数的反应,如有无存在自主呼吸、呼吸频率、呼出潮气量等。如果有条件,持续呼气末二氧化碳监测有助于评价通气状况,并可减少动脉血气分析次数,通过测定呼出气二氧化碳浓度和每分通气量,还可计算出每分钟产生的二氧化碳量、有效潮气量、无效腔与潮气量之比。置胸管的患者应观察置管周围是否存在皮下气肿、胸管引流情况、有无气泡等。

4.泌尿系统评估与监护。尿液性质和尿量以及血电解质检查、血尿素氮、肌苷等是评价泌尿系统的重要化验检查。应回顾患者入室前和入室时的检验结果,了解患者是否存在肾功能不全。大多危重病患者会留置尿管以便观察单位时间内尿量和尿液的性质。及时留取异常的尿液标本检测尿糖、蛋白或潜血。有膀胱造瘘的患者须检查造瘘口是否清洁、有无溢漏,以及尿液的性质。

5.胃肠系统评估与监护。观察患者的营养状况,内容包括身高、体重、皮肤弹性、白蛋白、转铁蛋白等。观察腹部是否对称、平坦,是否有腹部膨隆,是否有外伤痕迹;触诊腹部是否存在压痛和反跳痛。听诊肠鸣音,检查有无肝脾肿大、有无腹水。已放置腹部引流管的患者须观察腹部引流管部位渗血情况和引流液性质,标记所有引流管类型,并在置入处标记刻度,以便于观察引流管是否有滑脱。有造瘘的患者须观察造瘘口状况并做好记录。留置胃管的患者须用听诊器确认胃管的位置,标记胃管插入的刻度。必要时做胃肠 pH 及潜血试验。

6.内分泌、血液、免疫系统评估与监护。危重病患者内分泌、血液、免疫系统的评估常被忽视,这些系统的异常往往伴随其他系统异常,因此在进行全身体检时应同时评价患者的内分泌、血液和免疫系统功能。对危重病患者来说,内分泌系统失调的症状常与其他系统症状相混淆或同时出现。水电解质失衡、代谢紊乱、意识改变、皮肤颜色或温度改变等均有可能与内分泌系统异常有关。凝血系统的常规化验检查包括血常规和凝血功能检查。红细胞减少会导致携氧能力下降,表现为面色苍白、发绀、头晕、呼吸困难和心动过速。凝血功能异常表现为穿刺点或黏膜渗血。白细胞计数和分类、体温和皮肤黏膜等改变常与免疫系统异常有关。

7.皮肤评估。皮肤是人体抵御感染的第一道防线。因此在全身评估阶段,应仔细评估全身皮肤的完整性,及时做好预防措施,防止皮肤破损的发生。对皮肤的评估可与全身系统评估同时进行。观察皮肤的完整性、皮肤颜色、温度和弹性,注意皮肤擦伤和破损的部位与范围以及程度,及时处理破损的皮肤,如清洁或必要时清创等,并做好记录。记录伤口大小、深度、有无分泌物等。所有的危重病患者在全身体检阶段应进行压疮危险因素评分。Braden评估表(表 19-3)被认为是较理想的压疮危险因素评估量表。评估表由患者的感觉、移动、活动能力和影响皮肤耐受力的 3 个因素(皮肤潮湿、营养状况、摩擦和剪切力)6 个方面组成,总分 6～23 分,分值越低,压疮发生的危险性越高。18 分作为预测有压疮发生危险的最佳诊断界值,其中 15～18 分提示轻度危险,13～14 分提示中度危险,12 分以下提示高度危险。对于 18 分以下的患者即应积极采取常规预防措施,如每 2 小时翻身、保持皮肤清洁干燥、更换体位时避免拖拉等。存在营养不良的患者须请专业人员会诊。

表 19-3　Braden 压疮危险因素评分

危险因素类别	评　　分			
感觉	1 完全受限	2 极度受限	3 轻度受限	4 没有改变
潮湿	1 一直浸湿	2 潮湿	3 偶尔浸湿	4 很少浸湿
活动方式	1 卧床	2 轮椅	3 偶尔行走	4 经常行走
活动能力	1 完全不能移动	2 重度受限	3 轻度受限	4 没有改变
营养	1 非常差	2 可能不足	3 充足	4 营养摄入极佳
摩擦/剪切力	1 已存在问题	2 潜在问题	3 没有明显问题	

五、危重患者持续评估和监测

当入室快速评估和全身评估完成后,ICU 的医护人员已全面掌握了危重患者的基础信息,接下来的评估重点是评价趋势、患者对治疗的反应以及判断新出现的问题。持续评估的内容与频度需根据危重患者的病情而定。在病情稳定期间,常规的评估和监测内容如血压、心率、指脉搏氧饱和度、GCS 评分等则根据所在 ICU 单元相关的护理制度决定。因此,对危重患者的评估频度可由每分钟至每小时不等。但在一些特殊情况时需做额外评估,如交接班时、重大操作前后,如气管插管、转运前后、意识改变等。

由于经历了入室快速评估和全身评估阶段,持续评估阶段的评估内容基本上可以成为常规的评估内容。评估的内容和频度则根据患者的入室诊断决定,如神经内外科的危重患者须每小时评价 GCS 评分,血管外科的危重患者须每小时评估局部皮肤感觉等等。

六、危重患者谵妄的评估与监护

ICU 患者的谵妄发生率为 15%～40%,最高的报道达 80%。危重患者发生谵妄后造成的危害主要是住院时间延长,增加并发症的危险性,影响机械通气患者的脱机成功率,增加病死率,增加远期并发症和增加医疗费用等。

（一）ICU 谵妄的危险因素

到目前为止,引起 ICU 谵妄的原因还不是十分清楚,常见的原因包括:

1. 原发疾病。脑外伤,心肺疾病,内分泌及代谢紊乱,药物戒断,中毒性疾病,感染。

2. 患者自身因素。年龄在 70 岁以上;既往有神经精神病史、脑卒中史、癫痫史、抑郁史;入院时有视力和听力减退;入院时有肝肾功能障碍。

3. 侵入性操作。机械通气,各类管道的放置。

4. 疼痛与不适。多数危重患者都会经历不同程度的疼痛,如果不能有效解除患者的疼痛,就会导致谵妄的出现。被约束也是造成危重患者不适感的重要原因,应严格掌握约束指征,在不需要约束时及时解除约束。

5. 睡眠异常。睡眠剥夺与睡眠周期紊乱。

6. 药物中毒。有机磷、阿托品、利多卡因、氨茶碱、西咪替丁、地塞米松、喹喏酮类、酒精等。

（二）ICU 谵妄的临床表现

危重患者的谵妄一般在入住 ICU 的第 2 天发生,症状昼轻夜重,通常可持续数小时或数周,若未得到控制,则可发展为昏迷,甚至死亡。ICU 谵妄主要表现为意识、认知、感知、情感和行为的障碍。谵妄常起病较急,少数患者可有前驱症状,如倦怠、焦虑、失眠等。接着可出现意识清晰度下降、嗜睡、注意力不集中、定向障碍,出现错觉或幻觉、情感淡漠等表现,可有行动减少型和行动增多型两种行为障碍。

（三）ICU 谵妄的处理

1. 确定谵妄发生的原因是处理谵妄最关键的因素。应从上述 5 种谵妄的危险因素中积极寻找发生的原因,预防和控制谵妄的发生。如积极处理原发疾病,改善缺氧,控制感染;积极解除疼痛和不适,尽早拔除有创管道,解除约束;降低噪声,改善灯光,保证患者正常睡眠等。

2. 比较患者入院时和入院后的行为和认知水平。仔细观察患者认知水平的变化,及时发现异常。每天为患者提供 3 次刺激认知功能的活动,给患者时间、地点和人物的定向,以维持患者的定向力。鼓励患者家属与患者的交流,便于察觉患者的认知改变。

3.药物治疗。在药物治疗前须考虑导致谵妄的原因是否已得到纠正以及是否有危及生命的情况存在。苯二氮䓬类、氟哌啶醇常用于处理谵妄。

七、老年危重患者的评估与监护

老年危重患者在现代 ICU 中的比例越来越高。老年危重患者的入室快速评估阶段的评估与监护内容同其他成年人,重点在于对危及患者生命的主要原因进行及时的监护与处理。当进入全身评估和持续评估阶段时,则需考虑老年危重病患者所处年龄段各脏器的特点,如听力和视力下降、近期记忆消失、行动迟缓、肌肉收缩力下降、对言语和行为反应能力下降、对镇静药物敏感性增加;血管粥样硬化,心脏瓣膜退行性改变,心肌顺应性下降,心排血量减少;肺泡顺应性下降,咳嗽能力减弱;肾小球滤过能力下降,水电解质失衡;胃肠代谢能力下降;免疫能力下降;皮肤弹性下降,等等。

对老年危重患者既往史的询问应非常详细,因为大多数老年人存在一种或多种慢性疾病,且可能长期服用多种药物和保健品,容易出现药物相互作用引起的不良反应,以及随着年龄增加,与年龄有关的药物动力学和药效学会发生改变,对药物的解毒能力和耐受能力下降。

对老年危重者社会史的评估则应着重了解患者的居住环境,家庭的支持系统是否完善,患者的自我护理能力,以及生活和饮食习惯。对于老年危重患者的异常化验结果亦需要特别的关注,因为老年人可能有许多慢性疾病的基础,加上年龄段的特有改变,病情变化会比年轻患者快或者更恶劣。

复 习 题

1.什么是 Starling 定律? CI、CO 的概念是什么?

2.如何确保和提高心电监护的准确性?

3.氧合指数的概念是什么?

4.什么是 ICP?

5.影响无创血压测量的因素有哪些? 当无创血压和有创血压数值相差 20mmHg 以上时如何处理?

6.危重病患者标准的评估方法有哪两种? 危重患者评估与监护有哪四个阶段? 各阶段的评估原则是什么?

(庄一渝)

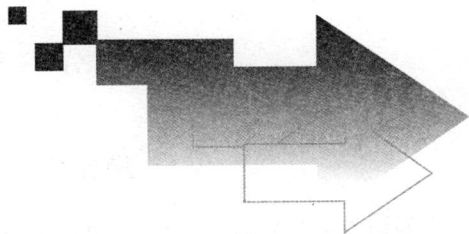

第五篇　常用抢救操作技术和抢救药物使用

第二十章　常用抢救操作技术

第一部分　与气道相关的操作

操作1：口咽通气管的置入

口咽通气管(oropharyngeal airway)又称为口咽通气道(图20-1)，是一种辅助通气的设施。用于因舌后坠或上呼吸道肌肉松弛而有气道梗阻危险的患者。J-型的装置能使舌固定并将咽下部的软组织从咽后壁推开，但其使用仅限于没有咳嗽和呕吐反射的昏迷患者。

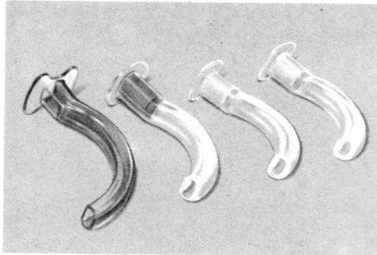

图20-1　不同型号的口咽通气管

【适应证】

保持患者在下列情况下的呼吸道通畅：

1.意识不清的患者由于呕吐反射减弱或颌部肌肉松弛引起的气道梗阻。

2.昏迷患者通过其他方式如头后仰-托下颌或下颏前冲等方法开放气道无效时。

3.患者经简易呼吸皮囊给氧时，口咽通气管能抬起咽后软组织，有利于肺通气及防止胃胀气。

4.防止经口插管者咬气管导管。

5.需要吸除患者口咽部的分泌物。

【禁忌证及注意事项】

1.清醒或半昏迷患者可能因插管刺激而导致呕吐或喉痉挛，故此类患者不适用。评估的关键是检查患者是否有完整的咳嗽和呕吐反射，如有，则不要使用口咽通气管。

2.置管不正确时可能将舌推向咽部而导致进一步的气道梗阻。小心置管以避免唇、舌等软组织的损伤。

3.口咽通气管太短时，会将舌头推向口咽部而致梗阻；太长则将阻塞气管或引起咽部组织的损伤(图20-2)。

4.放置前未清除口咽部异物或分泌物时将导致误吸。

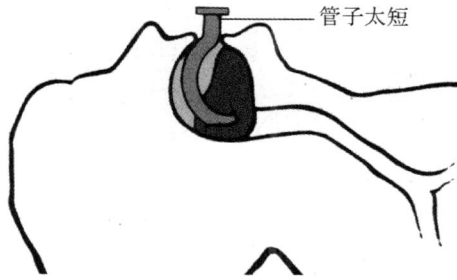

管子太短

图 20-2　导管太短引起气道阻塞

5. 为避免呕吐与误吸,患者呕吐反射恢复后应立即拔管。

6. 导管置入后应立即检查患者的自主呼吸情况,如呼吸缺失或无效,应立即运用恰当的设施开始正压通气。如没有辅助通气的设施,应开始口对口或口对面罩通气。

【物品准备】

吸引设备、口咽通气管、压舌板。

【患者准备】

1. 取仰卧位。

2. 吸除口咽部血液、分泌物及其他异物。如可能,使用硬的吸引器头。

3. 选择合适的口咽通气管,测量患者耳垂到口角的距离即为合适的置入长度(图 20-3)。

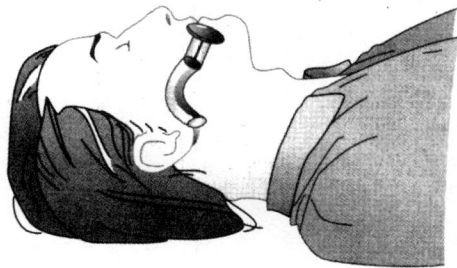

图 20-3　口咽通气管置管长度:口角至耳垂

【操作步骤】

1. 向患者或家属做好操作的解释工作。

2. 使用压舌板将舌向前推开,口咽通气管弓背向下插入(见图 20-4)。

3. 也可用另一种插入方法:口咽通气管倒转(弓背向上)插入口中,当通气管的顶端触及硬腭的后方时将管子旋转 180°后放置到合适的位置(图 20-5)。

4. 口咽通气管的顶端通常位于舌根与喉的后方,管子的双翼置于双唇间舒适的位置(图 20-6)。

5. 在使用期间反复评估气道是否通畅并听诊双肺呼吸音是否清晰与对称。保持正确的头部位置以使气道开放,必要时进行吸引。

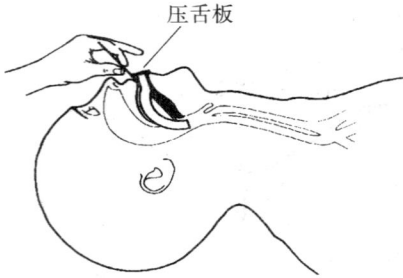

图20-4　压舌板协助插入法

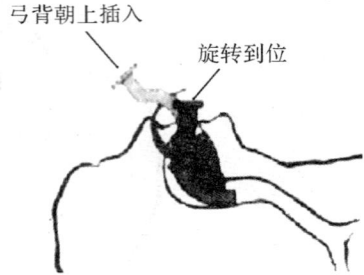

图20-5　反向插入法

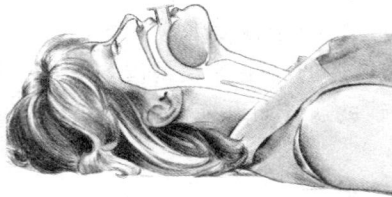

图20-6　口咽通气管已放置到位

【与年龄相关的注意事项】

新生儿通常采用第一种插管方法,而不建议用第二种方法,因为后者可能损伤口咽部的软组织。近来有专家建议,为减少反转置管法导致上颚损伤的可能,应改良置入方法,可先稍稍侧转将口咽通气道从口腔一侧置入,推开舌根后再放置到位。

【并发症】

1. 唇、舌、牙齿及口腔黏膜损伤。

2. 呕吐及误吸。

3. 加重气道的阻塞。

4. 由于误吸或位置不当而导致缺氧。

(何春风　张悦怡)

操作2:鼻咽通气管的置入

鼻咽通气管(nasopharyngeal airway)又称为鼻咽通气道,是一种可代替口咽通气管进行辅助通气的基础气道管理设施(图20-7)。鼻咽通气管是一种提供鼻和咽之间气流通道的软橡皮管或塑料管。可用于清醒或浅昏迷的患者(即伴有完整的咳嗽和呕吐反射者)。

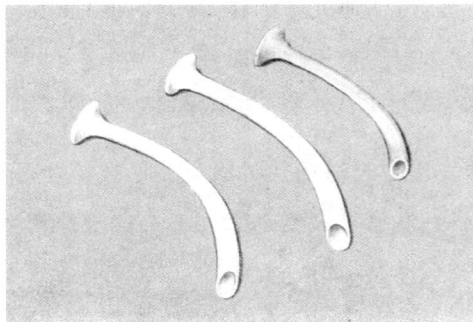

图20-7　鼻咽通气管

【适应证】

1.保持下列情况下的呼吸道通畅：

（1）昏迷患者有正常呕吐反射时，或缓解清醒患者因舌或软组织导致的上呼吸道梗阻（会咽炎除外）。

（2）口咽通气管插入困难，或由于口腔大面积创伤如上、下颌骨骨折而不能使用口咽通气管时。

（3）因神经系统受损伴咽部张力或肌肉协调能力不佳所致的上呼吸道梗阻。

（4）儿童鼻咽部水肿或鼻部分泌物过多。

2.减轻反复经鼻部吸引时的软组织损伤。

【注意事项】

1.尽管浅昏迷的患者常能耐受鼻咽通气管，但该导管也可能引起喉痉挛和呕吐。应小心、轻柔地置入导管以预防并发症。

2.管子太长时可能会进入食管，导致胃胀气和低通气状态。

3.导管可刺激黏膜或撕裂的腺样组织引起出血，并可使血块误吸入气管。常需要进行吸引以去除血液或分泌物。

4.广泛面部创伤和颅底骨折的患者禁用，因为有经骨折的筛板误插入颅腔的危险。

5.导管置入后应立即检查患者的自主呼吸情况，如呼吸缺失或无效，应立即运用恰当的设施开始正压通气。如没有辅助通气的设施，应开始口对口或口对面罩通气。

【物品准备】

1.吸引装置。

2.润滑剂。

3.鼻咽通气管。

【患者准备】

1.向患者和家属做好操作的解释工作。

2.取仰卧位或抬高床头。

3.选择通畅且看上去内腔较大的鼻孔，评估鼻腔通道有无创伤、异物、鼻中隔偏曲或鼻息肉等情况。

【操作步骤】

1.选择大小合适的鼻咽通气管。比较管子的外径和患者鼻孔的内腔，使用尽可能大又易于通过鼻孔的导管。可用患者小指的直径作为导管选择的参考。测量鼻尖到耳垂的长度（即鼻咽通气管的长度）。

2.选择及润滑鼻腔，鼻咽通气管斜面向着鼻中隔方面向下进入鼻腔，沿着鼻腔底部平行向后插入，必要时朝着耳朵方向旋转直至通气管的尾部抵住鼻腔外口（图20-8）。

3.假如遇到阻力，轻微转动管子有助于通过鼻腔和鼻咽部形成的角度，或尝试从另一鼻腔插入（有些患者两侧鼻腔的大小可不一样）。

4.再次评估气道是否通畅。使用托下颌或下颌前冲法保持头部位置以使气道开放（图20-9）。反复评估和吸引咽部的分泌物、血或呕吐物以保持气道通畅。

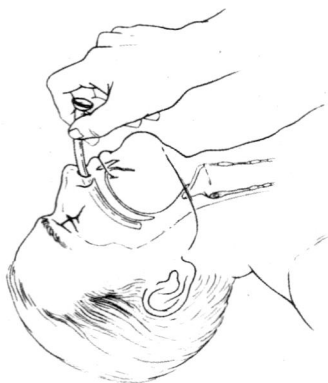

图20-8　鼻咽通气管置入

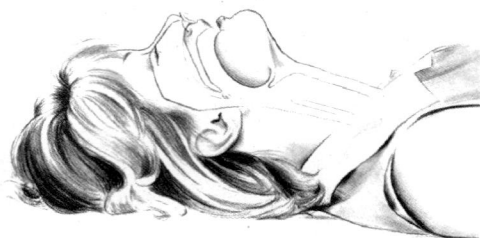

图20-9　放置到位的鼻咽通气管

【并发症】

1.鼻出血。

2.误吸。

3.由于误吸或位置不正确导致的缺氧。

（何春风　张悦怡）

操作3：喉罩的置入

喉罩（laryngeal mask airway，LMA）是一种可以替代气管导管的高级气道设施，它由导管和导管末端的充气面罩式突起组成（图 20-10）。

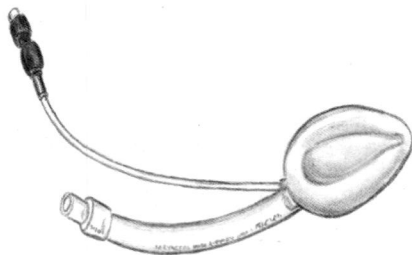

图 20-10　喉罩

【物品准备】

按厂家提供的说明检查面罩和导管是否完好，润滑充气面罩的后表面以防气道堵塞。

【患者准备】

进行给氧和通气支持，如需要可使用镇静剂。安置患者的体位。

【注意事项】

昏迷患者有引起反流和误吸的危险，因此应权衡使用该装置建立气道的益处和导致风险之间的利弊关系。

【操作步骤】

1.向着咽部方向置入喉罩并向前推进直至遇到阻力。有阻力提示导管的远端开口已抵达下咽部。

2.将面罩的套囊充气。充气后可将面罩向上顶住气管的开口,从而允许气体通过导管流入气管内(图 20-11)。

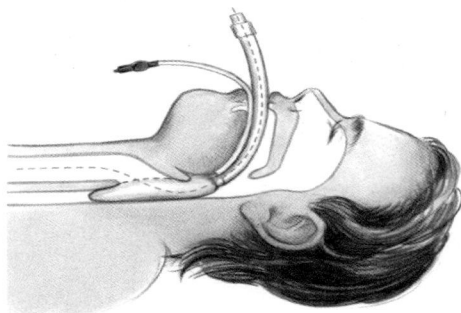

图 20-11　已放置到位的喉罩

3.通过导管进行通气,使气体最终经面罩中心的开口进入气管内。

4.插管过程中,切记不能使用暴力推进导管,以免引起损伤。

5.不要将套囊过度充气,否则可导致喉罩的移位或引起咽喉部的损伤(如咽喉痛、吞咽困难或神经损伤)。

6.置入咬合器,提供通气,继续监测患者情况和喉罩位置。咬合器可降低气道梗阻和导管受损的可能性。应保持咬合器的位置直至喉罩拔除。

操作 4:食管-气管联合导管(ETC)的置入

食管-气管联合导管(esophageal-tracheal combitube,ETC)是带有 2 个充气套囊的双腔组合管,是可以替代气管导管的另一侵入性的高级气道设施(图 20-12)。该导管更易于进入食管而非气道。插管时采用盲插技术而不要求暴露声门。当导管插入食管时,将通过邻近声门和气管的侧孔进行通气;如果导管插入气道,则通过导管终端的开口进行通气。

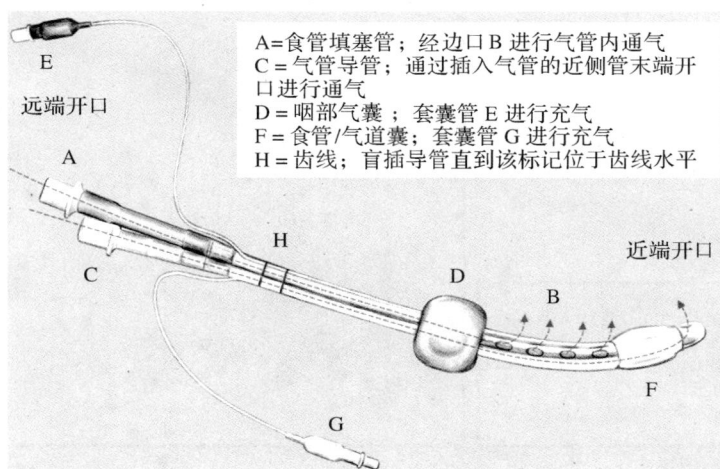

A=食管填塞管;经边口 B 进行气管内通气
C=气管导管;通过插入气管的近侧管末端开口进行通气
D=咽部气囊;套囊管 E 进行充气
F=食管/气道囊;套囊管 G 进行充气
H=齿线;盲插导管直到该标记位于齿线水平

图 20-12　食管气管联合导管

研究显示,对于医护人员来说,不管是否有经验,插入并使用 ETC 进行通气比气管导管更为容易。ETC 还具有易于培训的优点。只有受过培训和有经验的人员才允许插入该导管,否则有可能发生致命性的并发症。

【物品准备】

按厂家提供的说明检查食管-气管联合导管的功能状态(如咽部和食管套囊是否完好),并将导管涂上润滑剂。

【患者准备】

进行给氧和通气支持,如需要可使用镇静剂。安置患者的体位。

【禁忌证】

下列情况不主张放置食管-气管联合导管:

1.16 岁以下人员,或身高未达到制造商建议的成人或小个子的最低标准。

2.呕吐反射存在。

3.已知或怀疑有食管疾病者。

4.摄入腐蚀性物质者。

【操作步骤】

1.用手将未充气的套囊和导管一起握住,使导管的角度与咽的弯曲度保持一致。

2.抬起下颌并将导管轻轻插入,直至导管上的黑线(图中的 H)位置到达患者上下牙齿之间(不要太用力,尝试的时间也不要超过 30 秒)。

3.将近端咽部套囊(蓝色)充气 100ml(较小型号的导管可充气 85ml),然后将远端套囊(白色)充气 15ml(较小型号的导管可充气 12ml)。

4.确认导管位置并选择管腔进行通气。为选择恰当的管腔,必须首先判断导管尖端的位置。导管的尖端可插入到食管,也可能位于气管。

5.如果导管插入食管,双侧肺部呼吸音对称并在上腹部未闻及呼吸音。此时应经蓝色管(即近端咽部管腔)通气(图 20-13)。主要通过 2 个套囊之间的咽部侧孔进行通气,使气体进入气管。由于导管尖端位于食管,不要使用远端(白色)管进行通气。远端套囊也位于食管,将此套囊充气可预防经食管管腔通气时的气体进入食管。

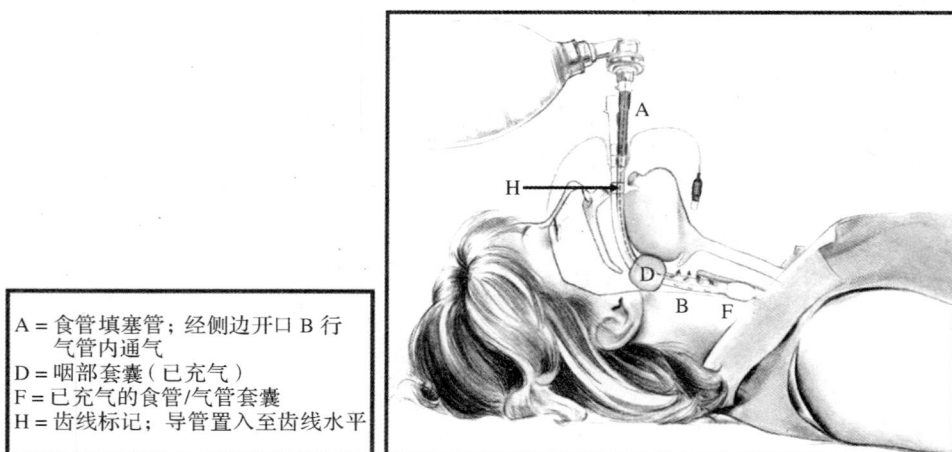

A = 食管填塞管;经侧边开口 B 行气管内通气
D = 咽部套囊(已充气)
F = 已充气的食管/气管套囊
H = 齿线标记;导管置入至齿线水平

图 20-13　插入食管的 ETC

6.如果导管插入气道,当通过蓝色管(近端咽部管腔)尝试通气时,肺部呼吸音消失,而上腹部可闻及呼吸音,立即停止经蓝色管的通气,改为导管尖端位于气管内的远端(白色)管腔进行通气。导管如插入气管内,远端套囊所起的作用等同于气管导管的套囊。必须经白

色管使用呼末 CO_2 检测器来确认导管的位置,尤其当患者有灌注型节律时。

7.如果导管置入的位置不确定,肺呼吸音和上腹部呼吸音均消失。此时应将 2 个套囊进行放气后,轻轻地将导管退出少许,依次将蓝色和白色套囊再次进行充气。如果肺部或上腹部呼吸音仍缺失,应拔出导管。

8.置入牙垫(或咬合器),提供通气,继续监测患者的情况和导管的位置。牙垫可降低气道梗阻和导管受损的可能性。应保持牙垫的位置直至导管拔除。

操作 5:环甲膜切开和穿刺术

一、环甲膜切开术

环甲膜位于甲状软骨和环状软骨之间(图 20-14)。环甲膜切开术(cricothyrotomy)是通过皮肤在环甲膜处作一切口以确保紧急情况下患者气道畅通的急救技术。这些紧急情况包括:气道因异物或水肿而发生梗阻,患者无能力进行有效的自主呼吸或严重的面部创伤而无法经口呼吸等。一般作为用常规方法(如经口气管插管)实施气道管理失败的最后选择。该操作比气管切开更为容易和迅捷,但仅限于无法经口或经鼻插管的患者使用。

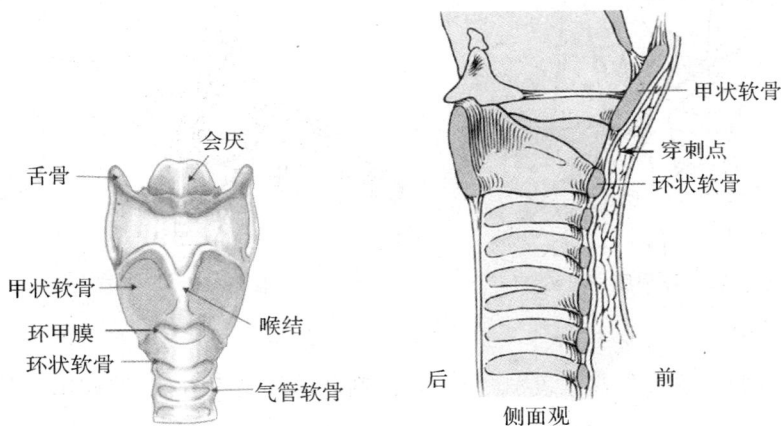

图 20-14　环甲膜的解剖位置

【适应证】

1.严重的面部或鼻损伤而无法实施经口或鼻气管插管。

2.较大范围的颜面部创伤。

3.脊髓可疑损伤而无法进行有效通气。

4.过敏性反应。

5.化学物质吸入性损伤。

【禁忌证】

1.无法识别环甲膜标记时。

2.有解剖异常或畸形(如肿瘤)。

3.气管横断。

4.感染或创伤所致的急性喉部疾患。

5.12 岁以下的儿童。

【物品准备】

环甲膜切开手术包,内有合适的气管导管或气管切开套管(成人常用 6～7mm),手术刀、血管钳、气管撑开器等;皮肤消毒剂、局部麻醉剂。

【操作步骤】

1.患者平卧,颈部处于中立位;备齐相关物品。

2.清醒患者应向其解释并使用局麻药。

3.如时间允许,按常规消毒穿刺部位的皮肤。

4.用左手固定甲状软骨,找到甲状软骨和环状软骨之间的环甲膜,用手术刀片小心地作一 2cm 左右的水平切口(图 20-15)。

5.将手术刀柄置入切口并旋转 90°或用血管钳扩张切口。

6.将大小合适并带有套囊的气管导管或气管切开套管经切口插入气管(图 20-16)。

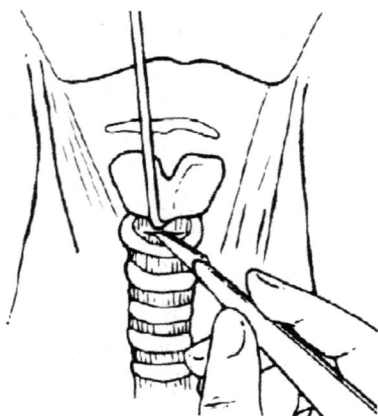

图20-15　环甲膜切开　　　　　　　　图20-16　导管置入

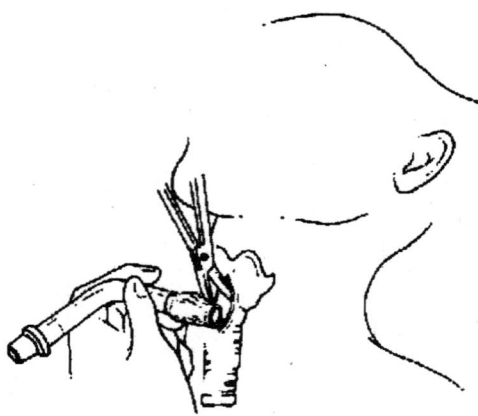

7.将导管套囊充气并妥善固定。

8.用简易呼吸皮囊连接高浓度氧进行通气,判断通气是否有效(双侧肺听诊和胸廓运动观察)。

【注意事项】

1.在置入气管导管或硬物之前,切记不要将手术刀柄退出,否则导管将无法置入气管而会进入到皮下。

2.操作过程中应注意不要损伤环状软骨,对儿童患者尤其要特别小心,因为环状软骨是气管上部的唯一环形支撑结构。

3.对于 12 岁以下的儿童,环甲膜切开可能会导致失去对未发育完全的气管上段的支撑作用,故而不宜使用,可用环甲膜穿刺代替。

4.如在院前实施该操作,在到达医院之前不允许拔除置入的导管。

【并发症】

1.出血。

2.导管置入气管前侧的皮下。为常见的并发症,如果未发现而实施通气,将引起大范围的皮下气肿,进而导致解剖标记消失的严重后果。

3.声门下狭窄。

4.局部蜂窝织炎,可快速扩展为整个颈部。

5.纵隔气肿。

6.感染(较晚出现)。

二、环甲膜穿刺术

环甲膜穿刺(needle cricothyrotomy)是当遭遇危及生命的气道梗阻时,使用针头紧急从环甲膜(图 20-17)穿刺气道的技术。当紧急情况下所有建立气道的努力均宣告失败时,进行环甲膜穿刺可以暂时缓解梗阻,直至有条件实施外科手术建立气道(如气管切开)。

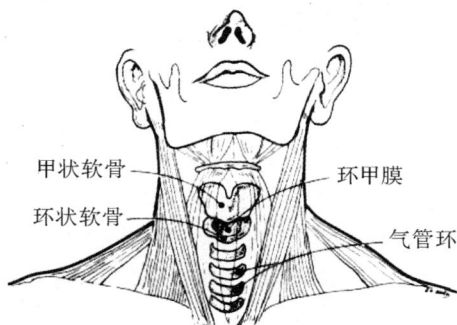

图 20-17 环甲膜的局部解剖

【适应证】

因严重的创伤、吸入性烧伤或过敏导致面部、口腔和咽喉的水肿或因异物、感染导致上呼吸道梗阻,患者处于严重的呼吸抑制或呼吸骤停状态,而使用其他建立气道的方法(包括人工开放气道的手法、口咽/鼻咽通气管、喉罩、食管-气管联合导管和气管插管等设施)均告失败时。

【禁忌证】

有出血倾向者。

【物品准备】

12~14G 的留置针或用作通气的粗针头,2ml 注射器,氧气连接管、供氧设施(氧气筒或墙式供氧设施)。

【操作步骤】

1.患者取平卧或斜坡卧位,头后仰。

2.按常规消毒穿刺部位的皮肤。

3.将 2ml 注射器与穿刺针头后端相连,操作者站或跪于患者床头,左手食指和拇指固定环甲膜处的皮肤,右手持注射器以 90°垂直刺入环甲膜,轻轻回抽注射器。

4.当空气流出顺畅,将穿刺针头以向下 45°的角度穿刺进入气道,慢慢推进留置管软管,拔出针头。

5.将氧气连接管一端与供氧设施相连,另一端通过三通接口与留置针软管连接。

6.将氧气流量表调节为 15L/min(儿童从 1L/y/min 起,按 1L/min 增加直至通气发生)进行给氧,必要时使用喷射性间歇输氧装置。

7.听诊肺部以判断有无气体进入,观察胸部的扩张情况,检查有无气体流出。

8.检查以排除环甲膜下梗阻的可能性。

【注意事项】

1.穿刺时进针不要过深,避免损伤咽喉的后壁黏膜。

2.穿刺后回抽必须有空气并确定针尖在气管腔内才能执行下一步的操作。

3.如穿刺点皮肤有出血,可用干棉球压迫,并可适当延长压迫的时间。

4.术后如患者咳出带血的分泌物,嘱患者勿紧张,一般均在 1～2 天内即可消失。

5.通过留置软管通常无法很好地进行自主呼吸或有效地进行简易呼吸皮囊通气,因此如果没有喷射性的间歇输氧装置,应立即考虑进行环甲膜切开术。

操作 6:气管插管

气管插管是指将气管导管直接插入气管的操作过程。导管可经鼻或口插入,插管方法包括直视(应用喉镜)或盲插(经鼻)等。气管插管的目的是为了建立有效和畅通的气道。作为气道控制最为理想的方法,气管插管有以下优点:保持气道的畅通;促使高浓度氧气的吸入;提供选择性的潮气量,以保持充分的肺膨胀;保护气道,以防胃内容物、唾液、血液或上呼吸道分泌物的误吸;有利于通气和给氧,预防胃膨胀;有利于气管、支气管或肺的吸引;当静脉或骨髓腔通路无法建立时,提供了复苏药品的另一给药途径(如肾上腺素、加压素、阿托品和利多卡因);使胸外按压能持续、不间断地进行。

【适应证】

1.心脏骤停者不可能或无法有效使用简易呼吸皮囊进行通气。

2.有意识的呼吸功能不全者采用无创性通气方法后,仍无法保证足够的氧合。

3.患者无能力保护气道(如昏迷、反射消失或心脏骤停者)。

【禁忌证和注意事项】

1.没有绝对的禁忌证,但有下列情况存在时进行插管必须谨慎:

(1) 有良好的呕吐反射存在。

(2) 潜在的或已存在的颈椎损伤。

(3) 头部外伤及/或颅内压增高。

(4) 面部骨折。

2.导管移位可导致严重甚至是致命的并发症,因此仅限于受过良好训练、富有经验的人员实施该操作。应遵循医院有关专业人员实施该操作的权限规定。

3.心脏骤停患者通气及给氧后应尽早插管,每次插管时间不要超过 30 秒,如一次尝试失败,应拔出导管,进行充分预氧合后再行尝试。气管插管是复苏的重要组成部分,但其重要性不及持续不受干扰的高质量的胸外按压、按需要实施除颤和建立静脉或骨髓腔通路等措施。

4.由于专业限制使很多人不常实施该操作,但作为参与抢救的成员应了解相关的概念并辅助专业人员完成该操作,同时应掌握气管导管插入后实施按压与通气的技能。掌握这些知识与技能的重要性远远超过插管操作本身。因此,复苏人员应了解:

(1)插管的时机。

(2)如何确认置管已成功。

(3)如何进行按压与通气的配合。

(4)如何预防和识别导管的移位。

(5)如何确定并监测有效的氧合与通气。

【与年龄相关的注意事项】

1.可以用许多方法来估计选择的导管型号,通常是根据年龄和体重,其他方法包括:

(1)根据患者小指的宽度来估计。男性患者一般选用 7.0～8.5mm 的导管,女性一般用 7～8mm 导管,经鼻插管通常需要比经口导管小 0.5mm。

(2)2 岁及以上的儿童可按下列公式计算,选择合适的导管型号:(16＋年龄)÷4。

(3)根据儿童的身高来估计,再借助 Broselow 复苏带(Broselow tape)来确定。

2.小儿选择经口置管较为理想。

3.小于 8 岁的儿童通常选用不带套囊的气管导管。小儿气管最狭窄的部位是环状软骨处,该部位形成了一个生理性的气囊,环绕于无气囊的气管导管,对危重儿科患者的研究也表明,带与不带气囊导管者拔管后的喘鸣和远期后遗症的发生率无明显区别。

4.根据患者的体型大小与年龄而使导管插入气管的深度有所不同,成年女性一般为 17～23cm(以中切牙为起始点),成年男性为 19～25cm。表 20-1 可用于估计一岁及以上的儿童经口插管(从口唇到气管的中点)所需要的深度,即气道深度(cm)＝年龄÷2＋12。

表 20-1　根据年龄与体重选择气管导管的型号

年龄	体重(千克)	导管型号
早产儿	1.5～2.0	3.0
新生儿～3 个月	3～6	3.5
6～12 个月	7～10	4.0
2 岁	12	5.0
4 岁	16	5.5
6 岁	20	6.0
8 岁	25	6.5
10 岁	34	6.5(带气囊)
12 岁	40	6.5～7.0(带气囊)
14 岁	50	7.0(带气囊)

【物品准备】

1.气管导管,1～5mm(无气囊),6～9mm(有气囊)。

2.喉镜柄,直/弯喉镜片。

3.相应导管的导芯。

4.用于气囊充气的 10ml 注射器。

5.经鼻插管用的润滑剂或利多卡因凝胶。

6.经鼻插管用的苯佐卡因、可卡因、新福林滴剂或喷剂(选择性)。

7.按医嘱准备的肌松剂和镇静剂(见快速诱导插管操作)。

8.固定导管带/架或胶布。

9.听诊器。

10.带储氧袋并连接 100％氧的简易呼吸皮囊装置。

11.其他相关的物品。

(1)吸引装置。

(2)备用的喉镜灯泡和电池。

(3)用于证实导管位置的 CO_2 检测器或食管检测装置。

(4)指脉搏氧饱和度监测仪。

（5）肢体约束带。

【患者准备】

1. 使用连接 100％氧的无重吸气面罩或简易呼吸皮囊装置,为患者预氧合。

2. 根据医嘱使用镇静剂、肌松剂或局部麻醉剂。

3. 必要时约束患者以预防意外拔管。

【操作步骤】

（一）插管

插管步骤因选择的方法而有不同。一般包括摆放患者头部位置（图 20-18）、安置喉镜（图 20-19）、暴露声门（图 20-20）和置入导管。

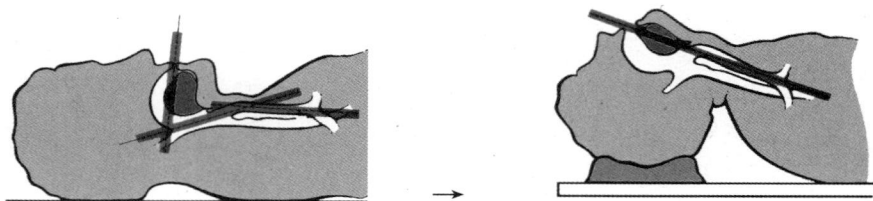

图 20-18　插管时的头部位置

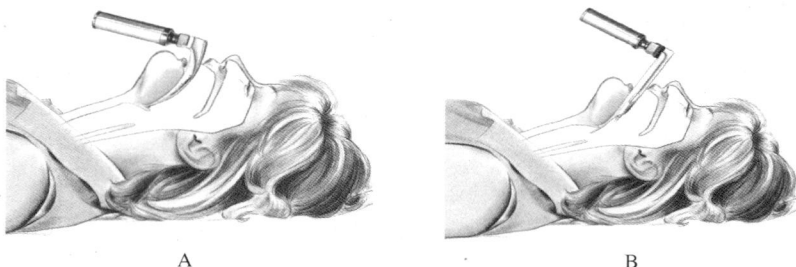

A

B

图 20-19　安置喉镜

A：弯镜片,**B**：直镜片

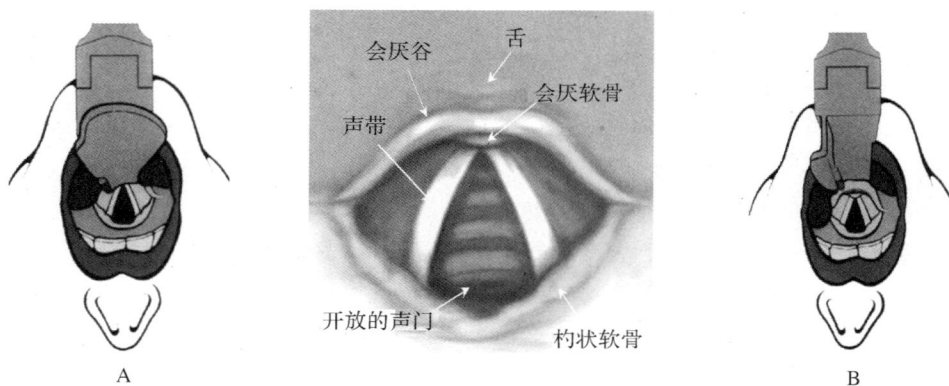

会厌谷　舌

会厌软骨

声带

开放的声门

杓状软骨

A

B

图 20-20　不同镜片所暴露的声门位置

A：直镜片,**B**：弯镜片

在成人进行 CPR 的过程中实施气管插管时,如有第三者在场,应提供环状软骨按压（即 Sellick 手法）。该手法可预防胃内容物的反流,有助于导管顺利进入气管。应持续进行环状软骨按压直至导管置入、套囊充气完成和正确的位置已确认（图 20-21）。该手法实施的步骤如下：

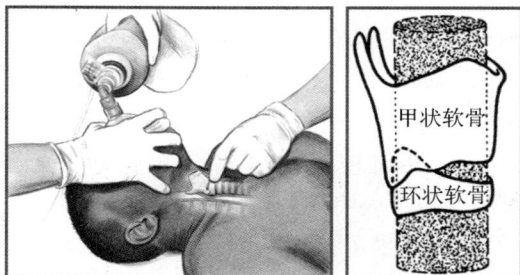

图 20-21　环状软骨按压

1. 找到凸起的甲状软骨(喉结)。

2. 触摸甲状软骨下的凹陷处(环甲膜)。

3. 找到凹陷下的凸起(环状软骨)。

用一手的拇指及食指用力往后按压环状软骨。作用于环状软骨的压力将传导到食管，使食管在环状软骨与颈椎之间被压迫。环状软骨按压能使气管的开口暴露于操作者的视野之中，而使插管更易进行。

4. 仅在导管位置确认和套囊充气后，或插管操作者的要求下才可结束环状软骨的按压。

(二)证实导管位置

插入导管后应立即确定导管的位置。评估经简易呼吸皮囊给予的第一次呼吸，注意如患者正在进行 CPR，不要因此而中断按压。有许多方法可以用来证实导管位置，如临床征象或导管内出现水蒸气等都是较为可靠的，尤其在心脏骤停时。美国心脏协会建议使用临床体检和一项证实位置的辅助设施相结合的方法来确定导管的位置。理想状态下，可连接一个 CO_2 检测器以探测呼气末 CO_2 的情况，同时在挤压皮囊时听诊上腹部和观察胸壁的运动来综合判断。

证实导管位置的具体方法与步骤：

1. 直接看到导管通过声门。

2. 机械通气时胸廓有抬起。

3. 呼吸音情况。

(1)上叶双侧可闻及。

(2)下叶双侧可闻及。

(3)机械通气时单侧的呼吸音消失或减弱(通常是左侧)，表明气管导管插入太深而进入了主支气管。可轻轻往外移动少许，再次评估直至两侧呼吸音相等。

(4)上腹部呼吸音。如在通气过程中听到上腹部汩汩声，则表明导管已进入食管，应立即拔出导管，预氧合(用简易呼吸皮囊连接 100% 氧进行通气约 30 秒)后再次插管。

4. 简易呼吸皮囊装置的顺应性。胃通气比肺通气更容易进行，而导管阻塞、气管痉挛或张力性气胸会使通气更加困难。

5. 呼气时气管导管上出现雾气或水蒸气，表明导管在气管内。

6. 带光导芯的透照。如果放置带光导芯进行插管后，颈部出现亮光，表明导管已正确置入气管。

7. 指脉搏氧饱和度监测。良好的氧饱和度值有助于确定导管的位置。

8. 呼气末二氧化碳浓度检测装置。常用 CO_2 比色计(图 20-22)。如果每次通气后比色计的颜色变为黄色,表明呼出气体中有CO_2,即可确认气管导管的位置正确;如果每次通气后比色计变为紫色,表明呼出气体中没有CO_2,即气管导管的末端位于食管内,应立即将套囊放气后快速拔出导管。注意,CO_2比色计无法用于判断导管的深度是否合适,有时也会出现假阴性的结果,常见于心脏骤停时潮气末CO_2的产生处于最低水平而无法探测,还可见于有较大死腔的患者如较大范围的肺梗死。此时不可单凭此一种方法来做出拔管决定。

9. 气管导管中出现胃内容物。表明导管已误入食管。

10. 使用球型食管监测装置。尽可能用力地挤压球囊使其处于负压状态,将球囊与气管导管的远端开口紧密连接,然后放松球囊,记录球囊完全复张的时间(图 20-23)。如果球囊快速或立即复张,表明导管位于气管内(按上述步骤再进行两次以确保准确,尤其对于肥胖或妊娠第 3 期的妇女,COPD 患者以及肝肿大、腹水或腹部膨隆者);如果复张时间需 5 秒以上,表明导管已误入食管,应立即拔出导管;如果复张较慢但仍在 5 秒以内,应重复上述步骤 2 次,以判断是否能迅速复张或仍需 5 秒以上。如果复张仍较慢但未超过 5 秒,气管导管的末端可能还在气管内,但导管末端可能已被分泌液、黏液或肺水肿的液体堵塞。如果经过吸引后导管仍未恢复通畅,则应拔除导管重新插入。

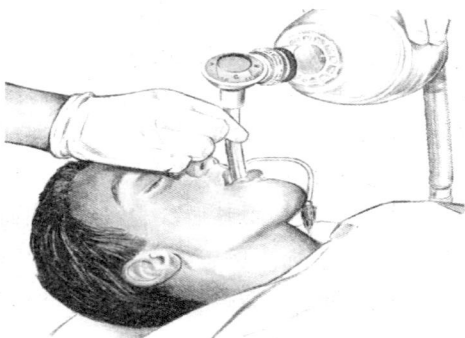

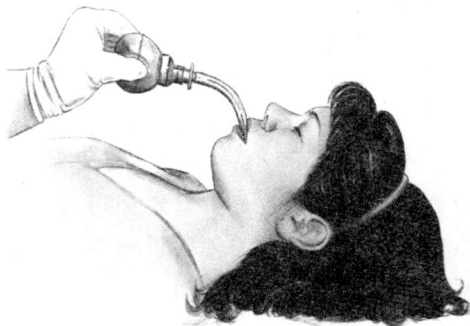

图 20-22　CO_2 比色计　　　　　　　图 20-23　食管检测装置

11. 套囊触诊可以用来判断导管是否位于气管内、隆凸处或支气管内,将患者头部置于中立位,将气囊充气,一只手轻轻触摸胸骨上切迹,另一手抓住外套囊,稍稍拉出或推进导管。当按压胸骨上切迹时外套囊有明显的饱满感,则表明导管位于气管内的恰当位置。

12. 胸片显示导管正好位于隆凸上的气管内。院内患者应尽早进行胸片的检查以判断导管的深度。观察有无导管错位现象。

(三)导管的固定

一旦确定导管的位置正确,为预防意外拔管,应立即予以妥善固定。有许多的固定方法可供选择,但必须遵循下列规则:

1. 经口插管后必须放置牙垫或口咽通气管,以防患者咬导管或阻塞气道。

2. 为便于吸引和口腔护理,不能因使用胶布、丝带或其他装置而完全堵塞口腔。所选方法应具有预防导管意外推进或拉出的作用。

3. 所选用的方法要考虑尽可能减少对皮肤特殊部位的压力,以预防较长时期压迫所引起的并发症。

4. 当使用胶带固定时,应环绕头部一周以保证最大限度的安全。

5. 如果可能,应标记导管在门齿水平的位置,以便对导管移动的观察更为容易。

6. 有两种常用的固定方式:

（1）胶布。

1）准备一条 60cm 长，2.5cm 宽的胶布。

2）将胶布两端最后 10cm 撕成两半。

3）胶布穿过颈后中点，黏着面向上。

4）将胶布沿着患者的头面部固定，撕开的末端部分仔细地缠绕在导管上，如有必要，可将胶布撕开的部分再行延长。

（2）导管带（图 20-24）。

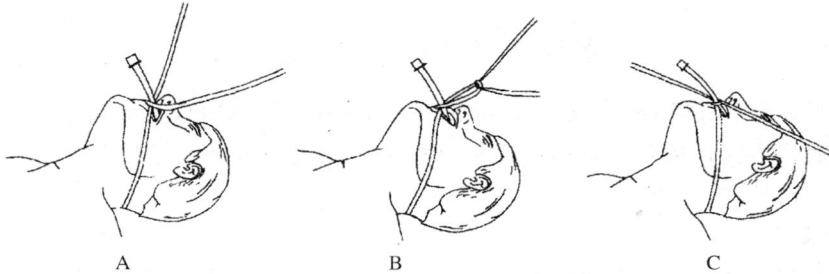

图 20-24　气管导管固定带的使用方法

（1）剪一条 60cm 长的带子。

（2）将带子置于患者颈后，带子中央位于颈后正中。

（3）末端沿患者头面部往上，将带子缠绕导管一周。

（4）在导管上打一坚实的反手结，然后再绕管子一周。

（5）再打一个牢固的反手结和一个平结，即完成固定导管的操作。

7. 如可能，使用专用的导管固定器。

8. 固定完毕后再次确认导管的位置。

(四)气管插管后通气与胸外按压的配合

心脏、呼吸骤停者的气管导管到位后，可按下列方式进行急救：

1. 潮气量。所给的潮气量应让胸廓有可见的抬起，过度肥胖者可稍微增加一些量。

2. 频率。在心肺复苏过程中，按 8～10 次/分给予（约每 6～8 秒给一次呼吸）通气，当不需要配合胸外按压时（如呼吸骤停而没有伴发心脏骤停者），按 10～12 次/分的频率（每 5～6 秒给一次呼吸）进行通气。每次通气应持续 1 秒钟。

3. 按压-通气周期。一旦高级气道设施到位，按压者应以 100 次/分的速度持续地提供胸外按压，进行通气时也不需要中断。每 2 分钟一次更换按压人员。

【并发症】

1. 误入食管。是非常严重的并发症，使患者未得到任何的肺通气或氧合（除非患者有自主呼吸），还可能造成胃扩张。后者增加了呕吐、误吸的危险。如果抢救人员未能及时识别，患者将出现不可逆的脑损伤或死亡。

2. 导管脱出。需经常对导管位置进行评估，尤其是患者被移动或对其实施操作后。如导管脱出，用简易呼吸皮囊进行通气，心脏骤停者应在更为重要的措施到位后（如持续的胸外按压、按需要除颤、建立静脉通路）再尝试插管。

3. 口唇、牙齿、鼻咽黏膜、咽后壁、声带、喉等的损伤，与插管的方式有关。

4. 呕吐、胃内容物误吸至下呼吸道。

5. 肾上腺素和去甲肾上腺素的释放，可导致血压升高、心动过速或心律失常。

6.导管进入右主支气管(较常见)或左主支气管,是常见的并发症。如不及时纠正,可导致低氧血症。如有怀疑,应将导管套囊放气,轻轻往外退出导管1~2cm后再确认导管位置,同时检查患者的临床征象,包括胸廓扩张、呼吸音和氧合情况。如需要,进行床边胸片检查以确认导管位置,但需注意,应首先经临床体检确认,再行胸片检查。

【患者宣教】

1.插管后患者将不能说话。

2.吞咽有助于减轻呕吐反射。

3.不要采用任何方式自行移动或调整导管。

操作7:快速诱导气管插管

快速诱导插管(rapid sequence induction for intubation,RSI),又称为紧急插管、肌松性插管或神经肌肉阻滞性插管。是指在插管过程中应用全身麻醉技术使肌肉松弛,从而利于气管插管操作的技术。

【适应证】

1.危重患者或外伤患者不能保护自己的气道,存在牙关紧闭或有呕吐反射时。

2.使不合作的头部外伤患者的气管插管更具可行性。

3.减少有复杂气道问题的非禁食患者的误吸危险。

【禁忌证和注意事项】

1.按其作用方式不同,肌松剂可分为去极化和非去极化两型。氯琥珀胆碱是去极化型肌松剂,因其显效快,在体内消失也快,故而常用作施行气管插管时的肌肉松弛剂。

2.氯琥珀胆碱的绝对禁忌证包括:受伤12小时以上的严重烧伤或大范围爆炸伤的患者。因可发生危及生命的高血钾。相对禁忌证有:肾衰竭所致的高血钾、不平稳的长骨骨折患者,因其可由于肌肉的成束收缩而加重病情。使用非去极化型肌松剂的非成束收缩剂量时常可预防此并发症。有资料显示严重的高温与氯琥珀胆碱的使用有关。

3.常用的非去极化型肌松剂包括维库溴铵、泮库溴铵和罗库溴铵。

4.穿透性眼部损伤是快速诱导插管的相对禁忌证,因为有些药物可使眼内压增高。

5.快速诱导插管时需要快速地使用一些药物,将药物、针头、注射器等一起备用在治疗盘内可加快药物使用的速度。见表20-2。

表20-2　快速诱导插管物品一览表

药物:(每种药物均备用2个剂量,除非有特殊说明)	针筒/针头:
阿托品 1mg	1ml 针筒连针头(5)
利多卡因 100mg	2ml 针筒连针头(4)
氯琥珀胆碱 100mg	5ml 针筒连针头(6)
维库溴铵 10mg	10ml 针筒连针头(5)
泮库溴铵 10mg	20ml 针筒连针头(2)
罗库溴铵 50mg	8~18G 大针头(8)
咪唑安定 5mg	其他辅助用物:
氯胺酮 100mg	酒精,PVP-I 及棉签
硫喷妥钠 500mg(1 支)	预先写好的药物标签
注射用水 10ml	计算器、记录单等
生理盐水 10ml(4 支)	

【物品准备】

根据医嘱准备插管前的药物和物品。具体包括：

1.预治疗药物。利多卡因(1～1.5mg/kg)、阿托品(0.02mg/kg)。

2.诱导药物。依托咪酯(0.2～0.3mg/kg)硫喷妥钠(3～7mg/kg)、咪唑安定(0.1～0.3mg/kg)。

3.肌肉松弛剂。氯琥珀胆碱(1～1.5mg/kg)、维库溴铵(0.1～0.25mg/kg)。

4.针筒及针头。

【患者准备】

1.完成简要的神经系统评估。

2.保持患者的仰卧位，必要时固定脊椎。

3.用100%氧进行预氧合，尽可能避免简易呼吸皮囊所引起的胃膨胀、呕吐、误吸等并发症(见简易呼吸皮囊的操作)。

4.开通静脉通路。

5.接上心电及氧饱和度监测仪。

6.用不同的针筒分别抽好需使用的药物，并贴上药物标签。

【插管前用药安排】

1.预治疗用药。

阿托品：儿童为 0.02mg/kg，最小剂量为 0.1mg，适用于 5 岁以下的儿童；成人为 0.5mg，仅用于心动过缓的成人。

利多卡因：成人和儿童均为 1mg/kg。

非成束肌收缩的剂量：维库溴铵、泮库溴铵或罗库溴铵，应使用下述肌松剂量的 1/10，5 岁以下的儿童禁用。

注意：用药后应立即持续按压环状软骨，直到完成气管导管套囊的充气。

2.镇静剂。

咪唑安定：成人及儿童均为 0.1mg/kg。

芬太尼：成人及儿童均为 2mg/kg。注意：应在 3～5 分钟内慢慢地推注。

依托咪酯：成人为 0.3mg/kg，10 岁以下儿童不适用。

硫喷妥钠：成人及儿童均为 3mg/kg。注意：应在 30～60 秒内慢慢地推注。

氯胺酮：成人及儿童均为 2mg/kg。

3.肌松剂。

氯琥珀胆碱：儿童为 2mg/kg，成人为 1mg/kg。

维库溴铵：成人及儿童均为 0.1mg/kg。

泮库溴铵：成人及儿童均为 0.1mg/kg。

罗库溴铵：成人及儿童均为 1mg/kg。

【操作步骤】

1.按医嘱使用预治疗药物。

(1)给予利多卡因，以减轻插管所伴随的颅内压增高现象。利多卡因常用于有头部外伤者，应在用氯琥珀胆碱前约 90 秒时使用。

(2)给予阿托品，减少 10 岁以下的儿童因氯琥珀胆碱影响所致的心动过缓。

(3)给予维库溴铵或其他非去除化型肌松剂的肌肉松弛剂量的 1/10。此引起非成束肌收缩的剂量适用于选择氯琥珀胆碱作为肌松剂的患者。

2.给予非成束肌收缩的药物剂量后,立即给予环状软骨按压,即 Sellick 手法:操作者用拇指和食指将环状软骨用力向后方压迫以阻塞食管,以预防误吸并增加声门的能见度。持续地保持整个操作过程中的按压状态,直至气管插管到位、套囊已充气。

3.根据医嘱给予诱导药物。

4.根据医嘱给予神经肌肉阻滞药物。

5.经口插入气管插管。

6.确定气管导管的位置,进行套囊的充气。在保持气管导管位置的同时给予 100% 的氧。

7.解除环状软骨的按压,备好床边吸引器以防患者误吸的发生。

8.固定气管导管。

9.按医嘱使用作用时间较长的肌松剂。用药后肌肉松弛的患者还需同时提供镇静、镇痛药物。

10.插胃管以使胃排空。

11.如果气管插管未成功,应选用其他的气道支持措施。必要时可考虑针头环甲膜穿刺、环甲膜切开或紧急气管切开。

插管前后各步骤的时间安排见图 20-25。

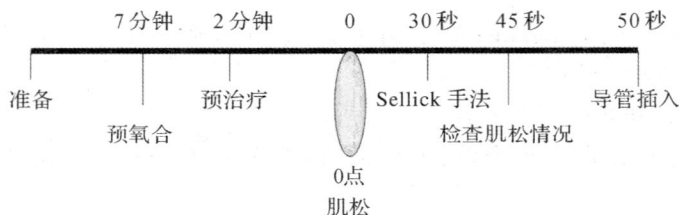

图 20-25　插管各步骤的时间安排

【与年龄相关的注意事项】

1.5～10 岁的儿童进行快速诱导插管时,建议用阿托品预防插管伴随的心动过缓。

2.儿童并不常规使用非成束肌收缩剂量的药物。因为任何一个非常小的剂量错误或疏忽均可导致比预期要早的肌肉松弛的发生。

3.因环甲膜的大小问题,12 岁以下的儿童不主张进行环甲膜切开。此时可选择环甲膜穿刺。

【并发症】

根据选用的药物或操作方法而定。包括误入食管、导管脱出和牙齿、鼻咽黏膜、咽后壁、喉的损伤等(详见气管插管的操作)。

【患者宣教】

1.插管后患者将不能说话。

2.吞咽有助于减轻呕吐反射。

3.不要采用任何方式自行移动或调整导管,必要时使用肢体约束带。

(张悦怡)

操作 8：口咽部和气管内吸痰

吸痰是保持患者气道通畅的重要方法。如果患者的气道因分泌物、血液或呕吐物而致阻塞,应立即做好准备实施吸引。

【目的】

保持气道通畅,改善氧合,降低气道阻力,控制和减少感染,采取痰液标本。

【物品准备】

合适型号的软吸痰管(吸痰管直径不超过人工气道内径的 1/2)或硬塑料吸引头。软的吸痰管常为一次性无菌包装,可用于口、鼻、咽和气管导管深部的吸引,适用于分泌物较为稀薄时。对于牙关紧闭者,可使用软吸痰管经已放置的气道设施(如鼻咽通气管)到达咽后壁进行吸引。硬塑料吸引头可进行口咽部吸引,尤其适用于有较黏稠的分泌物和颗粒状物质时。

其他用物包括:灭菌生理盐水、一次性无菌手套、一次性无菌吸痰杯、负压吸引装置、氧气和呼吸皮囊等。

【操作步骤】

1. 评估是否有吸痰的指征,包括:

(1)人工气道内可见气道分泌物。

(2)呼吸频率增加、频繁咳嗽,听诊有痰鸣音。

(3)气道内压力增加,呼吸机显示高压报警。

(4)氧饱和度下降。

(5)有呼吸窘迫症状,怀疑是痰液阻塞引起。

(6)怀疑有误吸。

2.个人准备。洗手,戴口罩、帽子,必要时戴眼罩,防止交叉感染。

3.向患者解释,帮助患者安置合适体位,一般取半卧位。

4.预给氧 30 秒钟。使用呼吸机者可按纯氧键,非呼吸机患者可调高氧流量。

5.开启负压,调节负压在 $13.33 \sim 16\text{kPa}(100 \sim 120\text{mmHg})$,过高的负压可导致吸痰时的气道黏膜损伤。

6.用无菌操作方法准备吸痰用水。

7.打开吸痰管,避免污染包装袋的内面和吸痰管。

8.持吸痰管的手戴无菌手套。一般右手保持无菌,左手可以戴一次性非无菌手套。

9.用戴无菌手套的手取出吸痰管,另一手握住吸引皮管,与吸痰管连接。避免两手相接触而污染手套和吸痰管。

10.吸痰管前端放入吸痰用水中,湿润吸痰管并进行试吸。

11.非无菌的手脱开人工气道的氧气连接处并固定人工气道,另一只手轻柔地将吸痰管置入气道。此时不要启动负压。吸痰管放入的深度因人而异,不要超过患者鼻尖到耳垂的距离,一般插入直到感觉前端有阻力时,再后退约 1cm。

12.吸痰管到位后,堵住管子边孔的同时采用一边来回旋转一边后退的方式进行吸痰,吸引时间应限制在 10 秒以内,以避免低氧血症。

13.快速撤出吸痰管,连接吸氧装置并给予高浓度氧。

14.如果痰液未吸净,可以根据患者情况按步骤 11～13 继续吸痰 2～3 次。

15.冲洗吸引皮管。

16.整理用物。丢弃一次性吸痰杯,手套内面外翻包裹吸痰管后丢弃,调整至常规吸氧流量,关闭负压吸引。

17.评估吸痰是否有效,安置患者。

18.洗手。

19.记录痰液性状、患者的病情变化和处理措施。

【注意事项】

1.吸痰仅在有指征的情况下才进行,不能按常规或固定的时间间隔实施操作。

2.吸痰前后、两次吸痰的间歇期都应给予高流量吸氧。

3.吸痰前进行叩背和体位引流,可使痰液从小气道引流入大气道,从而有助于分泌物的有效清除。

4.气管导管内吸痰时应使用无菌技术以减少气道污染的可能性。吸痰管置入的深度不要超过气管导管的尖端,否则可导致气管内黏膜的损伤,或刺激引起咳嗽或支气管痉挛。

5.给予机体足够水分和湿化吸入气体有助于分泌物的稀释。为吸除气道内黏稠的分泌物或其他物质,可在吸引之前用 1～2ml 生理盐水注入气道内,提供正压通气,使生理盐水在气道内弥散,从而达到最佳效果。

6.吸痰过程中应监测患者的心率、脉搏、氧饱和度和其他临床状况。如果出现心动过缓、氧饱和度下降或其他病情恶化的征象,应立即中止操作,给予高流量吸氧,直至心率恢复正常和临床状况得到改善。必要时辅助通气。

【并发症】

1.呼吸心跳停止。

2.心律失常。

3.高血压或低血压。

4.颅内压增高。

5.气管痉挛。

6.气道黏膜损伤出血。

(金奇红   张悦怡)

操作 9:简易人工呼吸皮囊

简易呼吸皮囊也称为皮囊-瓣膜-面罩装置(bag-valve-mask,BVM)、便携式呼吸器或手动的人工呼吸器,由人工呼吸球囊、单向瓣膜和面罩组成,可与高级气道设施一起使用。简易呼吸皮囊通气是一项需要经过专门训练才能掌握的技能。操作者可使用该装置连接空气或氧气进行通气,当未连接高级气道设施时,提供的是正压通气,因此可能会产生胃膨胀和其他的并发症。

【适应证】

为自主呼吸不充分或呼吸停止的患者提供正压人工通气支持。

【注意事项及禁忌证】

1.气道压力过高或潮气量过大可导致胀气、气胸、胃膨胀等一系列后果。

2.应选择恰当的面罩尺寸,确保良好的密封。对于未行插管的患者,使用简易呼吸皮囊时通常需两人同时进行操作,以保证足够的通气。其中一人保持气道的开放和面罩与患者面部的密封,另一个人挤压皮囊。某些情况下,口对面罩装置可能更为有效。

【物品准备】

1.口咽及鼻咽通气管。

2.各种型号的面罩。

3.吸引装置。

4.带储氧袋的简易人工呼吸皮囊及连接管。

【患者准备】

1.确保气道开放及正确的头部位置。

2.吸除气道中的异物、分泌物、血液等。

【操作步骤】

1.连接氧气,用 10～15L/min,使用的简易人工呼吸器如带有储氧袋,则能增加氧浓度。

2.对于未插管的患者,选择合适的面罩连接皮囊,确保设备的完好。

3.使用 E-C 法。操作者站在患者头后侧,用面罩罩住患者口鼻,面罩窄的一端盖在鼻子侧,用一只手的大拇指及食指置于面罩顶部组成英文字母"C"并用力下压面罩,其余 3 个手指组成英文字母"E"将患者的下颌抬起,另一手挤压皮囊(图 20-26)。两人操作时一人用 E-C 法固定面罩与开放气道,另一人挤压皮囊。

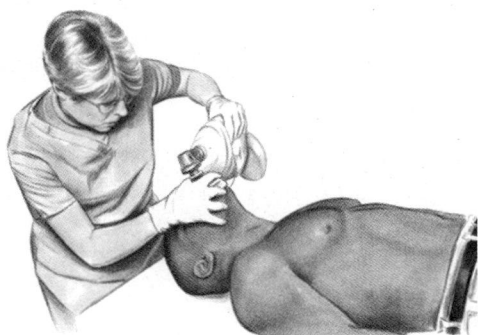

图 20-26　E-C 法通气

4.为防止胃胀气及反流,可采用环甲膜按压术(Sellick 手法)。即用一只手的大拇指和食指将环状软骨向后轻轻按压(向颈椎方向),此方法能将食管压扁。

5.对于已行气管插管者,将皮囊与气管插管相连,用一只手保持头部的正确位置,用另一手挤压皮囊。

6.胸廓匀称地起伏一般表示潮气量充足、面罩密封良好或气管插管与皮囊之间的衔接紧密。

【注意事项】

1.如果患者没有咳嗽或咽喉反射,应尽快置入口咽通气道以保持气道通畅。

2.为防止肺膨胀过度、胃胀气或气压伤等并发症,应选择合适的皮囊尺寸,婴儿用 450ml 的皮囊,儿童用 750ml 的皮囊,成人用 1600ml 的皮囊。给予成人与儿童的潮气量不要太大,在通气时有可见的胸廓抬起即可,一般为 6～7ml/kg。儿童的肺泡小且弹性差而且容易萎陷,为防止气压伤,尤其要注意避免胸廓的过度扩张。每次通气用 1 秒钟的时间。通气时不要用力过猛或给予过快。

3.儿童及婴儿进行环甲膜按压时,较轻的压力就能将食管压扁,因此注意力度,防止气管被压迫而导致气道梗阻。儿童通常用两指,而婴儿则用一指的指尖即可。

4.为防止肺过度膨胀,皮囊的减压瓣膜设定的上限压力为 $2.94 \sim 3.43 kPa$($30 \sim 35 cmH_2O$),由于儿童的肺顺应性差以及具有较高的气道阻力,使操作者在减压瓣膜开放时不一定能观察到胸廓的上抬,在此情况下,必须关闭减压瓣膜或更换无减压装置的皮囊,以保证较高压力梯度的送气。

5.在 CPR 中,如果已放置了高级气道设施如气管插管,复苏者不需要中断按压来进行通气,即此时按压可持续不间断地进行。呼吸复苏时,可用简易呼吸皮囊连接气管插管,按 $8 \sim 10$ 次/分(每 $6 \sim 8$ 秒给 1 次)的频率给。避免给予过多的呼吸和过大的潮气量。

【并发症】

1.胃胀气导致呕吐、误吸,必要时可置入胃管。

2.气道压力过高导致气胸及其他气压伤。

3.面罩与脸部密封不够可导致低通气而缺氧。

4.假如面罩太大,压及眼部可致眼外伤。

(张悦怡)

操作 10:人工呼吸机的使用

【呼吸机使用的目的】

启动和维持正压通气,保持和改善通气与氧合,使呼吸肌得到休息。

【适应证】

1.呼吸停止(支配呼吸肌的神经系统功能障碍或心肺骤停患者)。

2.急性呼吸衰竭($pH \leqslant 7.25$,$PaCO_2 \geqslant 50mmHg$)或进行性呼吸功能衰竭。

3.重度低氧血症(在呼吸空气的情况下,$PaO_2 \leqslant 50mmHg$)。

4.呼吸肌疲劳。

【呼吸机与通气模式】

呼吸机可以分为正压通气型和负压通气型,目前市场上大都是正压型。正压型呼吸机又可分为容量控制型和压力控制型两种,目前市场上的呼吸机大都兼有两种功能,可按患者的治疗需要随时切换。

1.容量控制型通气模式。需要设定潮气量,通气时无论气道的阻力多高,肺的顺应性如何,都能把预设的潮气量打入肺部,在潮气量稳定的情况下,气道压力会随时变化。在容量控制的模式下,为了使呼吸肌得到很好休息,可增加设定的呼吸频率以避免患者自主呼吸的产生。常用的模式有:

(1)控制呼吸 CV/控制性指令通气 CMV。此种模式下呼吸机提供所有的通气量。需要设定频率、潮气量、吸气时间、PEEP,通常用于药物引起的肌肉松弛,或脊髓损伤与神经肌肉疾病导致患者无法产生自主呼吸的情况。

(2)辅助/控制通气 A/C 或辅助指令通气 AMV。需要设定频率、潮气量、吸气时间、PEEP,此外还需设定呼吸机的触发灵敏度,这样当患者产生一次自主呼吸时,就可以触发机器同步地把预设的潮气量送入肺部。

(3)间歇指令通气 IMV 或同步间歇指令通气 SIMV。需要设定频率、潮气量、吸气时间、触发灵敏度、PEEP。在间歇指令通气的模式下,在指令通气的间歇期,患者可以有自主呼吸和因自主呼吸而产生的潮气量。在同步间歇指令通气的状况下,呼吸机可以感知到患者的自主呼吸从而与指令呼吸同步。

2.压力控制型通气模式。需要设定恰当的气道压力,吸气时潮气量不断增加,直到气道内压力达到设定值。潮气量根据设定的压力、肺的顺应性和气道阻力而有所变化。在护理压力控制模式辅助呼吸的患者时,要特别注意因此而产生的通气不足或通气过度状况。在此模式下,为使呼吸肌得到很好休息,压力可以设定至使呼吸频率保持在 20 次/分或潮气量在 8~12ml/kg 水平。常用的模式如下:

(1)压力支持通气 PSV。使有自主呼吸患者的吸气增强。需要预先设定吸气压力、PEEP 和触发灵敏度,当患者出现自主呼吸时,呼吸机能感知,并且送入高流量的潮气量,在吸气过程中,一直有压力支持。患者自己决定潮气量、呼吸频率和吸气时间。

(2)压力控制/反比通气 PC/IRV。预先设定压力值、呼吸频率、吸呼比例(1∶1,2∶1,3∶1,4∶1)和 PEEP。吸气时间延长后会产生内源性 PEEP,从而达到特定的治疗效果。

(3)呼气末正压 PEEP。通过设定呼吸机参数使呼气末产生正压。PEEP 有助于增加患者的功能残气量。PEEP 一般与持续正压通气模式 CPAP 合并使用。

(4)持续正压通气 CPAP。和 PEEP 一样,可增加功能残气量。在患者自主呼吸的周期中,始终保持一定的正压。

【合适通气模式的选择】

容量控制模式下,可以保证患者的潮气量和分钟通气量,从而达到基本的治疗目标,因此很受临床欢迎。而在压力控制模式下,潮气量会因为肺的阻力和顺应性而受到影响。最初,压力控制模式仅用于呼吸稳定的撤机患者,但是近年来已广泛应用于危重患者,其原因如下:

(1)正压模式下,吸气时气流的速度呈减速型,而容量控制模式下,气流的速度是恒定的,减速型可以使气流更好地分布、进行更有效的通气。

(2)容量控制模式可造成气压伤。调查发现,在肺顺应性差的患者如 ARDS 患者,如常规用较大的潮气量可以造成平台压增高和肺损伤。当气道平台压大于 2.94kPa(30cmH$_2$O),且持续超过 48 小时可以引起肺损伤。

(3)在随机试验中,使用小潮气量(6ml/kg)与传统的方法(12ml/kg)相比,死亡率更低。因此在肺顺应性较差的情况下应限制潮气量和压力。而压力控制型可以有效地控制气道内的压力。

【使用正压型呼吸机的并发症】

1.血液动力学改变。其程度取决于施加正压的大小、正压在不同呼吸周期中的持续时间,血管内的血容量和心血管的代偿能力等。正压通气下,回心血量减少,室间隔左移,肺血管阻力增加造成右心后负荷增加。正压通气对血液动力学的影响可以通过下述的努力而得到有效控制:尽量补足容量、减少气道峰压和平台压及 PEEP,调整吸呼比。

2.气压伤。主要表现为气胸、纵隔气肿、皮下气肿等。如果患者原来存在肺损伤,或者在使用较大的潮气量和 PEEP、人机对抗、胸部进行有创操作等情况下,气压伤的几率大大增加。通过控制峰压和平台压,谨慎使用 PEEP 和减少内源性 PEEP,确保人机同步和保持正确的插管位置等,可较好地预防气压伤的发生。

【用物准备】

呼吸机、气管插管或者气管切开用物、氧饱和度监测仪、简易呼吸皮囊和面罩、吸痰装置。

【操作步骤】

1.连接呼吸机电源线、氧气和压缩空气至床边相应的接口。

2. 打开呼吸机,检查环路连接是否正确和紧密。

3. 选择合适的通气类型。如果患者的肺顺应性较稳定,可选用容量控制(定容)型;如果人机同步不佳,可考虑使用压力控制(定压)型。

4. 确定通气模式。根据治疗目的选择合适的模式。

5. 容量控制模式时,设置潮气量在 $8\sim12ml/kg$,潮气量设定需要和呼吸频率相结合,以使分钟通气量(MV)保持在 $5\sim10L/min$,$PaCO_2$ 在 $35\sim45mmHg$,气道峰压在 $3.43\sim3.92kPa(35\sim40cmH_2O)$。ARDS 等肺顺应性较差的患者,潮气量应设置在 $6ml/kg$。压力控制型模式 PSV 辅助时,压力的设定以潮气量达到 $8\sim12ml/kg$,自主呼吸频率不超过 20 次/分为标准,随着撤机的进行,压力可以不断下调。

6. 设定呼吸频率在 $10\sim20$ 次/分,呼吸频率除了与潮气量设定相结合以达到通气目标外,还可以决定呼吸肌是处于休息还是锻炼状态。

7. 调整吸呼比 I:E,选择合适的吸气时间使患者和呼吸机达到很好的同步。不同呼吸机吸呼比的设定方法也不同,常见的设定有吸气时间比例、吸气时间、流速、峰流量等。如果用流速来设定,则开始可选择在 $50L/min$,再根据吸气时间及患者是否与呼吸机同步而不断调整。成人的吸气时间一般为 $0.75\sim1$ 秒。容量控制型模式 I:E 通常在 1:2 或者 1:3,用反比通气 IRV 时,可以调至 1:1,2:1 或 3:1。

8. 设定触发灵敏度在 $-98\sim-196Pa(-1\sim-2cmH_2O)$,大多数呼吸机根据压力来触发送气,数值设定越小,感知就越差,患者做功也就越大。如果呼吸机根据流量来触发,流量设定越小,感知就越灵敏,流速触发较压力触发呼吸机的反应更快,患者做功更少。

9. 设定氧浓度。在氧分压未知的情况下,设定在 $60\%\sim100\%$,再根据氧饱和度和血气分析进行调整,氧浓度一般应保持在 50% 以下,以免出现氧中毒。

10. 设定 PEEP。开始设定在 $0.49kPa(5cmH_2O)$,再根据氧饱和度、氧分压及临床表现调整。PEEP 可以逐渐增加以使氧浓度降到 50% 以下。

11. 设定报警参数:高压报警——高于实际气道峰压 $0.98\sim1.47kPa(10\sim15cmH_2O)$

　　　　　　低压报警——低于实际气道峰压 $0.49\sim0.98kPa(5\sim10cmH_2O)$

　　　　　　高呼吸频率——$30\sim40$ 次/分

　　　　　　高潮气量——高于设置的 $150\sim250ml$

　　　　　　低潮气量——低于设置的 $100\sim150ml$

　　　　　　高/低分钟通气量——高于/低于实际 $2\sim4L/min$

　　　　　　低 PEEP——低于设置 $98\sim196Pa(1\sim2cmH_2O)$

　　　　　　窒息报警——呼吸暂停 $10\sim20$ 秒或根据病情调整

12. 调整湿化装置。湿化器内放无菌蒸馏水,湿化液温度保持在 $35\sim37\ ℃$。也可以用一次性加温加湿器代替传统的湿化装置,使用一次性装置可以减少呼吸机相关性肺炎的发病率。此湿化装置可 $2\sim3$ 天更换一次,痰量较多或有血性痰的患者不适合使用。

【呼吸机通气过程中的注意事项】

1. 确保所有呼吸机的报警处于打开状态,以保证患者安全。

2. 妥善固定人工气道,防止移位或意外脱出。

3. 观察湿化液的温度,使吸入气体的温度保持在 $35\sim37℃$。

4. 及时清除环路内的积水,防止积水吸入患者气道。

5. 床边准备呼吸皮囊及氧气装置,以备急用。

6. 及时处理气道高压报警和低潮气量报警,时刻警惕气胸的发生。

7. 及时清除呼吸道分泌物,每2小时一次给患者翻身或改变体位。

8. 使用较高PEEP的患者,应注意观察血液动力学的变化。

(金奇红　庄一渝)

第二部分　与呼吸相关的操作

操作11:呼吸困难患者的体位安置

【适应证】

使中度至重度呼吸困难的患者保持有效的自主呼吸并维持最佳的氧合状态。

【禁忌证和注意事项】

该体位仅适用于有意识且无气道阻塞的患者。

【操作步骤】

1. 抬高床头至90°的直立位置。

2. 患者的足部可用踏足板支持。可将患者的膝部用弹力绷带固定于床上以保持其体位(为避免腘窝处血管的长时间受压,弹力绷带仅限短时间使用),该体位称为高福勒(High Fowler)体位(图20-27)。

3. 也可取端坐卧位,即让患者坐在床的边缘,双脚从床沿挂下;或者让患者坐在床中间,从大腿上方穿过病床放置一张可移动式的桌子。将桌子升高到患者较为舒适的高度,并在上面垫上枕头或毛毯。该体位对于因慢性阻塞性肺部疾患(COPD)引起呼吸困难的患者尤其有利,也称为三角台式体位。此外,该体位还有助于缓解肺水肿患者的呼吸困难(见图20-28)。

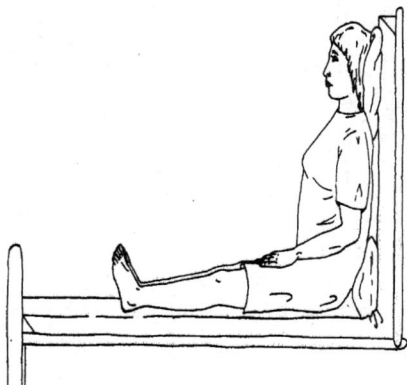

图20-27　High Fowler 体位　　　　　　　图20-28　端坐卧位

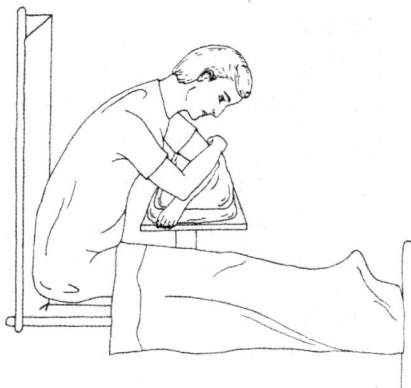

【与年龄相关的注意事项】

儿科患者采用使其舒适的位置甚为重要。如让患儿坐在父母腿上或让父母在场,可减轻其焦虑状态,有利于自主呼吸。

【患者宣教】

采取使患者易于呼吸的体位是最为重要的。患者可能自然地会采取利于呼吸的较为舒适的体位,应让患者保持其选择的体位。

(张悦怡)

操作 12：动脉血气标本的采集

【适应证】

下列情况应采集动脉血标本进行血气分析：

1. 患者存在呼吸系统疾病如 COPD、ARDS、肺炎等。

2. 患者有休克或心肺复苏后。

3. 需要评估呼吸状况或呼吸治疗的效果。

【注意事项】

1. 下列情况下要小心或避免穿刺：

(1) 既往有该部位的手术史（如静脉切开或股动脉手术）。

(2) 正使用抗凝剂或已知有凝血障碍的患者。

(3) 穿刺部位的皮肤感染或其他皮肤的损伤（如烧伤）。

(4) 侧支循环减少。

(5) 严重的动脉粥样硬化。

(6) 严重的肢体损伤。

(7) 正进行溶栓治疗或即将采用溶栓治疗。

2. 穿刺部位的选择。首选桡动脉穿刺，其次可选肱动脉。由于股动脉和股静脉的位置很接近，容易误采到静脉血，而且股动脉部位穿刺时更易出现并发症，故而作为最后考虑。

3. 如果患者的吸氧状况发生了改变，应该在变化的 20 分钟后采血气，否则不能反映当前的吸氧状况对内环境的影响。

4. 血气标本内不能混有气泡，否则会影响氧分压值。

5. 对于需要频繁采取血气标本者，建议留置动脉导管。

【物品准备】

1～2ml 针筒或使用采血气专用的肝素针筒、塞子、消毒棉签及 PVP-I、塑料袋和冰块、局麻药（必要时选用）、纱布、弹力绷带卷、一次性乳胶手套。

【患者准备】

1. 向患者解释操作过程，取得患者的合作。

2. 如果选择桡动脉作为穿刺部位，应进行艾伦试验（图 20-29）来检查手的侧支循环的通畅情况，从而选择合适的肢体进行穿刺。

(1) 抬高患者的手和前臂几秒钟，让患者握拳、松拳数次，同时按压（阻塞）桡动脉和尺动脉直到手变白。如果患者意识不清或不合作，可将患者的手抬起，使其高于心脏水平并挤压，直到手变白。

(2) 持续按压动脉的同时，让患者松开拳头和手。

(3) 持续按压桡动脉并松开对尺动脉的按压。密切观察手或手掌部有无立即变红的现象。若有，则表明尺动脉通畅，整只手应在 5～10 秒钟内恢复原来的红色。如果手能在 15 秒内恢复红色，表明侧支循环丰富，该侧桡动脉可以进行穿刺。如果在 15 秒后手仍持续处于苍白状态，表明侧支循环不充分，则应避免该侧桡动脉的穿刺。

3. 帮助患者采取舒适的体位，暴露穿刺点。

(1) 桡动脉。将手腕平稳放于一小的毛巾卷或棉垫卷上，腕部背屈约 30°。

(2) 肱动脉。让手臂伸展，并在肘部下放一毛巾卷。将患者的腕部向外旋转。

(3) 股动脉。轻轻向外旋转患者的小腿，选择靠近腹股沟皱折处的部位，大约在腹股沟

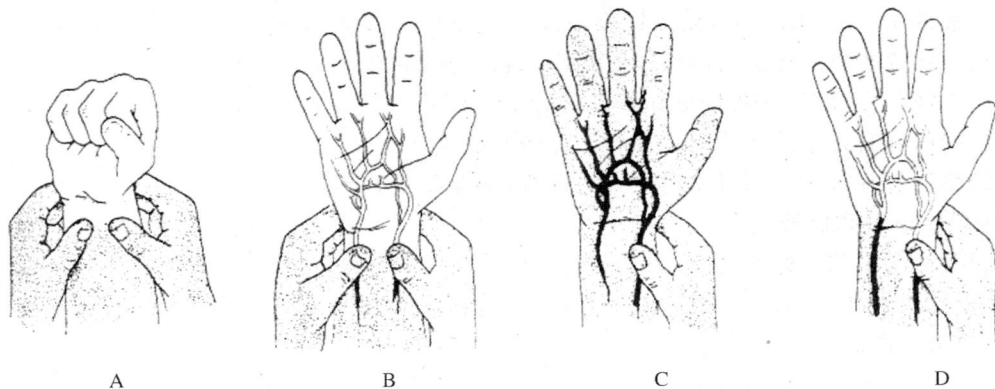

图 20-29 艾伦试验(Allen test)

韧带下 2cm 处。

【操作步骤】

1.洗手,戴手套。

2.准备针筒,抽取 1～2ml 肝素,旋转针筒,使肝素均匀到达针筒内的各部分和针头。握住针筒,保持垂直位,针头向上,排出多余的肝素和气泡。

3.触摸脉搏,选择搏动最强的部位。

4.用 PVP-I 清洁表面皮肤,待干。

5.特别焦虑的患者,可以在动脉上方皮下注射约 0.2～0.3ml 的局麻药。注射之前应回抽,避免误入血管。等待 3～4 分钟,使局麻药开始起作用。

6.使用另一只手的食指在穿刺的近心端触摸脉搏(图 20-30)。或用一只手的两个手指分别按于动脉搏动最强之处的上下方,然后在两手指之间进行穿刺。

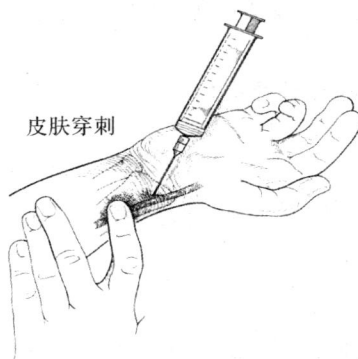

皮肤穿刺

图 20-30 桡动脉穿刺

7.按持笔方式握住针筒,针头斜面向上进行穿刺,以 30°～60°的角度(股动脉选用 60°～90°)慢慢进入皮肤直至到达桡部或肱动脉。持续观察针栓内有无回血出现。

8.回血出现后停止进针,让血自行流入针筒。一次性塑料针筒需进行轻轻抽吸以获取血标本。

9.如穿刺不成功,可退出针头至皮下,调整进针方向后再行穿刺。

10.脉搏的消失通常意味着动脉的痉挛或血肿形成。此时应立即拔出针头,直接按压穿刺点,选择另一部位穿刺。

11.抽取 1～2ml 的样本,拔出针头,立即用干纱布或棉球按压穿刺点,至少按压 5 分钟(使用抗凝剂或凝血障碍患者的按压时间应延长)。以下三个步骤可由助手完成:

(1)立即排除气泡,准备好血标本并送化验室。将针筒直立,用手指轻弹气泡使之到达针筒的顶端,将其排于纱布或酒精棉球上以防血滴落。

(2)将针头刺入橡皮塞或用镊子去除针头,用橡皮塞子连接针筒。双手轻轻地揉搓针筒 30 秒钟以使肝素和血液混合。

(3)在针筒上贴上标签,注明患者的吸氧浓度和体温。体温升高能显著增加氧分压。将针筒放于冰块上并立即送至化验室进行分析。血气标本应在采血后 10 分钟内送检并化验以确保结果的准确。

12.在穿刺部位上覆盖干燥的消毒纱布并用绷带妥善固定。

13.洗手,观察有无并发症出现并记录。1 小时内应每 15 分钟一次检查穿刺肢体的循环情况和脉搏。

【与年龄相关的注意事项】

1.儿科患者最好选择桡动脉进行穿刺。但较小儿童的肱动脉比桡动脉粗大,因而更易于触及。

2.儿童应选择 23G 或 25G 有蝶翼的针头连接针筒,针头和针筒都必须先肝素化并排出过多的肝素。

【并发症】

1.可由动脉穿刺引起血肿并导致继发性的神经压迫病变。使用抗凝剂的患者具有更高的危险。

2.如果血标本内空气未排尽,PaO_2 增加而导致不准确的实验结果。

3.如果肝素和血未充分混合,可能会引起标本凝血。

4.同一部位的反复穿刺可导致血栓形成。

5.动脉痉挛或血肿形成可引起肢体的循环受损,尤其是臂部的肱动脉,因其没有侧支循环。

6.穿刺不小心累及神经可导致神经损伤。

【患者宣教】

1.不要揉搓穿刺部位。

2.告知患者动脉穿刺后如果出现出血、疼痛、麻木或刺痛时应及时报告。

（金奇红　张悦怡）

操作 13:指脉搏血氧饱和度监测

指脉搏血氧饱和度监测指的是通过脉搏血氧计测得的动脉血的氧饱和度,又称脉搏血氧定量法。因仪器性能和患者临床状态不同,血氧饱和度监测仪所测得数值与动脉血气分析的结果会有所差异。

【适应证】

快速、无创地对有低氧血症危险的患者进行氧饱和度（SpO_2）的监测。

【禁忌证和注意事项】

脉搏血氧饱和度测定没有绝对的禁忌证,但在某些情况下,分析数据时可能会出现偏差:

1.患者的活动可能会因酷似动脉的搏动而造成混淆。

2.贫血(血氧饱和度的测定仪要求 Hb≥0.28mmol/L)。

3.碳氧血红蛋白水平升高(继发于 CO 中毒或过度嗜烟)以及高铁血红蛋白血症会导致假性的 SpO_2 值升高。脉搏血氧饱和度测量的是血红蛋白分子结合位点的结合百分比,但仪器不能分辨出结合的是氧还是其他物质。一氧化碳和高铁血红蛋白与血红蛋白的亲和力比氧更高,因此它们能替换在结合点上的氧。

4.经静脉使用染色剂如亚甲蓝、靛蓝、胭脂红等能导致假性的低 SpO_2,因为这些物质与血红蛋白有着相似的波长,能吸收光线。

5.休克、心跳骤停、低温引起的血管过度收缩,周围血管疾病,低血流状态引起的低组织灌注等情况下,血氧监测仪不能准确地检测血红蛋白的结合情况。

6.动脉测压或使用传感器设备(如血压袖带、止血带、充气式抗休克服等)的肢体进行直接的动脉加压时会影响血流,从而无法探测到 SpO_2。

7.血氧监测仪的光探测器暴露于外界亮光之中时,会导致错误的读数。

8.氧饱和度是评估呼吸状态的一系列参数之一。还应结合其他指标如 CO_2、pH 等来综合判断患者的呼吸状况。

9.观察患者局部的皮肤及指(趾)甲情况,如需要,定时更换传感器的位置。

【物品准备】

指脉搏血氧测定仪;合适的传感器(即探头)(见表 20-3)。

表 20-3　不同类型探头的使用指引

(1)DURASENSOR DS-100A 成人氧饱和度监测仪

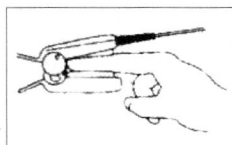

- 体重>40kg 者
- 仅限于短时间监测
- 推荐的最佳位置是食指
- 可选择的部位还包括小指,不建议选用拇指或脚趾
- 适用于低活动度环境
- 精确度:±3 个百分点(70%～100%)±1 标准差(S.D.)
- 是可重复使用的双向探头
- 每 4 小时 1 次更换探头安放的位置
- 不要用胶布使探头过紧地夹住手指

(2)OXISENSOR R-15 成人鼻氧饱和度监测仪

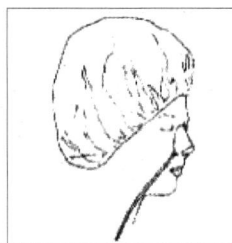

- 体重>50kg 者
- 安放位置仅限于跨越鼻梁处
- 适用于无活动度环境
- 精确度:±3.5 个百分点(80%～100%SO_2)±1S.D.
- 为一次性使用,不能重复使用
- 放置探头前应做皮肤准备

（3）OXISENSOR D—25 成人手指 SO$_2$ 监测器

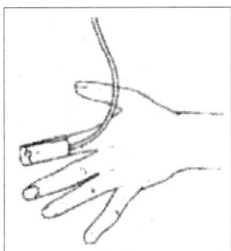

- 体重＞30kg 者
- 最佳位置为食指
- 其他可选位置包括拇指、大脚趾或小指
- 精确度：±2 个百分点（70%～100%）±1S. D.；±3 个百分点（50%～69% SO$_2$）±1S. D.
- 如黏性足以维持恰当的固定位置而不会滑脱时可重复使用
- 每 8 小时 1 次检查探头安置的部位

（4）OXISENSOR D—20 儿童 SpO$_2$ 监测仪

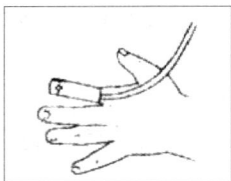

- 体重 10～50kg
- 最佳位置为食指
- 其他可选部位包括拇指、大脚趾和小指
- 精确度：±2 个百分点（70%～100%）±1S. D.；±3 个百分点（50%～69% SO$_2$）±1S. D.
- 如有足够的黏性而不会滑脱时，可重复使用
- 每 8 小时 1 次检查探头安置的部位

（5）OXISENSOR I—20 婴儿 SpO$_2$ 监测仪

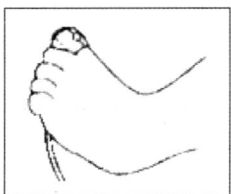

- 患者体重 1～20kg
- 最佳部位为大脚趾
- 可选择的部位包括大拇指或其他手指
- 用胶带额外固定以保证探头与患者手或足的连接良好
- 精确度：±2%（70%～100% SO$_2$）±1S. D.（新生儿）；±3%（70%～95% SO$_2$）±1S. D.
- I—20 的黏性不足以保证其重复使用的有效性
- 每 8 小时 1 次检查探头放置的部位

（6）OXISENSOR N—25 新生儿 SO$_2$ 监测仪

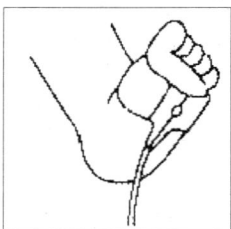

- 体重＜3kg
- 新生儿最佳部位为包绕足部一周，另一可选择的位置为包绕手掌一周
- 新生儿精确度：±3（70%～95% SO$_2$）±1S. D.
- N—25 的黏性限制了其重复使用的机会
- 每 8 小时 1 次检查探头放置的部位

【患者准备】

尽可能清除指甲油，因为某些颜色会干扰氧饱和度的测定。如果指甲油无法马上清除，而血氧监测仪又不能准确地测出 SpO$_2$，可试着将探测器夹在手指的侧面，此方法也适用于指甲过长的患者。

【操作步骤】

1. 根据患者大小和放置的部位选择合适的探头。选择甲床条件好的手指放置探头，最常用的部位是食指。根据探头不同，也可以选择耳垂、鼻尖等部位。

2. 在相应部位安置好探头。测量的准确度取决于探头的放置是否正确。传感器包括红色光源、红外线光源和光探测器。饱和度是由光探测器所探测到的红光与红外光的比值来决定的。为确保测量值的准确，将两种光源置于光探测器正对面的位置是非常重要的。

3. 如果探测器不能测到数据，应评估以下几点：

（1）肢体的循环、毛细血管充盈、颜色和温度情况。有无指甲床的条件不良，如灰指甲或涂有指甲油等。

（2）探头的位置，两束光源是否能穿过动脉床到达对侧的光探测器。

（3）室内周围的光源情况（如外科手术灯、光纤灯源、荧光灯、红外线加热灯、直接的阳光照射、电磁干扰等）。光探测器无法分辨外来的亮光与传感器的光源。

（4）传感器的光源处或光探测器的部位是否有污渍或血迹。

（5）患者的活动情况。

4. 解决方法。

（1）改变探头放置的位置和/或探头的类型。血循环不良的患者可将探头放于灌注较好的位置，如鼻或耳垂部位，以更好地获取数值（图 20-31）。

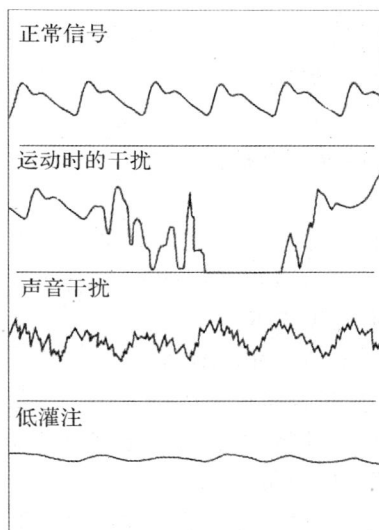

图 20-31　指氧饱和度监测仪探测到的 SaO_2 波形

（2）重新放置探头以保证光源在光探测器的对侧。

（3）关掉外界光源以减少环境光线，拉上窗帘或在探头上覆盖干毛巾或毯子。

（4）换用新的探头（一次性）或对探头进行清洗（非一次性）。

5. 如果检测结果与患者临床表现不一致，应评估心尖部搏动或桡动脉的搏动，并与监测仪上的脉搏读数相比较，如果有差异，重复解决方法中的各步骤或获取动脉血气分析的结果。

【与年龄相关的注意事项】

1. 对于小婴儿，脉搏血氧测量仪的探头可包绕整只手或脚。

2. 脉搏血氧测量法对胎儿血红蛋白氧饱和度的检测也是准确的（常用于新生儿）。

【并发症】

1. 假性读数偏高或偏低（见禁忌证和注意事项）。

2. 对黏性探头的乳胶过敏。

3. 皮肤破损（应每 8 小时 1 次检查探头放置的部位，并在需要时更换部位）。

【患者宣教】

尽可能保持安放探头肢体的静止位置，以获取较为准确的测量值。

（施剑斌　张悦怡）

操作 14：奇脉的测定

奇脉（pulsus paradoxus）也称为反脉（paradoxical pulse）。

【适应证】

当吸气过程中左心室排出量的下降远远超出正常范围时，用以评估血液动力学状况。吸气时收缩压的下降远远超出正常时可出现奇脉。产生奇脉的原因包括：急性心脏压塞、心包炎、哮喘、慢性阻塞性肺部疾病、严重的充血性心力衰竭、张力性气胸以及上腔静脉综合征。

【禁忌证和注意事项】

1.外科手术性操作或疾病过程中必须避免在双侧肢体测定血压者，如截肢术、乳房切除术、搭桥术和因透析而建立瘘管者。

2.严重的心律失常、严重的低血压或呼吸节律不规则时应避免行奇脉测定。

3.进行操作前应使患者脱离呼吸机。

【物品准备】

血压计袖带、听诊器或无创的血压监护仪。

【操作步骤】

1.评估患者是否有不规则的心律。

2.观察患者的呼吸是否正常。注意不要提醒患者进行正常呼吸，此法会让患者意识到正对其进行呼吸的监测而引起呼吸型态的改变。

3.获取基础血压的资料并注意收缩压的数值。

4.将血压袖带充气，其压力应稍高于所测得的收缩压的值。

5.观察呼吸型态的同时慢慢使袖带放气，注意在呼气期间听到的第一声收缩期 Korotkoff 音即动脉扩张音，记录收缩压的数值。

6.继续慢慢地使袖带放气，同时继续监测呼吸的类型。当在吸气期间听到第一声 Korotkoff 音时再次记下收缩压的数值。重复步骤 4～6 以保证其准确性。

7.呼气期间与吸气期间听到的第一声 Korotkoff 音之间的差异就是奇脉的测定数值（mmHg）。例如：如果呼气时在 150mmHg 听到第一声 Korotkoff 音，吸气时在 130mmHg 听到第一声 Korotkoff 音，那么奇脉就是 20mmHg。

8.两者之间的差异为 10mmHg 或者以下时考虑为正常。

（张悦怡）

操作 15：氧疗的一般原则与给氧设施

一、氧气疗法

【适应证】

为有自主呼吸但伴有急性心脏或肺部疾患的患者提供氧气的补充，提高患者的血氧含量和动脉血氧饱和度，纠正缺氧。

【禁忌证及注意事项】

1.氧疗最主要的危险是发生火灾。氧气是助燃气体，故室内应禁烟，可能会产生火焰的设备要移至远处。

2.对于已知或怀疑慢性肺部疾病伴慢性二氧化碳潴留的患者，氧疗时要考虑到有可能引起低通气状态。

3.面部烧伤或需要经常进行面部护理的患者禁用面罩给氧;经鼻胃管的放置也可能影响面罩与脸部的紧密封合。

4.使用面罩时,患者有潜在的误吸风险。呕吐反射减弱/消失或意识水平较低者使用面罩尤其要小心。抬高床头可以减少误吸的危险。

5.输入氧的浓度可由于氧流量、通气方式和解剖死腔的情况而有所不同。

6.使用的面罩大小要合适,与面部封合紧密,以提供精确而高浓度的氧。

7.面罩可妨碍患者说话,因而进食时需移开。

8.简易面罩给氧时一般至少需要 6L/min 的流量,以防止 CO_2 在面罩内积聚。

9.吸氧过程中,如需要调节氧流量,应先将吸氧管取下,待调节好后再与患者连接。停止吸氧时,应先取下吸氧管,再关流量表。

10.应及时观察和评估氧疗效果。

【设备】

1.合适的给氧设施。

2.输氧系统(吸氧管,连接器)。

3.流量表。

4.湿化瓶(必要时)。

5.氧气瓶或墙式输氧系统。

【患者准备】

向患者说明吸氧的目的并解释禁烟的必要性。

【操作步骤】

1.将流量表与氧气源连接。

2.将流量表安装好。如患者需要湿化氧气,可将湿化瓶与流量表连接,短时用氧不需湿化。

3.乙烯聚酯吸氧管的头端与调节装置或湿化器连接。

4.按医嘱调节氧流量,所需流量的刻度应位于流量表中浮球的中点。

5.确保鼻导管或面罩内氧的流出畅通。

6.患者使用带储氧袋的面罩前,储氧袋里必须预先充满氧气。

7.将面罩置于患者的脸部或将鼻塞塞入鼻腔。

8.调整面罩上的金属鼻固定片,以固定于鼻部的正确位置。

9.如需要,垫纱布或棉花以避免刺激和不适。

【与年龄相关的注意事项】

1.清醒的儿童可允许其选择合适的体位。

2.为减少儿童的焦虑,可让家长陪伴在旁。

3.采用儿童不会感到害怕的方式介绍气道的一些设施。可取一饮水杯,将吸氧管插入杯子的底部,演示给氧过程,说明吸氧的无创性,减少儿童的恐惧。

4.当使用某种吸氧方法使儿童感到不安时,可改换其他方法。

【并发症】

1.鼻黏膜过度干燥。标准的湿化送氧设备仅能为患者提供 20%~40% 的湿度。

2.面罩或鼻导管可能较易滑脱或移位。

3.标准型号的面罩并不一定适合所有的患者而使其保持舒适。

4.面罩太紧或塑料制品的摩擦可引起面部刺激与不适。

5.面罩罩住口鼻部时,有些患者会有窒息感,或感觉到热。

【患者宣教】

1.告知患者有关用氧安全的知识。室内有氧气时,严禁吸烟。

2.说明选择大小合适的面罩和恰当安置面罩的重要性。

3.面罩仅在吃饭、擤鼻涕、吐痰或呕吐时拿掉,要及时放回面部的正确位置,进食时可用氧浓度相当的鼻导管吸氧来代替。不要自行摘除鼻导管和面罩或者调节氧流量。

4.患者如感到鼻咽部干燥不适或者胸闷憋气时,应及时通知医护人员。

二、吸氧设施

吸氧设施是指将氧气筒或墙式供氧系统与患者相连以提供氧气的设施。当患者使用其中一种设施进行吸氧时,应检查是否已备齐有关物品,如打开氧气筒总阀门的扳手、压力表和流量表(使用氧气筒作为氧源时)或连接吸氧设施与供氧系统的导管(使用墙式系统作为氧源时)。

所有下述的吸氧设施仅限于有自主呼吸的患者使用。当护理正在吸氧的患者时,应快速确认所使用的吸氧设施和输送系统是否处于功能状态。观察缺氧状况有无改善、有无呼吸抑制或意识水平的改变,密切监测生命体征的变化并备好吸引设施。

氧流量与给氧浓度的关系见表 20-4。

表 20-4   氧流量与给氧浓度的关系

设施	流量	输送的氧浓度
鼻导管	1L/min	21%～24%
	2L/min	25%～28%
	3L/min	29%～32%
	4L/min	33%～36%
	5L/min	37%～40%
	6L/min	41%～44%
简易氧气面罩	6～10L/min	35%～60%
带储氧袋的氧气面罩	6L/min	60%
	7L/min	70%
	8L/min	80%
	9L/min	90%
	10～15L/min	95%～100%
文丘里(Venturi)面罩	4～8L/min	24%～40%
	10～12L/min	40%～50%

各吸氧设施的适应证与使用的优缺点的说明见表 20-5。

表 20-5　吸氧设施的适应证与使用的优缺点

设施	作用/使用指征	优点	缺点
鼻导管	* 流量 1～6L/min * 供氧浓度 21%～44%	* 患者易于接受,不影响其进食与说话 * 任何年龄患者使用均较为方便与舒适 * 价格低廉	* 容易移位 * 可被鼻腔分泌物阻塞 * 患者鼻腔必须通畅 * 流量大于 6L/min 时不用,因会导致患者鼻黏膜不适和局部刺激反应,有时可致鼻出血
简易氧气面罩	* 流量 6～10L/min * 供氧浓度 35%～60%	* 可用于经口呼吸者或有鼻部阻塞而无 CO_2 潴留的患者	* 流量至少为 5L/min,以防重吸入二氧化碳
文丘里面罩	可提供 24%～50% 的精确氧浓度 适用于有 CO_2 潴留的轻度或中度缺氧的患者如伴有 COPD 者	* 能准确控制氧浓度而使吸入氧浓度恒定,与呼吸的深度与频率无关 * 调整喷射器或刻度表可改变氧浓度	* 对于氧浓度需求＞50%者不适用 * 空气的入口窗必须随时保持通畅 * 湿化装置产生的气泡常可导致压力释放阀的激活
带储氧袋的面罩	* 流量 10～15L/min * 氧浓度 60%～80%,有储氧袋时可提供 95%～100% 的氧浓度 * 适用于病情严重、有意识和充足的呼吸但需要高浓度吸氧者;临床情况严重(如急性肺水肿、COPD 或严重的哮喘)而无法马上实施气管插管者;有气管插管的相对适应证但呕吐反射正常或因牙关紧闭而无法立即实施插管者	* 无机械通气装置下能给予最高浓度的氧	* 储氧袋不能完全塌陷,除非面罩装有弹性瓣膜装置,在患者吸气时能开放,否则氧流中断或面罩过紧时可引起窒息

续表

设施	作用/使用指征	优点	缺点
气管环套或气管造口套	*对气管造口的患者进行供氧、湿化及给药	*可连接大流量的气雾系统，提供28%～100%的氧 *高湿度 *吸引时只需开放舷窗而不必移去面罩	*流量不足是常见问题，故吸气时要观察患者，确保送氧装置有雾气溢出 *凝结水可在管道中聚集并可流入气管造瘘口之中

（袁国萍   张悦怡）

第三部分   与循环相关的操作

操作 16：低血压患者的体位安置

【适应证】

由于低血容量、迷走神经反应或药物反应所引起的症状性低血压。

【禁忌证和注意事项】

1. 有潜在的头颈部或脊髓损伤的患者应避免采用垂头仰卧位(the trendelenburg position)，有专家建议对于低血压伴有神经系统损伤可能者，可采取改良性的垂头仰卧位。

2. 过敏性和心源性休克患者可能无法耐受仰卧位或改良性垂头仰卧位。

【操作步骤】

1. 安置患者于仰卧位。

2. 抬高下肢，最高不超过 45°。此即改良性的垂头仰卧位（见图 20-32）。

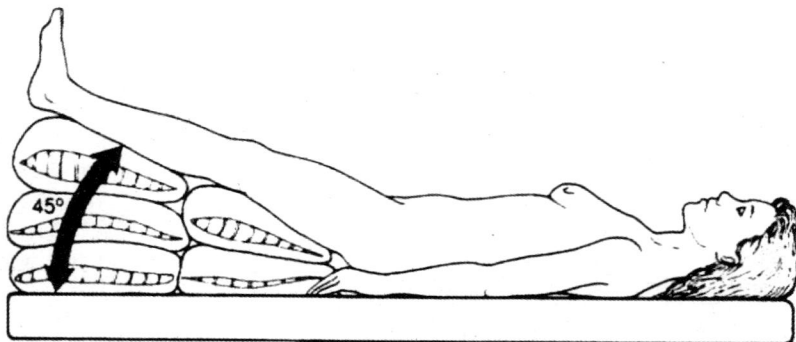

图 20-32   改良性的垂头仰卧位(modified trendelenburg position)

3. 不要将患者头部置于低于身体的水平，因此位置会压迫膈肌导致呼吸窘迫，还可增加颅内压，从而对潜在神经系统损伤的患者造成危害。

【患者宣教】

1. 向患者解释安置该体位是暂时性的。

2.如果有呼吸困难等不适应立即报告。

操作 17：体位性生命体征的测量

体位性生命体征（postural vital sign）也可称为直立性生命体征（orthostatic vital sign），体位性生命体征的测量又称为倾斜试验（tilt test）。

【适应证】

1.安全、无创地评估患者的体液灌注状况。

2.评估患者对补液的反应。

3.评估存在呕吐、腹泻、大汗、出血、腹部钝性伤或胸部外伤、腹痛、无法解释的晕厥、虚弱、头晕或自主神经功能障碍等表现的患者是否有继发性的体液丢失情况。

【禁忌证及注意事项】

1.有低血容量的患者由卧位改为立位时，可能会出现头晕、头痛或晕厥。因此操作过程中不要让患者独自一人参与测量，应安排一名助手在旁协助此操作的进行。

2.当患者平卧位时有低血压征象、存在休克、严重的精神障碍或怀疑有骨盆、脊柱及下肢损伤时，应禁止进行该项操作。

3.一些药物如交感神经阻滞剂、利尿剂、硝酸盐、麻醉药、抗组胺药、抗抑郁药、巴比妥类、抗高血压药或副交感神经阻滞剂等，可能会产生直立性低血压的假象。此外，年龄及自主神经功能障碍等预先存在的一些因素也可能影响测量的结果。研究显示约43%的正常患者（近期无血液及体液丢失史）可出现阳性反应。

4.快速及大面积出血而致低血容量的患者可能会出现反向的心动过缓现象，此时有可能影响到对结果的判断。

5.为保证测量的准确性，操作过程中应避免创伤或疼痛性操作。

【患者准备】

测量之前应静卧至少2~3分钟。

【操作步骤】

1.患者静卧2~3分钟后测血压及心率（平卧位），应测量两次并将第二次的值作为基数。此举可避免因交感反应而导致测量数值的不准确。

2.如使用三步测量法，让患者由卧位改成坐位，或从卧位改成立位。假如患者不能站着测量血压，可尝试半坐卧位，但结果的可靠性会受到影响。即由卧位到立位的测量值比卧位到坐位的测量值准确得多。

3.询问患者体位变动时有无虚弱、头晕、视力模糊等症状，观察有无面色苍白及出汗，这些症状与测量值一样重要。假如患者有非常严重的头晕而需立即躺下，或发生了晕厥，应立即中止该操作。

4.在1分钟内测量坐位或立位的血压（取前次相同部位）及心率。测量血压时应将患者前臂抬高至心脏水平，以保证其准确性。

5.坐位测量完毕后，再让患者转为站立位进行测量（重复步骤3~4）（即三步法）。

6.测量后让患者躺下或坐下。

7.将测量的结果记录于患者记录单上，包括采取的体位（如躺、坐或站位）。如果成年人的心率每分钟增加30次，或有体位性血压下降导致的任何大脑血供不足的表现，如头晕、晕厥等，可判定为试验阳性。可能同时会伴有血压的改变，但因血压较易受多种因素影响产生波动而不能成为血容量丢失的可靠依据。

【与年龄相关的注意事项】

1.儿童使用该方法的意义尚不清楚,如果体位改变导致即将晕厥或心率每分钟增加 25 次或更多,可考虑儿童有脱水情况存在的可能。

2.老年人即使在没有低血容量的情况下也可发生体位性生命体征的改变。

【并发症】

眩晕、晕厥、虚弱或摔倒。

【患者宣教】

告知因体位改变而出现症状的老年人或其他患者,在每次下床前应先坐 5 分钟,或从坐位转为立位后应先站立一段时间,再进行活动。

（张悦怡）

操作 18:心电监护

心电监护又称为 ECG 监护、ECG 监护或心脏监护。

【适应证】

持续监护心脏搏动的频率和节律,为评估病情及治疗、护理提供依据。

【禁忌证和注意事项】

1.所有装置都应有良好的接地以防止触电及对 ECG 扫描的干扰。

2.牢记治疗应针对患者而非监护仪,因为患者的临床状况远比他们的节律来得重要。

3.固定好电极和导联线,尤其对于躁动患者。避免电极脱位、导线打折或缠绕。

4.定期观察黏贴电极片处的患者皮肤,定时更换电极片和黏贴位置,防止皮肤过敏或破溃。

5.正确设定报警界限,报警系统应始终处于打开状态,出现报警应及时处理。

6.安放监护电极片时,心前区必须留出一定的范围,以保证除颤时能安置电极板。

【用物准备】

1.心电监护仪。

2.ECG 导线(3 或 5 导联监护系统)。

3.预置有导电胶的一次性电极片。

4.剃刀(必要时)。

5.酒精棉球(根据情况选择)。

6.纱布,敷料(根据情况选择)。

【操作步骤】

1.打开监护仪。

2.选择理想的导联(图 20-33～20-36),监护导联中最常用的是 Ⅱ 导联、Marriott 改良胸导联 MCL1,它与 MCL6 一样可以用来区别 QRS 波形态的不同。

3.连接导联线与电极片,并将电极片置于清洁、干燥的恰当部位,避免放置在大的肌肉组织群及骨性组织上。

4.观察 ECG 的描记图形,较为理想的状态是描记时能避免过度的人为干扰并可见明显的 R 波,从而有利于心率和节律的准确判断。

5.设置好心率报警限值,打开报警开关。

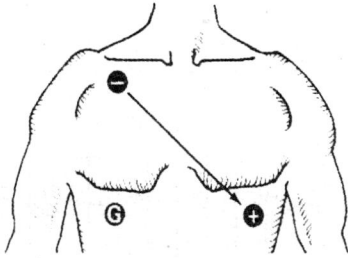

图20-33　Ⅱ导联的电极安置

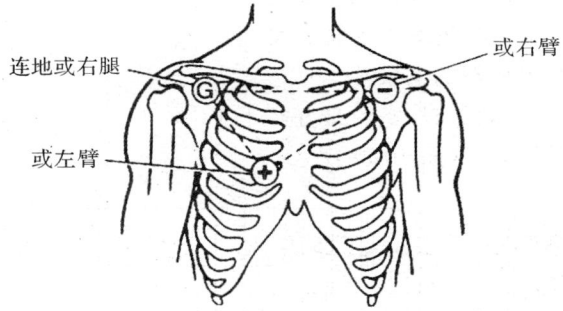

图20-34　MCL1

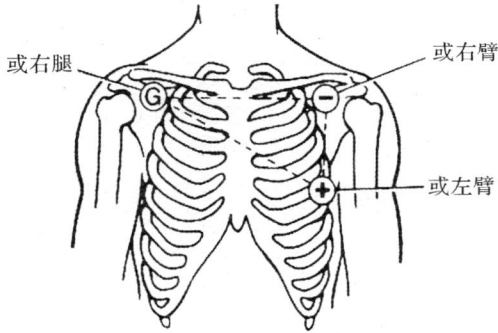

图20-35　MCL6导联

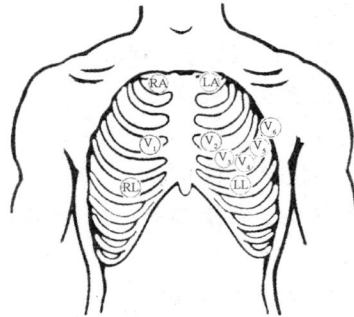

图20-36　5-导联系统

【心电图监护技术上的常见问题】

1.交流电干扰(图 20-37)。

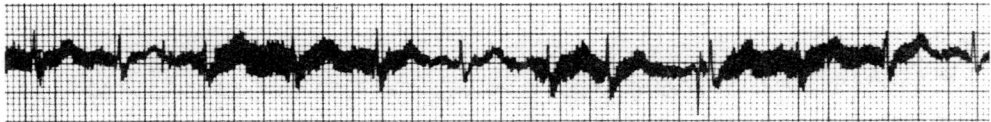

图 20-37　交流电干扰

可能原因：

(1)近处有电器设备、电源线或在房间的墙和地板上有电线。

(2)区域内的电装置(电压)接地不恰当。

(3)连接患者的电源或导联线破损。

(4)电极片、导联线、电缆线等连接松动。

(5)皮肤准备不完全。

(6)电极片的导电胶已变干。

(7)连接患者的导联线被强力牵拉。

(8)室内温度过低,因寒冷而引起患者肌肉的颤动。

解决方法：

(1)患者区域的设备要保证良好的接地设置。

(2)确保电极片、导联线等连接紧密、无松动。

(3)按下列步骤准备皮肤：

a.必要时剃除局部区域的毛发。

b.用酒精棉球清洁皮肤。

c.用干纱垫擦净皮肤表面。

d.更换新的电极片。

(4)注意保暖,室温最好高于18℃。

2.低电压(图20-38)。

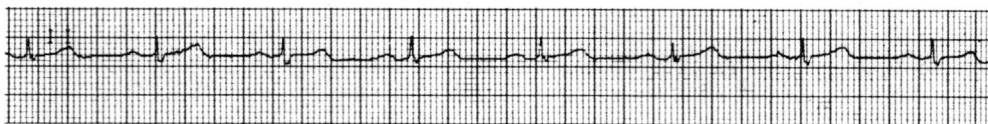

图 20-38　低电压

可能的原因:

(1)心电监护仪的设定值过低。

(2)电极片脱落或接触不良。

(3)导联线脱落或断裂。

(4)导联线与机器连接松动。

(5)患者体位改变而使 QRS 波形的振幅过低。

解决方法:

(1)增加监护仪设置的电压。

(2)确定监护仪所有的连接正常。

(3)更换电极片。

(4)选择另一导联进行监测。

3.过多的人为干扰(图20-39)。

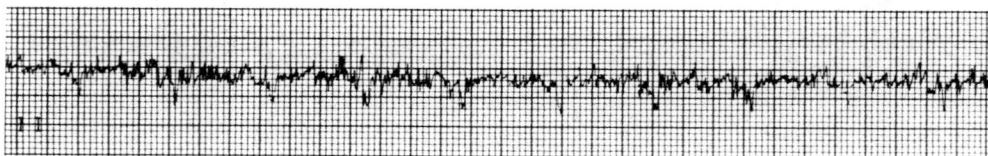

图 20-39　过多的人为干扰

可能的原因:

(1)患者活动。

(2)电极、导联线等处连接松动。

(3)间歇性的电干扰。

解决方法:

(1)检查电极的放置是否合适,或移动电极片,置于其他有较少骨骼肌肉的部位。

(2)重新连接已松动的电极片。

(3)检查各部分的连接。

(4)保持导联线的合适位置,防止因患者活动造成导联线牵拉过紧的情况发生。

4.基线不稳(图 20-40)。

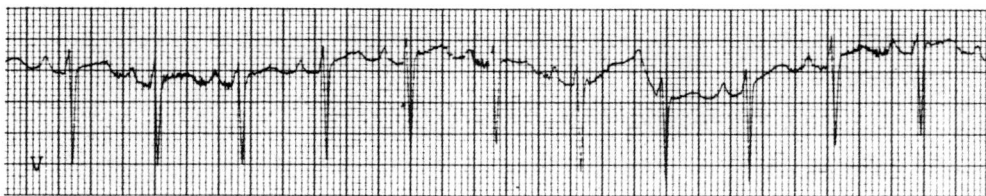

图 20-40　基线不稳

可能的原因:
(1)因患者活动或呼吸造成导联线的移动。
(2)电极片接触不良或放置位置不佳。
(3)导线牵拉过紧。

解决方法:
(1)重新放置导联线,使其处于较少活动的位置。
(2)必要时更换电极片,选择其他部位进行黏贴。
(3)保护导联线,减少牵拉。

【患者宣教】
1.如有胸部不适、心悸、气急或其他相关的症状时应立即报告。
2.不要扯拉电极和导联线,不要移动或者摘除电极片,发现监护仪有任何连接处的脱落时应立即报告。
3.避免在监护仪附近使用手机,以免干扰监测波形。
4.指导患者学会观察电极片周围的皮肤情况,如有痒痛感,及时告诉医护人员。

(袁国萍　张悦怡)

操作 19:12、15 及 18 导联心电图

12 导联心电图从 12 个不同的侧面提供了心脏电活动的信息,有助于急性冠脉综合征的诊断、心律失常的鉴别以及药物或电解质对心脏电活动影响的判断等。在标准 12 导联的基础上附加 15 导联或 18 导联时,可提供更多的诊断信息。

【适应证】
1.辅助进行急性心肌缺血、损伤或梗死的诊断。
• 15 导联心电图常用于判断有无右室心肌梗死,适用于 Ⅲ 导联的 ST 段比 Ⅱ 导联中抬高至少 1mV 时。
• 18 导联心电图用于判断有无后壁心肌梗死,适用于 12 导联 ECG 的胸前导联中存在 ST 段压低时。
2.诊断及区分心律失常与传导障碍。

【禁忌证及注意事项】
1.通过 12 导联 ECG 诊断急性心肌梗死的可靠性约 50%,应注意有些心肌梗死患者在心电图上并不一定能监测到异常表现,因此不能完全依赖 ECG 来判断有无心肌梗死。

2.与其他电子设备一样,心电图机器也必须有良好的接地,以防触电或对心电图描记的干扰。

3.在电复律及除颤过程中,操作者及旁人不能接触心电图、导线和患者。

【物品准备】

1.心电图机,包括导线及导联。

2.电极(预置导电胶的一次性电极,吸球或电极板)。

3.导电糊。

【患者评估】

1.评估患者外周血管的搏动和其他生命体征、心音、神志情况和有无胸痛、心悸等,以便将心电图的改变与患者的上述情况相关联。

2.评估患者有无心律失常或心脏疾病史。

3.了解患者目前正在服用的药物。

4.评估并分析患者最近一次 12 导联心电图的结果。

【患者准备】

1.让患者和家属了解操作的过程,理解操作时患者的配合对保证心电图质量的重要性,如保持放松状态、避免交谈和躯体的移动、进行正常呼吸等。

2.协助患者平躺于床的中间,避免接触床栏、床头及床尾的金属部分。

3.为获得较好的描记结果,应尽量将床头放平(以患者能耐受为标准)。

【操作步骤】

1.洗手。

2.将电源线与接地电源相连,然后开机。

3.在心电图机上输入患者的基本信息或资料。

4.连接肢体导联。如使用电极板,需使用导电糊。肢导联通常放在下肢的内侧面,电极板及吸球放在前臂的内侧面。如使用预置导电胶的电极片,应放于上臂的外侧面。

5.放置胸前导联,将 V_1 置于胸骨右缘第四肋间,V_2 置于胸骨左缘第四肋间,V_4 置于左锁骨中线第五肋间,V_3 置于第五肋间 V_2 与 V_4 连线的中点,V_6 位置于左侧腋中线第五肋间,V_5 位于第五肋间 V_4 与 V_6 连线的中点(见图 20-41)。

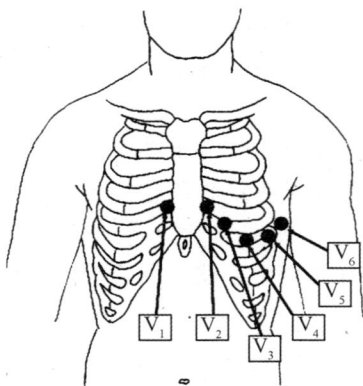

图 20-41　胸前导联放置的部位

6.将电极与相应的导联线连接,通常导联线上已标出电极应放置的位置。

7.患者取平卧位,尽可能放松并保持静止不动的状态,告诉患者大约需坚持 10～15 秒时间。

8.按相应的操作键以记录心电图。

9.如果需做 15 导联心电图,将 V_4、V_5、V_6 电极移至右侧与左侧胸部相对应的位置(图 20-42),称之为 V_{4R}、V_{5R} 和 V_{6R},在检测右室心肌梗死时 V_{4R} 有 93% 的准确率。

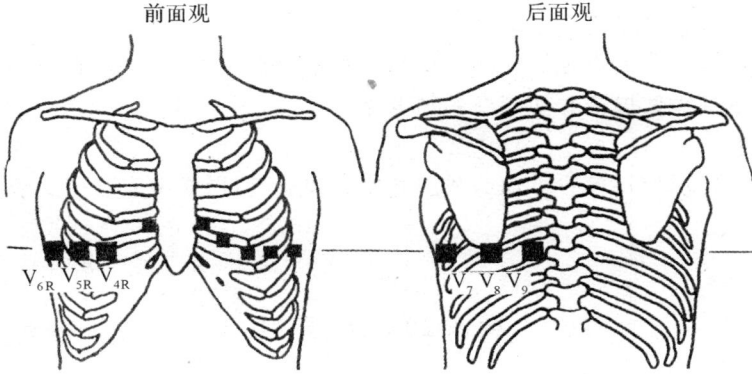

图 20-42　15 和 18 导联 ECG 的电极位置

10.如果需做 18 导联心电图,将 V_7 放于左腋后线的第五肋间,V_8 放于右后锁骨中线第五肋间,V_9 放于脊柱旁的左侧第五肋间(图 20-42)。在检测后壁心肌梗死时,V_9 有 90% 的准确率。

11.重复步骤 6~8 以记录附加导联的结果。

12.检查心电图的走纸情况,如果干扰太大或心电图不够清晰,应重新再做。

13.撤除导联线与电极并清洁皮肤,如患者需反复检查心电图,可暂不去除预置导电胶的一次性电极片。

14.查看所记录的心电图节律、频率,有无 P 波和 QRS 波以及波形的宽度与形态,P-R 间期的长度,有无 S-T 段的改变,Q-T 间期的长度,T 波的形态等,初步确定心律失常的类型。

15.分析并评价 12 导联心电图上有意义的改变,并与患者的任何心肌缺血、损伤或坏死的症状相联系。

【操作时技术上的常见问题】

1.交流电干扰。

2.基线不稳。

3.震颤。

可能的原因:

(1)患者紧张或位置不舒适。

(2)如使用电极板,可能因胶带或夹子过紧所致。

解决方法:

(1)帮助患者调整至舒适的卧位并鼓励患者尽量放松。

(2)放松胶带或夹子。

4.波形断断续续或颤动。

可能的原因:

(1)连接处松动。

（2）导联线损坏。

（3）皮肤准备欠佳。

（4）导电糊放置过久或被污染。

（5）患者移动和紧张。

解决方法：

（1）检查所有连接处是否有松动。

（2）晃动导联线以判断有无导联线的损坏并观察对记录结果的影响。

（3）备皮后重新放置电极并使用新的导电糊。

【患者宣教】

尽可能取平卧位，保持静止不动的状态并使肌肉放松，操作中应避免交谈。

（金金花　虞雪琴　张悦怡）

操作 20：心包穿刺

心包穿刺又称为心包放液，用于引流心包积血、积液以防止和治疗心脏压塞，或者采集标本确定心包积液的性质，从而有助于诊断。

【适应证】

1. 协助胸部钝性或贯通性创伤的患者伴有心排出量下降、中心静脉压升高伴颈静脉怒张、心音遥远和低血压等征象时的心脏压塞的诊断。

2. 解除因感染、肿瘤、出血倾向或近期心脏置入起搏器而继发的心脏压塞。

3. 辅助无脉性电活动（PEA）患者的诊断和治疗。

4. 获取诊断性检查的体液标本或与静脉压升高相关的资料。

【用物准备】

心包穿刺包、16～18# 心包穿刺针、针筒（50ml、10ml、5ml、3ml 各一）、三通、消毒液、口罩、无菌手套、利多卡因、标本采集容器、消毒鳄鱼夹、无菌纱布、量杯和胶布等。必要时准备急救物品和药品（如除颤仪、简易呼吸皮囊、血管活性药物等）。

【患者评估和准备】

1. 了解病史，评估患者的神志、呼吸、心律/心率、血压、氧饱和度情况和中心静脉压等，便于和操作中及操作后相比较。

2. 了解患者的凝血功能、血红蛋白和电解质的水平。

3. 确认患者已经签署操作同意书。

4. 患者取合适体位，仰卧，抬高床头 30°～60°。

5. 连接床边心电监护仪，便于操作中观察针头是否刺入心肌，操作后心肌是否损伤。

【操作过程】

1. 洗手，戴口罩、帽子。

2. 消毒胸部穿刺处的皮肤（包括肋缘至剑突下区域），待干。

3. 打开心包穿刺包，准备穿刺用物。

4. 戴无菌手套，铺巾。

5. 连接穿刺针、三通和 50ml 针筒。

6. 准备好局麻用的利多卡因，沿穿刺方向注入局麻药。

7. 将鳄鱼夹的一端夹于穿刺针末端，另一端夹在心电图仪 V_1 导联的探头上（图 20-43）。

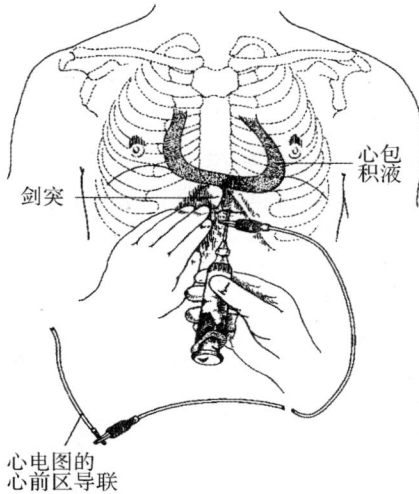

图 20-43 心电图指引下的心包穿刺

8.沿剑突以 30～45°角方向刺入左边剑突与肋软骨交界的下方,对准左边肩胛骨向心脏进针,边进针边抽吸,直至抽吸到心包积液或积血。尽可能地抽出积液或积血(抽吸液体的范围为 10～150ml)。

9.观察心电图上有无异常改变,如心电监护上不应出现 S-T 段显著抬高、T 波改变、宽大的 QRS 波或室性早搏等异常表现(这些表现提示穿刺到心室肌)。

10.如心电监护上出现上述任何波形的改变,提示针头已穿刺到心外膜或心肌,可慢慢后退针头,直至心电监护上重新恢复基础节律。

11.在穿刺过程中应密切观察患者的心电图、生命体征、呼吸和氧饱和度等情况。

12.如不能确定抽出液是否来自于心包腔,可将所抽液体放于容器中,观察是否凝固,如为心包积液,一般不会凝固。

13.留取需要的标本。

14.如果需要放置心包引流管,则应更换软质留置导管并妥善固定。

15.穿刺完毕,处理穿刺用物。

16.洗手,记录心包引流液的量和性状、患者生命体征的变化和所诉的任何不适。

【注意事项】

1.心包积液有急慢性之分,急性心包积液时,心包腔内渗液在数分钟或数小时内急剧增加,即使总量在 250ml 以下也会导致显著的血液动力学改变。慢性心包积液时,由于心包周围的渗液为一缓慢增加的过程,因而给心脏一定的代偿时间,使有的患者在积液量到达 2000ml 以上时才会出现临床症状。

2.有时心脏压塞的表现可非常不典型,患者可出现心排出量减少、心率增快、低血压、颈静脉怒张和奇脉等征象,也可以突然出现无脉性电活动(PEA)而无其他心脏压塞的典型表现。

3.穿刺过程中以及穿刺结束后,均应密切观察心电图和生命体征的变化,及时发现心肌损伤的征象或心脏压塞的再次出现。

4.及时处理心律失常。

5.注意观察呼吸音的变化,及时发现因针头误入胸腔而导致的气胸。

【并发症】

1. 误抽吸到心室内的血。

2. 心室的心外膜/心肌损伤。

3. 冠状静脉或动脉的撕裂伤。

4. 穿刺伤及主动脉、下腔静脉、食管或腹膜。

5. 因液体或血液持续渗漏至心包腔所导致的心排出量下降。

6. 心包积血和心脏压塞。

7. 心律失常（如室颤）和心脏骤停。

8. 穿刺伤及肺而造成气胸。

9. 静脉内气体栓塞。

10. 心包炎（晚期）。

（金奇红　张悦怡）

操作 21：指测血糖

【适应证】

需床边监测毛细血管血糖水平者。

【禁忌证和注意事项】

1. 血糖仪显示屏上所显示的号码应与所用的血糖试纸号码一致。

2. 不要从血管受损部位获取血标本（如冰冷、发斑或发绀的部位），否则可能会影响结果的准确性。

3. 严重的外周循环血流的减少，如低血压、休克、外周血管疾病，或因糖尿病酮症酸中毒或高糖-高渗性非酮症综合征所引起的严重脱水等都可导致结果的不准确。

4. 不要为增加流出血量而挤压穿刺部位，否则可导致血标本被组织液稀释。

5. 血糖测定仪有多种类型，每种仪器均需使用自己特定的检测用试纸。使用者必须熟悉所使用的仪器类型，有些测定仪可能仅适合毛细血管血的测定，而另一些仪器可测定静脉、动脉、新生儿或毛细血管血。

6. 准确的测试结果依赖于操作者对仪器的正确操作、相关物品的恰当贮备、按质控要求对仪器进行常规测试与校准以及保持仪器的清洁。

7. 采血前要检查采血笔是否带有血迹，以免造成血液性疾病的传播。酒精消毒后应待干后再行采血，部位在指尖的一侧，最好让血自然流出。

8. 试纸应密闭干燥地保存于 2～32℃的环境，不要用手指触及试纸测试区以免污染。

9. 如果测试结果与患者的临床印象不一致，应再次阅看仪器制造商提供的指南，回顾测试程序，证实质控结果是在预期的范围内并检查试纸的有效日期，然后进行再次测试。

10. 如果测试结果非常高或低或对所测得的结果有疑问，应采集血标本送化验室进行血清糖测定以检验其准确性。

11. 指测血糖的操作在某些情况下有其局限性，这些情况包括高血细胞压积、尿酸或抗坏血酸水平升高等。详情参阅血糖测试纸包装上的内容。

【物品准备】

采血针或采血针装置、酒精棉签、手套、棉球或纱布、血糖测试仪、血糖测试纸。

【患者的准备】

1.选择采血部位。成人可选择指尖或耳垂部位。

2.用酒精清洁采血部位,待其干燥。如果采血部位较冷,可使用热水袋以促进血管的扩张。

3.准备好采血针头或采血针装置。

【操作步骤】

注意:每台血糖仪均有其特定的操作步骤,使用前应阅看仪器操作手册上的指南。

1.洗手,备齐用物。

2.核对患者身份,并做好解释工作。

3.用75%酒精消毒穿刺点,并用干棉球擦干,以免影响结果。

4.将针头装入采血笔备用。

5.开启仪器,确保仪器上的校准码与测试条上的一致。从试纸瓶中取出一片试纸,随手盖紧瓶子,避免试纸受潮而影响血糖测定结果。确保仪器与试纸均已备好以接受采集的血滴。

6.牢固地握住采血针,向着采血点进行穿刺。

7.轻轻地挤压和放松手指以促使血流出,获取丰满的一大滴血。

8.让血轻轻地接触试纸上的试剂范围并使其充满整个区域,避免将血涂抹开。(有些仪器在一滴血不够时可允许再加入第二滴血。请核对仪器操作手册。)

9.获取测试结果并进行分析。

【与年龄相关的注意事项】

新生儿可将脚后跟作为采血部位,但应避免脚趾部位。

【并发症】

1.针刺部位的不适。

2.感染(较少见)。

3.不精确的血糖结果。

【患者宣教】

1.教会患者在家进行血糖测定的操作程序和对测试结果的分析方法。

2.让患者了解感染的症状与体征。

（梁靖　张悦怡）

操作22:手动输血/输液加压器

手动输血、输液加压器是指一人工的加压袋或袖带装置,将其包裹于软包装输血或输液袋外,用手动充气球对其进行充气至一定压力后,即可实施加压输血或输液(图20-44)。

【适应证】

用以治疗血容量不足或外伤等各种原因导致的低血压或血液动力学障碍,以快速输入浓缩红细胞和静脉用液体。

【禁忌证和注意事项】

1.应密切监测血压、脉搏、皮肤温度、毛细血管充盈情况和尿量等,必要时监测中心静脉压、肺动脉楔压等指标,以用于判断患者对液体复苏的反应。

2.玻璃瓶装的静脉输液瓶和某些自体输血等装置因无法进行加压,而不能使用加压输

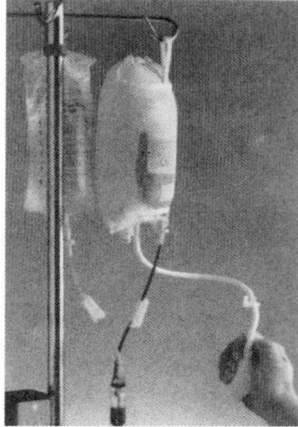

图 20-44　手动式加压袋

液装置。

3.注意静脉输液装置中有无限制压力传送的因素,如 T 型或 Y 型的连接管或三通。如果这些设备的内腔较为狭窄,会限制液体的流速。

4.排空输液袋内的空气,以防空气栓塞。

5.快速输注室温下的液体或冷藏的血制品可导致患者的医源性体温过低。如需快速输液,应考虑先行加温。

【所需物品的准备】

1.18G 的粗针头。

2.20ml 注射器(必要时)。

3.加压输注器:手动加压袋或袖带式加压器或其他类型的自动加压输注器。

【患者准备】

1.建立静脉通道,最好使用 14G 或更大型号的套管。如果已建立静脉通路,应评估患者静脉穿刺的部位是否有问题存在,如发红、疼痛、肿胀等。

2.确保使用输血器或创伤专用输液器作为开通静脉的管道。输血器能保证 200% 的液体流速,而创伤专用输液器能保证 500% 或更高速度的液体流速。

【手动加压袋或袖带式加压器的操作步骤】

1.为防止空气栓塞,可使用带针头的 20ml 针筒,从输液袋内抽出所有的空气,或者将输液袋倒置进行挤压的同时用针头从输液袋的注药口将空气排出,然后将输血器插入输液袋。

2.倒置输液袋并从加压袖带的下开口处置入。

3.将固定环从加压袖带的顶端开口处穿入输液袋的小洞。

4.将加压袖带和输液袋悬挂在输液架上。

5.检查静脉输液器与输液袋或输液留置针之间的各个连接处,以确保输液的安全。

6.对加压袖带进行充气,直到理想的压力,但不要超过 30mmHg,以避免对红细胞的破坏、防止液体输送系统脱开或输液部位的并发症等。

7.可通过挤压袖带上的充气皮球使血或液体流入,以获得并维持理想的压力状态。

8.血袋内的血输完时,应先夹住输血器,然后用生理盐水进行冲洗。

9.放空加压袖带内的空气,取下已输注完毕的输血/液袋。

10.用手将加压袋内的空气排净,以利于下一袋液体的快速置入。

【与年龄相关的注意事项】

1.老年患者或患有慢性疾病者(如肾、肝、心功能不全)进行液体复苏时应谨慎,因各脏器功能受损而导致对过多液体处理能力的下降。

2.婴幼儿因其基础血容量较少而有循环血量过多的危险。

3.老年人和婴幼儿有引起医源性体温过低的危险,因此如果需要快速补液,应考虑将所输的液体预先进行加温。

【并发症】

1.空气栓塞。

2.血容量过多。

3.输入液体的渗出。

4.充气压力过高。手动袖带装置应小心地进行充气,因部分装置的充气压力即使已达非常高的水平也不会对使用者有任何的警示。

5.快速加压输注时未进行液体的预先加温导致医源性体温过低。

(张悦怡)

第四部分:胸腔减压相关操作技术

操作23:紧急针头胸腔穿刺

【适应证】

1.对张力性气胸伴有呼吸或心血管系统功能障碍者提供紧急的穿刺减压。下列情况出现应怀疑张力性气胸:呼吸困难、低氧血症、颈静脉怒张、低血压、过清音、气管移位等。

2.施行针头胸腔穿刺可将张力性气胸转变为单纯性气胸。

【禁忌证和注意事项】

1.对于无张力性气胸的患者施行该项操作,有引起气胸和/或导致肺损伤的危险。

2.胸腔穿刺是放置胸腔引流管之前的一项临时性措施。完成该操作后应将放置胸腔引流管作为后续措施。

3.外伤性膈肌破裂伴腹腔内容物疝入一侧胸腔的最初症状酷似张力性气胸,此时若进行针头胸腔穿刺会导致胸腔内的细菌污染。如有腹部受到突然、压迫性外力作用的病史时应怀疑膈肌破裂。

4.由于张力性气胸的危急性,在医生不能立即到达的区域应考虑对护理人员及其他辅助人员进行针头胸腔穿刺操作的培训。此类患者如果不立即进行处理将会导致心脏骤停。

5.有研究强调,胸壁的厚度应作为一个重要的评估参数。有些成人患者使用标准的3cm长的套管针可能无法在第二肋间穿刺到达胸腔。穿刺针长度不够可导致整个操作的失败。建议至少选用4.5cm长的穿刺针。

【用物准备】

消毒液、局麻剂、局麻用针头、针筒和50ml针筒、10~18G的套管针(长4.5~6.0cm)。

【患者准备】

1.最初的胸部摄片可以暂缓,可依据患者的临床表现而定。如果怀疑有膈肌破裂,在行胸腔穿刺之前应先进行摄片检查。

2.如时间允许,消毒张力性气胸侧皮肤,针头置入的部位常选择锁骨中线第二肋间(图20-45)。

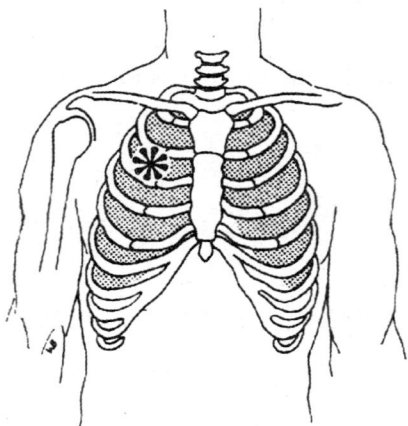

图 20-45 常用的针头胸腔穿刺部位

3.如果患者已排除颈椎病变,且其病情允许,可将患者置于直立位。

4.给予高流量吸氧。

【操作步骤】

1.如果患者清醒且情况允许,应先进行局部麻醉。

2.将套管型穿刺针与 50ml 针筒连接。

3.经皮肤在第二肋间刺入穿刺针头,应沿肋的上缘推进直至进入胸膜腔(肋间神经和动脉位于肋骨下缘)。

4.抽出空气能明确张力性气胸的诊断。手工轻轻地抽吸以排除更多的空气。如果无法抽出空气或患者的症状与体征没有改善,应考虑心脏压塞、心肌挫伤或空气栓塞的可能。

5.去除针头和针筒,保留导管在原位,妥善固定并保持其与大气相通,使其成一单纯性气胸。

6.准备放置胸腔引流管的物品。如果胸管放置因故延迟(如在转运途中),可在导管末端接一活动瓣膜。简单的活动瓣可用消毒橡皮引流管或消毒手套的一个指套去除尖端而制成。该瓣膜与导管的末端相连并用胶带或缝线妥善固定(如图20-46)。

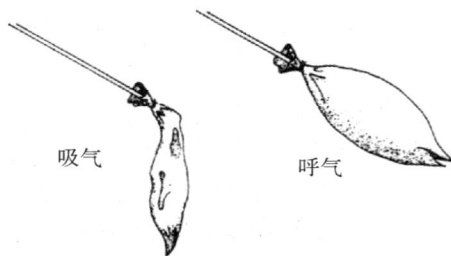

吸气 呼气

图 20-46 橡皮手指套制成的活动瓣膜

7.胸腔引流管放置完成后,去除留置的穿刺导管,在穿刺点涂上抗生素软膏并盖上消毒敷料。

8.操作完成后予以拍胸片。

【与年龄相关的注意事项】

1.对于儿童患者,使用辅助呼吸肌与鼻翼煽动也可能是张力性气胸的征象。

2.儿童的穿刺部位与插入技术与成人相同,但儿童可使用更小的针头和导管。

【并发症】

1.可造成操作前误诊断为张力性气胸的患者出现气胸。

2.穿刺部位血肿形成。

3.如果膈肌破裂或出现腹内脏器疝,可造成腹内脏器的穿孔。

4.如果穿刺时针头太靠近胸骨,可导致内乳动脉的撕裂,引起大量失血而形成血胸。

5.穿刺部位的感染(较迟出现)。

（沈菊亚　张悦怡）

操作 24：胸腔引流管的置入

胸腔引流管的置入又称为胸廓造口置管术。

【适应证】

1.帮助气胸、血胸或血气胸的患者排除胸腔内的气体与血液。

2.帮助胸膜腔大量渗液、脓胸及乳糜胸的患者排除胸腔内的积液(中心静脉穿刺后常可发生医源性的胸腔积液)。

3.为需正压通气支持的严重胸部钝性损伤(连枷胸或肺挫伤)的患者提供预防性胸腔引流。对于穿透性胸部损伤的患者,即使没有气胸的征象,通常也需预防性地置入胸管。

【禁忌证和注意事项】

1.大量血胸(超过 1000ml)引流血液后,患者的血液动力学状况可迅速恶化。在进行胸部减压术前,应先开始液体复苏或考虑高容量复苏的必要性。如果条件允许,可行自体血回输法。左侧大量血胸常预示主动脉或大血管的损伤。

2.使用粗套管针(Trocar)型胸管应小心,仅限于引导胸管通过已进行钝性分离而形成的开口处时考虑,而不能用暴力强行进入胸腔。因套管针型胸管使用中常伴发胸部组织的损伤。

3.先前进行过胸廓造口术的患者往往会有瘢痕组织与黏连的存在,而导致胸管的放置困难。

4.如果气胸患者需空中转运,应先考虑进行胸腔减压以防海拔增高使气胸范围增大。

5.如果将立即进行急诊开胸术,则没必要放置胸管。

6.在胸部 X 线上,很难将气胸与成人的大范围肺气肿或婴儿的先天性肺气肿进行区分。

【物品准备】

1.消毒物品、无菌巾。

2.局麻剂、局麻针头和针筒。

3.10 号手术刀、大的弯血管钳、缝线剪、持针器、带丝线的直型大缝针。

4.胸管:36～40F 的胸管用于引流血液或其他黏液;18～22F 用于引流气体。

5.7～8cm 的胶带、特制的封口敷料(如含凡士林油膏类敷料)、纱布。

6.胸腔引流装置。

7.自体血回输设施(必要时或有条件)。

注意:应预先备好上述物品并置于专用盘中。

【患者准备】

1.先进行胸部摄片,患者情况紧急需立即放置胸管时除外。

2.如果时间允许,应消毒置管部位。通常选择腋前线或腋中线 4~5 肋间作为置管部位(图 20-47),也可将乳头连线水平作为识别标记,更适用于病情不稳定需立即放置胸管的患者。乳房下垂的妇女,乳房侧面的皱痕是一个较为固定的标记点。穿刺部位过低时有置入膈肌下方的危险,最有可能置入肝脏或脾脏。

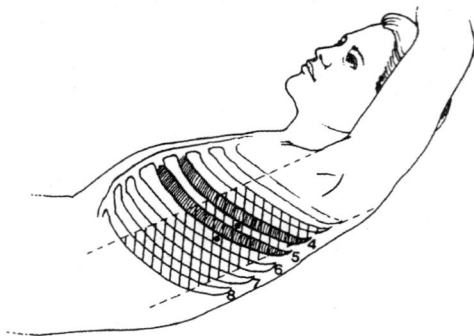

图 20-47   胸腔置管部位

3.安置患者于仰卧位,患侧手臂抬高置于头部,如病情允许,抬高躯干至 30°~60°。

4.按医嘱予以镇静、止痛剂。

5.准备胸腔引流装置(见胸腔闭式引流装置操作规程)。

6.准备自体血回输装置(必要时)。

【操作步骤】

1.消毒穿刺部位,胸部铺上无菌巾。

2.如果患者清醒且病情允许,应进行穿刺部位的局麻。

3.用胸管测量从穿刺点到肺尖的长度,并在管子上作标记。

4.在预期置管的下一个肋间隙与肋骨平行做一 2~4cm 的切口。胸腔穿入部位下方的切口有利于经肋骨上缘的表面组织进行钝性分离,从而形成一通道,使以后拔除胸管时不会有空气漏出。

5.用弯血管钳钝性分离肋骨上缘组织(神经和血管位于肋骨的下缘)。用血管钳进入胸膜腔。进入胸膜腔的时候患者会感觉到疼痛(图 20-48)。

6.从胸壁往外牵拉处于开放状态的血管钳,以扩大胸腔开口与皮肤切口。

7.用戴手套的手指探查,以证实是否已进入胸腔并检查有无胸膜黏连和胸腔或腹腔脏器的情况(图 20-49)。

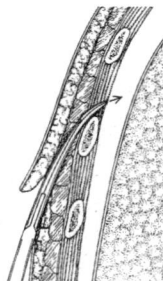

图20-48   血管钳进入胸膜腔

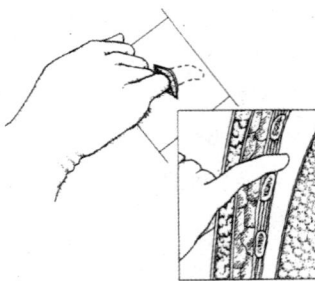

图20-49   手指探查切口

8.使用较大的血管钳通过切口指引胸管往上推进,直至胸管到达先前测量的长度。如立即有血、气体或两者同时流出,显示置入位置正确。

9.将胸管与胸腔引流装置相连,并用胶带妥善固定,以防意外脱开。

10.用丝线缝合胸管以固定位置。

11.沿切口部位放置封口敷料(如特制的凡士林敷料)。

12.在切口部位附近的胸管下面放置纱布,并用敷料覆盖切口,用胶带固定敷料和胸管。最终敷料应完全覆盖穿刺的部位。

13.进行胸片检查以证实胸管的位置,评估血、气胸的情况。

14.监测胸腔引流情况,警惕有无较多的、持续的气体漏出(可能为食管或大气道损伤的征象)或过多的血液丢失。外科手术的指征包括:最初的血性引流液达到 1000ml,或每小时的血性引流液大于 200ml,或者有大量气体漏出。

【与年龄相关的注意事项】

1.儿童常用的胸管型号为 16、20、24F,小婴儿常需选用 8~12F。

2.导管的放置部位因患者大小而有所不同。儿童常可选择腋中线第 3 肋间,导管尖端向上推进直至位于胸骨下,也可选择第 4 或 5 肋间置入胸管。

3.应注意小婴儿的固定敷料不要太大,以防限制胸壁活动而影响有效通气。

【并发症】

1.置入位置不正确,胸管没有发挥作用(管子的末端开口在胸腔外或置入到皮下)。

2.皮肤切口处、肋间动脉或静脉、肺动脉或肺静脉的出血(如果使用 Trocar 型胸管则出血的危险性更大)。器官或组织的损伤(膈肌、肝、脾、胃或肠)。

3.管子堵塞或扭曲(可造成张力性气胸)。

4.肺复张时疼痛。

5.局部血肿。

6.局部蜂窝织炎(较迟出现)。

7.患者活动受限而致肺不张或肺炎。

8.拔管后又出现血气胸的病理变化。

【患者宣教】

1.嘱其在床上移动、翻身或下床时应寻求帮助。

2.出现任何气急、胸痛或引流装置脱开的情况应立即报告。

3.不要躺卧于导管上或扭曲导管。

(沈菊亚　张悦怡)

操作 25:胸腔穿刺

【适应证】

胸腔里留有气体和液体时会影响通气。抽出胸腔内的气体和液体以达到诊断和治疗目的。

【禁忌证及注意事项】

1.患者有严重的出血性疾病或正服用抗凝剂,穿刺局部有感染,肿瘤、严重肺结核、大咯血的情况为胸腔穿刺的相对禁忌证。

2.呼吸功能障碍(如呼吸机依赖、膈肌破裂、肺气肿)的患者穿刺时要小心,此类患者因肺组织破裂而继发气胸的几率很高。

3.胸膜黏连患者进行胸腔穿刺可引起脏层胸膜和肺破裂,从而形成继发性气胸。

4.胸腔抽气患者的穿刺点通常在锁骨中线第 2 肋间或腋前线第 4～5 肋间。胸腔抽液患者穿刺点常取肩胛线或腋后线第 7～8 肋间。避免在第 9 肋间以下穿刺,以免穿透膈肌而损伤腹腔脏器。

5.儿童与成人穿刺部位的选择与操作技术均相同,可选择较小的针头或留置导管。

【物品准备】

1.消毒液(如 PVP-I)、无菌巾、消毒敷料、胶带。

2.局麻药、局麻用的注射器和针头。

3.50ml 的注射器、大型号(18G)针头、三通、输液器及延长管。

4.穿刺针:18～22G 的针头,长 3.75～5cm 或 16～20G 的套管针,也可用 14～16G 带塑料外套的留置导管。

5.弯止血钳(2 把)、无菌的真空引流瓶。

将上述物品预先备好并统一放于治疗盘内。

【患者准备】

1.患者取坐位,双手交叉、身体向前靠于床旁桌上。如果患者不能忍受坐位,可取仰卧位。

2.用 PVP-I 液消毒穿刺点。如患者取仰卧位,局部应铺无菌巾。如为排除胸腔内积液,穿刺点应选在积液顶点下方的肩胛中线或腋后线的水平。

3.告诉患者在穿刺过程中应避免咳嗽以防肺损伤。

【操作步骤】

1.在穿刺点的稍下方行局部浸润麻醉。进针点选择在肋的上缘,改用 22G 针头继续进行局部麻醉使其浸润到骨膜。如果使用钢针穿刺抽液,将注射麻醉药的针头继续往前推进到胸腔内并可抽出液体。注意可抽到液体的穿刺深度并用止血钳在皮肤平面处夹住麻醉针头。

2.将针头或留置导管插入胸腔。注意必须从肋的上缘进针,进入胸腔时可有脱空感。

(1)使用钢针时。接三通并与 50ml 注射器相连,在与麻醉针头相同深度的钢针处夹上止血钳,推进针头直到夹止血钳之处贴近皮肤(见图 20-50)。

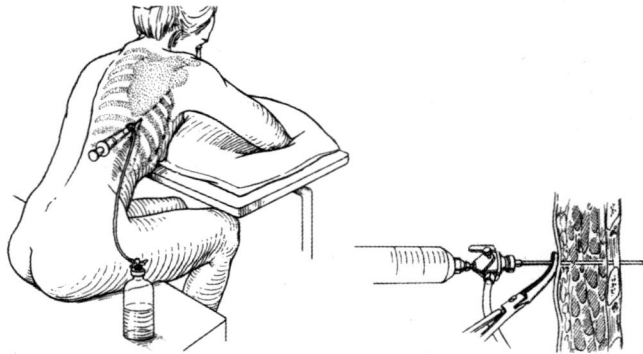

图 20-50　用针头进行胸腔穿刺

(2)留置套管针。将 14～18G 的留置导管与 50～60ml 的注射器连接,边进针边进行吸引。进入胸腔后,推进导管退出针头。针头退出时,导管的后端开口处用无菌手套的手指进行封闭。

（3）带塑料外套的针头导引型导管。将三通与导管连接并关闭三通。将针头穿入胸腔，导引塑料外套内的导管穿过针头，再去掉塑料套，退出针头，将导管留置在胸腔（图20-51），针头套上塑料针帽。

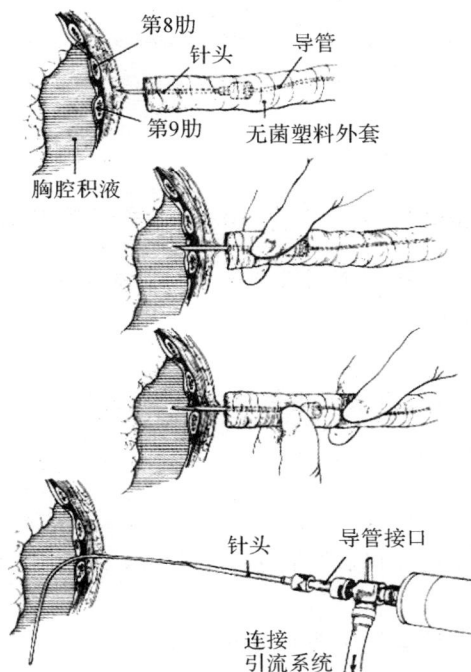

图 20-51　使用针头导引型导管进行胸腔穿刺

3.使用注射器和三通或真空瓶引流液体。

（1）注射器和三通法。用三通将针头或导管与50ml的注射器连接，抽取液体后关闭与患者相连的三通一侧并将注射器内的液体注入收集瓶内。重复以上步骤，直至抽出预期或必要的积液量。

（2）真空瓶。用三通将输液管的一端与穿刺的导管相连，输液管的另一端连接一个18G针头，将针头插入真空瓶的上端并打开真空瓶与患者之间的三通。

4.抽出一定的积液量。进行诊断性化验时抽取 50～100ml。出于治疗目的时可按每次抽液递增 50ml 的方式进行，直至呼吸窘迫得到缓解。为了避免穿刺后发生肺水肿或蛋白质过度丢失，建议首次抽液量不要超过 600ml，以后每次不超过 1000ml。关闭连接输液管侧的三通并拔出针头。

5.局部覆盖消毒敷料并进行胸部拍片。

6.注射器或真空瓶内的液体应送化验室进行检查与分析，包括革兰染色、细菌培养与药敏试验、抗酸染色与培养、细胞分类计数和细胞学分析、pH 值、比重、总蛋白和糖、乳酸脱氢酶的含量等。

【并发症】

1.抽液量过大时可引起肺水肿。一次抽液量不要超过 1000ml，否则可引起纵隔内器官移位。

2.如果导管从针头退出，可引起塑料导管的断裂。

3.有呼吸系统基础疾病者可发生低氧血症。

4.肺、膈肌或肋间血管的撕裂伤可导致血胸。

5.肺破裂可造成气胸。

6.穿刺部位可出现血肿。

【患者宣教】

1.告知患者在出现呼吸急促、虚弱无力、咳血性痰或胸痛等症状时应立即报告。

2.操作后应保持一个舒适的体位约一小时。

（沈菊亚   张悦怡）

操作 26：一次性胸腔闭式引流装置

胸腔闭式引流装置是一种已经消毒灭菌处理的一次性塑胶引流装置。其作用为收集引流液，提供水封作用和抽吸控制。

【适应证】

将胸膜腔内的液体和/或空气引流出体外，以重建胸膜腔内正常的负压，使手术或损伤后的肺复张。

【禁忌证与注意事项】

1.水封系统必须保持直立状态，否则空气进入将导致胸膜腔内负压消失。

2.不要将引流装置放于高于患者胸腔水平的位置，否则液体可能倒流入胸腔，而增加感染的机会。

3.不要让管子缠绕于引流装置上方或拖于地上，否则将使依靠水封作用的回路系统需要通过增加胸内压才能保持胸膜腔的持续排空。

4.不要进行引流管的常规夹管，因可能引起张力性气胸，除非在更换胸腔引流装置或检查有无漏气等非常必要的情况下。

5.不要将压挤胸管作为常规措施。因它会导致胸膜腔内产生 39.23kPa 以上的负压而对肺组织造成损害。当血性引流液的流出突然减慢或停止，怀疑有血块阻塞胸管时，可考虑压挤胸管。为利于血凝块的排出，在压挤前应先轻柔地试着调整胸管的位置。压挤胸管时，用一手固定引流管（避免挤压时牵扯引流管），另一手握紧引流管朝引流瓶的方向压挤；也可一手握胸管，在手掌与手指之间压挤胸管，另一只手放在下方以同样方法挤压，两手交替操作逐渐挤向引流瓶。

6.作为水封装置，患者呼气时水封腔内的液体中可能会有气泡产生。如果水面持续冒出气泡，应检查有无漏气。

（1）用止血钳在靠近导管置入部位处夹住胸管。如果气泡消失，则漏气来自于置入部位或患者的肺。

（2）加固胸管置入部位的封闭敷料。如果气泡仍未消失，则漏气来自于患者的肺。如果漏气是新出现的情况，应立即报告医生。

（3）如果夹闭置入部位的胸管后气泡仍未消失，则漏气可能来自于胸管或该引流系统。检查引流装置的完整性及所有的连接处，必要时更换整套系统。

7.水封管内的液体水平应该在吸气时上升，呼气时下降。如果水柱波动消失，可能肺已完全复张或有堵塞。应检查管道有无扭曲、缠绕或堵塞。最常见的原因是管子被患者的身体压住。

8.成人胸腔引流装置可用于儿童。但如有儿童专用的装置则更佳。因后者的收集腔更小一点,且有精确测量较少引流量的详细的刻度标记。

9.儿童患者建议使用 0.98～1.96kPa(10～20cmH$_2$O)的负压进行吸引。

【原理】

一次性引流装置一般包括三个分隔的空间:

1.引流液的收集瓶。用一长的引流管与预埋在患者胸腔内的胸腔引流管相连接。

2.水封瓶。其中的长管一端需置入水面下 2～3cm,另一端"∩"标记的接柱与收集瓶的"∩"标记接柱用短的连接管相连。

3.抽吸控制瓶。目的是控制引流系统内的压力,当吸引器开动时,抽吸控制管内的液体便下降到底,从而产生负压。

(1)在壁上有一圆孔与水封瓶相通。

(2)当需要负压吸引时,将吸引器与抽吸控制瓶的吸引器接柱连接即可。

(3)抽吸控制瓶内长管一端应置入水面下 10～15cm(置入水中的深度决定了给予的负压值),另一端开放通大气。

(4)需使用吸引器引流装置的情况包括:

1)患者咳嗽与深呼吸太弱,无法将胸膜腔内的空气和液体由胸管压挤而出。

2)空气进入胸膜腔的速度大于通过引流系统流出的速度。

【患者准备】

1.接上心电、呼吸监护和指脉搏氧饱和度监测仪,必要时给予开通静脉、吸氧等措施。

2.准备置入胸腔引流管。

【物品准备】

胸腔引流手术包、灭菌胸腔引流管、塑料一次性水封瓶、无菌手套、一次性换药盘、PVP-I,棉球、胶布、别针、敷料,0.9％的生理盐水 500ml×2,2％利多卡因 1～2 支,5ml 针筒一付,负压吸引装置。

【操作步骤】

1.检查一次性水封瓶的质量和有效期。

2.水封瓶内注入灭菌生理盐水至 40mm 水位线处或根据医嘱,拧紧该瓶的加水口螺帽。

3.吸引控制瓶内注入灭菌生理盐水至 120mm 水位线处或根据医嘱。

4.将较短的连接管(420mm)连接收集瓶和水封瓶的"∩"标记的接柱。

5.用另一较长的引流管(1000mm)一端接收集瓶的引流管接柱,另一端装上配用二通,准备连接患者的胸腔引流管。

6.准备好负压吸引装置,必要时与抽吸控制瓶的吸引器接柱连接。

7.将一次性水封瓶放于低于患者胸腔 60cm 的位置,避免移动床或其他情况时碰撞引流瓶。

8.协助医师进行胸腔闭式引流管的插入并将胸管与收集瓶连接。

9.密切观察患者的病情变化,包括患者的主诉、生命体征、神志、双侧呼吸音以及血氧饱和度等情况。观察胸腔引流液和气体的排出情况,检查有无皮下气肿。

10.胸腔闭式引流后患者最常采用半卧位,或根据医生建议采取合适的体位。如果患者躺于插管侧,注意勿压迫胸管及引流管。

11.固定引流管。用缝线进行固定,也可将引流管两端的床单位拉紧形成一凹槽,再用别针固定。注意其长度需让患者翻身、坐起自如而不会牵扯管子。

12.保持引流系统的密闭,接头处均需用胶布粘紧,防止空气由缝隙或脱开的连接处进入胸膜腔而引起开放性气胸。

13.记录引流装置放置的日期、时间、部位,引流液性质、量等有关情况并签名。

【引流期间的其他注意事项】

1.定期检查引流系统,保持其功能处于良好状态。

(1)闭式引流(不用吸引器)者。若功能良好,可见长管内液体有上下波动的情形。患者吸气时,长管内水柱上升,呼气时下降,如果波动停止,可能是引流管阻塞、受压或肺已完全扩张。

(2)使用吸引器者。若功能良好,抽吸控制管会定期排空,控制瓶内的液体中会冒出气泡;而水封瓶长管内的液体不会随患者的呼吸动作而升降。

(3)空气管需与大气相通,以使胸膜腔排出的空气由此逸出。

(4)观察闭式引流瓶内液体的冒泡情形,咳嗽或呼气时如看到:

1)持续性气泡:当患者吸气和呼气时皆有气泡产生,提示有空气渗入引流系统中。当胸腔引流管从插入处滑出或引流管接头、瓶盖不紧密或引流管有破损时,均会导致气体进入引流系统。

2)快速冒泡表示气体大量进入胸膜腔,应立即通知医师。

2.保持引流管的通畅,密切注意胸管和引流管是否通畅,有无受压、扭曲或堵塞情况。应至少两小时一次监测引流管的情况。

3.备用止血钳的情况。

(1)采用密闭式胸腔引流的患者,床边需备两把15～22cm的止血钳,前端可用橡皮管套住,以防止血钳损伤引流管。

(2)止血钳应放在易于获取之处,如患者卧床时可放于床头,下床时夹在衣服上。

(3)引流瓶被意外打破或引流管接头、瓶塞松动而脱落,以及更换引流装置时都应暂时夹住胸腔引流管。

(4)夹管时注意勿用被子盖住止血钳,及时松开止血钳以免引起张力性气胸。

4.胸腔引流期间患者的活动。

(1)患者生命体征稳定即可允许在床上或下床活动。

(2)患者下床时,应将两把止血钳夹于衣服上,以防必要时(如引流管接口松开或引流瓶打破等意外情况)立即夹住胸管。

(3)患者活动期间如果发生胸腔引流管的意外脱出,应立即用无菌敷料或凡士林纱布于呼气末压住引流口并通知医生。

5.引流期间,应鼓励患者经常深呼吸与咳嗽,以促进肺扩张和胸膜腔内液体与气体的排出。

6.搬运患者前,应检查引流管的接口处是否已用胶布妥善固定,可不夹管,但应保证引流瓶的直立而低于胸腔水平的位置,且无倾倒的可能。也可用两把止血钳双重夹住胸腔引流管,再将引流瓶放在病床上以利搬运,松开止血钳之前,必须先将引流瓶置于低于胸腔的位置。应及时松开止血钳,防止张力性气胸的发生。

7.引流液的观察和记录。

(1)定期观察引流液的量与性质并记录。当引流出大量血液(200ml/h,小儿为3ml/kg·h)时,考虑有活动性出血,应立即通知医师并密切观察患者的生命体征、面色、皮肤黏膜颜色、神志、尿量等情况。

（2）若引流量过少时,应查看引流管是否通畅。

（3）当引流收集瓶充满时应及时更换,更换过程中要用止血钳双重夹住胸管。更换完毕及时松开止血钳。

【并发症】

1.如果引流系统有阻塞,将可能导致张力性气胸的发生。胸管的缠绕、扭曲或被夹闭是最为可能的阻塞原因。

2.如果引流装置破损或系统之间的连接脱开,可能引起胸膜腔内的负压消失,进而导致开放性气胸的发生。如果胸管与患者的连接脱开或引流装置破损,应行紧急处理,即将引流管的末端（大约 2.5cm 处）放入装有无菌水的瓶内,直到另一胸腔引流装置系统准备好。

3.胸管意外脱出的处理。如果发生,应让患者强力地咳嗽或呼气。将一凡士林敷料放于胸管脱出的部位,或用一封闭的敷料置于胸管脱出处,三面用胶布粘住,留一面开放以利气体排出。立即通知医生。用指脉氧饱和度仪监测氧饱和度的情况并给氧。密切观察患者有无张力性气胸的发生,直到插入另一胸管。

4.引流装置的倒翻可能会引起引流瓶各腔内液体的混合或水封作用的消失。

【患者宣教】

1.告诉患者在床上活动、翻身或下床时应寻求其他人的帮助。

2.当发生呼吸急促、胸痛或引流系统的连接脱开时要立即报告。

3.不要躺卧于导管上或让导管扭曲、缠绕在一起。

（沈菊亚　张悦怡）

第五部分　血管途径建立技术

操作 27:外周静脉途径的建立

建立外周静脉途径的目的是保证药物和液体快速地进入血液循环。心肺复苏时外周静脉通路是首选的给药途径,因该操作快捷、易行,又不会干扰胸外按压的进行。最常用的穿刺部位是手和手臂,如手背、腕部和肘窝。肘窝处的静脉较粗而易于穿刺,抢救时可考虑使用。在 CPR 期间不建议在下肢建立静脉通路。

头皮钢针进行外周静脉穿刺时液体的流速较慢,不仅容易损伤血管壁导致药物外渗,还使患者的肢体活动受限。因此抢救过程中不推荐,应使用留置针代替。

常用的外周静脉穿刺途径包括上肢静脉和颈外静脉。

【外周静脉的解剖】

1.上肢静脉的解剖。手指的静脉较丰富。在各指背侧有两条相互吻合的指背静脉,上行至指根部附近分别合成 3 条掌背静脉,在手背中部形成恒定的手背静脉网（图 20-52）。

头静脉起自手背静脉网的桡侧,沿前臂桡侧、前臂上部和肘部的前面以及肱二头肌外侧沟向上,再经三角肌与胸大肌间沟行至锁骨下窝,穿深筋膜注入腋静脉或锁骨下静脉。头静脉在肘窝处通过正中静脉与贵要静脉交通,这一解剖特点使头静脉不适合进行经外周静脉穿刺中心静脉置管（PICC）操作。

贵要静脉起自手背静脉网的尺侧,沿前臂尺侧上行,于肘部转至前方,在肘窝处接受肘正中静脉并沿肱二头肌内侧继续上行,至上臂中点平面穿深筋膜,伴肱动脉上行,注入腋

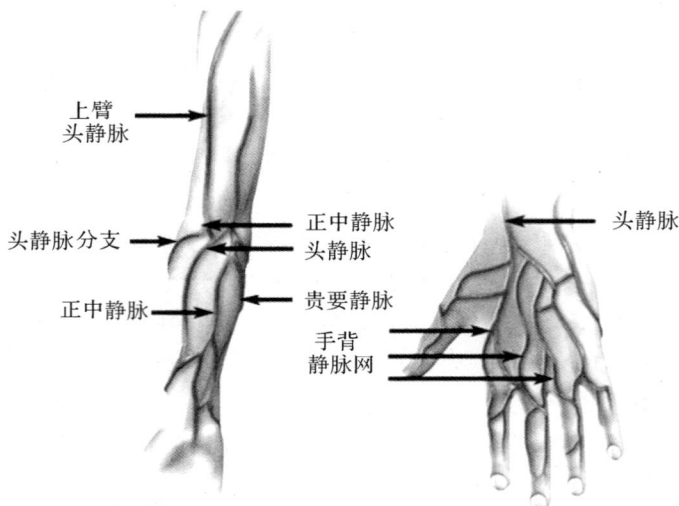

图 20-52　上肢静脉解剖

静脉。

2.颈外静脉的解剖。颈外静脉由下颌后静脉后支和耳后静脉在下颌角处汇合而成。沿胸锁乳突肌表面下行,在锁骨上方穿深筋膜,注入锁骨下静脉或静脉角。该静脉末端有一对瓣膜,但不能阻止血液逆流。当心脏疾病或上腔静脉阻塞引起颈外静脉回流不畅时,可致颈外静脉怒张。

【外周静脉穿刺的优缺点】

1.优点。操作简单、快速且安全,为进行 CPR 的患者提供良好的给药途径,且不干扰 CPR 时的人工通气和胸外心脏按压。对于处于低凝状态的患者,即使出现血肿也较易识别和进行按压止血。

2.缺点。患者处于低灌注状态时外周血管塌陷,可造成穿刺困难;心脏骤停时,药物经外周静脉进入中心循环的时间明显延长,即使在有效心脏按压的情况下,也需要 1～2 分钟,从而影响药物的及时起效。外周静脉注药后应再用 20ml 液体冲洗管路并抬高该侧上肢,以帮助药物更快地到达中心循环。另外,由于外周静脉血流量小,稀释药物的能力差,使用一些高渗或酸碱度异常的药物会导致静脉内膜损伤,出现静脉炎或药物外渗。

【适应证】

建立静脉通路以进行输液、输血、补充电解质或输注药物等治疗或全胃肠外营养支持。

【物品准备】

1.静脉留置针、肝素帽或延长管、液体与输液器、冲管所需的生理盐水。

2.皮肤消毒用物(酒精,PVP-I 棉签)、止血带、胶布、敷贴。

3.试管、注射器(采集血标本时需要)。

4.利多卡因与 1ml 注射器(必要时)。

5.手臂固定夹板(必要时)。

【操作步骤】

1.上肢静脉穿刺。

(1)戴帽子、口罩,洗手,准备用物。

(2)向患者解释操作过程。

(3)选择大而直的静脉,在穿刺点上方 8～10cm 处扎止血带,静脉不充盈时可轻轻拍击该区域。

(4)用 PVP-I 以穿刺点为中心向外环形消毒局部皮肤(消毒范围约 8cm×8cm)。

(5)如患者清醒而使用的套管针较粗,可先皮内注射局麻药(利多卡因)。

(6)打开静脉留置针和无菌薄膜的外包装,根据厂家提供的使用指南松动外套管,防止外套管与针芯黏连而影响穿刺。

(7)用一手固定静脉,另一手持针,保持针的斜面朝上,与皮肤成 30°左右的角度进针,从静脉上方或侧面穿刺静脉(图 20-53)。

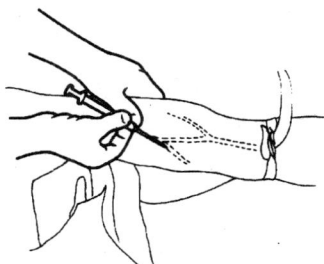

图 20-53 肘部静脉穿刺

(8)见回血后降低角度再进 0.2cm,固定针芯,将外套管送入静脉并松开止血带(如果在导管推入过程中遇到阻力,应立即停止,拔除留置针并压迫穿刺部位)。

(9)退出针芯(如需要,可连接无菌针筒从静脉导管中抽取所需标本的血量)。

(10)根据需要连接输液器、延长管或肝素帽,打开输液器,调整速度或接上生理盐水针筒冲管。

(11)用无菌薄膜固定留置针,将写有日期、时间、穿刺者姓名的标签贴于敷贴外。

(12)将针头丢弃于专用的锐器收集器内并洗手。

2.颈外静脉穿刺。

(1)患者仰卧,穿刺侧肩下垫一小枕,头偏向穿刺对侧,取头低位以暴露颈部,使颈外静脉充盈。

(2)消毒皮肤并进行局麻。

(3)选择下颌角和锁骨中线连线的静脉充盈处作为穿刺点,可用手指轻压锁骨上方的颈外静脉使静脉充盈。

(4)将针尖方向指向同侧肩膀进行穿刺。

(5)其余的穿刺步骤同肢体静脉穿刺。

【并发症】

1.穿刺失败的部位可能会形成小血肿。

2.皮肤消毒不彻底或维护不当可引起局部感染或菌血症(少见)。

3.静脉炎。

4.留置导管脱出可以引起药液渗出至周围组织,有些药物渗出可引起严重的组织损伤。

5.空气栓塞。

6.如果导管通过穿刺针拔出时折断,可引起导管栓塞。

【注意事项】

1.抢救时争分夺秒,有时可能导致局部皮肤的消毒不够严格,病情稳定后,应尽快拔除穿刺针,在严格消毒的情况下重新进行穿刺置管。

2.静脉穿刺处原则上不进行备皮,因其易引起细菌的生长。如果必须去除毛发,应尽量选择剪短毛发的方式。

3.应尽量避免在关节部位进行静脉置管,因关节的活动容易引起液体的渗出。

4.成人的足及踝部不适合进行静脉置管,因其静脉回血较为迟钝。

5.输液侧肢体应平齐或略高于心脏水平,有利于静脉回流和帮助药物尽快进入中心循环。

6.保持静脉通路的开放状态,所需的液体速度至少应保持10ml/h。

7.尽量使用可预防针刺伤的安全穿刺用物,如安全型留置针、无针输液接头等,以保护医护人员的自身安全。

8.每次输液前后应检查患者穿刺部位及静脉走向有无红、肿情况,询问患者有无疼痛等感染相关的征象,一旦发现穿刺处出现红、肿、痛、静脉炎或皮下渗出时应及时拔除导管并处理。

9.若患者有凝血功能障碍,应注意穿刺失败导致的穿刺部位出血。如果穿刺针穿破静脉的前/后壁,则可导致血肿形成。

【与年龄相关的注意事项】

1.儿童或老年人可能需要用手臂夹板来保护静脉置管部位,可用纱布卷缠绕以约束肢体。以防止患者移动或拔出导管。

2.对于较小的儿童,在穿刺之前将其手臂固定于静脉输液架上可能更有利于操作。

3.婴儿可选用头皮静脉建立通路,但需要大量输液或快速给药时不适用。可以用橡皮带代替止血带来使静脉充盈,如图20-54所示。用手指阻断并放松静脉来判断血流的方向。静脉置管应与血流的方向一致。穿刺针置入后,应小心地放松橡皮带。可以用一个塑料给药杯来保护输液管(如图20-55所示)。

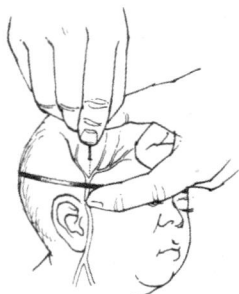

图20-54　用橡皮带代替止血带　　　图20-55　用塑料杯保护头皮静脉通路

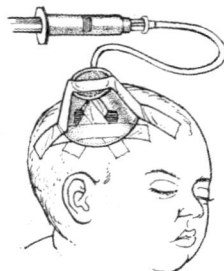

4.小儿输液应使用较短的延长管系统以使所给药物更靠近穿刺点。避免给药后需进行较长距离的导管冲洗。

5.对于儿童,穿刺前局麻并非最佳选择,因儿童大多害怕穿刺。麻醉凝胶可用于该部位的麻醉,但需20~60分钟才能起效。学龄儿童可让其决定是否需要局麻。

6.避免对静脉脆性较大的老年患者使用止血带,以减少静脉损伤的风险。

【患者宣教】

1.不要弯曲、夹紧输液器或自行调节滴速。

2.如果穿刺部位出现红、肿、热、痛或渗出等征象时要及时报告。

(赵林芳　张悦怡)

操作 28：中心静脉途径的建立

中心静脉途径可进行快速给药和输液、采集血标本检查和置入中心静脉测压管进行心脏电生理、血液动力学等的监测。

【中心静脉的解剖】

1. 颈内静脉。颈内静脉起源于颅底，全程均被胸锁乳突肌覆盖，上部位于胸锁乳突肌的前缘内侧；中部位于胸锁乳突肌锁骨头前缘的下面和颈总动脉的后外侧；下行至胸锁关节处与锁骨下静脉汇合为无名静脉，继续下行与对侧无名静脉汇合成为上腔静脉（图 20-56）。

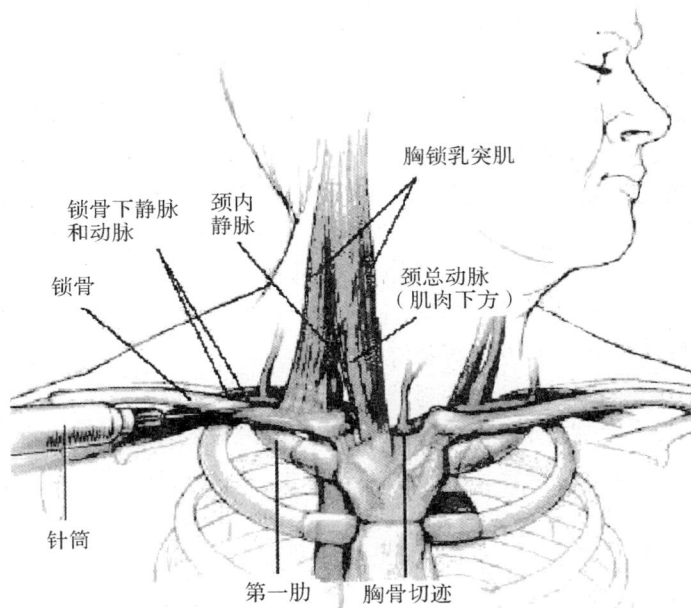

图 20-56　颈部静脉

2. 锁骨下静脉。成人锁骨下静脉为腋静脉的延续，起于第一肋外缘，长约 3～4cm，向内行于腋动脉的前下方，至胸锁关节后方与颈内静脉汇合为头臂（无名）静脉，再与对侧头臂静脉汇合成为上腔静脉。锁骨下静脉壁与第一肋、锁骨下肌及前斜角肌的筋膜相粘着，故伤后不易回缩，易导致空气栓塞。

【适应证】

1. 严重创伤、休克、循环衰竭等危重患者，需监测中心静脉压（CVP）时。

2. 全胃肠外营养（TPN）。

3. 需经静脉输入高渗溶液或强酸碱类药物，如多巴胺、高浓度氯化钾等。

4. 外周静脉穿刺困难，无法建立静脉通路时。

【禁忌证】

1. 凝血功能异常（需根据病情综合评估置管的必要性和选择穿刺静脉）。

2. 穿刺局部的皮肤破损或感染。

3. 穿刺侧有静脉血栓形成。

4. 同侧有经静脉内起搏的装置。

【操作步骤】

颈内静脉和锁骨上/下静脉穿刺的一般步骤：

1.戴帽子、口罩,洗手,准备用物,根据需要选择合适的中心静脉穿刺导管(单腔、双腔或三腔)。

2.通过胸壁标记,测定从穿刺点到导管所需位置的深度,中心静脉导管尖端的正确位置应在上腔静脉。如导管进入右心房,会增加心律失常和心肌损伤的危险。

3.患者仰卧,去枕,头低位(至少15°),必要时可在肩下垫一小枕,使颈部充分暴露。患者的头转向穿刺对侧(锁骨下静脉穿刺的患者不建议使用小枕,因其反而使锁骨向前更凸出,而使锁骨和第一肋之间的间隙变小,造成锁骨下静脉的穿刺困难)。

4.穿刺区域按常规用 PVP-I 消毒,戴无菌手套,铺无菌巾,建立无菌区域。

5.清醒患者用 1% 利多卡因局麻,每次推注利多卡因前必须先回抽,确保针头不在血管内。

6.根据体表解剖定位,穿刺针接上内有 1~2ml 生理盐水的注射器,缓慢进针。针尖进皮肤后,保持注射器回吸状态,使其产生一定的负压。一旦穿刺针进入静脉,注射器内应出现血液。此时将针再往内推进少许(约 0.2mm)并回抽,回血应非常通畅(如回血迅速且呈鲜红色,说明误入颈动脉或锁骨下动脉,必须立即拔除穿刺针并压迫穿刺点,如时间允许,应至少按压 10 分钟)。

7.有时穿刺针虽已进入相当深度,但仍未见回血。此时可缓慢退针并保持注射器内一定的负压。如果在此过程中针筒内出现回血,说明穿刺针在静脉内;如果仍未见回血,应拔出穿刺针,重新定位后调整穿刺方向再行穿刺。

8.置入导引钢丝,退出穿刺针和注射器。

9.经导引钢丝放入扩张器,以扩张皮肤和皮下组织,然后退出扩张器。

10.经导引钢丝置入中心静脉导管至预定的深度,接上针筒,回抽血液到针筒内(避免导管内空气进入血循环),用生理盐水冲洗导管。

11.通过缝合或其他方法固定导管,用无菌敷贴保护穿刺点。

12.导管接静脉输液器或延长管进行用药。

【并发症】

1.心律失常甚至心跳骤停。

2.误穿动脉、产生血肿。

3.神经损伤、霍纳综合征(颈部交感神经节受损,表现为典型的三联征:眼裂变小、瞳孔缩小及同侧面部少汗)。

4.气胸及血气胸。

5.空气栓塞。

6.淋巴管损伤。

7.局部或全身感染。

8.血栓形成,导致肺栓塞。

【注意事项】

1.中心静脉置管过程需要中断 CPR 并存在误穿动脉、气胸等并发症的风险,故在 CPR 期间不建议进行该操作。

2.中心静脉穿刺应由经过培训的医生执行。

【股静脉解剖】

股静脉由腘静脉向上延续而成,同时还收集大隐静脉血液。其全程与股动脉伴行,向上延伸至腹股沟韧带后方续为髂外静脉,然后与髂内静脉汇合形成髂总静脉;两髂总静脉汇合形成下腔静脉。股静脉在腹股沟韧带的稍下方位于股动脉内侧,如患者的股动脉搏动能够触及,操作医生可用手指触及搏动的股动脉来定位,搏动内侧即为股静脉穿刺点(图 20-57)。

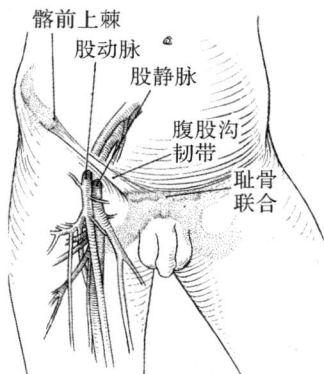

图 20-57　股静脉解剖

【股静脉穿刺步骤】

1. 体位。平卧位。如时间允许,可先剪或剃去毛发。

2. 穿刺点与进针。采用股动脉搏动、髂前上棘和耻骨联合连线中点的体表定位方法,在股动脉内侧 2～3cm 处进针,针尖方向指向头侧,与皮肤成 30°～45°角。

3. 置管方法。具体步骤参照颈内、锁骨下静脉穿刺。

【股静脉置管的优缺点】

1. 优点。股静脉穿刺不会干扰 CPR 的进行,即使外周静脉塌陷,仍能成功地进行穿刺。股静脉穿刺成功后,可置入到达下腔静脉的中心静脉导管,通过该导管注入的药物可迅速起效。

2. 缺点。需要依靠股动脉搏动来定位,因此在 CPR 期间缺乏股动脉搏动的情况下,股静脉的穿刺比较困难。CPR 期间,由于横膈以下静脉的回流量下降,如果置入的中心静脉导管较短而不能到达下腔静脉,药物经该导管到中心循环的时间,与外周静脉所需的时间类似;因此,CPR 患者应选用长达下腔静脉的导管,用药后也需推注一定量的液体,使药物能快速到达中心循环。

【特殊并发症】

穿破股动脉或股静脉,都可在局部形成血肿。股静脉的血栓形成不仅可以延伸到深静脉,而且可上升到髂静脉或下腔静脉而导致严重后果,因此,一般情况下不建议进行下肢静脉的穿刺。

心跳骤停时,由于股动脉压力和氧分压很低,穿刺回抽的血液很难与股静脉血区别,因此可误造成股动脉置管。此时,如果在股动脉内注入肾上腺素类的强血管收缩药,可引起相应下肢的缺血性损伤。

(赵林芳　张悦怡)

操作 29:骨髓腔内途径的建立

当静脉途径无法快速建立时,骨髓腔(intraosseous,IO)可作为快速、安全地进行给药,输注晶体、胶体和血制品的可靠途径。骨髓腔内置管提供了进入骨内未塌陷静脉丛的通路,且在 30～60 秒内即可完成。适用于从早产儿到成人的所有年龄段人群。

【适应证】

复苏药物、液体和血制品可安全地经骨髓腔途径输入,也可通过此途径进行儿茶酚胺类药物的持续滴注,适用于所有需要快速输血、输液或给药以进行循环支持的情况。一些诊断性检查,如电解质、血培养、血气和血红蛋白含量等标本也可以通过骨髓腔的穿刺途径获得。

【禁忌证和注意事项】

1. 骨髓腔穿刺的绝对禁忌证包括:

(1)穿刺部位附近有骨折和挤压伤。

(2)骨脆性增加的情况如成骨不全或骨硬化症。

(3)先前已在同一骨骼部位进行过穿刺的尝试。

2. 应避免在明显的软组织感染处进行穿刺。

3. 不要经骨髓腔内途径输入对骨髓有毒性的药物(如某些抗生素)。

4. 经骨髓腔输注药物或液体,与经血管途径包括中心静脉给药和输液相比,其作用效果和药物水平是相似的。但需注意:经骨髓腔途径给药后,应用 5～10ml 的生理盐水推注,以促使药物快速进入中心循环;当使用黏滞度高的药物或液体进行快速容量复苏时,应使用压力泵、加压袋或人工施压以克服静脉阻力。

【并发症】

主要有胫骨骨折、下肢骨筋膜室综合征或严重的药物外渗(尤其在穿刺困难或穿透双侧皮质时容易发生)和骨髓炎。但是经骨髓腔输注药物和液体后,并发症的发生率不到 1%。小心地进行穿刺常有助于预防上述并发症。

【骨穿针的选择】

应使用硬质针头穿刺,如有专用于骨穿刺的针头如 Jamshidi 类骨髓腔穿刺针则最为理想。由于探针在穿刺过程中能预防穿过骨皮质时的堵塞,因此有探针的骨髓腔穿刺针好于没有探针者。可使用市场上的骨髓腔专用穿刺包,内有骨穿专用针头。

【穿刺部位】

可以选择许多部位进行骨髓腔穿刺输液。生长板下的胫骨近端是幼儿最常用的穿刺部位。较大的儿童和成人,可进行置管的部位包括胸骨、内踝上方的胫骨远端、外踝或内踝、桡骨远端、尺骨远端、股骨远端和髂前上嵴等。

【物品准备】

1. 大口径的骨髓穿刺针(16G 或 18G)。常用的骨穿针(图 20-58)包括:

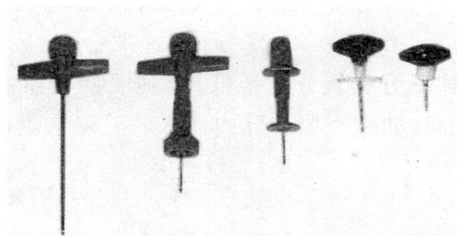

图 20-58　不同类型的骨穿针

Jamshidi 骨穿针:15G～18G,有可调节的塑料套用以控制穿刺深度。

Cook 骨穿针:16G～18G,相对较大、较圆的可连接手柄,不同类型的针头包括:斜面状、笔尖形、40°套管型等。

Sur-Fast：有一螺纹状柄，帮助更妥善地固定针的位置。

B.I.G.骨注射枪：有两种规格：蓝色盒装的 15G 针（适用于成人及大于 6 岁的儿童）、红色套装的 18G 针（适用于 0～6 岁儿童），该针头设有扳机样装置，能将套管针置入骨内。

2.其他常规物品包括：手套、皮肤消毒液、胶带、抽吸用注射器、输液器具和等张晶体液、冲洗用生理盐水、纱布、输液加压器（选择性）、固定部位的砂袋或夹板等。

【操作步骤】

以胫骨粗隆的穿刺部位为例，说明骨髓腔通路建立的步骤。

1.进行血管穿刺时应严格掌握无菌操作原则。用合适的消毒液消毒穿刺区域及周围的皮肤。

2.找到膝关节下的胫骨粗隆，穿刺点大约在胫骨粗隆下 1～2 指，骨隆突内侧的胫骨平坦区域（见图 20-59）。

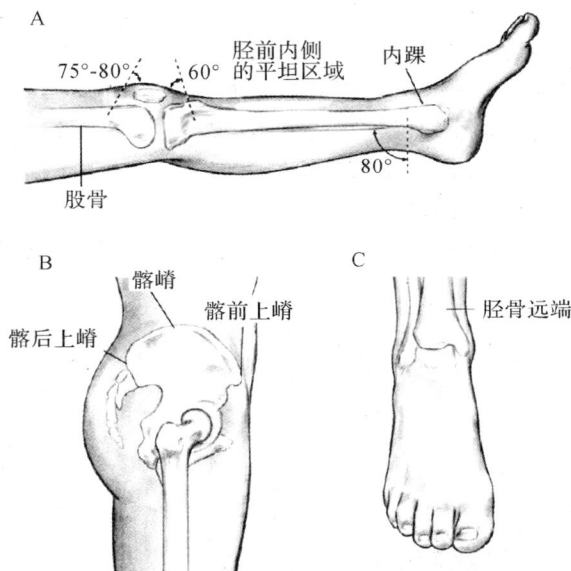

图 20-59　不同的骨髓腔穿刺部位
A 胫骨远端和股骨，B 髂嵴，C 胫骨远端

3.穿刺过程中，探针应保持固定的位置以预防针头被骨或组织堵塞。

4.针头推进时应固定腿部。注意，操作者的手不要置于患者腿的后方。

5.以垂直于胫骨的角度进针（在其他部位穿刺时，可稍稍偏离最近的关节腔以降低骨骺或关节损伤的风险，但又尽可能地使针头垂直于骨骼以避免弯曲）。螺旋形轻轻转动并施加一定的压力使针头置入而不是用力推进针头。有些骨穿针有螺纹，此时应沿顺时针方向旋转入骨。

6.继续推进针头以穿过骨皮质，直至突然出现"脱空感"（表明针头进入骨髓腔）。如果针头置入位置正确，将在没有支撑时仍能维持原位。

7.拔出探针并连接注射器。针管内如有骨髓组织和血液吸出则可确定已置入正确位置。可将获取的血标本送化验室检查。（注意：并不是每一次都能吸出骨髓组织或血液）

8.注入少量生理盐水并观察置管部位有无水肿。还应检查置管部位的后侧肢体，以防用力过猛而穿入或穿透骨皮质的后方(图 20-60)。正常情况下,生理盐水能畅通地输入而没有局部的肿胀。

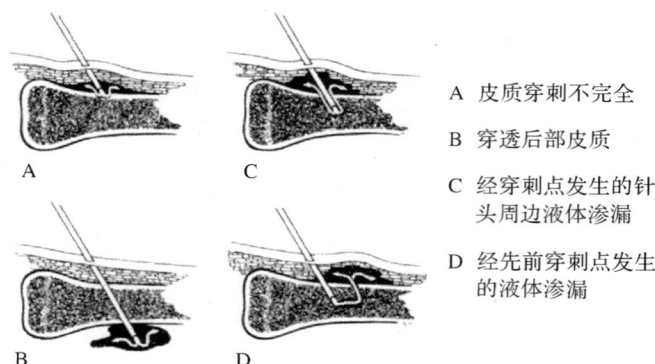

A 皮质穿刺不完全

B 穿透后部皮质

C 经穿刺点发生的针头周边液体渗漏

D 经先前穿刺点发生的液体渗漏

图 20-60 穿刺过程出现的问题

9. 如果输注液体的测试不成功(如观察到置入部位或附近区域有渗出或水肿),应拔出针头并在另一骨骼部位尝试穿刺。如果骨皮质已被贯穿,在同一肢体再次置入另一针头可导致液体和药物从原先的穿刺点漏出并渗透至软组织,从而引起潜在的损伤。

10. 固定针头。可有多种方法。用胶带将针头的边缘予以固定。如需要,在针头的两边垫以纱布以提供额外的支撑。也可用止血钳夹住穿刺针并用胶带粘于踝或腿部以固定针头位置(图 20-61)。注意勿将针头钳夹过紧。此法可增加针头部位的稳定性。

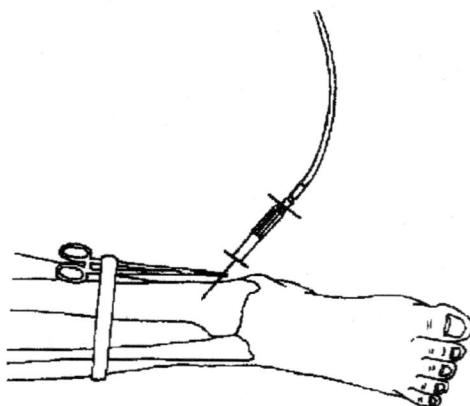

图 20-61 用止血钳固定穿刺部位

11. 使用骨注射枪(B.I.G)穿刺法(图 20-62)。旋出圆柱形外壳上的套筒以调节刺入的深度。向内挤压安全卡锁的各边缘以去除卡锁。固定好肢体位置,紧握住穿刺针(否则反冲装置会将操作者的手回推而使针头无法进入骨内),将针头对准穿刺点扣动扳机。向着外壳的两翼方向推动装置的尾部,使其进入骨内。移去骨穿枪,从外壳分离穿刺针。盖上消毒敷料,固定针头与输液管道。可将安全锁置于穿刺针的周围起加固作用,也可将一小塑料杯盖于穿刺针上,以提供进一步的保护。

12. 连接输液管道,并用胶带将其固定于皮肤,以防牵拉管道的张力引起骨穿针的移位。

13. 可通过三通连接延长管输液或通过加压输注液体进行容量的复苏。也可用注射器通过输液管上的加药口推注液体或药物,或在骨穿针后连接肝素帽,用注射器通过肝素帽推

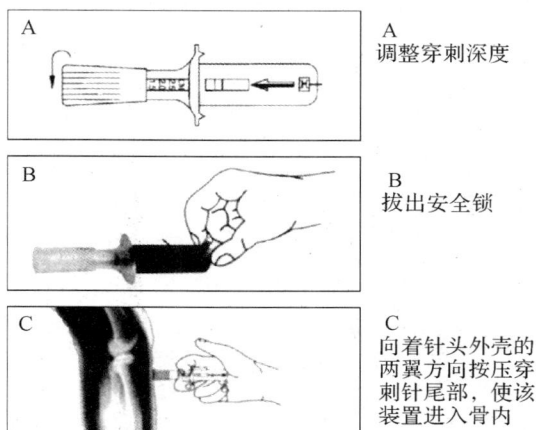

A
调整穿刺深度

B
拔出安全锁

C
向着针头外壳的
两翼方向按压穿
刺针尾部,使该
装置进入骨内

图 20-62 骨注射枪穿刺法

注药液。当使用加压袋输液时,应注意不要让空气栓子进入。

14.任何可通过静脉给予的药物均可经 IO 途径使用,包括血管活性药物(如肾上腺素)的滴注。所有药物注入后均应随后推注生理盐水。

【穿刺后的随访】

骨髓腔途径建立后应做好下列随访:

1.经常检查穿刺部位有无肿胀征象。

2.检查穿刺部位有无针头移位。从移位的针头内注入液体或药物可导致严重的并发症(如组织坏死或骨筋膜室综合征)。

3.骨髓腔内置管途径仅限于短期使用,一般不超过 24 小时。如可能,应尽早建立静脉途径,用可长期使用的血管途径替代骨髓腔通路的操作一般在重症监护室内完成。

(张悦怡)

第六部分　电学治疗技术

操作 30:自动体外除颤仪(AED)

自动体外除颤仪(automated external defibrillator,AED)是一种通过内置计算机软件自动识别除颤心律,并且按设定的程序提醒操作者如何执行进一步处理的体外除颤仪。掌握 AED 的操作可以让没有经验的抢救人员在需要时成功地实施早期除颤。

【适应证】

仅限于心肺骤停的患者。在使用 AED 分析心律前,患者必须处于意识丧失、无脉搏、无自主呼吸的状态。AED 可用于院内和院外(包括飞机上)。

【物品准备】

AED 机器、一次性电极片、一次性手套、毛巾或纱布、面巾纸、剪刀、备皮刀。

【患者准备】

1.将患者置于一个坚硬、干燥而又远离导电物的表面。

2.脱去躯干上部的衣服。

3.清除需放置电极的胸壁部位的药物贴膜,剔除过多的胸毛,如需用剃刀应避免损伤皮肤。

4.用毛巾或纱布快速擦净、擦干皮肤。

【操作步骤】

AED 有四大标准操作步骤:即打开机器、连接电极、分析节律和按指征除颤。具体为:

1.确认患者处于心肺骤停(无意识、无呼吸和无脉搏)状态。

2.呼叫急救系统、设法获得 AED。开始 CPR,直至 AED 到位。

3.按 ON/OFF 键(图 20-63)打开 AED 的电源(绿色灯亮),AED 将显示"连接电极"(connect electrodes)的信息并有语音提示。

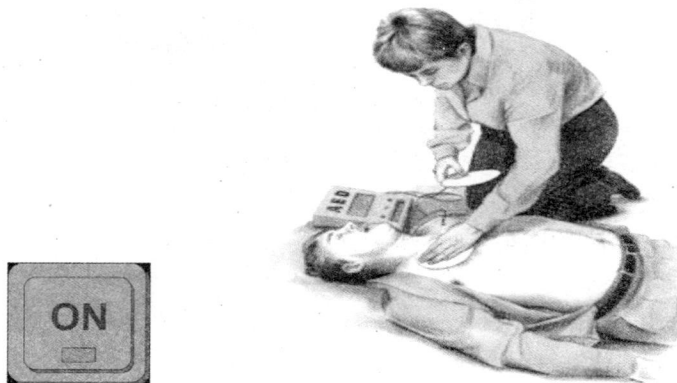

图 20-63　AED 操作:打开机器,安置电极

4.将电极置于患者胸部的正确位置。从电极片的一侧开始,稳固地将其粘合于患者的皮肤上。常用前-侧位法黏贴:一片电极黏贴于右侧躯干的上部,即胸骨右侧的锁骨下;另一片标有"♡"或"+"的电极片黏贴在左乳头的侧面,尽可能使电极的中点位于腋中线(图 20-64)。也可用前-后法黏贴:即一片黏贴在心尖部;另一片黏贴在心脏后方、左肩胛骨的下方。

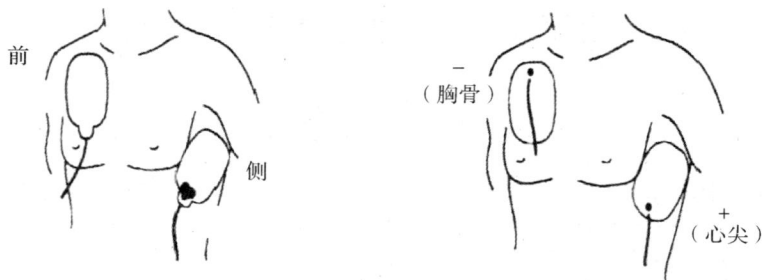

图 20-64　前侧位法

5.将电极导线与 AED 连接。

6.根据机器的配置,AED 将自动进行分析(如全自动的 AED)或提示操作者按"分析"(analyze)键。听到"按分析键"(push analyze)的提示时按下分析键。

7.开始分析时,AED 将交替显示"远离患者"(stand clear)和"现在开始分析"(analyzing now)的信息。分析过程一般持续 5～15 秒。此时不要接触和搬动患者。

8.探测到需除颤的心电图节律时,屏幕会显示"需要除颤!"(shock advised)并发出语音提示。然后开始第一次的充电。

9.充电完成,AED 将交替出现"远离患者"(stand clear)和"按键进行放电"(push to shock)的信息。操作者应立即进行清场。除了发布口头指令,还应环视四周以确定无任何人接触患者和床(图 20-65)。

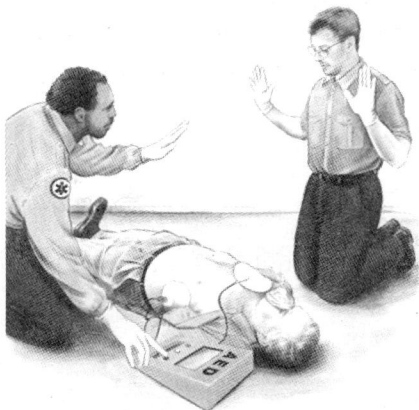

图 20-65　AED 放电

10.机器提示"准备放电"(shock ready)同时放电灯(shock)亮,按放电键,AED 将按设定的能量进行放电。如 15 秒内未执行操作,AED 将自动解除放电指示。

11.放电后立即开始心脏按压,按 30:2 的比例进行 2 分钟 CPR 后,再按分析键并遵循机器的提示进行操作。

12.如机器探测到不需要除颤的节律,屏幕将显示并发出语音提示:"不需要除颤"(no shock advised),有些机器会发出"开始 CPR"(start CPR)的指令。按 30:2 的比例进行 2 分钟 CPR 并遵循 BLS 的标准流程实施抢救。

【注意事项】

1.AED 仅限于没有反应、没有呼吸和没有脉搏的患者。

2.除颤时间对于除颤的成功至关重要,每延误 1 分钟,抢救成功率下降 $7\% \sim 10\%$。因此要尽早获取 AED。

3.在 AED 分析节律时,不要移动和碰触患者,避免周围的电子通讯设备的干扰,以免干扰分析或产生错误的指令。

4.应确保心脏位于两块电极片的中间。避免直接将电极片粘在药物贴膜或植入的装置上。如果装有永久起搏装置,则应距离该装置至少 2.5cm 以上。AED 放电时有可能对植入性的电装置产生干扰或导致其功能失调,除颤后应检查该装置的功能情况。

5.肥胖或乳房较大的患者,应尽可能将电极片置于胸部较平坦的部位;较瘦的患者应沿着肋骨及肋间隙的轮廓放置电极片,从而使粘合紧密。避免电极片与皮肤之间形成气穴或缝隙。

6.AED 可用于 1 岁以上的儿童,建议用儿童专用的电极片。如没有,也可用成人电极片代替。如果成人电极片太大,可以前后放置,切忌 2 个电极片进行接触或重叠。但不能将儿童电极片用于成人。小于 1 岁的婴儿优先选择手动除颤器。

7.AED 的大部分操作由机器自动完成,但需要操作者进行人工清场。如果除颤时有人与患者、床或任何与患者相连的导电材料接触,部分电流将通过接触的人体传导而有遭受电击的危险。放电前,操作者应确保没有人与患者、床或其他导电材料相接触,以免造成伤害。

8.不要将标准除颤仪的除颤板放在 AED 治疗电极或心电图的电极上,不允许 AED 电极相互接触或与监护电极、心电图导线、敷料或皮肤上的斑点(痣)等相接触,否则在除颤时可引起电弧形成、皮肤烧伤以及电流从心肌的转移。

9.AED 有不同的产品,有的配备屏幕以便显示心律和指令,有的还可以存储和打印记录。如果 AED 不能显示心律或者不能稳定地监测心律,应在专业急救人员到达后更换成标准除颤仪。

(金奇红　张悦怡)

操作 31:除颤和除颤仪的维护与检测

一、除　颤

利用除颤仪进行放电以消除致命的室颤或无脉搏性室性心动过速心律,使心脏恢复有效的自主心律和泵血功能,从而恢复对周围组织的灌注和氧供。

【用物准备】

除颤仪、除颤电极板、导电糊。

【患者准备】

去除患者身上的金属物品和药物贴膜,让患者躺于干燥之处,必要时擦干患者前胸部和剃除胸毛。

【操作步骤】

1.打开除颤仪,选择 Paddle 导联,在胸壁上放置除颤板,以快速获取心电图(此时除颤板相当于心电图的电极);也可按标准 3 导联法将除颤仪的导联线与患者胸壁相连,选择Ⅰ、Ⅱ、Ⅲ导联获取心电图。

2.快速分析心律,确认为室颤或无脉搏性室速节律,且患者处于心脏骤停状态。

3.确认除颤仪处于非同步状态。一般情况下,除颤仪开机后自动处于非同步状态。如果处于同步状态,则屏幕上会显示"Sync",此时应关闭同步模式。

4.将电极板涂上适量的导电糊。

5.根据除颤仪的不同类型选择能量。单相波除颤仪选用 360J,双相波机器有 2 种类型,双相截顶指数波选用 150～200J,直线双相波选择 120J,如不明确是哪一种双相波机器,可选择 200J 的默认能量。

6.将电极板置于胸部的正确位置:避免直接放在贴膜上面或其他植入装置上。电极板的放置位置如下:

方法 1——标有纵隔(STERNUM)的电极板放于胸骨上端、右锁骨下;标有心尖(APPEX)的电极板放在左乳头的左侧腋中线上。

方法 2——标有纵隔(STERNUM)的电极板放在前胸心尖部;标有心尖(APPEX)的电极板放于后背、左肩胛骨的下方。

7.按充电按钮,等待充电完成的提示:机器有声音提示,同时在屏幕上会显示所选择的电量。

8.清场,确保周围的人员和操作者自己都没有直接或间接接触到患者;关闭或移去患者的氧气。

9. 在电极板上施加 11kg(100N)左右的压力,同时按下两块电极板上的放电键,等待放电完成(图 20-66)。

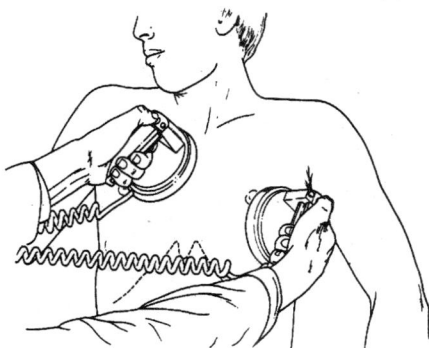

图 20-66　除颤

10. 立即恢复心脏按压,按 30∶2 的比例进行,应快速、用力地以 100 次/分的速度进行按压,每次按压后允许胸廓的完全松弛并尽可能减少对按压的干扰。2 分钟 CPR 后,评估患者的心律,如果心律改变,应评估脉搏;如果仍为室颤或无脉性室速,则再次用相同电量除颤 1 次并继续进行 CPR,参照无脉性心肺骤停处理流程实施进一步的抢救。

11. 除颤后检查皮肤有无烧伤。

【注意事项】

1. 除颤时,电极板不能放在心电图导联线和电极片上,黏贴心电图电极片时应事先避开安置除颤板的位置。尤其是右上和左下两片电极。

2. 过多的胸毛会影响电极板和胸壁的接触,使除颤效果下降,除颤前应予以剃除;患者如躺在水中或胸部有水时可以导电,造成除颤时电流的丧失,因此应先将患者移至干燥处并擦干皮肤;操作者自己也需注意安全,除颤时勿站在有水的地板处。

3. 患者如装有永久起搏器,除颤电极板应放于离该装置至少 2.5cm 处。复苏成功后,应重新检查起搏器的功能是否完好。患者如有临时起搏器,除颤前应予以关闭。患者胸部有药物贴膜(如硝酸甘油贴膜)时,应先行去除并擦拭干净。切忌将除颤板直接放在药物贴膜上面,因为贴膜会阻碍能量的传导而使除颤失败,同时还会造成局部皮肤的灼伤。

4. 除颤时的电流量受到胸壁阻抗的影响。当胸壁阻抗过高时,低能量的电击将不能产生足够的电流以成功地除颤。为降低胸壁阻抗,应使用除颤专用导电糊而不要用超声检查用导电糊替代。涂导电糊时,应掌握合适的量,导电糊太少将导致胸壁烧伤,太多则可使电流分散而致除颤无效。理想的状况是将导电糊均匀地涂满电极板,放在胸壁时没有外溢。

5. 除颤时,应在除颤板上施加一定的压力,使电极板和皮肤紧密接触,以减少胸壁的阻抗,提高除颤效果。

6. 成功的除颤依赖于心肌代谢状况。心肌代谢状况的影响因素有严重低温、低氧、酸中毒及电解质紊乱。

7. 常规使用自黏性的除颤/监护电极片是比较理想的选择,因其有效性等同于手动除颤板,而且可在心脏骤停前黏贴于患者胸壁,以进行持续的监护和在需要时快速地实施除颤。急救人员应注意,应尽可能减少最后一次按压和除颤之间的间隔时间,不要延搁除颤的实施。如果可能,在除颤仪充电时也要进行胸外按压。记住心脏按压中断的时间不能超过

10 秒。

8.婴幼儿除颤。婴幼儿除颤的能量选择为：首次 2J/kg,再次除颤可选用 2～4J/kg。一般除颤仪都备有婴幼儿专用除颤板;体重大于 10kg 的婴幼儿,建议使用成人除颤板以减少胸壁的阻抗。除颤时,两块电极板之间的距离不得少于 3cm。新生儿可能需保持于侧卧位并使用前后放置的电极片。

二、除颤仪的维护与检测

除颤仪平时应保持在持续充电的状态。应定期进行检测,以保证机器随时处于功能状态。检测频率可根据每个医院的制度而定。建议使用频率较高的科室如急诊室、监护室等应每班检测一次,病房、门诊等使用频率较低的科室可每天检测一次。如机器未能通过常规测试,应通知临床工程科进行检测和维修。临床工程科人员应定期(建议至少每季度一次)对仪器进行保养和检测并记录。不同厂家生产的不同类型的除颤仪,其测试方法可有所不同,故应参照仪器制造商提供的仪器使用说明书,选择正确的检测方法。

【单相波除颤仪检测步骤】(以 HP 公司的 Code Master XL 为例)

1.检查电源线、心电图导联、除颤板是否完好无损,打印纸是否足够,安装是否正确。

2.确认电源处于连接状态,电源指示灯和充电指示灯都处于亮的状态。

3.将能量选择开关旋至"monitor on",打开心电监护屏幕。

4.按导联选择键,屏幕上显示导联Ⅰ(Lead Ⅰ)及导联脱落信息(leads off)。

5.继续按导联选择键直至转换成 paddles 导联。

6.按打印键(record)启动打印,持续打印 20 秒,检查打印走纸上是否有日期、时间、HR、PADDLES、AUTOGAIN 的显示;按标识键(mark),观察走纸上是否有相应的标识"▼"显示。

7.再次按打印键关闭打印,按心率报警键(HR alarm),观察屏幕右上角的报警范围是否能够快速切换,4 秒钟内是否有报警声音响起。

8.再次按报警键直至关闭报警功能。

9.确定成人除颤电极板置于固定的仪器支架上。

10.将能量选择键旋至 100J(测试剂量);按充电键,充电应在 2 秒内完成。

11.按同步键,使其处于同步模式状态,确认屏幕上显示 Sync。两手同时按放电键,不放电。

12.关闭同步模式,分别按单块胸骨或心尖电极板上的放电按钮,均不放电。

13.同时按两块电极板上的放电按钮,能放电。

14.放电完成后,自动打印的走纸上会显示"TEST 100J PASSED"。

15.关闭除颤仪,完成检测。

【双相波除颤仪检测步骤】(以 PHILIP 公司的 HEART START XL 为例)

1.切断除颤仪的电源。

2.确认蓄电池和数据卡都装备完好。

3.确认除颤板固定于仪器支架的正确位置上。

4.持续按住条图键(Strip)的同时打开机器至"手动通"(manual on),系统将自动完成内部检测,显示"PASS"(通过测试)。

5.根据除颤仪的屏幕和语音提示,完成电极板除颤功能的测试(充电→放电→显示"PASS")。

6.根据屏幕提示打印检测报告,检测报告会显示检测日期、时间以及检测的项目。

7.如机器有体外起搏功能而需检测一次性电极片的功能,可在连接起搏/除颤电极片的电缆上接上一个专用于检测的 50 欧姆的测试负载(一般随机配备),然后进行除颤功能和起搏功能的测试;测试完成后自动打印测试结果。

8.在检测报告 Checklist 一栏中,逐项完成其他的检查,包括:除颤仪是否清洁、顶部有无放置其他物品,有无损坏的迹象;电源线是否完好无损;心电图导线和除颤板有无断裂和破损;电池和数据卡是否安装完好;打印纸是否足够。

9.如果检测显示"Service Unit",提示机器需要维修而不能使用,应通知临床工程科人员进行维修。

(金奇红　张悦怡)

操作 32:同步电复律

同步电复律(synchronized cardioversion)也称为复律、同步直流电休克或同步电休克疗法。同步电复律是中止血液动力学不稳定的快速性心律失常的一种治疗手段。

【适应证】

任何临床情况不稳定的心动过速患者都应立即考虑使用同步电复律。

1.终止有脉搏的快速性室性心律失常患者的异位节律。对于病情稳定的患者,给氧和抗心律失常药物是首选的治疗方法,上述措施无效时可考虑同步电复律;对于病情不稳定的患者,如存在因心动过速引起的症状和体征,包括胸痛、呼吸困难、意识水平下降、低血压(收缩压低于 90mmHg)、肺水肿、充血性心力衰竭、心肌缺血或心肌梗死等,此时如果心室率大于 150 次/分,应立即进行同步电复律。

2.终止迷走神经手法与药物转律失败的阵发性室上性心动过速(PSVT)。电复律是药物复律失败的后备措施。当使用药物复律后出现低血压,应立即选用电复律。

3.终止房颤和房扑。当房性节律伴快速心室率(>100 次/分),发作的时间<48h,并有临床不适的主诉时可考虑同步电复律。房颤和房扑发作时间如已超过 48h,应慎用电复律,可先经食管超声排除心房内血栓,或使用抗凝疗法后,再考虑电复律。复律后应继续抗凝治疗,也可请专科会诊后再决定治疗方案。

【禁忌证与注意事项】

1.对于左房极度扩大或病程较长的房扑或房颤患者,不主张使用电复律。

2.对于病情稳定的患者,如地高辛处于中毒剂量范围,则禁忌使用同步电复律。

3.甲状腺功能亢进是同步电复律的相对禁忌证,因为同步电复律会增加合并此病患者的致命性心律失常的危险。

4.多形性室速(如尖端扭转型室速)时因机器较难识别 R 波而无法实施同步电复律,此类患者可先试用药物疗法如硫酸镁或去除诱因,如纠正电解质紊乱等,如情况紧急,可直接使用非同步除颤。

【物品准备】

1.具有同步功能的除颤仪。

2.心电监护仪与导线。

3.心电图记录纸。

4.自黏性的除颤电极片或手动除颤电极板。

5.除颤用导电糊或导电电极片。

6. 复苏用物（如抢救车、急救药物、简易呼吸皮囊、吸引器和气管插管用物等）。

7. 复律前使用的镇静、镇痛剂。

8. 急救起搏设备。

【患者评估】

1. 如果病情允许，应获取标准的 12 导联心电图并进行评估。如果情况紧急，可获取一段心电节律走纸的记录而暂不做 12 导联心电图。快速的节律包括阵发性室上性心动过速、房扑、房颤和室性心动过速。

2. 评估患者的生命体征和与患者频率或节律改变相关的症状。

3. 评估周围血管搏动和患者的神志情况，有利于区别复律后的血管栓塞情况。

4. 获取患者的血清电解质如血钾、镁、地高辛浓度和动脉血气分析的结果等。

【患者准备】

1. 做好患者及家属的解释工作并签署知情同意书（紧急情况下除外）。

2. 建立静脉通路并保持通畅。

3. 如果病情允许，治疗前应先使用镇静及止痛剂。有效的镇静剂包括地西泮、咪唑安定、巴比妥盐、依托咪酯、氯胺酮和甲己炔类等。可选择的镇痛剂有芬太尼、吗啡和哌替啶。

4. 注意保护气道，尤其是使用镇静剂的患者。床边应备好气管插管的器械和设备。协助患者去枕平卧，保证气道开放。复律前应禁食 2～4 小时，以免误吸（紧急情况除外）。

5. 去除患者身上的金属物品，以免烧伤。

6. 清除胸部区域所有的硝酸甘油贴膜或膏药，以防电复律时产生不恰当的电流导向。

7. 保证周围环境和患者皮肤的干燥。让患者远离潮湿或金属物体的表面。

8. 如可能，进行同步电复律的当天应停用地高辛。因为中毒剂量范围的地高辛浓度将增加复律后室性心动过速和室颤发生的危险。

9. 使用同步电复律之前应纠正电解质紊乱。低钾与低镁血症将使患者在随后的复律过程中极易出现危及生命的心律失常。

10. 置有永久性心脏起搏器或植入性除颤仪（ICD）的患者，必须调整电极片或板的放置部位。电极板或电极片必须离植入性装置至少 2.5cm。体内的 ICD 电极可能因覆盖部分的心外膜而干扰通向心脏的电流。如果用 360J 电击仍无法转律，应考虑改变电极板的位置，如置于前-后位。

【操作步骤】

1. 洗手。打开监护仪和除颤仪。

2. 正确安置监护电极，确保患者的心律能恰当显示；选择合适的导联，确保除颤仪在同步模式下能夺获患者的"R"波以减少对患者心肌的损害。

3. 按同步按钮以激活同步模式。必须注意：有一些除颤仪在每一次使用后将自动转为非同步模式，而另一些仪器必须复位后才能实施非同步除颤。

4. 除颤仪处于同步模式状态后（Sync 的绿灯会亮起），应确保患者的每一个 QRS 波都有定标点（见图 20-67），必要时调整监护仪上的 R 波增幅。除颤仪应在同步状态下放电，如随意放电，可能会诱发室颤。

5. 将电极板涂上导电糊。应均匀涂抹，不要用含酒精的纱布代替导电糊；如复律次数超过 3 次或导电糊干后应重新再涂。确保两块电极板之间没有导电糊的旁路，否则可能会产生电弧。

6. 不要过度牵拉导线，确保除颤仪的导线有足够长的活动范围。

7. 正确摆放电极板，确认位置正确，并与胸壁接触良好。对于安置起搏器的患者，不要

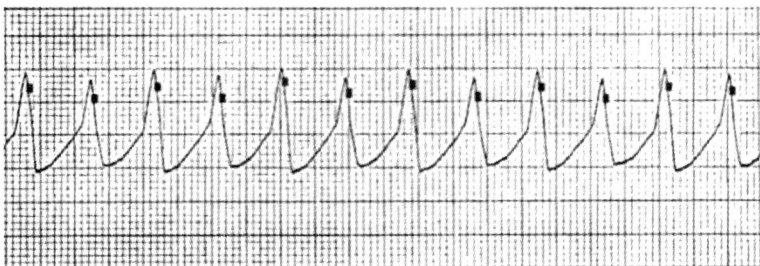

图 20-67　QRS 波上的同步定标点

将电极板直接放于起搏器上。常用的电极板放置的位置包括：

（1）上-下位。将胸骨的电极板置于右锁骨下胸骨的右缘；心尖的电极板置于左乳头与腋中线之间（图 20-68A）。女性患者的心尖电极应置于左锁骨中线第五、六肋间隙与腋中线之间。

（2）前-后位。也较为常用（如图 20-68B）。前片电极置于心前区，后片电极放于心脏后方、左肩胛线的肩胛下角处。有研究显示前—后位放置法的效果更佳。

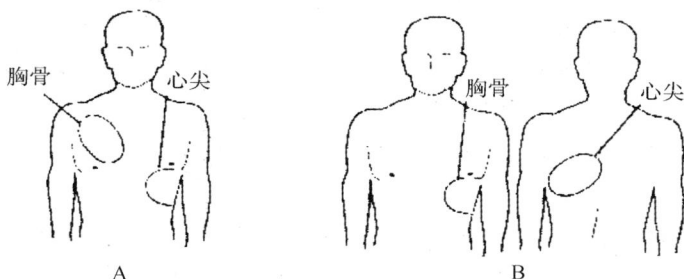

图 20-68　除颤电极片的位置（A 上-下位；B 前-后位）

8.选择合适的能量，可参见美国心脏协会的要求：对于有脉搏的室性心动过速首次用 100J，需要时可逐渐递加；对于阵发性室上速和房扑患者，首次可试用 50～100J，然后逐渐递加。对于房颤患者，使用双相波机器可选 120～200J，单相波用 200J，必要时逐渐递加。

9.电极板置于患者的胸部时应施加一定的力量，大约使每块电极板承受 100N（11kg）左右的压力，目的是使电极板与胸壁保持最大面积的接触。

10.大声喊"闪开"，并浏览四周，确认无人与患者有直接或间接的接触。应连续清场三次，以确保自己和他人的安全。

11.再次确认同步模式状态，同时按下电极板上的两个按钮进行放电，确保放电完成后再放松电极板。

12.观察监护仪上的节律。如果心律未转复，应选择合适的能量再次电击。必要时可重复多次。如果每次电击后除颤仪自动转为非同步模式，应在放电前将其转为同步模式。如果复律成功，记录生命体征并获取复律后心电图的走纸记录。

13.清除电极板上的导电糊。整理用物。

【与年龄相关的注意事项】

1.儿科患者起始剂量为 0.5J/kg，随后的电击能量应加倍。

2.儿童患者发生室性心动过速、房颤和房扑并不多见。因此，最常见的使用同步电复律的情况是治疗阵发性室上性心动过速(PSVT)。

3.美国心脏协会建议,10kg 以上的儿童应使用成人的电极板或电极片。因为过小的电极会增加经胸阻抗。

4.婴幼儿的电极板或电极之间的距离应至少有 3cm。

5.如果使用手动电极板,必须施以足够的压力,以保证电极板与胸壁的良好接触。

6.新生儿可给予侧面支撑,并采用前-后位电极放置法。

【并发症】

1.QRS 波感知不良可引起电流的不恰当释放而导致室性心动过速或室颤的发生,尤其是电流在 T 波的升支段释放时。如果发生室颤,应立即用 360J 行非同步除颤。

2.导电物质不足或过量都可能引起烧伤。电极板的准确安置和对其正确施压可减少上述危险。多次电击会增加皮肤灼伤的危险。

3.肺栓塞为较少见的并发症,但在慢性房颤患者中较为常见。电复律前使用抗凝治疗可减少此种危险。

4.脑血管栓塞也较为少见,但仍然需考虑此危险情况,尤其是在心房壁活动度减弱的患者中。

5.电击时如果其他人接触患者或床,可导致皮肤烧伤或室颤。

6.部分患者可有肌肉的酸胀感。

7.偶见一过性的磷酸肌酸激酶(CPK)、乳酸脱氢酶(LDH)以及天门冬氨基转移酶(AST)的升高。

8.复律后可能会出现一过性的 ST 段抬高,临床意义未知。

【患者宣教】

1.向患者解释整个操作是对心脏施以较小电脉冲刺激的过程。患者应了解有可能需要进行多次电击。

2.告知患者该操作是在清醒状态下进行的(除非用全麻),但使用的镇静药物将使患者放松和处于一种嗜睡状态。

3.让患者知道电击的感觉。有些患者感觉到电击时有一种短促的、非常尖锐的疼痛。镇静剂的使用往往可以消除这种疼痛的记忆。

4.复律后的不良反应包括皮肤发红及胸壁轻微的酸胀感等。

5.告知从急诊室直接出院的患者,如有胸痛、气促、下肢肿胀、眩晕、虚弱乏力、视物或语言障碍等征象出现,必须及时寻求急救系统的帮助。

(虞雪琴　金金花　张悦怡)

操作 33:经皮体外起搏

经皮心脏起搏(transcutaneous cardiac pacing,TCP)又称为无创性心脏起搏、体外心脏起搏、心前区心脏起搏、临时起搏或经胸体外起搏。

体外起搏是通过两个大的电极经过胸壁刺激心室去极化的临时措施。两个电极片分别放于胸壁的前后,通过电缆与体外脉冲器连接。体外脉冲器通过特定的输出频率和敏感性产生冲动以刺激心肌。当体外的脉冲器通过电极片对心肌产生足够的能量时就可产生起搏,即通常所说的起搏器发放冲动,ECG 上表现为起搏信号。有些体外脉冲器还有体外除颤的功能,这些起搏器可以同时用于起搏和除颤。

当起搏器产生足够的能量引起心肌去极化时出现夺获,ECG 的表现就是起搏信号后跟着的室性波群。该室性波群出现在起搏信号后面,QRS 波起始处宽大,终末时与主波方向相反。

感知力(sensitivity)指的是起搏器探测心脏内在心肌活动的能力。根据感知力设定起搏为固定或按需模式。固定或非同步模式是以固定的频率起搏而不顾患者内在的心率;按需或同步模式的起搏器能感知患者内在的心肌活动,并在患者的心跳频率低于外在起搏器设置的频率时进行起搏。

STANDBY 指起搏器的电极放在患者身上备用,但目前并未使用的状态。

经皮体外起搏常作为血液动力学不稳定患者的临时性措施或经静脉起搏器安装前的过渡。

【适应证】

1.为有明显血液动力学不稳定的心动过缓患者提供紧急的起搏。

(1)血液动力学不稳定的症状及体征包括收缩压小于 90mmHg、神志改变、心绞痛、急性心肌梗死、胸痛、呼吸困难,充血性心力衰竭及肺水肿。

(2)TCP 与药物疗法同时使用可以更迅速地稳定患者的病情。

(3)心动过缓包括窦房结功能障碍、高度房室传导阻滞(二度、三度)、心房停顿伴房室交界性或室性逸搏等。

2.因各种原因(如药物过量、酸中毒或电解质异常等)引起的有脉搏的症状性心动过缓,或对阿托品和其他药物无反应的症状性心动过缓,尤其是传导阻滞位于希氏束或以下水平者,或症状严重的高度传导阻滞(二度和三度 AVB)或三度 AVB 伴有宽 QRS 波者,均应尽早考虑起搏,不要因使用药物而使 TCP 的应用受到延搁。

3.增加因传导阻滞及/或心动过缓导致的危及生命的室性心律失常患者的心率。因为长时间的停顿或严重的心动过缓可诱发室速或室颤的发生。

4.对药物及电复律治疗无效的顽固性室上速与室速患者,TCP 可提供超速起搏。但因起搏装置设定的频率上限而使其应用受到限制。

5.当经静脉起搏无法获得或不能采用时,TCP 可作为一种暂时性的起搏方法使用,如患者有脓毒血症或严重的出血倾向时。

6.对于急性心肌梗死且有发生较高程度房室传导阻滞(二度和三度)危险者,新出现的束支传导阻滞或双束支阻滞的高度危险患者,或有症状的窦房结功能异常时,应将起搏器处于备用状态(STANDBY 模式)。

【禁忌证】

1.严重的低体温者。因此时的心动过缓可能是因低代谢率引起的生理反应。使用起搏器后,处于低温状态下的心室更易引起室颤而对除颤不敏感,从而更难复苏。

2.心脏停搏者为相对禁忌证。美国心脏协会(AHA)2005 指南中不推荐对停搏患者中断心脏按压来进行起搏,因其不能提高复苏成功率。

【物品准备】

1.带监护功能的经皮起搏器。

2.多功能导线或起搏导线。

3.起搏电极。

4.ECG 导线与电极。

5.监护仪记录纸。

6.高级心脏生命支持(ACLS)相关的设备。

7.镇静或镇痛药。

【患者评估】

1.评估患者的心律以尽早发现需要体外起搏治疗的心律失常。

2.确定心律失常对患者血液动力学的影响,如有无神志的改变、收缩压<90mmHg、眩晕、气急、恶心、呕吐、皮肤湿冷、大汗或者胸痛等。是否需要起搏取决于心律失常有无影响患者的心排出量或组织、器官的灌注。

【患者的准备】

1.向清醒患者简要说明 TCP 的目的及步骤,描述起搏时可能伴随的感觉,包括使用TCP 可能导致的不适,镇静、镇痛药的选择等。告诉患者当采用低电流时会有类似于针刺的感觉,而高电流时有类似重击的感觉。在操作过程中可能需要反复告知患者上述情况。

2.持续床边 ECG 监护。

3.根据需要及医嘱使用镇静、镇痛剂。

4.将心电图电极黏贴于清洁、干燥的胸部皮肤上,选择Ⅱ导联,该导联能给予清晰的起搏模拟图形。ECG 导线应与起搏器相连,以便按需模式的运作。

5.打印一份有患者生命体征资料的基础心电图节律记录。

【操作步骤】

1.洗手。

2.按仪器制造商的建议,电极片的放置采用上-下位(胸骨-心尖部)或前-后位置(图 20-69)。保证皮肤的清洁、干燥。可用肥皂和水清洁皮肤,以去除油膏或润肤品等,擦干皮肤,勿用其他清洁产品。过多的毛发应用剪刀剪除而非剃除,因为剃毛可引起轻微的皮肤擦伤而增加皮肤烧伤的可能。电极不可放置在导线、金属物、引流管、敷料、心电图电极、植入性复律器/除颤器或者药物贴剂的上面。黏贴电极时应注意,尽量减少电极下方空气的进入,从而利于增加电的传导。在电极外周用力加压以增加粘合性,轻轻按压电极的中心部位以去除残留的空气,保证电极与皮肤良好的粘着性。

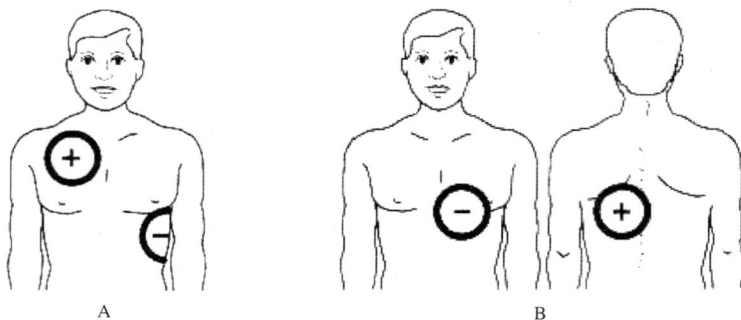

图 20-69　起搏片的放置

A 为上-下位,B 为前-后位,女性患者负极置于乳房下方

3.模式选择(按需或非同步)。一些起搏器在连接电极线后会自动转为按需模式,而心电图电极或导线脱开即转为非同步模式。

(1)按需模式。用于患者有基础心律时。当患者心率减慢到起搏器设置的频率以下,机器即发出冲动。必须确保机器能正确感知患者本身的 R 波,一些起搏器能标记出所感知到的每一个 R 波,而有些机器在感知到 R 波时会有闪光的信号。可以通过增大心电图波形使所有的 R 波都较易识别,从而增加感知的灵敏度。

（2）非同步模式。非同步模式（固定模式）只有在患者无基础节律的紧急状况下使用。该模式不考虑患者本身的心律而按设定的频率发出冲动。如果起搏刺激落在心室搏动周期的易损期内（R-on-T 现象），则有引发室颤的危险。

4. 选择起搏的频率。较常用的起搏心率设置为 60～100 次/分。

5. 将起搏输出电流调至零（mA），打开起搏器。

6. 确定夺获的阈值并设定持续维持的起搏输出。对缓慢性心律失常的患者，从 0mA 开始逐渐增大，直到看见电夺获，电夺获的迹象是起搏信号后有一宽大的 QRS 波群（大于 0.12 秒）和 T 波（图 20-70）。夺获的阈值通常在 40～70mA 之间，维持的起搏输出应设定在阈值上＋20mA。缺氧、酸中毒、心包积液和心脏压塞可能导致夺获的阈值增大。在受干扰明显的心电图中确立电的夺获比较困难（图 20-71）。干扰波可由起搏时的搏动而触发，而此时并未达到电夺获。电流的增大可引起干扰波形的增大。心电图电极应尽可能地远离起搏电极放置，可以减少明显的信号干扰。有时改变导联也可减少干扰。

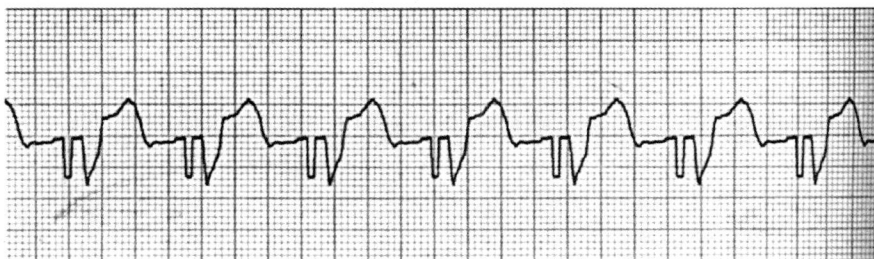

图 20-70　电夺获

每一起搏信号后均有一个宽 QRS 波

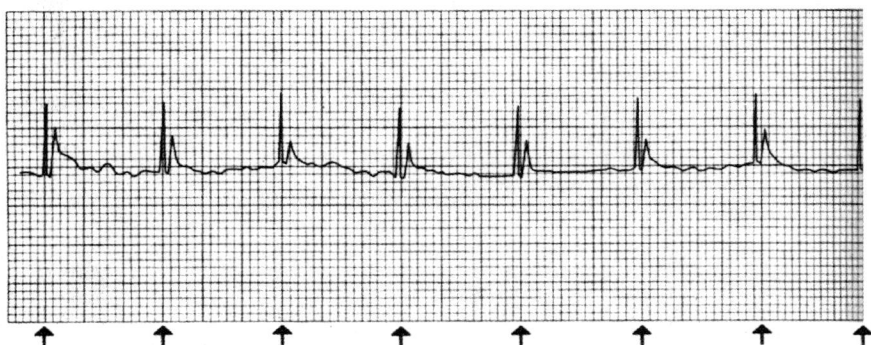

图 20-71　信号干扰

每一起搏信号后有一干扰的信号，必须与电夺获进行鉴别

7. 通过触摸脉搏来评估患者有无机械夺获。常选择股动脉触诊而非心尖搏动，因为起搏器的电刺激可以类似脉搏。

8. 记录电夺获情况并打印有起搏设定的心电图节律。

9. 评估患者的舒适度。当起搏电流大于 50mA 时大多数患者难以忍受，对于清醒患者应使用镇静、镇痛剂。

10. TCP 是一种暂时性的治疗措施，患者需尽早做好准备，以进行静脉起搏器的植入。

【特殊年龄段的注意事项】

1.儿童常由于低血氧和通气不足而发生严重的心动过缓,这些问题应在使用药物和起搏前先行处理。

2.对于儿童,因完全心脏阻滞或窦房结功能不良引起的心动过缓而对通气、给氧、胸外按压和药物等无反应时,TCP 是救命的紧急措施。尤其是伴有先天性或获得性心脏疾患时。但对于停搏或因缺血、缺氧性心肌损伤或呼吸衰竭引起的心动过缓无效。

3.TCP 最主要的缺点是使用过程中的不适,可能需要使用镇静剂和进行人工通气。

4.儿童电极适用于体重低于 15kg 的患者。电极越小,电阻越高。因此在保证粘合紧密及电极间不相互接触的前提下应尽可能使用较大的电极片。

5.儿童起搏电极的放置与成人相同,应确保起搏电极不相互接触。为避免此类情况发生,婴幼儿可能需要选择前—后放置的位置。

6.有报道新生儿使用 TCP 时间大于 30 分钟时可引起皮肤灼伤。因此对于新生儿及婴儿,应常规检查与电极片接触的皮肤有无热灼伤征象。

【并发症】

1.夺获的失败可通过起搏信号后未观察到宽大 QRS 波的典型电夺获表现而证实(图 20-72)。随着时间推移,依赖起搏器患者夺获的阈值也会发生变化,因此必须经常评估并确定阈值。

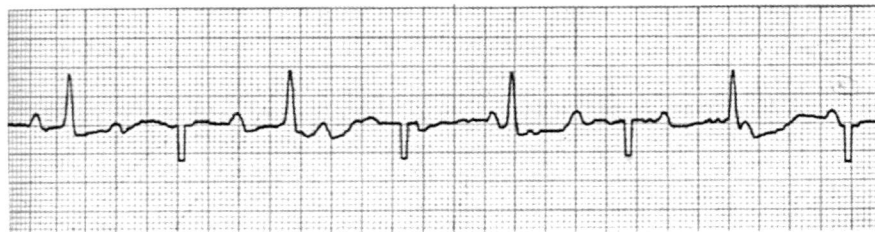

图 20-72　夺获失败

完全性心脏阻滞患者的起搏刺激不能引起夺获

2.当起搏器不能感知患者的 QRS 波而顾自发放起搏信号时,即称为起搏感知能力低下。感知失败可通过观察起搏节律与患者固有节律之间的竞争以及自身 QRS 波与起搏信号的间期缩短而进行判断(图 20-73)。如果起搏器不能识别患者自身的 QRS 波,它将按非同步模式进行工作。

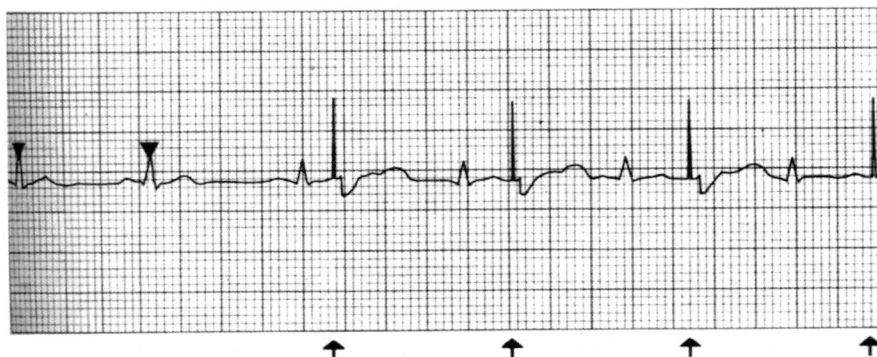

图 20-73　感知低下

第一、二个 QRS 被机器感知,但其余的 QRS 因振幅小而未被探测到,以至于患者本身的心率已超过起搏设定的频率时,机器仍顾自发出冲动

3.起搏感知过度敏感是由于心脏以外电信号对起搏的不恰当限制所致(图 20-74)。心外电信号包括肌肉收缩、环境中的电磁信号等。可通过减小心电图的波形从而使其对 QRS 波的敏感性下降而进行调整。若问题持续存在,可能需要将起搏器调整为非同步状态以获得可靠的起搏。

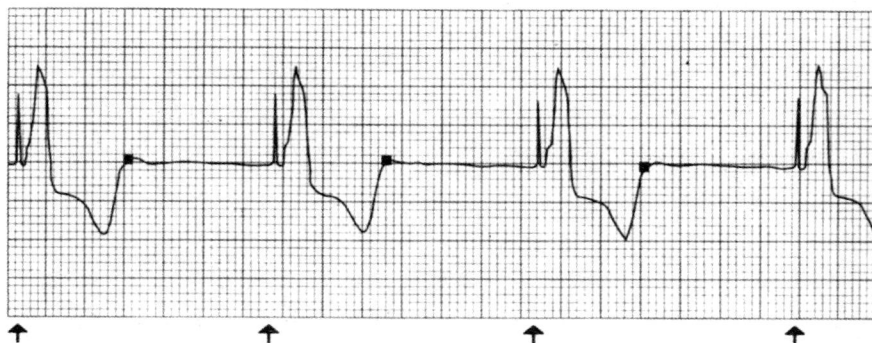

图 20-74　感知过度灵敏

起搏设定频率为 80 次,但实际的起搏频率为 45 次。注意感知标记位于 T 波上,故而不恰当地限制了起搏器,导致下一次的起搏冲动延迟

【预期结果】

1.足够的组织灌注和心排出量。收缩压大于 90mmHg,神志清,有定向力,无眩晕、晕厥,无气急,无恶心、呕吐,无缺血性胸痛。

2.节律稳定。

3.起搏器功能完好。

【非预期结果】

1.起搏器不能感知患者的心律,出现 R-on-T 现象。

2.起搏器不能夺获。

3.患者不舒适(如高能量引起的皮肤烧伤、疼痛、肌肉抽动)。

【患者宣教】

1.出现因起搏冲动触发所致的逐渐加重的不适时应报告。

2.TCP 期间触摸患者不会引起任何危害。

(虞雪琴　金金花　张悦怡)

第七部分　血液动力学监测技术

操作 34:使用无创袖带监测血压

【目的】

使用非侵入性的装置自动测量收缩压和舒张压。

【原理】

无创袖带血压测定是应用震荡计法测量血压。动脉血搏动可产生震荡,并叠加在袖带充气后的压力上。在每个压力水平上测到两次连续的震荡,然后将其分析即获得收缩、舒张压和平均压。

【操作步骤】

1.向患者及家属解释无创袖带测压的目的。告诉患者此测量方法不会引起疼痛,在测量过程中不要移动肢体。

2.根据患者年龄选择正确的模式:成人、儿童或新生儿。

3.选择合适的袖带(袖带的宽度为肢周长的40%)。

4.检查袖带接头是否严密,排尽袖带中的空气。将袖带上的箭头指示点对准大动脉搏动处绑好袖带(如选择上肢,一般置于肘关节上2～3cm处,松紧度以能容纳1指为宜)。

5.设置监护仪面板,根据需要选择"自动"或"手动"以及快速测定的"STAT"模式。如选择自动模式,应设置测量的间隔时间。

6.开始测量血压。

7.查看所测数据并记录。无创血压与有创血压的数值,可有5～20mmHg的差距。如果相差＞14mmHg,除外技术原因,应与患者的病情相联系(考虑低血容量、血管收缩、低温等因素)。

8.常见并发症有皮肤刺激和损伤、局部静脉淤血、组织缺血和神经损伤。

【注意事项】

1.影响测量值的因素有:患者移动,寒战,烦躁;心律失常,严重休克和体温过低,过度肥胖和水肿等。

2.肥胖患者应将袖带放在稍窄的部位测量。

3.测量时监测装置应与心脏水平齐平,尽量不要放在有静脉通路侧的肢体。

4.血压袖带大小的选择,见表20-6。

表 20-6　血压袖带大小的选择

肢周长(cm)	袖带类型	肢周长(cm)	袖带类型
5～7.5	新生儿	17～25	成人(小)
7.5～13	婴儿	24～32	成人
13～20	儿童	32～42	成人(大)
		42～50	大腿

(施剑斌　张悦怡)

操作35:动脉测压置管与监测

【适应证】

1.对存在/潜在的血液动力学不稳定患者进行持续而精确的动脉压监测。

2.持续监测血管活性药物使用后的反应。

3.使频繁抽取动脉血气标本的操作更易于进行。

4.获取并判断血液动力学的参数,如平均动脉压(MAP)。

【用物准备】

动脉留置针、消毒剂、局麻药、胶布/敷贴、500ml的软包装冲洗液(按医院制度规定在生理盐水或乳酸林格液中加入肝素)、加压袋、一次性换能器、可进行有创血液动力学监测的心电监护仪、换能器导线、手臂固定板、一次性乳胶手套、缝合包。

【患者准备】

1.连接心电监护仪。

2.检查并确定穿刺部位。可选择桡动脉、肱动脉或股动脉。通常选择桡动脉进行动脉压的监测。桡动脉有较好的侧支循环,穿刺易于成功;与其他部位相比,穿刺后肢体不需制动而使患者的活动不会受限。进行桡动脉穿刺前,应先进行艾伦试验(Allen test)或使用多普勒超声仪评估侧支循环的情况(详见动脉血气标本采集操作规程)。

3.穿刺侧肢体的准备:置于伸展位。

4.消毒穿刺部位。

【操作步骤】

1.打开心电监护仪,使系统预热。

2.准备压力监测系统(图20-75)。

(1)打开一次性换能器包装,把输液器连接到准备好的冲洗液上。

(2)冲洗液放入加压装置内,充气直至压力达40kPa。

(3)挤压滴液管,使滴管内液体到达标记线。

(4)打开快速冲洗阀,依次排空管道内的空气。管道内如残留气泡,可影响压力监测的准确性,还可导致栓塞。

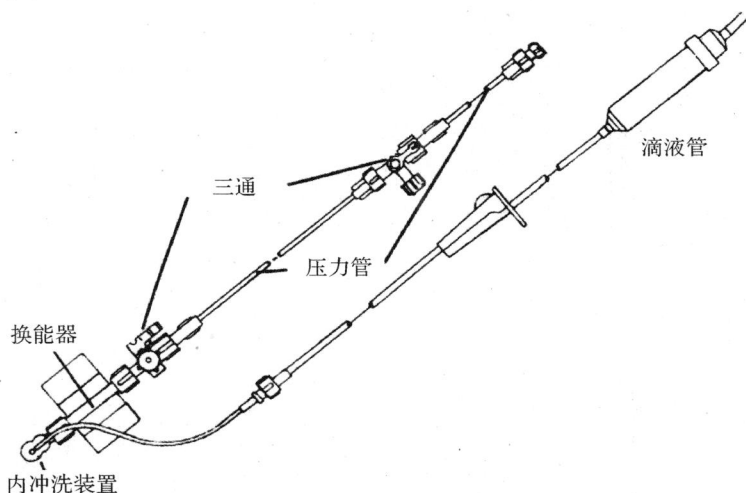

图 20-75　预置的一次性换能器和压力管道装置

(5)放置换能器。如选择患者固定法,可保持换能器与右心房同一水平;如为输液架固定法,可将换能器固定于输液架上,并保持与右心房同一水平的位置(换能器的位置相当于腋中线与第四肋间的交叉处)。

(6)将系统与大气相通进行调零。将靠近换能器的三通与患者相连的一侧关闭,移去帽子,使换能器和大气相通,按住监护仪上的"ZERO"调节零点。调零后,冲洗开放侧的三通口并盖上帽子。调节三通使其与患者和换能器相通。

(7)必要时在穿刺部位进行局麻(常由医生完成)。

3.将导管置入动脉并取出导芯,应让回血出现在导管内(见图20-76,常由医生完成)。

4.将压力管道与留置导管相连,确保连接的紧密。

5.启动冲洗装置,将皮管内的回血冲洗干净。

6.缝合并固定动脉置管(常由医生完成)。

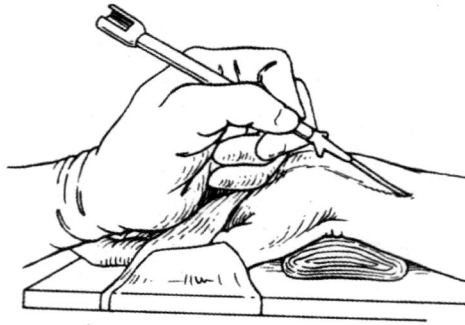

图 20-76 桡动脉置管

7. 消毒穿刺部位并用敷贴或胶布妥善固定。

8. 观察监护仪上的动脉压力波形(图 20-77),注意所显示的血压数值。检查无创袖带所测得的血压,确保动脉测压的准确性。

心房收缩期	收缩前期	等容收缩期	快速射血期	缓慢射血期	舒张早期	等容舒张期	快速充盈期	舒张末期

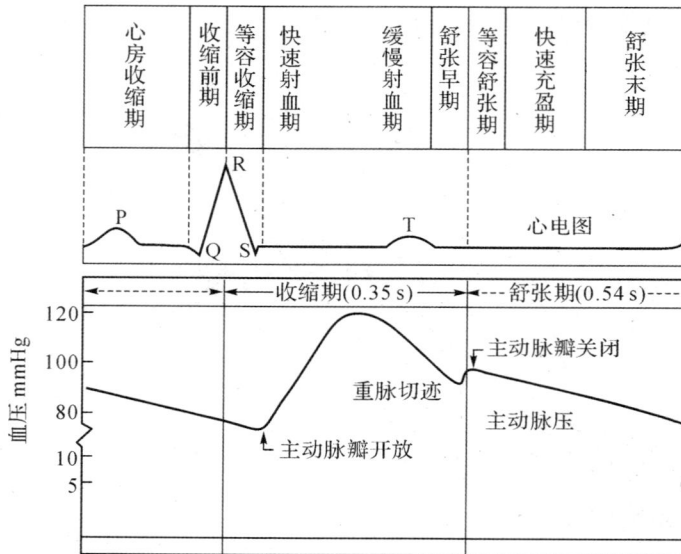

图 20-77 动脉压力波形

9. 根据临床情况设置仪器的报警数值。

10. 采血进行动脉血气分析时,可采用单个三通或双三通法或者根据不同的换能器使用说明进行(如 BD 公司的换能器上有特定的采血点并可连接真空采血装置)。

(1)双三通法。

● 将 10ml 注射器与穿刺点远端的三通相连(远端三通),采血注射器与靠近患者侧的三通连接(近端三通)。

● 转动远端三通至患者侧,抽取 10ml 含有冲洗液的血液,再转动三通与患者侧关闭。

● 转动近端三通,通向患者侧,用采血针筒抽取 1ml 血,将三通与针筒相连侧关闭,移去针筒并排尽针筒内气体,密封并置于冰块中。

● 转动远端三通,将 10ml 针筒内的血重新注入患者体内。

● 将管路内的血冲洗干净,直至变成清澈的冲洗液,盖上三通帽盖。

（2）单个三通法。

● 在穿刺部位近端的三通处接上 10ml 针筒。

● 将三通与换能器相连侧关闭，与患者连接侧开放，抽取 10ml 含有肝素液的血，关闭与 10ml 针筒相连处，取下针筒并丢弃。

● 接上含肝素的抽血针筒，关闭换能器侧三通，开放患者侧三通，抽取 1ml 血后关闭三通，移去针筒，进行排气后置于冰块中。

● 冲洗三通，盖上帽盖。

【注意事项】

1. 保持管道连接的紧密，如果管道的连接脱开，将引起显著的失血。

2. 密切监测放置动脉测压装置的患者。激活所有的报警设置，以警示医护人员，及时发现患者的血液动力学改变或系统功能不全情况。

3. 避免选用有外伤侧的肢体，以防对末梢循环的影响。

4. 换能器的管道系统和冲洗液应按常规每 96 小时更换一次，不建议常规更换动脉穿刺的导管，但应尽量缩短留置时间。

5. 保持加压袋的压力维持在 40kPa；确保足够的冲洗液，使之按 1～3ml/h 的速度处于持续冲洗状态以免管道阻塞。

6. 经常观察管道内有无回血和气泡，以免影响压力监测的准确性或导致血栓形成和栓塞。

7. 管道脱开，或者怀疑数值不准确时需要按常规重新调零。

8. 经常检查换能器的位置，使其保持在右心房水平。换能器位置过高或过低均可导致监测读数的偏差。测量时，患者应尽可能平卧，床头抬高不超过 30°。

【与年龄相关的注意事项】

1. 儿童患者。可选择足背动脉、胫前动脉、腋动脉或颞动脉进行穿刺置管。

2. 婴儿。应保持肝素液的持续冲洗（1～3ml/h）状态以维持导管的通畅，肝素液的浓度为 1U/ml，可使用微泵或输液泵（图 20-78）。

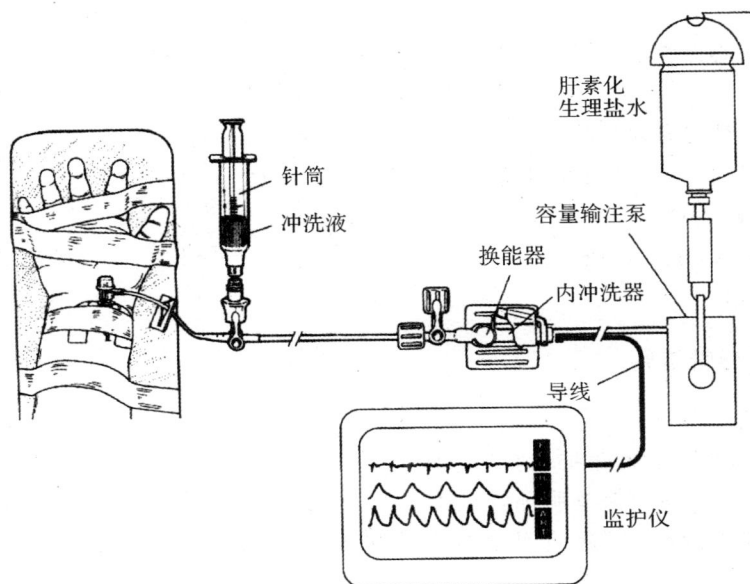

图 20-78　儿童的动脉测压系统

【并发症】

1.空气栓塞。如果输液皮管和换能器在与动脉留置管连接之前未恰当冲洗,可至气体栓子进入循环系统。

2.严重的失血或贫血。导管各连接处未紧密相连与固定,或导管脱开所致。

3.穿刺口渗血。常见于凝血功能障碍者。

4.换能器位置放置不正确可导致所测血压数值的不准确。如换能器的放置高于右心房,所测得的血压会比患者的实际血压低,反之,如果换能器位置低于右心房,监护仪上所显示的血压将比患者的实际血压高。在使用患者固定法时,换能器的气体与液体的接触面应尽可能地靠近动脉置管的尖端。

5.如果出现压力监测的波幅衰减,应检查有无管道折叠、过长或堵塞,导管尖端是否贴近血管壁、管道的连接是否紧密以及管道内是否有空气和回血等。如需要,可稍稍调整导管位置。如果怀疑导管内有血栓形成,可试着抽吸,不能硬性往血管内推注液体,以免栓子脱落造成动脉栓塞。如果空气进入换能器而又不能排出,可重新装配换能器系统。

6.血栓形成和栓塞。观察末梢有无苍白、发凉、麻木等症状。

7.感染。操作过程中未注意无菌技术,系统装置处于开放状态而利于细菌的生长(如抽血后未冲洗接口处或未使用无菌的肝素帽等)。

8.正中神经损伤。如腕关节持续处于背屈状态,可导致正中神经损伤。

9.可发生穿刺部位的血肿形成,还可伴有神经压迫症状。

【患者宣教】

1.告知患者在床上活动时应小心,防止管道各连接处脱开。

2.发现有任何管道连接处松开或相应部位潮湿应立即报告。

(金奇红　张悦怡)

操作 36:肺动脉导管(Swan-Ganz)置管与监测

【适应证】

1.用以评估心血管功能及对治疗的反应,如充血性心力衰竭、大面积心肌梗死、各种类型的休克等。

2.评估肺部情况和对治疗的反应,如 ARDS、肺水肿、肺动脉高压等。

3.评估患者的液体需求,如多发伤、烧伤、感染性休克等。

【物品准备】

缝合包,Swan-Ganz 导管,无菌手套,皮肤消毒物品,2%利多卡因,稀释肝素冲洗液,压力监测装置,敷贴。

一、肺动脉导管置管

【操作步骤】

说明:肺动脉导管由医生插入。

1.无菌条件下经皮穿刺静脉插管。

2.将导管插入静脉,通常使用颈内静脉和锁骨下静脉。在导管的 15cm 处抵达上腔静脉。

3.导管抵达右心房后,压力波形出现心房压的特点,此时进行气囊充气并记录右心房压力(RAP)。

4.轻柔地将导管前端送至右心室,严密监测室性心律,示波屏上出现右室压力曲线(RVP)(图20-79)。

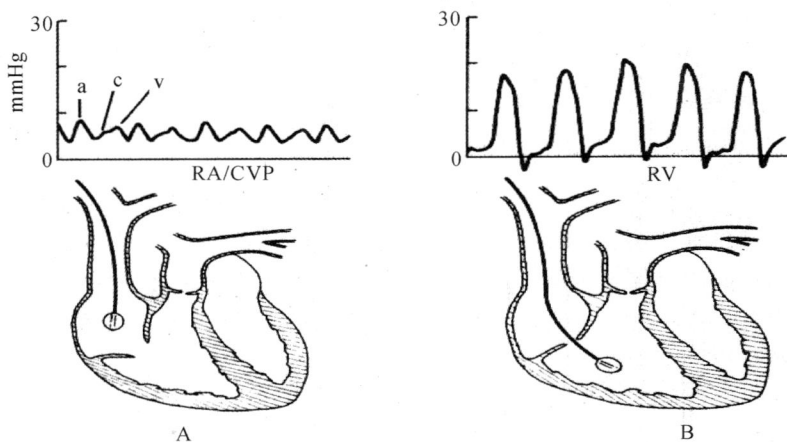

图20-79　RAP(A)与RVP(B)

5.继续往前送导管,直至示波屏上出现肺动脉压(PAP)曲线,如往前送导管约15cm后,仍未出现 PAP 波形,可能导管在右室内盘旋,可慢慢将导管撤至右房,出现 RAP 波形,然后再前送导管但不要超过15cm,以防导管再次盘旋。

6.保持气囊充气,进一步往前送导管,直至肺动脉压力波形变成肺毛细血管嵌顿压(PCWP)波形(图20-80)。此时,气囊阻塞在中等大小的肺动脉分支,导管不能再前进。

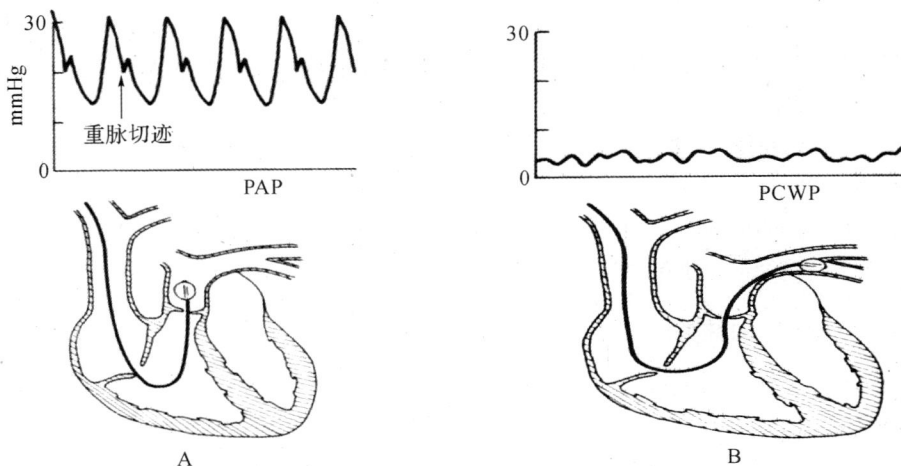

图20-80　PAP(A)与PCWP(B)

7.让气囊被动放气,此时,PCWP 波形变成肺动脉波形。

8.为获得 PCWP,观察 PAP 的同时再将气囊充气,PCWP 波形出现(在呼气末测量最佳)即停止充气。

9.抽吸并冲洗导管近端管腔,将其接到持续冲洗的装置上,导管各腔连接压力监测系统,调整零点。近端腔(RA)可用于输液,远端腔(PA)不可输液。采集混合静脉血时关闭 RA 腔。

10.缝合固定,用透明敷贴覆盖。

【肺动脉导管置管的常见并发症】

1.心律紊乱,最常见的是室性早搏和束支阻滞。

2.肺出血及肺动脉破裂。

3.肺栓塞。

二、心排出量测定

【原理】

用温度稀释法测量心排出量(CO)。将肺动脉导管插入到肺动脉,通过开口在右心房的导管腔,注射生理盐水作为指示剂,与血流一起经过肺动脉时发生暂时性的温度变化。同时,由另一温度探头测量指示剂的温度,由心排血量电子计算机描记时间温度曲线所占的面积,利用预先设置的程序和公式自动计算结果,以数字和波形显示并记录CO。

【物品准备】

室温生理盐水,10ml注射器,CO测量装置。

【操作步骤】

1.在监护仪中输入患者资料,包括身高、体重,按"adjust constant"(调整常数)调整计算常数(计算常数可参考导管说明书)。

2.抽取10ml生理盐水,排尽空气。

3.旋转三通,关闭输液通道,将注射器接上导管近端管腔。

4.按下"measure CO"(测量心排出量)模块按钮。

5.按"start CO"(开始心排出量测定),当屏幕上出现"inject now"(现在注射)时,立即在15秒内进行注射,以最快的速度(4秒内)将盐水注完,此过程要求快而均匀。

6.重复步骤2~5,至少应测定三次,按"edit CO"取平均值。两次注射间至少等1分钟。如三次读数变化太大,应增加测量次数至5~6次,删除不需要的数值以取得较准确的平均值,按"confirm"储存。

7.按"hemo calc"获得血液动力学数据。

【注意事项】

影响CO读数的因素有:三尖瓣功能不全、室间隔缺损、心律不齐,所选择的导管型号、注射容量、注射温度和注射方法等。

三、肺动脉导管的拔除

肺动脉导管拔除的操作由医生实施。

【拔管前检查】

1.检查患者的生命体征,包括肺动脉压、肺毛细血管嵌压和心排出量等,并予以记录。

2.如患者的情况稳定,所有的数值在正常范围内,则治疗中不再需要PA或CO测定。

3.患者情况仍不稳定,但因放置的导管可带给患者很大的危险,故而需拔除。

【拔管前物品准备】

1.除颤仪和抢救车。

2.利多卡因注射液50mg。

3.无菌剪刀。

4.针筒(用于抽吸血液以免气体进入)。

5.手套。

【拔管程序】

1.向患者解释,并进行心电监护。

2.如可能,让患者取仰卧位,头转向置管部位的对侧。

3.松开伤口敷料。

4.用针筒抽出气囊内气体,证实气囊已放气,监护仪上不再出现嵌顿压的波形。

5.重新安置液体通道并关闭近端的 CVP 通道。

6.戴手套。

7.轻轻施压以拉出整根套管,并注意观察监护仪示波屏上有无室性早搏等心律失常的出现。注意:拔管过程中如遇到阻力,应立即终止操作。

8.注意拔出导管的顶端,检查其完整性。

9.告诉患者导管已经拔出,让其取舒适的位置。

【拔管后检查】

1.观察患者的病情变化。

2.如果出现任何病情突变或并发症,立即通知主管医师。

(庄一渝 金奇红)

操作 37:颅内压增高患者的体位安置

【适应证】

1.降低因头部外伤、颅脑损伤或其他神经系统疾病引起的颅内压增高。

2.促进头部静脉回流。

【禁忌证和注意事项】

1.避免俯卧和垂头仰卧位,对是否置患者于平卧位尚有争议。如果医嘱要求平卧位,则可能需要颅内压(ICP)的监测。

2.常将头部抬高以降低颅内压。也有人认为,抬高头部虽然能降低 ICP,但同时也导致了脑灌注压(CPP)的下降。资料显示,适当抬高头部 15°～30°,能显著地降低 ICP 而又不影响 CPP。充足的脑血流量取决于脑的灌注压(CPP)即平均动脉压(MAP)和颅内压(ICP)的差值,即 $CPP=MAP-ICP$。

3.患者头部应保持于中立位,颈部不要转向左或右侧,也不能前屈或后伸。

4.过度抬高床头如超过 40°时可能会引起体位性低血压,并将导致脑灌注减少。

5.尽量减少有害刺激,接触患者时应预先告知,并向其解释操作的程序。操作动作要轻柔,避免震动病床、发出噪音或使用过于明亮的灯光。

6.应将翻身或变换体位性的活动与其他护理措施分开,进行各项操作之间应至少间隔 15 分钟,以避免 ICP 增高的累加效应。

7.头部抬高对低血压患者来说是禁忌的,因为此举会进一步减少脑的灌注。

8.创伤患者应持续保持脊柱固定直至已排除脊髓的损伤。

【物品准备】

担架床或病床,毛巾卷或泡沫板(选择性),颈托(选择性)。

【操作步骤】

1.置患者于仰卧位。

2.保持头部于中立位,不要屈伸或旋转。如果已使用颈托,注意不要压迫颈静脉以防静脉回流受阻,必要时可用毛巾卷或泡沫板固定头部。

3.将床或担架床放于指定的位置。

4.保持躯干与下肢在一条直线上。避免髋部过屈,因其可引起腹内压的升高。

5.在担架或床脚侧放一足部固定板,以防患者在床头抬高时往下滑或位置移动(图 20-81)。

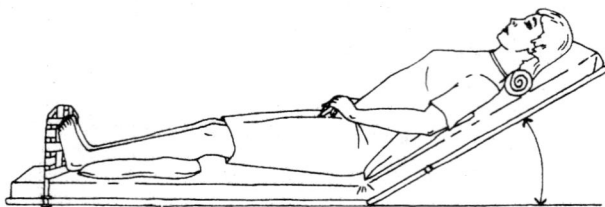

图 20-81　床头抬高 30°

6.抽搐患者可能需要使用床栏以保证安全。

7.如果患者必须卧于硬背板上,可使用头高脚低位来抬高患者的头部(图 20-82)。

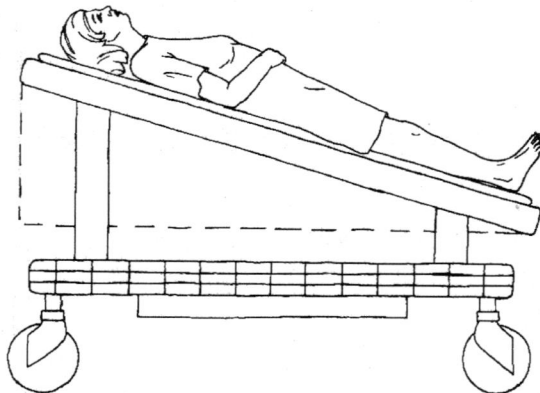

图 20-82　反向垂头仰卧位(头高脚低位)

【与年龄相关的注意事项】

1.为保持体位而对儿童使用约束和制动装置,可能会加重儿童的焦虑不安,进而导致颅内压增高。

2.背板可能会导致皮肤破损,尤其是消瘦或老年患者。

【并发症】

1.颈部屈曲或伸展,或头部的左右旋转都会阻碍静脉回流,从而引起 ICP 增高。

2.因重力影响而安置的头部体位或过度的不良刺激可引出不正常的姿势。

3.长期保持该体位会发生分泌物蓄积或皮肤破损,应每 2 小时一次对患者进行翻身。

4.疼痛或焦虑不安均会导致 ICP 增高,因此对患者进行翻身及移动时应动作轻柔。

【患者宣教】

1.清醒患者如果有头痛加剧、恶心或视力障碍时应及时报告。

2.向患者解释体位安置将与其他措施一起使用以控制颅内压。将每 2 小时一次进行体位的变动。

(张悦怡)

操作 38：脑室外引流

【目的】

1.监测颅内压(ICP)。

2.计算脑灌注压($CPP=MAP-ICP$)：理想的 CPP 为 $60\sim100mmHg$。

3.调节颅内压。

【物品准备】

脑脊液(CSF)外引流装置(图 20-83)，三通，压力传感器(必要时)，PVP-I，50ml 针筒等。

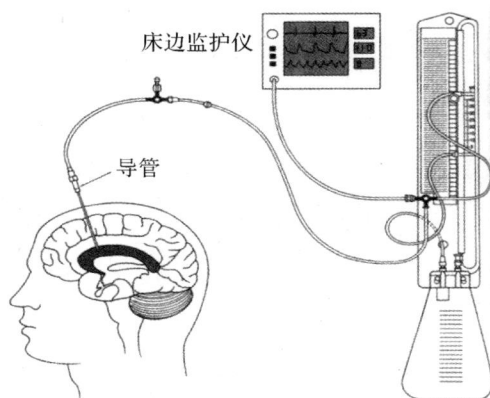

图 20-83　脑室外引流装置

【操作步骤】

说明：脑室外引流导管置入的操作通常在手术室进行。ICP 监测的步骤如下：

1.连接冲洗的换能器管道(必要时)，用不加肝素的生理盐水冲洗。

2.换能器管道与脑室外引流装置上压力监测口相连。

3.患者取仰卧位，床头抬高 $30°\sim45°$。

4.连接引流袋，保证各接口连接紧密。

5.用激光点定位零点：侧脑室中点(外耳上方)。

6.将压力传感器放置零点位置。

7.按医嘱调节刻度腔(标尺)的高度，通常是高于零点 15cm。当颅内压(ICP)高出理想的 ICP 值时，脑脊液会自动引流至刻度腔内。ICP 值可通过升高或降低刻度腔(标尺)来调节。

8.开放引流系统。

9.脑脊液(CSF)引流系统的护理。

(1)每班观察并记录刻度腔引流情况。

(2)床头抬高/放低时需调节换能器的位置。

(3)如要移动患者，应先关闭引流，重新调零后予以开放。

(4)引流袋充满时，以 PVP-I 消毒引流袋的出口，用 50ml 针筒抽尽袋内引流液。

10.监测 ICP 波形。

(1)测压时需关闭引流系统以获取准确数值。

(2)正常波形如图 20-84，正常 ICP 值为 $0\sim15mmHg$。

(3)如果出现 ICP 波形消失或平坦，常提示监测管腔中有堵塞，应报告医生进行处理。

11.计算脑灌注压(CPP)。正常的 CPP 应$>60mmHg$，如果 $CPP<50mmHg$，脑灌注能

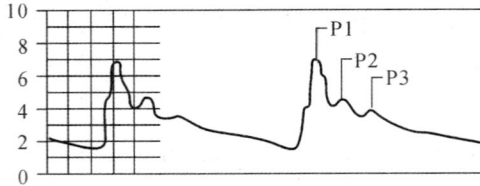

图 20-84　ICP 正常波形

力即下降;如果 CPP<30mmHg,常提示缺氧和不可逆的脑损伤。

【记录】

1.ICP 的数值与波形。

2.引流液的量、颜色和性质。

3.刻度腔的高度。

【意外拔管的应急处理】

1.立即按压引流管置管口,以防气体进入造成气颅。

2.立即报告医生。

3.根据医嘱送患者行头颅 CT 检查。

4.密切观察病情。

【并发症及处理】

1.脑室引流管被血或脑组织堵塞。应通知医生并由医生进行冲洗或做其他相应处理。

2.无菌引流系统出现破损。立即通知医生。

3.出现波形衰减。检查管道内有无气泡或各连接处有无松动,如有必要,沿远离患者而向着引流袋方向进行管道系统冲洗。检查并确保所有的连接完好。

4.颅内压波形消失、平坦或导管引流停止。应检查引流系统的功能,再次校准监测器,如果波形仍为异常,通知医生。

5.感染。监测有无发热、置管部位红肿或渗出,头痛、颈项强直或惊厥等感染的症状与体征。

【患者宣教】

1.保持仰卧位,使监测系统的各项功能正常、监测指标准确无误。不要触碰或调整 ICP 装置。

2.探视者可与患者交流,但应尽可能将外来的刺激因素减至最低。

（庄一渝　金奇红）

操作 39:主动脉内球囊反搏

主动脉内球囊反搏(intra-aortic balloon pumping,IABP)是一种用于减少心肌氧耗,同时增加心排出量和冠脉血流的机械装置。将一圆柱形气囊置于主动脉内起反搏作用,通过电脑控制,使气囊在心脏收缩期主动放气,通过减少后负荷而增加血流;舒张期主动充气,增加冠脉血流,这些作用共同的结果是减少了心肌对氧的需求和增加了心肌的氧供。气囊常与 ECG 或导管远端的压力传感器相连。

【IABP 的原理】

将气囊管置于降主动脉上段(图 20-85)。心脏舒张时,主动脉瓣关闭,气囊充气(充盈),

使主动脉的血液挤入冠状动脉、脑血管和腹腔脏器；心脏收缩时，主动脉瓣开放，气囊管排气，主动脉腔空虚，产生一相对负压，利于心腔内血液射出。

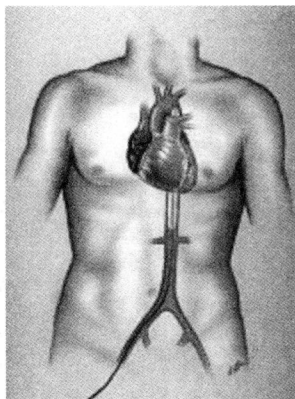

图 20-85　主动脉内球囊导管置入人体后的位置

IABP 分两部分：

（1）气囊导管。为一次性使用，有双囊和单囊之分。双囊主要增加冠脉和脑部血流。单囊同时增加上半身和下半身重要脏器的血流；气囊的容积有 4、9、10、15、23、35、37、40ml 等，可根据患者的体重选用。

（2）反搏机器。①气体驱动部分：由真空泵和气体压缩机组成，所用气体常选择氦气。因氦为低黏度的惰性气体，能快速穿过较长的连接管道，当气囊在使用过程中破裂时氦气可随血流带走而不易形成有害栓子。②监测部分：主要有动脉压力、心电图、气囊、氦气等的监测系统。③调控部分：主要由反搏频率、充气始点、放气始点等部分组成。

IABP 与心脏搏动的同步反向搏动：利用 R 波触发，经过一段时间延迟，在心电图 T 波之后充盈气囊，在 P 波前或第一动脉波开始时，吸瘪气囊。

【IABP 的适应证】

适用于心脏本身的心排出量不能满足机体的氧需求时。如心源性休克、心脏手术前后等各种情况。具体包括：

1.急性心肌梗死并发心源性休克。

2.顽固性不稳定性心绞痛。

3.左心心力衰竭合并急性心肌梗死。

4.因心肌缺血而反复发作的室性心律失常或难治性室性心律失常。

5.冠脉搭桥手术之前、中或后阶段使用以支持循环。如不稳定性心绞痛伴有冠状动脉主干狭窄＞70％者；心功能不全，射血分数（EF）＜35％等高危患者的术前预防性应用；心脏直视术后脱机困难，左心衰竭，急性心肌梗死患者，复跳后血压无法维持，必须依赖人工心肺机辅助者；心脏直视术后出现低心排、心功能衰竭等。

6.高危患者进行冠脉成形术或介入性心脏操作之前、中或后阶段使用以支持循环，如需急诊行心导管检查及介入治疗（如经皮冠脉成形）而心功能差，血液动力学不稳定者。

7.急性心肌梗死的机械性并发症，包括主动脉狭窄、二尖瓣狭窄或关闭不全、室间隔缺损和左室室壁瘤等。

8.作为心脏移植、使用心室辅助装置或全人工心脏植入术之前的过渡。

9.感染性休克。

10.进行非心脏手术的高危患者。

【IABP 的禁忌证】

1.中度至重度主动脉瓣关闭不全。

2.胸主动脉瘤和腹主动脉瘤。

3.相对禁忌证包括严重的主髂动脉病变、严重的凝血疾患和疾病的终末期等。

【并发症】

1.插管过程中。可发生动脉夹层撕裂、斑块脱落、腹股沟动脉血流的阻塞、插管不成功等，当导管内见到血液时可判定为球囊破裂，应立即拔除。

2.反搏过程中。可发生血栓形成、感染、下肢循环障碍、血小板减少，球囊位置不正确引起的穿孔或肾动脉堵塞、出血、不能撤机、不正确的定时而造成的心脏损害。

3.拔管时。皮下血肿、假性动脉瘤和动静脉瘤。假性动脉瘤的发生率为 1%，如局部有搏动性肿块可确诊，一经发现应考虑手术治疗。

【物品准备】

IAB 导管，IABP(ARROW ACAT)机器，压力监测装置(包括 ARROW 专用换能器，软包装生理盐水，加压袋)，静脉切开包，PVP 消毒物品，无菌手套，手术衣(必要时)。

【患者和家属的宣教】

1.评估患者和家属对 IABP 治疗的了解程度以及使用该治疗的理由。在紧张和焦虑状态下，患者和家属往往需要医护人员澄清或强化一些相关的信息。

2.向患者和家属解释 IABP 的标准治疗过程，包括导管置入过程、IABP 机器的声音、评估的频度、使用的敷料、置管侧肢体的制动、预期的治疗时间以及可以终止治疗的参数等。鼓励患者和家属提问并说出自己对操作过程的特别关注点。

3.拔管后，告诉患者如出现下列表现时应及时报告：腿部温暖或潮湿感、眩晕等。

【患者评估】

1.评估病史，尤其与主动脉瓣膜相关的情况、有无主动脉疾患或外周血管病变史，以获得患者心脏功能状态的基础资料并识别是否存在 IABP 治疗的禁忌证。

2.评估患者的心血管情况、血液动力学状态、外周血管和神经血管功能状态等基础资料。

3.评估需置入 IAB 导管侧肢体的股动脉、腘动脉、足背动脉以及胫后动脉搏动的性质和强度。

4.评估患者目前的实验室检查结果，包括全血细胞计数(CBC)、血小板、凝血酶原(PT)和部分凝血活酶时间(PPT)、出血时间和凝血酶原国际标准化比值(INR)等，以判断患者有无出血的危险。

5.评估需要 IABP 治疗的心力衰竭的症状和体征，因心肌收缩无力和冠脉或体循环灌注不足所导致的症状和体征包括：

- 不稳定性心绞痛
- 意识状态的改变
- 心率＞110 次/分
- 心律失常
- 收缩压＜90mmHg
- 使用血管加压剂维持的前提下，平均动脉压(MAP)仍低于 70mmHg

- 心脏指数(CI)＜2.4
- 肺毛细血管楔压(PCWP)＞18mmHg
- 混合静脉血氧饱和度(SvO_2)下降
- 外周灌注不良
- 尿量＜0.5ml/kg·h

【患者准备】

1.确保患者和家属理解操作前的宣教内容。耐心解答提出的问题,必要时强化相应的信息。

2.确认患者已签署知情同意书。

3.确保中心和外周静脉通路已开通。中心静脉用于滴注血管活性药物,而外周静脉用于输注液体。

4.置患者于仰卧位,对置管部位进行皮肤准备与消毒。

【操作方法及步骤】

1.准备压力监测装置。使用IABP的患者须有两套ECG监测导联。

2.打开IABP机器,检查氦气(＞200 PSI);确定各连接导线完好,并有足够的记录用纸。

3.连接ECG导联(三导联或五导联),或者通过连接线将床边监护仪的ECG讯号接至IABP仪器。

4.选择波形清晰、有最高R波的导联。

5.连接压力监测装置,进行换能器调零并备用。

6.从包装盒中取出IAB导管,将导管经股动脉置入合适位置:即降主动脉内距锁骨下动脉2cm处。注意患者的主诉,如出现剧烈腰痛提示主动脉夹层损伤。如有胸痛,应使用药物控制,以防心肌梗死发生(该步骤由医生操作)。

7.将压力监测装置与IAB导管的中心腔连接,获得动脉压力波形。注意不要在IAB囊腔内进行采血或手工冲洗。应放置另一路动脉压力监测通路,作采血之用。

8.评估每一潜在的辅助触发模式,选择最可靠的触发模式。

9.确定辅助比例在1:2,选择合适的球囊容量。

10.按"PUMP STANDBY",使机器处于待机状态。

11.按"PUMP ON",泵即开始工作。

12.使用INFLATE(充气)和DEFLATE(放气)来调整充放气点,选择合适的辅助比例,使球囊辅助达到最佳。

13.检查穿刺侧足背动脉搏动。

14.除非IAB在导管室放置,否则置管后均应拍胸片,以确定导管的位置。

15.协助拔管。

(1)根据医嘱调整辅助比例,逐渐撤机。该过程中应严密观察血液动力学的变化。

(2)拔管前球囊放气。

(3)拔管(由医生操作)。

(4)拔管后应至少按压20分钟,然后给予加压包扎或沙袋压迫。患者应平卧4～8h。拔管后4小时内禁做胸部物理治疗(CPT)。

16.机器处理。

(1)关氦气,关电源。

(2)各导线清洁后妥善放置。

【置管期间护理常规】

1.心血管系统。

(1)每15分钟监测血液动力学状况,平稳后每小时监测1次,包括心率(HR)、动脉血压(ABP)、平均动脉压(MABP)、PAP(肺动脉压)、PCWP(肺毛细血管楔压)、CVP(中心静脉压)等。

(2)按常规监测CO(心排量)、CI(心脏指数)、SVR(外周循环阻力)。每班及有变化时描记辅助波形。

(3)维持有效的舒张压抬高(最高舒张压－最高收缩压＞15mmHg)及最低舒张末压。

(4)心肌酶谱、12导联心电图(必要时)。

2.呼吸系统。

(1)每小时1次进行肺部听诊,使用无菌技术吸痰。

(2)监测动脉血气。

(3)每日1次进行胸部摄片,以了解肺部情况及球囊位置。

(4)如果血液动力学状态平稳,可进行翻身。

3.泌尿系统。

(1)监测每小时尿量,注意尿色。

(2)记录每小时进出量。

(3)每日1次进行血电解质化验。

(4)胸片检查球囊位置,以确定有无肾动脉血流的阻塞。

4.外周血管。

(1)每15分钟检查置管侧足背动脉搏动,观察同侧肢体颜色、温度,每小时记录。

(2)床头抬高≤30°。

(3)避免置管侧肢体弯曲。

(4)及时抽取凝血检查标本,注意抗凝治疗的并发症。

(5)观察置管处出血情况。

5.神经系统。

(1)每小时1次进行神经系统评估,包括神志、瞳孔、四肢活动。

(2)适当使用镇静剂。

6.球囊护理。

(1)球囊中如果发现有血,提示球囊破裂,立即停止球囊的充放气,夹住管腔,并立即报告医生,拔除球囊。

(2)心跳骤停时,ECG触发消失,IABP将停止工作。半小时内,将IABP触发置于"INTERNAL"。

7.感染预防。

(1)监测体温、血常规。

(2)插管处保持干燥、无菌。

(3)注意无菌操作。

(4)有任何感染症状和体征,立即做怀疑部位的细菌培养。

【记录】

1.患者和家属的宣教情况。

2.IAB置管的过程,包括置入导管的大小、球囊的容量等,以及有无置管困难情况存在。

3.置管侧肢体的外周脉搏和神经血管评估情况。

4. IABP 辅助比例。

5. 患者对该操作和 IABP 治疗的反应。

6. 置管后的确认方法(如胸部摄片)。

7. 导管置入部位的评估。

8. IABP 的压力数值,包括未辅助舒张末压、未辅助收缩压、球囊扩张压、辅助收缩压、辅助舒张末压和平均动脉压。

(庄一渝　张悦怡)

第八部分　腹部和泌尿生殖系统相关技术

操作 40:诊断性腹腔灌洗术

诊断性腹腔灌洗术(diagnostic peritoneal lavage,DPL)又称为腹腔穿刺放液术或腹腔灌洗术。

【适应证】

1. 腹部创伤后用以辅助诊断腹内出血或内脏穿孔。尤其适用于因瘫痪、意识丧失而不能辅助医生完成体格检查的患者,或因中毒或低位肋骨骨折、骨盆或腰椎骨折等使检查结果模糊不清者。

2. 对将进行较长时间麻醉的腹部外科手术或放射性操作者进行有无腹内创伤的评估。

3. 对创伤后未明确诊断的低血压患者进行评估。

4. 为中度和重度低温的患者(T<32℃)提供核心复温。

【禁忌证及注意事项】

1. 许多情况下,腹部 CT 或 B 超检查可以替代腹腔灌洗术。

2. 如果经普外科医生的体检或患者的临床表现已显示有明确的剖腹探查指征,则没有必要再行腹腔灌洗术。

3. 如先前有多次的腹部外科手术史,则增加了黏连的危险,可引起肠与腹壁的黏连,从而在插入导管时导致内脏破裂。

4. 妊娠 12 周以上者为相对禁忌证。如果需施行腹腔灌洗术,应选用开放性腹腔灌洗法,在子宫的上方进行灌洗。

5. 骨盆骨折患者可引起假阳性反应,应选择脐以上部位置管。

6. 如果经有血肿的部位进行置管可引起假阳性结果,故应选择其他部位进行穿刺。

7. 腹腔灌洗不能排除后腹膜损伤(如胰腺或十二指肠)、空腔脏器穿孔或膈肌破裂。

8. 腹腔灌洗的相对禁忌证还有:肥胖症、进行性肝硬化、预先存在凝血功能障碍者。

【物品准备】

备皮刀,消毒溶液,手术刀片(10#、11#、15#),蚊式止血钳,持针器、4-0 尼龙缝线,纱布,无菌方巾或毛巾,粘胶带,抗生素软膏,1%利多卡因(加肾上腺素),局麻用的 10ml 注射器及针头,1000ml 温生理盐水(36.6~37.7℃)或乳酸林格液;没有防回流阀和排气口的静脉输液管道或膀胱镜管道系统,带或不带穿刺粗针的腹膜透析管或腹腔灌洗导管、扩张器以及金属导引钢丝的组合,20ml 注射器、留取血标本的试管(选择性,可将腹腔灌洗标本送达实验室)。

注意:应预先备好上述各项灌洗物品以便能随时取用。

【患者准备】

1.插入留置导尿管以降低膀胱内压力,并预防置入灌洗管时造成膀胱破裂。在该步骤完成之前不能插入腹腔灌洗管,除非使用能直视腹膜的切开技术。

2.插入胃管进行胃肠减压,预防灌洗管置入过程中的胃破裂。

3.如果可能,应在操作之前完成腹部相关的放射检查项目,因为该操作可能使空气进入腹腔而影响对腹部平片的判断。

4.置患者于仰卧位。

5.腹部备皮并消毒手术部位(包括肋骨边缘至耻骨区域)。常用的置管位置在腹中线,脐与耻骨联合连线的中上三分之一交界处,也可选脐周区域。

【操作步骤】

1.用无菌巾覆盖于腹部。

2.置管部位用利多卡因浸润(选择性)。一般来说,使用含肾上腺素的利多卡因有利于控制置管部位的出血。置管部位止血有助于预防假阳性结果。

3.切开腹部皮肤、皮下组织,并从腹壁插入导管。在肌膜层将遇到阻力,进一步直接施压使其穿过肌膜层进入腹膜腔,通常不超过1cm。如果患者清醒,可让其在插入导管时保持腹部肌肉的紧张度,从而使导管易于通过肌肉并预防内脏破裂。如果可能,对昏迷或不合作患者可进行腹部牵引。另一种置管的方法是:用金属导引钢丝经18G针头先置入腹腔,直到遇阻力或者仅露3cm于穿刺针外,移除穿刺针留下导引铁丝,然后将灌洗管经导引钢丝慢慢置入。使用导引钢丝法与标准的经皮穿刺技术相比,其并发症的危险降低。

4.因核心复温或降温目的进行插管时,应插入两根导管,一根用来保持持续输液,另一根用来引流液体,以使输液和引流更为快捷和有效。

5.如果因诊断目的而行灌洗,应连接20ml注射器进行抽吸,如果吸出物为血液、胃或肠内容物,应考虑灌洗为阳性,应立即停止进一步的操作。

6.将已准备好的静脉输液管道与导管连接(见图20-86)。静脉通路不应有防止回流阀,因为该阀将阻止液体从腹腔内吸出。如果导管有排气口,液体可由此漏出或形成水封系统而阻碍液体的回流。

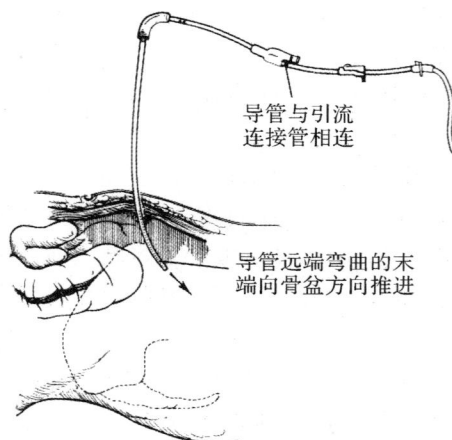

导管与引流连接管相连

导管远端弯曲的末端向骨盆方向推进

图 20-86　置入腹腔内的灌洗导管

7.如果抽出液不是血色,按10ml/kg输入温的无菌生理盐水或乳酸林格液(直至达1L)。未加温的溶液输入可能会引起或加重低温状态。在点滴管干燥之前停止输液可促使液体的回吸。

8. 如果病情允许,可将灌洗液保留在腹腔内 5～10 分钟。触摸患者的腹部,或轻轻地从一侧向另一侧晃动患者的腹部将有助于液体分布到整个腹腔。

9. 放低静脉输液袋至地面水平可使液体从腹腔内吸出。如果液体没有回流,应检查是否选用了合适的管道系统。如果需要,可剪断防回流阀或有排气口的区域,并将液体引流至弯盘内,然后试着再次安置患者的体位。也可增加灌入液体量以促进液体回流。为精确地诊断,必须保证 70%～80% 液体的回流。残留在腹腔内的液体可通过腹膜吸收并应作为患者肠外摄入量加以统计。

10. 液体回流结束,从静脉输液袋内获取化验标本。常规检查项目包括红细胞计数、白细胞计数、革兰染色及淀粉酶。可用常规试管作为标本容器或直接将静脉输液袋或注射器送检。如果肉眼观察灌洗液中有液体、胆汁、肠内容物或发现食物沉渣,均表示有内脏损伤。灌洗液的阳性发现包括:灌洗液为 1000ml 时的红细胞 $>100\times10^9/L$,白细胞 $>0.5\times10^9/L$,淀粉酶 $\geq2000U/L$,革兰染色显示有细菌。另一个粗略估计的方法为:通过输液管道内收集的液体放于报纸上来读取报纸,如果液体含血而无法读取报纸,考虑为灌洗液阳性。

11. 拔除导管,缝合伤口,如果有剖腹探查的指征,伤口不应再进行缝合,可用无菌敷料覆盖。如结果模棱两可,导管可先保留于原位,缝合伤口,2～3 小时内可再次灌洗。

12. 在伤口上敷一薄层的抗生素软膏和干燥的无菌纱布。

【与年龄相关的注意事项】

1. 儿童需要给予镇静和止痛药物。如果年龄太小,未进行深镇静时无法配合操作,则不能使用诊断性腹腔灌洗术。患者应进行 CT 检查,或当病情不稳定时,直接入手术室,在全麻状态下行腹腔灌洗。

2. 焦虑、疼痛的儿童容易咽下空气而导致胃膨胀,因此在插透析管之前应先插入胃管。

3. 儿童应按 10ml/kg 输入生理盐水或乳酸林格液作为灌洗液。

【并发症】

1. 腹腔脏器穿孔或血管破裂导致的腹膜炎或出血。

2. 假阳性结果,大多发生于穿刺部位的继发性出血、肌肉鞘内出血或骨盆骨折。

3. 不正确的置管可导致液体回流不足或假阴性结果。

4. 伤口感染或裂开。

5. 内脏凸出或切口疝。

6. 腹部和后腹膜腔器官的损伤。

【患者宣教】

1. 保持伤口的清洁、干燥,严密观察有无感染征象。

2. 8～10 天后拆线。

3. 如果出现腹痛、局部触痛、腹肌紧张或体温升高时应通知护士或医生。

（沈菊萍　张悦怡）

操作 41:经口或经鼻胃管置入

经口和鼻的胃管又称为 Levin 管、Salem-sump 管、肠内营养管或鼻饲管。

【适应证】

1. 排出空气和胃内容物以使胃减压,解除或缓解肠梗阻所致的症状。

2. 向胃内灌输液体(如灌洗液、活性炭溶液、鼻饲液等)。

3.进行胃肠道手术的术前准备,以减少胃肠胀气。

4.通过对胃肠减压吸出物的判断,可观察病情变化和协助诊断。

5.术后吸出胃肠内气体和胃内容物,减轻腹胀,减少缝线张力和伤口疼痛,促进伤口愈合。改善胃肠壁血液循环,促进消化功能的恢复。

【禁忌证和注意事项】

1.对于头部创伤、上颌面部损伤或前颅窝骨折的患者,为避免经鼻插管时导管不慎通过筛孔或筛骨穿入大脑的危险,应采用经口插管。

2.有潜在颈椎损伤的患者,应谨慎插管。操作过程中必须固定患者的头部以制动。

3.如果患者有食管静脉曲张,插管可能会导致食管破裂和出血。

4.选用能达到治疗目的而又尽可能细的导管,因为较细的管子对食管括约肌的压力更小。但确定置管部位的难度增加,可采用胸部拍片或测定吸出物的 pH 值来判断放置部位是否准确。

【用物准备】

50~60ml 的灌洗针筒,润滑剂/石蜡油,牙垫或口咽通气道,pH 试纸(选择性),听诊器,呕吐盒,标本容器(选择性),口胃管或鼻胃管。

备注:导管类型和大小的选择应根据患者的大小和置管的目的来决定。需快速排除胃内容物时选择较大型号的胃管更为理想。较小型号的导管用于诊断与排除胃内气体和胃液。如果要求持续地引流气体并控制吸引的压力时选择双腔管(Salem-sump 管)(图 20-87)较为合适。

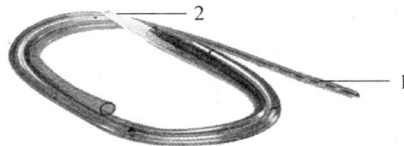

图 20-87　Salem-sump 胃管

1-带吸引孔的胃管末端　2-连接胃管腔与吸引器的接头

【患者准备】

1.向患者解释,取得其配合。

2.清醒患者置于垂直位或高斜坡卧位。

3.感觉迟钝或昏迷的患者应置于头低位,最好采用左侧卧位。

4.测量鼻尖到耳垂,加上耳垂到剑突的距离作为置管的长度,也可测量从鼻尖到脐的距离。在导管上作一标记(图 20-88)。

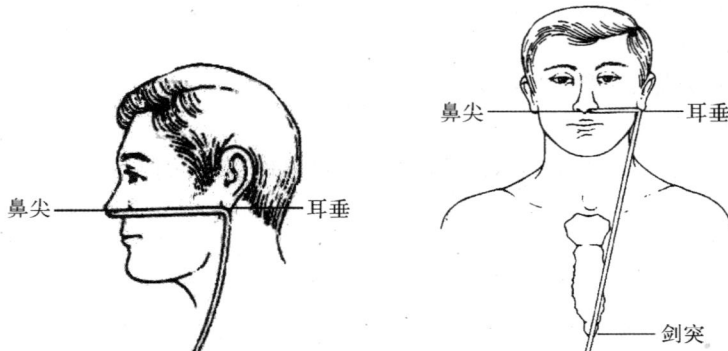

图 20-88　鼻胃管置管长度的测定

【操作步骤】

1.鼻胃管的置入。

（1）润滑导管头端,选择较大、通畅的鼻孔,经鼻孔往下、往后方向进行插管(图20-89)。

（2）当导管到达咽部时,应嘱咐患者将头向前屈,并进行吞咽。昏迷或感觉迟钝的患者应帮助其前屈头部,此法能使导管更易于通过。

（3）当患者吞咽(模拟或吞咽少量液体)的同时将胃管推进,直至到达预先做好标记之处。

2.经口胃管的置入。

（1）对于不合作的患者,置管前应先在口腔内放置口咽通气道或牙垫,以防患者咬住导管而阻断胃管内液体的进出。

（2）润滑导管的头端,通过双唇沿舌的上方插入,在嘱患者将头向前屈曲的同时沿着咽部的后方插入导管(图20-90)。

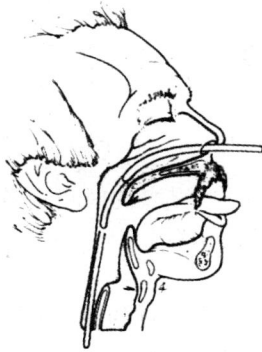

图20-89　鼻胃管的置入　　　　图20-90　口胃管的置入

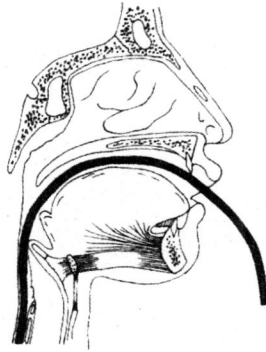

（3）让患者做吞咽动作,同时将胃管推进,直至到达预先设定的标记处。

3.至少使用两种方法来证明导管的位置。

(1)胸片。

(2)胃内容物的吸出。

(3)注入60ml空气的同时在上腹部听诊有无气过水声。注意:当导管开口较小时该方法可能不准确。

(4)抽取少量胃内容物作pH值检查,酸度在1～4时,考虑为胃内容物。

4.用粘胶带或胃管托架固定导管位置。不要将管子固定在前额,因其可导致对鼻孔的压迫。

【与年龄相关的注意事项】

1.由于婴儿是完全的经鼻呼吸者而不能使用鼻胃管,可用口胃管代替。

2.小儿气道鼻咽部位的直径比成人小,舌头相对于口腔来说,所占比例较大。

3.儿童呼吸窘迫时,可咽下大量空气而引起胃扩张,后者将阻碍腹部检查和有效通气的进行,因此必须先进行胃肠减压。

4.儿童在创伤性外伤后发生胃扩张是非常普遍的,可导致通气障碍或呕吐与误吸的发生。

【并发症】

1.导管不慎误入气管时可引起缺氧、发绀或呼吸骤停。

2.刺激咽部反射引起继发性迷走神经兴奋时可导致心脏功能损害。

3.脊柱损伤的患者如在插管过程中发生移动可损伤脊髓。

4.头或面部骨折的患者经鼻插管时,易插入颅内。

5.鼻咽部创伤可致鼻部不适、鼻漏或鼻出血,因鼻胃管放置时间过长可致皮肤溃烂、窦炎、食管炎、食管-气管瘘、胃溃疡或肺部及口腔的炎症等。

6.插管过程中刺激咽喉反射引起呕吐与吸入后,可继发吸入性肺炎。

7.咽部麻痹、声带麻痹以及食管曲张静脉的破裂。

【患者宣教】

1.告知患者不适感将会消退。

2.有任何呼吸困难或导管的移位情况时应立即报告。

3.不要自行移动或调整导管的位置。

(何春风　张悦怡)

操作42:中毒胃灌洗与自动洗胃机的使用

一、中毒胃灌洗

去除中毒物质的胃灌洗也称为胃排空或胃泵吸引。胃灌洗时可清除胃内容物,并利用不同的灌洗液中和毒物以减少毒物吸收,减轻胃黏膜的水肿。

【目的】

去除口服毒物中毒时胃内未被吸收的有毒物质,减少毒物的继续吸收。

【禁忌证和注意事项】

1.对中毒患者进行胃灌洗时应小心,因灌洗本身可引发不良后果。国外研究显示,没有明确的临床证据可证明中毒患者行常规胃灌洗能改善预后。当摄入有潜在危及生命的毒物量时可考虑胃灌洗,应在摄入毒物后的60分钟内进行;如果摄入了持续释放毒素的物质或具有凝集作用的毒物或抗胆碱能性质的毒物,即使已超过60分钟,进行胃灌洗也可能有效。研究表明因活性炭的使用及积极有效的支持疗法的应用,有些患者在没有进行胃灌洗的情况下也会有令人满意的临床结果。

2.单次剂量活性炭的应用不作为中毒患者的常规处理方法,当摄入了可能会被炭吸收的有毒物质时可考虑使用活性炭,在服毒后1小时内使用的效果最佳。

3.不主张将泻药与活性炭的联合使用作为常规治疗方法,可采用单次剂量的泻药以减少不良反应。

4.摄入腐蚀剂时禁止洗胃(有食管穿孔的危险)。摄入碳氢化合物时洗胃也是禁忌的(有误吸的危险),除非是含有严重毒素的中毒如樟脑、卤化烃、芳香烃、金属、农药等。

5.如果吞服了较大或较尖锐的物体或大包/成捆的药物时,禁止洗胃。

6.对于呕吐反射消失/迟钝或昏迷患者,为预防误吸的发生,洗胃前应进行气管插管。一般不能使用活性炭,除非患者处于气道受保护的状态下。

7.每次灌入量以300～400ml为宜,如中毒症状未缓解,必要时重复灌洗,灌洗过程中和灌洗后均应密切观察血压、脉搏、呼吸等变化。

8.使用洗胃机进行胃灌洗前,应检查机器运转是否正常,各管道连接是否牢固,各连接处不得有松动或漏气。

9.服毒患者洗胃所需总液体量依毒物性质及毒物量而定,一般为2～5L,必要时可适量增加,确认胃内毒物彻底清除后可结束胃灌洗。

10.灌洗过程中,应观察抽出液的量、性状、颜色和气味,如出现腹痛、血性液体时应停止洗胃并报告医生并作记录。

【物品准备】

1.咽喉部吸引装置。

2.脉搏氧饱和度监测仪。

3.气管内插管设备(必要时)。

4.约束带(如果有指征及医嘱)。

5.胃管,36~40F。

6.咬口器。

7.50~60ml灌洗针筒。

8.灌洗管装置(市场有售或可以由Y型连接管、吸引延长管、灌肠袋组成)。

9.血管钳。

10.温水或生理盐水。

11.活性炭。

12.如使用自动洗胃机进行灌洗,还需准备两只标有清洁与污染的塑料桶(分别用于盛灌洗液与引流液)。

【患者准备】

1.按吸痰操作规程准备好咽喉部的吸引装置。

2.开始指脉搏氧饱和度监护(见相关操作规程)。

3.如果有指征或有医嘱,可适当地约束患者。

4.如果有指征,进行气管插管(见相关操作规程)。

5.患者取左侧头低足高卧位,以促进灌洗液的流出,有助于预防误吸并减少胃内容物进入十二指肠(图20-91)。

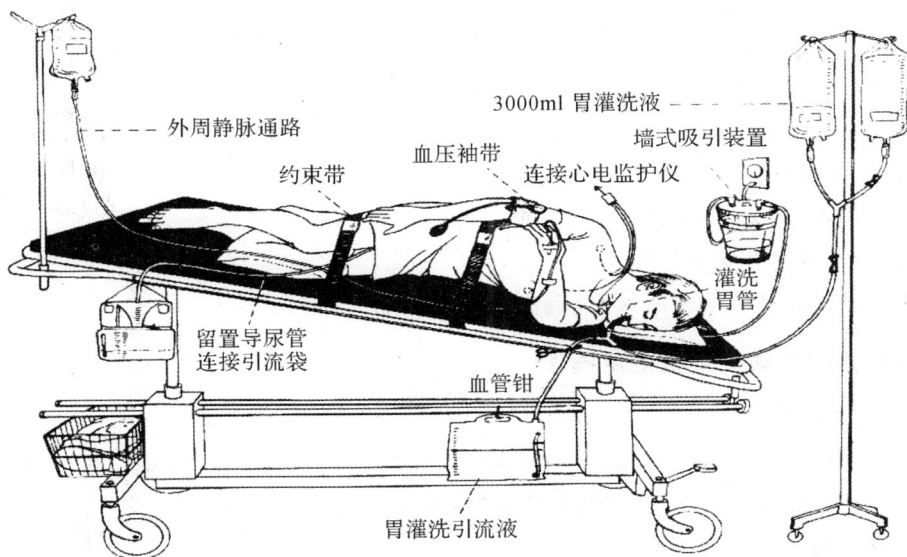

图 20-91　胃灌洗时患者正确的体位安置
因演示目的而未将此患者的床栏拉上。正常情况下,患者应予以遮盖以保持体温及保护隐私。两侧床栏应拉起以保证安全。

6.装配灌洗管,倒入灌洗液,插入一大号的经口灌洗胃管,在插管前将咬口器放入口腔以防止患者咬住灌洗管。

【操作步骤】

1.抽出胃内容物,取少量标本送化验室进行毒素检测。

2.开放灌洗袋与患者之间的灌入导管,放入 150～200ml 温的(38℃)液体,大量、过快液体的灌入可促使胃内容物进入十二指肠,故而应予以避免。加温后的液体可预防低温,并可增加胃排空的效果。一定量液体流入后夹住导管。

3.开放患者与引流袋方向的引流导管,利用重力将液体引流到桶/袋中,如果没有液体流出,用灌洗针筒抽吸液体,使堵塞的颗粒缓慢地通过管道。按摩或轻轻地摇晃患者腹部也可增加液体的回流,保持液体进出的通畅。不要用持续的吸引来促使胃内容物排出,因其可导致胃黏膜的损伤。

4.重复步骤 2 和 3 直到引流出的液体为清澈的胃内容物。

5.根据医嘱在拔管前给成人患者注入活性炭 50～100g 或泻药。

6.备好吸引设备的前提下,患者可取侧卧位进行拔管,观察有无呕吐情况。

7.记录胃灌洗的总量,引流液的量、性状、颜色和气味等,以及患者的生命体征情况。

【特殊年龄的注意事项】

1.儿童患者在进行气管内插管或胃插管和胃灌洗的过程中,易刺激迷走神经引起兴奋,因而需密切监护心率,必要时可考虑预防性使用阿托品。

2.选择尽可能大的胃管插入更为安全,常用插管的型号,婴儿为 16～22F,儿童 24～28F,青少年和成人为 36～40 F。

3.儿童患者每次按 10ml/kg 输入灌洗液,由于存在水中毒和低钠血症的危险,建议对儿童患者采用温生理盐水进行胃灌洗。

4.1 岁以下的婴儿使用活性炭的剂量为 1g/kg,1～12 岁的儿童为 1～2g/kg,1 岁以下的婴儿不推荐炭与山梨醇的联合使用。

【并发症】

1.喉痉挛,动脉血氧饱和度下降,吸入性肺炎。

2.窦性心动过缓,ECG 的 ST 段抬高。

3.腹泻,肠梗阻。

4.食管或胃穿孔或撕裂伤。

5.低温,尤其是儿童更易发生。

6.如果使用大量非等渗溶液,可造成电解质紊乱。

二、SC-Ⅱ型自动洗胃机使用操作

【原理与性能】

利用电磁泵作为动力源,通过自控电路使电磁阀自动转换动作,分别完成向胃内灌入药液和从胃内吸出内容物的洗胃过程,能迅速、彻底地清除胃内容物。

【操作步骤】

1.备齐用物,携至患者床旁,解释操作目的与过程,以取得患者合作。按常规插入灌洗胃管,并确认胃管的位置。

2.将配好的胃灌洗液放入标有"清洁"字样的塑料桶内。将进液管置入盛灌洗液的桶内,并确保管口在液面之下。排液管置入"污染"桶内,另一根管子连接胃管。

3.接上洗胃机的电源,打开机器后方的电源开关,开启机器前面右下方的工作开关。

4.机器将自动运行洗胃程序:先吸出胃内容物,再对胃进行自动冲洗。仪器显示屏上将有相关数据的显示:进胃、出胃压力,洗胃次数,液量平衡等。机器将持续进行洗胃过程。

5.应持续监测洗胃过程。观察患者生命体征的变化或有无任何不适。如灌洗液已澄清无味,可终止洗胃过程。洗胃过程中如发现进胃压力过大,或进出胃的液量不平衡,或患者腹部膨隆但水流减慢、不流或发生故障等,显示有食物堵塞管道的可能,可用灌洗针筒连接胃管进行手工冲或吸,重复数次直至管道通畅后,再将胃内存留液体吸出。

6.洗胃完毕拔管前,按医嘱给成人患者注入活性炭50～100g或泻药。

7.拔出胃管,去除咬口器,帮助患者漱口、洗脸,整理用物。

8.机器的清洁处理。在清洁桶内放入施康或医院认可的消毒液,将进液管、胃管同时放入清水桶内,将排液管放入污物桶内,开启工作电源,机器将自动清洗各管腔,反复多次后,将清洁桶内改换成清水,将进液管、胃管及排液管同时放入清水内,开启工作电源,让机器再次清洗各管腔。清洗完毕,将进液管、胃管和排液管上提以离开水面,待机器内的水完全排净后再关机。取下进液管、胃管、排液管送供应室消毒,清洁洗胃机的表面,补齐用物并置于固定位置。

（沈菊萍 张悦怡）

操作 43：胃肠道出血的胃灌洗

【适应证】

1.没有条件或无法选用包括电凝法、注射硬化疗法（鱼肝油酸钠、乙醇胺油酸盐）、光凝法（激光术）、血管活性药物输注和经导管栓塞等方法来控制急性上消化道出血时可进行胃灌洗。

2.去除刺激性的胃分泌液,并通过胃肠减压来预防恶心和呕吐。

3.获得出血所在部位、量和速度等相关的信息。

4.帮助排出血凝块。

【禁忌证和注意事项】

1.对于活动性的消化道出血者,胃灌洗会将血管内的血凝块冲掉而引起进一步的出血,最终导致休克。

2.如果患者呕吐反射迟钝或完全消失,在灌洗过程中如发生呕吐,则有误吸的危险,可考虑用气管插管来保护气道。

【物品配置】

1.根据医嘱选择胃管（通常用较大的 32～36F 灌洗胃管）。

2.灌洗盘。

3.听诊器。

4.粘胶带。

5.手套、保护裙或衣、护目镜、口罩。

6.润滑油。

7.50～60ml 灌洗针筒。

8.安息香酊（表面保护剂）。

9.根据医嘱选择灌洗溶液（通常用盐水）。

10. 咬口器。

11. 吸引装置。

【患者准备】

1. 如需要,插入气管导管以保护患者气道,防止误吸。

2. 准备好有效的吸引装置。

3. 进行心电监护,每5～10分钟测一次生命体征。

4. 开通至少一路大的静脉通路,理想状态是开通两条通路,必要时送血标本检查血型和进行交叉配血。

5. 涂擦润滑油后经口或鼻插入胃管,如果经口插入,应放置中间开口的咬口器。

【操作步骤】

1. 将冷的生理盐水溶液或冰(选择性)放入灌洗容器中。

2. 用灌洗针筒抽取溶液,用尽可能快的速度注入胃管中,注入大约200～300ml。

3. 从胃管中抽出溶液,注入测量盘或量杯中。

4. 重复上述步骤直至活动性出血停止或直到患者被转送内镜室检查。

5. 测量灌洗液和抽出液的量,并记录进出量情况。

【并发症】

1. 食管曲张静脉的破裂。

2. 出现贲门黏膜撕裂。往往由于反复的呕吐、胃过度膨胀所致腹内压急剧增加或粗暴地插入洗胃管而引起。

3. 胃内容物吸入未被保护的气道。

4. 灌洗时间过长或使用大量的冷灌洗液所导致的全身性低温。

5. 冰盐水溶液可能会刺激盐酸的产生而加重对胃的刺激。

(张悦怡)

操作44:食管胃底静脉曲张的气囊填塞

用于胃食管静脉曲张时的气囊填塞,又称为SB(Sengstaken-Blakemore)管或三腔二囊管填塞。

【适应证】

胃、食管静脉曲张破裂或贲门黏膜撕裂(Mallory-Weiss tears)所致的严重出血,采用其他措施无效或其他措施无条件进行或有禁忌证时,可采用此法暂时控制出血。

【物品准备】

1. 三腔二囊管(SB管),其中一个腔的作用类似于胃管,可向胃内注入药物或者进行持续吸引;另一个腔用于胃气囊充气和放气;第三个腔用于食管气囊的充气和放气。

2. 润滑剂。

3. 局部的鼻腔血管收缩剂(按需要)。

4. 50～60ml灌洗针筒。

5. 咬口器(如经口插入时需选用)。

6. 3～4个橡胶夹子。

7. 测压计。

8. Y型接头。

9.吸引装置。

10.胶带。

11.局麻药如利多卡因等(按需要)。

12.牵引装置及 1～2kg 重的物体。

13.生理盐水。

14.剪刀。

【患者准备】

1.如有需要,先进行气管插管以防误吸。

2.可以先放置一根普通胃管进行胃肠减压,然后再拔出,以防插入三腔二囊管的过程中导致呕吐及误吸。

3.选择合适的鼻孔,按医嘱使用表面血管收缩剂进行鼻内喷雾。

4.由医生对清醒患者进行鼻咽部麻醉(选择性)。但也有研究显示鼻咽部麻醉可能会减弱患者的呕吐反射,增加误吸的危险,故而应慎用。

5.如可能,将患者置于半坐卧位;病情不允许时可取左侧卧位并稍稍垂头。

【操作步骤】

1.将食管和胃气囊充气后放入水中,检查有无漏气,然后彻底放气。

2.测量导管置入的长度(以胃囊上端作为导管的尖端进行测量),将经润滑的导管通过鼻或口插入(一般约插入 50cm),确保胃气囊完全在胃内。注意将气囊压扁折紧后进行插管以利于置入,如经口插管应先放置咬口器,以防患者咬住导管。

3.确认导管已在胃内。可经胃管注入空气,同时在剑突下听诊有无气过水声。向胃气囊内注入 50～100ml 空气后进行胸片检查以进一步证实导管位置。其他有助于确定插管位置的方法包括:在喉镜直接指引下或 X 线透视下插管。

4.向胃气囊内再注入空气,直至总量达 250～300ml,然后将注气口用橡胶夹双道夹住。气囊充气期间应注意观察患者有无胸痛,胸痛的出现可能是胃气囊滑入食管的信号,应立即将气囊放气并将导管向下再行推进。

5.用一定的力量向上牵拉胃气囊并使气囊压迫于胃底的曲张静脉,可通过标准的牵引装置来保持牵引状态,在牵引架上可悬挂 1～2kg 的重物。

6.于导管出鼻孔或口腔处黏贴胶布作标记,以观察导管有无外滑。

7.将胃管腔连接吸引器,以进行胃排空或灌洗,并评估是否有继续出血。

8.如仍有出血,应对食管气囊进行充气直至压力达 3.33～5.99kPa 并双道夹紧充气口,用 Y 型管接测压计测定气囊内的压力(见图 20-92)。

9.经口或对侧鼻腔插入一根较小的胃管直至到达食管气囊上方,连接较低压力的吸引器,以便吸除口咽部的分泌物并评估近端出血部位的情况。

10.用泡沫橡胶垫于鼻孔以预防管子造成的局部压迫性坏死。

11.将胃气囊的充气口作明显的标记以免被误放气。

12.按医嘱继续通过胃管腔对胃肠道出血者进行灌洗。

13.必要时使用镇静药并约束患者以防导管滑出。

14.如可能,将患者置于头高 30°～45°的体位以利于保持胃的持续排空,缓解恶心并减少误吸的发生。

15.记录导管插入深度、充气量和压力、牵引重量、胃内容物性状以及患者的生命体征等情况。

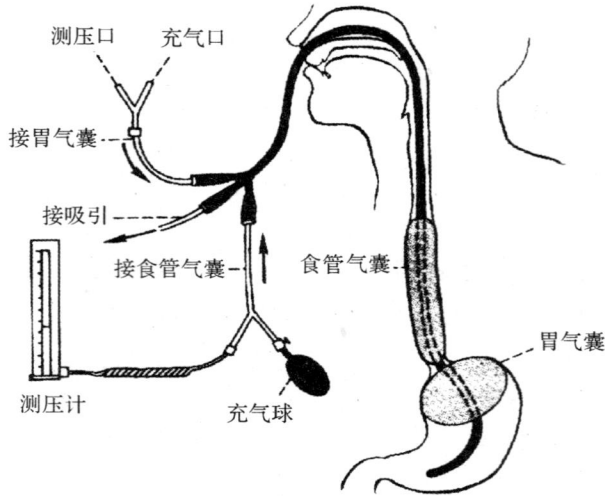

图 20-92　通过测压计测量三腔二囊管的气囊压力

【注意事项】

1.由于三腔二囊管填塞有导致严重并发症的危险,常首先采用其他保守治疗方法,如经静脉使用血管加压素、硝酸甘油、奥曲肽或硬化疗法等。

2.操作过程中应小心,注意食管已存在的病理学改变(如狭窄、肿块、有腐蚀剂摄入等)。

3.气囊充气时只能使用空气,如选用水可导致气囊过重并将增加压迫部位黏膜坏死的危险,而且在气囊需要紧急放气时,水往往更不易抽出。

4.置管期间应观察口鼻处皮肤黏膜的完整性,注意口腔护理,保持口腔清洁,及时吸出口腔内分泌物。

5.观察胃肠减压物的性状,以了解出血是否停止。

6.根据医嘱进行间歇性食管气囊的放气,一般每隔 8 小时放气一次,以防食管黏膜的压迫性坏死。食管气囊应选择最低能达到止血效果的压力。可每隔 3 小时降低 5mmHg,直至压力保持在 25mmHg 左右(3.33kPa)。

7.气囊压迫的时间通常不超过 48 小时。

8.注意切勿在牵引状态下或食管气囊充气的情况下将胃气囊放气。

9.如果出血停止,放气后应观察 24 小时,再拔除三腔二囊管。

【并发症的观察】

1.气囊上滑导致气道梗阻。观察患者有无呼吸困难、误吸或胸痛。密切注意患者的呼吸状况,假如出现气囊上滑导致的气道梗阻,应立即剪断两个气囊的充气口进行放气或放松牵引并放气。平时应在床旁备剪刀以便急用。

2.呕吐及胃内容物或口咽分泌物的误吸。可通过预先放置气管插管,三腔管置入前先吸空胃内容物,保持胃管腔处于负压吸引状态,或插一根近端胃管吸除分泌物等方法来预防。

3.因食管气囊过度充气或误将食管气囊当作胃气囊充气导致的食管糜烂或撕裂。可通过定期测量食管气囊的压力,或在胃气囊充气前拍胸片确定导管位置等方法来预防。

4.持续的呃逆。抬高床头有助于控制呃逆并预防误吸。

5.心律失常。

6.气囊压迫纵隔组织所导致的肺水肿。

7.鼻部刺激或溃疡。可在局部小心地垫入泡沫橡胶来减少不适。

【特殊年龄的注意事项】

1.儿童 SB 管适用于 13 岁以下的儿童，胃气囊充气最多不超过 150ml。

2.儿童通常需要使用足够的镇静剂，以提高对导管的耐受。

【患者宣教】

1.如果有胸痛、呼吸困难或恶心时应立即报告。

2.不要牵拉导管或试图调整导管的位置。

（金奇红　张悦怡）

操作 45：留置导尿术

留置导尿术又称为 Foley 导尿管插入术。

【适应证】

1.帮助不合作或无能力获得足够量尿液标本的患者获取无菌尿标本以明确诊断。

2.为尿潴留等不能自主排尿者提供尿液引流。

3.测定排尿后膀胱内的残余尿量，或促使残余尿量较多的慢性患者的膀胱排空。

4.精确监测尿量。

5.对怀疑吸入或注入毒物而不能或不愿排尿的患者，获取尿标本以进行毒物筛检，尽快确认毒物类型。

6.输注液体使膀胱充盈以适应诊断性放射检查的需要，如下腹部超声检查或膀胱造影。

7.作为处理尿失禁的一种方法，仅限于其他方法使用无效且留置导尿的益处大于风险时使用。

8.用于外科手术性操作或腹腔灌洗之前以排空膀胱。

【禁忌证和注意事项】

1.对于尿道口有血的创伤患者，在进行尿道造影之前不能插入留置导尿管。

2.对于男性创伤患者，在进行肛门指检（即触诊前列腺）评估尿道损伤之前，不要置入留置导尿管。

3.操作前确保会阴清洁。

4.留置导尿管插入的整个过程应始终执行严格的无菌操作。

5.用密闭的无菌引流袋连接插入的导尿管。

6.气囊注气必须在见到尿液流出后才能进行，以确保导尿管位于膀胱内并预防尿道破裂。轻轻按压耻骨联合上区域可促进尿液的流出。

7.初次放出的尿量不应超过 1000ml。

8.一般每 4 周更换一次导尿管。尿液 pH>6.8 时，每 2 周更换一次。常规每周更换引流袋。尿液性状和颜色改变时需每天更换。

【用物准备】

1.消毒用 PVP-I 棉球、胶布、无菌手套、无菌引流袋、无菌标本收集器。

2.无菌导尿包，内有无菌洞单、弯盘、棉球、镊子、灭菌的水溶性润滑油等（也可用预置型的一次性导尿包），普通型或 Foley(8～16F)无菌导尿管。

3.预置有 20ml 无菌生理盐水的无菌针筒、1％利多卡因凝胶（必要时用）。

【患者准备】

女性：

1.取仰卧位,双腿分开、双膝弯曲,或一侧膝盖弯曲、另一腿平放于床上。

2.如果患者意识丧失、不稳定或躁动不安,还需另一助手协助保持患者双膝的弯曲状态并防止器械污染。

3.如果患者能合作,但大腿肌力下降,可使双膝弯曲,并将其双足底尽可能地靠近会阴,以使患者的双膝能倚靠于床栏上。

男性:根据患者的舒适度、病情以及合作能力采取头高仰卧位或平卧位。

【操作步骤】

1.女性导尿。

(1)带上无菌手套。在患者臀部下面铺上无菌单,注意不要污染手套。在会阴部铺上洞巾。

(2)准备好消毒的PVP-I棉球。

(3)将预先抽好生理盐水的针筒与气囊导尿管的注气口连接并注入液体,检查套囊有无漏气、漏液,抽出液体并保持针筒与注气口的连接。

(4)用润滑剂润滑导尿管5～8cm。

(5)将气囊导尿管与无菌引流袋相连。

(6)用一手分开大阴唇(通常为左手),此时该手被视为已污染。保持大阴唇分开位置直至插入导尿管的操作完成(见图20-93)。

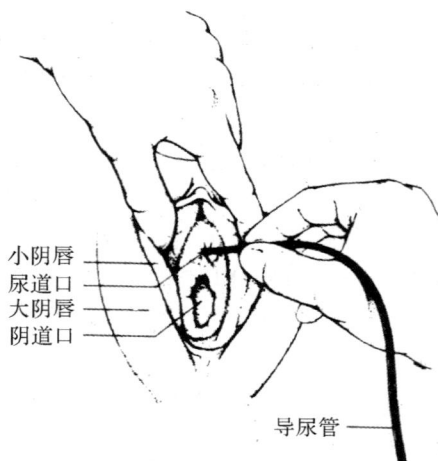

小阴唇
尿道口
大阴唇
阴道口

导尿管

图20-93 尿道口的暴露

(7)用镊子钳取PVP-I棉球,由上而下分别消毒两侧大阴唇,每一侧使用不同的棉球。以同样方法消毒小阴唇,然后再取棉球直接消毒尿道口。

(8)用右手抓住已润滑的导尿管前端,以控制导尿管方向并易于置入。如尚未接上引流袋,可将导尿管的远端放在尿液收集盘内,轻轻地经尿道口插入导尿管直至尿液流出(成人约插入5～8cm,小儿约2.5cm)。然后再置入2.5～5cm,确保导尿管进入膀胱,以避免尿道破裂。在插入过程中不要使用暴力。如遇阻力,应停止插管并让患者进行深呼吸,以使括约肌松弛。如仍感阻力应寻求其他护士或医生的帮助。

(9)导尿管插入到位后,用放于阴唇部位的手保持导尿管的固定位置。

（10）将针筒内的生理盐水注入气囊。完全充满套囊和导管腔大约需要 10ml 液体。

（11）导尿后如不需进行留置，可在收集需要的尿液量后，将其余尿液引流至收集容器内。

（12）在低于膀胱水平的位置悬挂引流袋。

（13）将导尿管固定于大腿上部，可允许有一定的活动位置，防止导尿管移动对膀胱的牵拉。

2.女性非留置导尿。常用于收集尿标本，不适用于持续的引流。

（1）打开导尿包并放于一个平整的表面，打开的包可视作一个无菌区域。

（2）戴上消毒手套（必要时），准备好消毒用的 PVP-I 棉球。

（3）拉出导尿管前端 10～16cm，不能触及其他物品以防污染。润滑导尿管。

（4）用一只手分开大阴唇（通常用左手），暴露尿道口。此时该手被视为已污染。一直保持上述位置直至操作完成。

（5）另一只手用镊子夹取 PVP-I 棉球消毒阴唇和尿道口，每一颗棉球只消毒一处。

（6）轻轻地插入导尿管直至尿液流出并充满收集器。如果未戴消毒手套，注意勿触及导尿管的前端。

（7）拔除导尿管，盖好标本收集器。

3.男性导尿。

（1）戴上消毒手套，将消毒巾铺于患者大腿部位，在阴茎部位铺上洞巾。

（2）准备好 PVP-I 棉球。

（3）用预先抽好无菌生理盐水的针筒与气囊导尿管相连并注入液体。检查有无漏气、漏液。抽空气囊，保持针筒与导尿管的连接。

（4）用润滑油润滑导管前端 5～8cm。

（5）将气囊导尿管与引流袋连接。

（6）在阴茎头后面抓住阴茎（通常用左手），此时该手被视为已污染。如果患者包皮过长，应将皮肤往下推以露出尿道口。

（7）用镊子夹住消毒棉球，环形消毒尿道口和阴茎头。使用另一颗棉球重复上述消毒步骤。

（8）在尿道口涂上 1% 利多卡因凝胶（必要时），可起到进一步的润滑和局部麻醉的作用。

（9）轻轻地握住阴茎使其与身体成 90°角（图 20-94），可使尿道变直并保持该区域的无菌。用右手在距前端 10～16cm 处抓住导尿管，轻轻地将导尿管插入尿道口直至尿液流出（成人约 15～21cm，小儿约 2.5cm）。有时导尿管的气囊部分可能需插入至尿道与膀胱的交汇处才有尿液流出。见有尿液流出时，再插入 2.5cm，保证导尿管位于膀胱而不是尿道内，以防尿道破裂。插管过程中切勿使用暴力。如遇阻力，轻轻地增加牵引阴茎的力量，并让患者尽量做排尿动作以使括约肌松弛，同时持续提供对导尿管轻柔的压力。前列腺肥大的男性可使用特制的导尿管以便于插入。如果操作未成功，应寻求帮助。

（10）一旦导尿管插入已到位，用抓住阴茎的手固定导尿管的位置。

（11）回复包皮，防止循环不良以及疼痛性的肿胀。

（12）在导尿管的气囊内注入生理盐水，大约需要 9.5～10ml 的液体以充满气囊和导管腔。

（13）对于不留置的导尿，待所需尿液收集于标本容器中后，将其余尿液引流至相应的容器内。

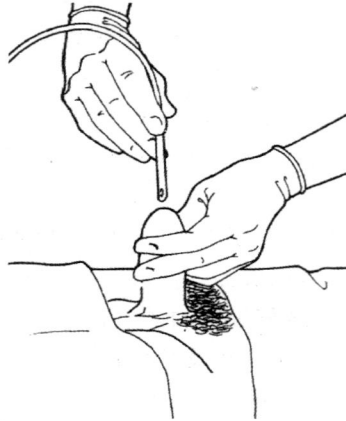

图 20-94 阴茎的固定(90°角)

(14)将引流袋悬挂在低于膀胱水平的位置。

(15)将导尿管固定于大腿上部或下腹部,以允许有一定的活动范围。可预防导尿管移动以及对膀胱的牵拉。

【特殊年龄的考虑】

1. 女性儿童插入导尿管时,应将其膝部弯曲并尽可能将足跟贴近会阴部位,从而使膝部放松并分开(见图 20-95)。

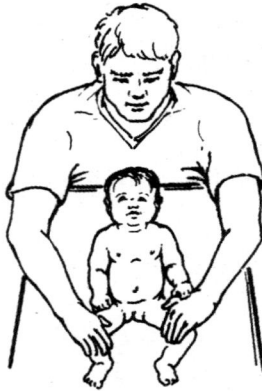

图 20-95 儿童插导尿管时的体位

2. 小儿导尿管型号的选择见表 20-7。

表 20-7 儿童导尿管的型号

年龄	大小(F)
新生儿	5～8F 鼻饲管或 6F 导尿管
6 月	8
1～3 岁	10
4～7 岁	10～12
8～10 岁	12
11～18 岁	12～18

3.老年妇女或有严重肌挛缩的残疾妇女可侧卧,将膝部抬起以靠近胸部进行插管(图20-96)。

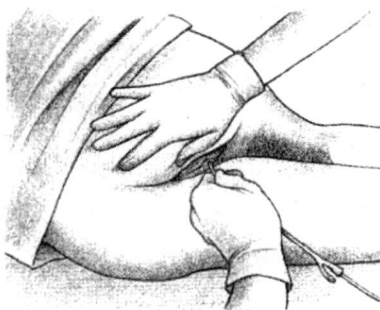

图 20-96　女性患者侧卧位插管

【并发症】

1.尿道损伤如狭窄或破裂。

2.尿路感染。

3.败血症。

4.因沉淀物、黏液或血凝块堵塞导尿管而引起急性梗阻后的肾功能衰竭。

【患者宣教】

如果患者带导尿管出院,应给予以下指导:

1.接触导尿管前后都应洗手。

2.每天用清洁液和水清洗尿道口和会阴两次。

3.每天至少喝 8~12 杯水。如果尿色变深,应增加每天的饮水量。

4.注意不要牵拉导尿管。

5.保持引流袋低于膀胱水平。

6.更换引流袋时,用酒精擦拭所有的连接处。

7.出现以下情况应复诊:尿液混浊、血尿、有恶臭味、发热。

(梁靖　张悦怡)

第九部分　与药物相关的操作

操作 46:清醒镇静术

清醒镇静术是指在需进行有创或无创性操作的清醒患者中使用一些药物的技术。这些药物可导致患者的意识改变、呼吸抑制或口咽部和上呼吸道反射的改变,又称为操作相关的镇静。该镇静术的目的是为了将无创或有创操作对患者造成的不适降至最低,或为了减轻焦虑或操作伴随的疼痛而使用一些局部麻醉的辅助措施。

【目的】

减轻患者因进行疼痛性治疗、诊断或外科操作所引起的恐惧、焦虑或疼痛。清醒镇静是通过给药最低限度地抑制患者的意识水平,但维持患者的保护性反射和通畅的气道,以保持对物理刺激和言语指令的恰当应对能力。

【绝对禁忌证】

1. 血液动力学状态或呼吸不稳定而需紧急干预者。

2. 意识清楚而有决断能力的患者拒绝实施时。

3. 对镇静类药物过敏者。

【相对禁忌证与注意事项】

有下述表现时,应谨慎选择是否实施该操作。应分析利弊,只有在该操作的潜在益处超过对患者的危害时才可考虑。必要时请麻醉科医生会诊。

1. 中枢神经系统的镇静剂中毒(当气道未得到控制时,为绝对禁忌证)。

2. 神经功能受损(有些药物的选择为禁忌)。

3. 同时发生休克或心肌梗死(当气道未得到控制时,为绝对禁忌证)。

4. 肾上腺功能不全或长期使用类固醇激素(如先前经静脉使用类固醇激素者)。

5. 中度至重度的肝或肾功能不全(有些药物的选择为禁忌)。

6. 妊娠患者(有些药物的选择为禁忌)。

7. 2周内使用过单胺氧化酶抑制剂。

【物品准备】

1. 镇静药物咪唑安定。

2. 口咽和鼻咽通气管(选择适用于患者的合适型号)。

3. 吸引设备。

4. 吸氧设施,包括吸氧管、面罩等(选择合适的型号)。

5. 简易呼吸皮囊(选择合适大小)。

6. 心脏监护仪(如病情必要时)。

7. 血压监测设备。

8. 指脉搏氧饱和度监测仪。

9. 抢救车和除颤仪。

10. 镇静药物的拮抗剂如纳洛酮或氟马西尼。

11. 其他急救药物,包括血管加压剂如肾上腺素、支气管扩张剂如沙丁胺醇、抗组胺剂如苯海拉明、冠脉扩张剂如硝酸甘油、迷走神经阻滞剂如阿托品、皮质类固醇如氢化可的松以及葡萄糖等。

【患者准备】

1. 向患者解释操作过程并获取手术或操作的知情同意书

2. 建立静脉通路并维持畅通以提供清醒镇静药物的给药途径,并在需要时及时通过该途径实施纠正药物不良反应的措施。对于口服给药的患者,相关医护人员应具备立即开通静脉通路的能力。

【操作步骤】

1. 使用清醒镇静药物之前,应先进行麻醉前评估并予以记录,评估内容至少包括下列各项:

a. 过去史和现病史

b. 药物过敏史

c. 目前用药史

d. 最后经口摄入食物或液体的情况

e. 先前麻醉史

f. 患者情况分类（见表 20-8）

g. 相关诊断性检查的结果

h. 麻醉计划

表 20-8　美国麻醉学会（ASA）患者情况分类表

1. 正常健康患者

2. 患者有轻度的全身性疾病

3. 患者有严重的全身性疾病

4. 患者有持续危及生命的严重的全身性疾病

5. 垂死患者，如不进行手术将无希望存活

6. 已明确为脑死亡的器官捐献者，需行取器官术

2. 评估患者身体状况的基础资料，至少包括下列各项：

a. 血压

b. 心率

c. 呼吸状况和频率

d. 意识水平

e. 氧饱和度情况

f. 心脏节律（选择性）

g. 皮肤颜色和温度

3. 用药前，操作区域应备好相关的急救物品，包括抢救车、除颤仪、吸引设备、气道管理设施和所使用药物的拮抗剂等。

4. 紧急备用吸氧和吸引设施。

5. 建立后备机制，如出现并发症，应预备好富有经验的实施气道管理和心肺复苏的专业人员。

6. 根据医院制度完成清醒镇静术清点单的各项内容，经常记录监测到的生理参数。记录的内容应包括：

a. 药物剂量、使用途径、时间和药物的疗效

b. 输入液体的种类和量

c. 所采取的任何措施和患者的反应

d. 任何非预期的不良反应和应对措施

7. 在用药开始至患者恢复的过程中，应持续监测患者的情况，应由专人实施患者的监测与护理。

8. 操作过程中，应至少每 5～15 分钟记录一次下列生理参数。

a. 呼吸频率

b. 氧饱和度

c. 心率

d. 血压

e. 意识水平

f. 心脏节律（选择性）

9.操作结束后,应每15分钟一次记录患者的意识状况、生命体征和氧饱和度,直至患者恢复。恢复的指征包括稳定的生命体征和氧饱和度、患者意识清楚、定向力正常(或恢复基础意识状态)。出院前,患者应具有坐和走动的能力并能耐受经口摄入液状食物。也可使用麻醉后评分系统,如总分值达到8分而呼吸与循环的单项分值均达到2分,可考虑出院(见附录)。

【与年龄相关的注意事项】

1.老年人和慢性疾病患者应减少镇静剂的使用剂量。

2.儿童患者选择药物时应考虑所执行操作的性质(如是否为疼痛性或无痛性操作),清醒镇静剂的预期起效和作用持续时间、给药的途径等在儿童人群中可能并不理想,可能需要达到较深的镇静作用,需仔细而密切地实施监测。

【并发症】

1.呼吸抑制或停止。

2.随着药物的剂量或不同药物种类的增加而使未预期不良反应的发生率增大。不良反应与所选用的药物有关。

3.有些药物偶可出现非预期的疗效而表现为反向的兴奋作用。

4.气道梗阻。

5.心肺功能受损。

【患者宣教】

1.操作后12小时内或活动能力完全恢复之前应有具行为能力的成人陪同。

2.12～24小时内不能驾驶汽车或操作具有危险性的机械设备。儿童不能在无人监护状态下爬楼梯、骑自行车或使用运动场上的设施。

3.24小时内进清淡饮食,进食固体食物之前应确定能很好地耐受液状食物的摄入。勿饮酒、吸烟。

4.如果出现呼吸困难、皮肤苍白或灰暗,持续出现呕吐,或者唤醒困难等征象应立即来院就诊或呼叫救护车,以寻求专业人员的帮助。

附录:麻醉后评分系统

用以确定实施麻醉后的患者是否已恢复或可出院。该评估系统包含患者生理情况的五个方面的内容。评分达到9分或以上者可确定为完全的恢复。

活动情况

0＝不能自主或按指令抬起头或移动肢体

1＝能自主或按指令移动两个肢体或抬起头

2＝能自主或按指令移动四个肢体,能抬起头并有自控移动的能力

(除外:长期的静脉栓塞患者可能会使受累侧肢体不能移动;手术/操作前有运动障碍者也需排除在外)

呼吸系统

0＝呼吸暂停,需用呼吸机或进行辅助呼吸

1＝呼吸费力或困难,有自主呼吸但非常浅表,可能需要安置口咽通气道

2＝能进行深呼吸和有效的咳嗽运动,有正常的呼吸频率和深度

循环情况

0＝血压异常升高或降低:与麻醉前相比有50mmHg的差异

1＝血压与麻醉前相比有 20～50mmHg 的差异

2＝血压及脉搏平稳,血压与麻醉前相比有 20mmHg 或更小的差异(收缩压最低达 90mmHg)

神经系统情况

0＝对刺激无反应或仅对疼痛刺激有反应

1＝对言语刺激有反应或可唤醒,但有易入睡的趋势

2＝清醒,对时间、地点、人物定向清晰

(注意:使用氯胺酮麻醉后的患者,只有在无眼球震颤的情况下才可让其出院)

皮肤颜色

0＝青紫	SaO_2＜90％
1＝苍白,有斑点	SaO_2 90％～95％
2＝粉红	SaO_2＞95％

(张悦怡)

操作 47:脊髓损伤的高剂量激素疗法

【适应证】

适用于所有出现症状(运动和感觉)的脊髓损伤患者。尽管作用机制尚不明,但研究显示,在脊髓损伤的 8 小时内使用高剂量激素(琥珀酸钠甲基强的松龙)治疗能改善神经系统的预后。

【禁忌证和注意事项】

1.琥珀酸钠甲基强的松龙疗法适用于脊髓损伤伴有阳性神经系统体征的患者,必须在受伤后的 8 小时内使用。

2.尽管甲基强的松龙显示能与许多药物配伍,但与任何药物一起使用前应检查有无配伍禁忌。

3.甲基强的松龙有两种可选择的剂型:琥珀酸钠甲基强的松龙和醋酸甲基强的松龙。但只有琥珀酸钠甲基强的松龙可经静脉给药。

【物品准备】

琥珀酸钠甲基强的松龙 4g,生理盐水 250ml(静脉用),静脉输液泵和管道系统。

【患者准备】

1.保持脊柱的固定和制动。

2.开通静脉通路。

3.评估基础神经系统功能状况,包括运动和感觉水平。

【操作步骤】

1.从输液瓶或袋内抽出一定量的生理盐水,以使加入的药物有足够的容量空间。

2.将 4g 琥珀酸钠甲基强的松龙加入已准备好的生理盐水输液瓶或袋内,使成甲基强的松龙浓度为 16mg/ml 的溶液(表 20-9)。

表 20-9　甲基强的松龙的剂量(以 16mg/ml 的溶液计算)

患者体重 （kg）	负荷量 （30mg/kg）	负荷量的滴注速度 （按 ml/h,15 分钟内）	每小时维持量 （5.4mg/kg/h）	维持量的滴注速度 （随后 23h 的速度按 ml/h）
30	900mg/56ml	225	162	10
35	1050mg/66ml	262	189	12
40	1200mg/75ml	300	216	14
45	1350mg/84ml	338	243	15
50	1500mg/94ml	375	270	17
55	1650mg/103ml	412	297	19
60	1800mg/113ml	450	324	20
65	1950mg/122ml	488	351	22
70	2100mg/131ml	525	378	24
75	2250mg/141ml	562	405	25
80	2400mg/150ml	600	432	27
85	2550mg/159ml	638	459	29
90	2700mg/169ml	675	486	30
95	2850mg/178ml	712	513	32
100	3000mg/188ml	750	540	34

3.负荷量。

(1)负荷剂量 30mg/kg,用 15 分钟给予。

(2)开始静滴之前应先使液体充满输液管道。

(3)根据患者的体重决定负荷量滴注的速度。速度以 ml/h 计算,但负荷量应在 15 分钟内用完。

(4)负荷量滴完后,停止滴注甲基强的松龙约 45 分钟,开放普通静脉输液,以"保持开放"(to keep open,TKO)的速度滴注。

4.维持量。在随后的 23 小时,使用已备好的琥珀酸钠甲基强的松龙溶液,按5.4mg/kg·h的速度以维持剂量静脉滴注。

【与年龄相关的注意事项】

1.尚无儿童和老年人群使用激素疗法的研究。

2.如因患者病情而需限制液体的输入量,可用较少的溶液进行配置,此时甲基强的松龙的浓度提高,应重新计算静滴速度。

【并发症】

1.伤口愈合延迟。

2.胃肠道出血。

3.感染。

【患者宣教】

1.报告任何感染的征象。

2.报告任何胃肠道出血的征象。

3.激素治疗的效果并非是非常显著的,但是,有时非常小的神经状况的改善可导致损伤后相关功能恢复的显著不同。

（张悦怡）

第二十一章　常用抢救药物的使用说明

一、抢救药物的给药途径

1. 外周静脉途径(peripheral IV)。复苏药物经外周静脉途径给予后,应随后推注 20ml 的静脉用液体,以促使药物进入中心循环,然后抬高肢体 10～20 秒。

2. 骨髓腔途径(intraosseous,IO)。所有可以通过静脉(IV)途径给药的复苏药物均可经骨髓腔(IO)途径使用。

3. 气管导管途径。可以经气管导管途径给予的复苏药物有所限定。理想的气管导管内给药的剂量尚未确定。IV/IO 途径给药优于此途径,因前者有更可靠的药物输入过程和可预见的药物疗效。经气管导管内给予的药物必需先用注射用水或生理盐水稀释至 10ml,从导管壁注入后应给予数次的正压通气,以促进药物的吸收。

二、各种抢救药物的作用、使用方法和注意事项

下述药物的说明适用于成人患者。

(一)肾上腺素(epinephrine)

α 及 β 受体激动剂,增加体循环血管阻力和动脉血压,增加心脏的自律性和心肌收缩力,使心率加快,心肌需氧量增加。在 CPR 中可增加心肌和脑的血流,增加灌注压。可以通过气管导管途径给药,有 1∶10000 和 1∶1000 两种浓度。

【使用指征】

• 心脏骤停:室颤、无脉性室速、心室停顿、无脉性电活动。

• 有症状性心动过缓:作为阿托品之后的药物选择,可与多巴胺两者择一。

• 严重的低血压:用于起搏器和阿托品无效、低血压伴心动过缓或与磷酸二酯酶抑制剂合用时。

• 过敏性休克、严重的过敏反应:应与大量输液、激素和抗组胺类药物联合使用。

【用法】

• 心脏骤停的 IV/IO 剂量:复苏时,每 3～5 分钟给予 1mg(1∶10000 浓度的 10ml)。每次给药后需再推入 20ml 液体并抬高手臂 10～20 秒。

• 较高剂量法:最大可至 0.2mg/kg,可用于特殊情况(如 β 受体阻滞剂或钙通道阻滞剂过量)。

• 持续静滴给药:将 1mg 肾上腺素(1∶1000 浓度的 1ml)溶于 500ml 生理盐水或 5% 葡萄糖中,从 1μg/min 开始,根据患者反应调节速度,直至起效(通常剂量为 2～10μg/min)。

• 气管内用药:2～2.5mg 稀释于 10ml 生理盐水中。

• 严重心动过缓或低血压:2～10μg/min 静脉滴注,根据患者反应调节给药速度。

【禁忌证和注意事项】

- 血压升高和心率增快可导致心肌缺血、心绞痛和心肌耗氧量的增加。
- 使用高剂量并不能改善生存率和神经系统的预后,且会导致复苏后的心肌功能不良。
- 较高剂量可用于治疗中毒或药物导致的休克。

(二)血管加压素(vasopressin)

是一种抗利尿激素,高剂量时可以产生周边血管的收缩作用。直接刺激平滑肌的 V1 接受器而产生收缩作用;其作用期较长,半衰期为 10～20 分钟。经证实在 CPR 中可增加冠状动脉血流的灌注压力,增加重要器官的血流量和脑部氧供。

【使用指征】

- 作为替代肾上腺素的另一血管加压剂,可用于治疗对除颤无效的成人难治性室颤。
- 代替肾上腺素,用于无脉性电活动(PEA)和停搏。
- 可能有助于维持血管源性休克(如感染性休克)的血液动力学稳定。

【用法】

- 静脉用药剂量:

心脏骤停时推荐单次用药,剂量为:40U IV/IO 途径推注,以代替第一剂或第二剂的肾上腺素。(心脏骤停时肾上腺素每 3～5 分钟给药 1 次)

- 血管加压素也可经气管导管内给药,但目前尚缺乏证据来推荐可选择的合适给药剂量。

【禁忌证和注意事项】

- 是有效的外周血管收缩剂,外周血管阻力的增加可能会引起心肌缺血和心绞痛。
- 不推荐在有反应(意识)的冠状动脉疾病患者中使用。

(三)胺碘酮(amiodarone)

属于Ⅲ类抗心律失常药,同时还具有轻度非竞争性的 α 及 β 肾上腺素受体阻滞功能,以及轻度Ⅰ类及Ⅳ类抗心律失常特性。本药通过阻滞钠通道减慢心室内传导;通过阻断 β 肾上腺素受体、阻滞钙离子通道降低心率,减慢房室结传导;通过抑制钾通道延长心房、心室的复极。其主要电生理效应是延长所有心肌组织包括窦房结、心房肌、房室结、希氏束、浦肯野纤维以及心室肌的动作电位时间、复极时间和不应期,有利于消除折返,因此能有效地治疗多种室性和室上性心律失常。但由于其毒性反应,目前仅在其他抗心律失常药无效或不能耐受时,用于可危及生命的或血液动力学不稳定的心律失常。此外,本药对冠状动脉及周围血管有直接扩张作用,也有微弱的负性肌力作用,但通常不抑制左室功能(因可被其强大的扩血管作用抵消)。本药还具有一定的抗心绞痛作用。

【指征】

由于其潜在的致命性不良反应和使用管理中的困难,胺碘酮只适用于致命性的、反复发作的室性心律失常,而对其他抗心律失常药物治疗无效或不能耐受时。这些心律失常包括:

- 再发性室颤。
- 再发性的血液动力学状态不稳定的室性心动过速。

【用法】

- 对 CPR、除颤、血管加压剂无反应的心脏骤停:300mg IV/IO 推注(建议用 20～30ml 的 5％GS 进行稀释),初始剂量用后 3～5 分钟可再次推注 150mg。
- 再发性的致命性室性心律失常:最大累积量:2.2g/24h。可按以下方法给药:①快速输注:150mg,IV,用 10 分钟注入(15mg/min),如需要,可每 10 分钟快速输注 150mg。②缓慢滴注:360mg,IV,用 6 小时滴入(1mg/min)。③维持剂量滴注:540mg,IV,用 18 小时滴入(0.5mg/min)。

【禁忌证和注意事项】

- 临床试验中发现,每天累积量超过 2.2g 的患者可出现严重的低血压。
- 不能和其他延长 Q-T 间期的药物合用(如普鲁卡因酰胺)。
- 药物的最终清除时间非常长(半衰期可达 40 天)。
- 给予胺碘酮负荷剂量的患者必须留院观察,药物必须由富有致命性心律失常治疗经验的医生开具,且对其风险和效用非常熟悉,如能对其疗效和不良反应进行实验室水平的监测则更为理想。
- 其他情况下的用药:请专科会诊介入治疗。
- 药物之间的相互作用多且复杂。

(四)利多卡因(lidocaine)

本药为中效酰胺类局麻药和Ⅰb类抗心律失常药。作为抗心律失常药时,主要作用于浦肯野纤维和心室肌,抑制 Na^+ 内流,促进 K^+ 外流,明显缩短动作电位时程,相对延长有效不应期及相对不应期,降低心肌兴奋性,减慢传导速度,提高室颤阈,故能有效地抗室性心律失常,对于受损和部分去极化的纤维,能恢复其正常传导功能。但随血药浓度升高,可引起心脏传导速度减慢、房室传导阻滞以及抑制心肌收缩力和导致心排血量下降。本药可经气管导管内给药。

【使用指征】

- 可作为胺碘酮的替代药物,用于 VF/VT 导致的心脏骤停患者的治疗。
- 用于心功能正常的稳定的单形性室速患者。
- Q-T 间期和心功能正常的稳定性多形性室速患者,在缺血和电解质紊乱纠正后可考虑使用。
- Q-T 间期延长的稳定性多形性室速患者,如怀疑为尖端扭转型室速时可考虑使用。

【用法】

1. VT/VF 导致的心脏骤停。
- 初始剂量:1～1.5mg/kg IV/IO。
- 顽固性 VF 时可追加 0.5～0.75mg/kg,5～10 分钟后可重复,总共可使用 3 个剂量或总量用至 3mg/kg。
- 气管内给药:2～4mg/kg。

2. 有灌注的心律失常。用于稳定的室性心动过速、类型不明的宽波心动过速和频发的室性异位节律:
- 剂量可从 0.5～0.75mg/kg 开始,最大可用至 1～1.5mg/kg。
- 每 5～10 分钟可重复 0.5～0.75mg/kg,直至最大量 3mg/kg。

3. 维持量。1～4mg/min($30\sim50\mu g/kg \cdot min$)溶于 5% 或 10% 的葡萄糖或生理盐水中。

【禁忌证和注意事项】

- 禁忌证:不作为急性心肌梗死(AMI)时的预防性用药。
- 肝功能异常和左室功能不全时需降低维持剂量。
- 中毒症状出现时应立即停止输注。

（五）硫酸镁（magnesium）

本药可因给药途径不同呈现不同的药理作用。对心血管系统的作用为：注射给药，过量镁离子可直接舒张外周血管平滑肌及引起交感神经节冲动的传递障碍，从而使血管扩张，血压下降。此外，静脉用药能延长心脏传导系统的有效不应期，提高室颤阈值，并使心肌复极均匀，减少或消除折返激动，有利于快速性室性心律失常的控制。

【使用指征】

● 建议仅在心脏骤停伴有尖端扭转型室速或低镁血症时使用。

● 因洋地黄中毒所致的致命性室性心律失常。

【用法】

1.心脏骤停（因低镁或尖端扭转型室速所致）：1～2g（相当于50％溶液的2～4ml）溶于10ml 5％的葡萄糖中，用5～20分钟IV/IO推注。

2.有脉搏的尖端扭转型室速或伴有低镁的AMI患者：

● 负荷量：1～2g溶于50～100ml 5％葡萄糖中，用5～60分钟IV推注。

● 维持量：0.5～1g/h IV，调整剂量直至尖端扭转型室速得到控制。

【禁忌证和注意事项】

● 快速推注时偶可导致血压下降。

● 肾功能不全时慎用。

● 不推荐在AMI患者中的常规使用。

（六）阿托品（atropine）

副交感阻滞剂。可增加窦房结的自律性，改善房室传导，有利于停搏的心脏复跳。可经气管导管内给药。对于严重的有症状患者，不要因为给药而延误起搏。

【使用指征】

● 是症状性窦性心动过缓患者的首选药物。

● 对房室结阻滞或室性停搏的患者可能有效，但对结下阻滞无效（如二度二型）。

● 有机磷中毒者需要用非常大的剂量。

【用法】

1.心动过缓。

● 每3～5分钟重复用0.5mg，总量不超过0.04mg/kg（3mg）。

● 某些特殊的临床情况，可缩短用药间隔（每3分钟1次）和使用较高剂量。

2.有机磷中毒。可能需要非常大的用量（2～4mg或更高剂量）。

【禁忌证和注意事项】

● 有心肌的缺血、缺氧时应慎用，因其可增加心肌的需氧量。

● 避免用于低温的心动过缓者。

● 对于结下阻滞（莫氏二型）和新出现的三度传导阻滞伴有宽QRS波者无效。此类患者可导致反向的心率减慢。应准备起搏或使用儿茶酚胺类药物。

● 使用＜0.5mg的剂量可能会导致反向的心率减慢。

(七)多巴胺(dopamine)

本药是交感神经递质的生物合成前体,也是中枢神经递质之一,可以激动交感神经系统的肾上腺素受体和位于肾、肠系膜、冠状动脉和脑动脉的多巴胺受体而发挥作用,其临床效应与剂量相关:①小剂量时(每分钟 $0.5\sim2\mu g/kg$),主要作用于多巴胺受体,扩张肾及肠系膜血管,从而使肾血流量及肾小球滤过率增加,尿量及钠排泄量增加。②中等剂量时($2\sim10\mu g/kg\cdot min$),能直接激动 β_1 受体并间接促使去甲肾上腺素自贮藏部位释放,对心肌产生正性肌力作用,使心肌收缩力及心排出量增加,从而使心排血量加大、收缩压升高和脉压增大,舒张压无变化或有轻度升高。此时,周围血管阻力常无改变,冠脉血流及心肌氧耗得到改善。③大剂量时($>10\mu g/kg\cdot min$),能激动 α 受体,导致周围血管阻力增加,肾血管收缩,肾血流量及尿量反而减少。由于心排血量及周围血管阻力增加,致使收缩压及舒张压均增高。此药需经静脉使用。

【使用指征】
- 作为症状性心动过缓的二线用药(首选阿托品)。
- 用于低血压伴有休克症状和体征时。

【用法】
静脉给药:
- 常用静脉给药速度为 $2\sim20\mu g/kg\cdot min$。
- 根据患者反应逐步调整剂量,减量过程要缓慢。

【禁忌证和注意事项】
- 使用多巴胺前,需对低血容量患者进行充分的容量复苏。
- 对于心源性休克伴充血性心力衰竭者,使用时要非常小心。
- 可导致快速性心律失常和过度的血管收缩。
- 不要与碳酸氢钠混合。

(八)多巴酚丁胺[dobutamine(静脉制剂)]

本药属儿茶酚胺类,为选择性心脏 β_1 肾上腺素受体激动药。具有以下作用特点:①对心肌产生正性肌力作用,主要作用于 β_1 受体,对 β_2 及 α 受体作用相对较小;②能直接激动心脏 β_1 受体以增强心肌收缩和增加搏出量,使心排血量增加;③可降低周围血管阻力(后负荷),而收缩压和脉压一般保持不变,或仅因心排血量增加而有所增加;④能降低心室充盈压,促进房室结传导;⑤心肌收缩力有所增强,冠状动脉血流及心肌耗氧量常增加;⑥由于心排血量增加,肾血流量及尿量常增多;⑦与多巴胺不同,本药并不间接促进内源性去甲肾上腺素的释放,而是直接作用于心脏。

【使用指征】
考虑为"泵"的问题(如充血性心力衰竭、肺淤血)而收缩压为 $70\sim100$mmHg 且没有休克的征象时。

【用法】
静脉给药:
- 常用的输注速度为 $2\sim20\mu g/kg\cdot min$。
- 调节速度,使心率维持在不超过基础心率的 10%。
- 使用时如能监测血液动力学情况则最佳。
- 老年患者的药效显著下降。

【禁忌证和注意事项】

- 禁忌证:怀疑或已知为中毒或药物导致的休克。
- 收缩压<100mmHg 且出现休克征象者应避免使用。
- 可导致快速性心律失常、血压波动、头痛和恶心。
- 不要与碳酸氢钠混合。

(九)碳酸氢钠[sodium bicarbonate(小苏打)]

本药能直接增加机体的碱储备,其解离度大,可提供较多碳酸氢根离子(HCO_3^-)以中和氢离子(H^+),使血中 pH 值较快上升。能使尿中 HCO_3^- 浓度升高,尿液 pH 值升高,从而使尿酸、血红蛋白等不易在尿中形成结晶或聚集,使尿酸结石或磺胺类药物得以溶解。

【使用指征】

碳酸氢盐适用于下述情况:

- 已知的先前存在的高血钾。
- 已知的先前存在的对碳酸氢盐有反应的酸中毒,如糖尿病酮症酸中毒、三环类抗抑郁药或阿司匹林过量、可卡因或苯海拉明过量等。
- 已实施有效通气前提下的较长时间的复苏;较长时间心脏骤停后恢复自主循环时。

【用法】

静脉给药:

- 1mmol/kg 静脉推注。
- 如果能快速获得相关资料,应使用动脉血气分析的结果来指导碳酸氢盐的治疗(计算碱剩余或者碳酸氢根离子的浓度),但动脉血气不能作为心脏骤停时判断酸中毒的可靠指标。

【禁忌证和注意事项】

- 心脏骤停时,有效、充足的通气和 CPR 是酸中毒的主要"缓冲剂"而不是碳酸氢钠。
- 不适用于高碳酸血症性酸中毒,如心脏骤停时进行 CPR 但未行插管或通气未改善时。
- 不推荐在心脏骤停者中作为常规使用。

(十)阿司匹林(aspirin)

本药可使血小板的环氧合酶乙酰化,减少血栓素 A_2($TX A_2$)的生成,对 $TX A_2$ 诱导的血小板聚集产生不可逆的抑制作用;对 ADP 或肾上腺素诱导的 II 相聚集也有阻抑作用;并可抑制低浓度胶原、凝血酶、抗体-抗原复合物、某些病毒和细菌所致的血小板聚集和释放反应及自发性聚集,减少血栓形成。低剂量用药已成为 50 岁及以上人群心肌梗死的一级预防用药。

【使用指征】

- 适用于所有的急性冠脉综合征(ACS)患者,尤其是适合再灌注治疗者,除非对本药高度过敏。
- 阻止血栓素 A_2 的形成,进而预防血小板的聚集和血管收缩。可降低 ACS 患者的死亡率、再梗死率和非致命性脑卒中的发生率。
- 用于出现缺血性疼痛症状(如"压力感"、"胸部沉重感"、"压迫样"或"压榨样")的患者。

【用法】

160～325mg 尽快口服(最好嚼碎吞服)。如不能口服,可用栓剂经肛门塞入(300mg)。目标:患者到达的数分钟内给药。

【禁忌证和注意事项】

● 活动性溃疡或哮喘患者慎用(为相对禁忌证)。

● 已知对阿司匹林高度过敏的患者禁用。

(十一)硝酸甘油

本药属于有机硝酸酯类抗心绞痛药,主要通过释放一氧化氮(NO)刺激鸟苷酸环化酶,使环-磷酸鸟苷(cGMP)增加而使血管扩张。作用特点:①主要扩张周围静脉,使血液贮集于外周,减少回心血量,降低左心室舒张末压和舒张期的冠脉血流阻力;②扩张周围小动脉,使外周阻力和血压下降,减少心肌耗氧量;③扩张某些区域冠状小动脉,使心肌缺血区血流重新分布,缓解心绞痛;④本药扩张动、静脉血管的作用可减轻心脏前、后负荷而用于抗心力衰竭。有静脉剂型、舌下含服片和喷雾剂三种形式。

【使用指征】

● 怀疑缺血性疼痛时,作为初始抗心绞痛的药物。

● 用于急性心肌梗死和充血性心力衰竭、大面积的前壁心肌梗死、持续或再发性的缺血或高血压患者的治疗。作为发病起始 24～48 小时内的初步治疗之用。

● 发病 48 小时以上的再发性心绞痛或持续的肺淤血患者的继续治疗之用。

● 高血压急症合并 ACS。

【用法】

1.静脉给药。

● 静脉推注:12.5～25μg(如先前未经舌下含服或喷雾给药)。

● 静脉滴注:从 10～20μg/min 开始用,逐步调整直至起效,可每 5～10 分钟按5～10μg/min增加直至出现预期疗效。是紧急情况下所选的给药方式。使用恰当的静推输液装置系统,如由药物生产厂家提供的专用输液器具等。

● 溶解于 5% 的葡萄糖或生理盐水中。

2.舌下途径给药。1 片(0.3～0.4mg)含服,每 5 分钟重复一片,直至总量达 3 片。

3. 气雾剂喷雾。0.5～1s 内喷 1～2 喷(每剂可提供约 0.4mg 的药物),每隔 5 分钟喷 1次,总量限制为:15 分钟内用 3 次。

注意:应让患者知道,如果在含服 1 片硝酸甘油或舌下喷雾硝酸甘油后疼痛未获缓解,或反而加重,应立即呼叫急救中心。

【禁忌证和注意事项】

● 低血压(收缩压<90mmHg,或比基础血压低 30mmHg)。

● 严重的心动过缓(<50 次/分)或者心动过速(>100 次/分)。

● 右心室梗死。

● 磷酸二酯酶抑制剂治疗勃起功能障碍时(如西地那非和伐地那非使用的 24 小时内,他达拉非使用的 48 小时内)。

● 如果为 AMI,正常血压患者的收缩压下降应限制在 10% 以内,高血压患者的血压下降应限制在 30% 以内,避免使血压降至 90mmHg 以下。

● 不要与其他药物混合使用。

● 用药期间患者应取坐位或卧位。

● 不要摇晃喷雾剂瓶,因会影响单位剂量的准确性。

(十二)硫酸吗啡(morphine sulfate)

阿片受体激动药,具有止痛和镇静作用,还能扩张周围血管,增加血管床容量;降低血压,降低肺毛细血管压力,减慢心率,减轻心脏的前后负荷,减少心脏做功和改善心脏功能;另外,吗啡能阻断交感神经反射,抑制呼吸中枢的过度兴奋,间接地降低交感神经活动,减轻呼吸困难、焦虑、烦躁不安等自觉症状,降低基础代谢。临床上用于急性心肌梗死、急性左心衰竭和肺水肿的治疗。

【使用指征】

- 对硝酸甘油无效的 ACS 所致胸痛。
- 急性心源性肺水肿(血压正常时)。

【用法】

静脉给药:

- 初始量:2～4mg 静脉推注,(用1～5分钟),每5～30分钟用1次。
- 重复用量:每隔5～15分钟重复2～8mg。

【禁忌证和注意事项】

- 缓慢调整用药速度直至起效。
- 可导致呼吸抑制。
- 容量不足的患者可导致低血压。
- 右心室梗死患者应慎用。
- 可用纳洛酮逆转其作用(0.4～2mg IV)。

(十三)溶栓药物

早期的第一代溶血栓药物为链激酶(SK)、尿激酶(urokinase,UK)、尿激酶原(prourokinase)等。这些第一代纤维蛋白溶解剂能有效溶栓,但不具有纤维蛋白特异性,且链激酶具有免疫源性,可引起药物抗性、发热和变态反应。为此,开发了具有组织纤溶酶活性的第二代溶血栓药物。其代表是阿替普酶,它是一种重组组织型纤溶酶原激活剂。第二代溶栓药物对纤维蛋白特异性高,因而全身性的纤溶反应低,可以避免引起循环纤维蛋白原和纤溶酶原耗竭的全身溶栓状态。但此类药物治疗心肌梗死所需剂量较大,可引起循环纤维蛋白及纤溶酶原的轻度或中度减少,而且阿替普酶的颅内出血危险也略大于链激酶。第三代溶栓药主要有瑞替普酶和替奈普酶等,它们大多数属于生物技术产品。其共同特点是能快速溶栓、开通堵塞的冠状动脉和恢复血液循环,其半衰期长。

所有下述4种药物,均需使用专用外周静脉通路进行输注。

(1)阿替普酶(alteplase)、重组活化酶(activase)和组织纤溶酶原激活剂(tPA)。50和100mg 溶于无菌蒸馏水中,重新组合成1mg/ml。为血栓溶解药,主要成分是糖蛋白,含526个氨基酸。可通过赖氨酸残基与纤维蛋白结合,并激活与纤维蛋白结合的纤溶酶原,使之转变为纤溶酶,这一作用较其激活循环中的纤溶酶原更强。因本组药选择性地激活血栓部位的纤溶酶原,故不产生应用链激酶时常见的出血并发症。此外,体外研究表明,本组药可抑制血小板活性。静脉给药治疗急性心肌梗死时,可使阻塞的冠状动脉再通。

(2)瑞替普酶(reteplase)。10U 溶于无菌蒸馏水中,重新组合成1U/ml。本药是一种重组纤溶酶原激活药。通过将纤维蛋白溶解酶原激活为纤溶蛋白溶解酶,降解血栓中的纤维蛋白而发挥溶栓作用。可降低心肌梗死后的死亡率。动物实验显示,与其他纤溶酶原激活药相比,本药具有迅速、完全和持久的溶栓作用。

(3)链激酶(streptokinase)。组合为1mg/ml。本药为间接纤溶酶原激活药,能促进体内纤维蛋白溶解系统的活力,使纤维蛋白溶解酶原转变为活性的纤维蛋白溶解酶,引起血栓内部崩解和血栓表面溶解。本药与血浆纤溶酶原先结合为链激酶-纤溶酶原复合物,其后复合物本身及复合物中的纤溶酶原再转变为纤溶酶,两者都具有纤溶活性。部分纤溶酶自复合物释出后,产生全身性纤溶反应。复合物不被 α_2 抗纤溶酶抑制,能到达血栓表面与凝血因子 I 结合,使血块降解,而复合物在纤溶酶作用下最终裂解为碎片。

(4)替奈普酶(tenecteplase)。替奈普酶是阿替普酶的三倍体变异,这些变异使替奈普酶的体内半衰期延长,增加了 I 型纤溶酶原激活物抑制剂(plasminogen activator inhibitor type I,PAI-I)的耐受性,使替奈普酶对抗 PAI-I 的能力比阿替普酶增强 80 倍,从而提高了动脉血栓的溶解效价强度。

【使用指征】

1.对于成人急性心肌梗死(AMI)。

· ST 段抬高(在≥2 个相邻的导联抬高>1mm),新出现或怀疑为新出现的左束支传导阻滞(LBBB)。

· 出现 AMI 的症状和体征。

· 症状出现的起始时间≤12 小时。

2.对于急性缺血性脑卒中,阿替普酶是唯一获准使用的溶栓药物。

· 突然出现的局灶性神经功能缺失或意识的变化(如颜面部下垂、手臂无力、说话异常)。

· CT 扫描未发现脑内出血、蛛网膜下隙出血或肿块。

· 神经功能缺失的情况无改变或无快速改善。

· 应在症状出现的 3 小时内开始用阿替普酶。

【用法】

1.阿替普酶,tPA:根据患者的体重来调节总剂量,所有急性心肌梗死患者应不超过100mg;急性缺血性脑卒中不应超过 90mg。注意:对于 ST 段抬高的心肌梗死(STEMI)患者和急性缺血性脑卒中者的具体治疗方案是不同的。

· 用于 AMI:加速性输注(1.5 小时)。先给予 15mg IV,然后在随后的 30 分钟内给0.75mg/kg(不超过 50mg),然后在 60 分钟时间给 0.5mg/kg(不超过 35mg)。

· 急性缺血性脑卒中:用 60 分钟时间按 0.9mg/kg 输注(最大剂量 90mg)。用总剂量的10%作为初始静脉推注量,用 1 分钟时间给予;剩下的 90%在随后的 60 分钟给予。

2.瑞替普酶。最初的 10U 用 2 分钟 静脉推注,30 分钟后再用 2 分钟静脉推注第 2 个剂量的 10U(每次给药前后均需推注生理盐水),联合使用肝素和阿司匹林。

3.链激酶。1500000U 在 1 小时内输入。

4.替奈普酶。推注剂量为 30~50mg(根据体重调整剂量)。

【禁忌证和注意事项】

· 在 21 天内有活动性内出血(除外月经)。

· 3 个月内有脑血管、颅内或是脊柱内病变史(如脑卒中、动静脉畸形、肿瘤、动脉瘤、近期有过外伤或接受过外科手术)。

· 14 天内进行过大手术或有严重的创伤。

· 主动脉夹层动脉瘤。

· 严重且未控制的高血压。

· 已知的出血性疾病。

· 接受较长时间 CPR 后明确有胸部创伤。

· 7 天内接受过腰穿。

- 近期在无法压迫的位置进行过动脉穿刺。
- 缺血性脑卒中患者在接受溶栓治疗的第 1 个 24 小时内,不能使用阿司匹林或肝素。

(十四)血管紧张素转换酶抑制剂(ACEI)

主要的药理作用是抑制肾素-血管紧张素-醛固酮系统的血管紧张素转换酶(ACE)的活性,阻止血管紧张素 I 转换成血管紧张素 II 而减少其生成,减少缓激肽的水解,并能抑制醛固酮分泌,减少水钠潴留。常用于治疗高血压,近年来还用于急性心肌梗死的治疗,能逆转左心室肥厚,对抗氧自由基,防止心室重构,有资料显示能改善心肌梗死患者的预后。此类药物包括:①依那普利 enalapril(悦宁定);②卡托普利 captropril(开博通);③赖诺普利 lisinopril(捷赐瑞);④雷米普利 ramipril(瑞泰);⑤西拉普利 cilazapril(一平苏);⑥福辛普利 fosinopril(蒙诺);⑦贝那普利 benazepril(洛汀新)。

【使用指征】

- 能降低心肌梗死后患者的死亡率,改善左室功能不全,防止左室逆向重建,延缓心功能不全的发生,减少猝死和心肌梗死的再发。
- 必须在症状出现后的 24 小时内口服给药,并需长期用药。
- 用于未伴发低血压的心力衰竭患者,当使用地高辛和利尿药无效时。
- 左室功能不全的急性心肌梗死患者。
- 左室射血分数小于 40%。

【用法】

应从小剂量开始口服给药(有些情况下也可能需经静脉给药),24~48 小时内逐渐增加至足量;不能耐受 ACEI(如出现咳嗽)的患者可给予血管紧张素受体拮抗剂(ARB)。

1. 依那普利。口服:2.5mg,单剂开始用,直至 20mg,每日 2 次;静脉:初始剂量 1.25mg 用 5 分钟的时间给予,随后每 6 小时用 1.25~5mg。ST 段抬高的心肌梗死患者(STEMI)禁忌使用静脉给药(有发生低血压的可能)。

2. 卡托普利。心肌梗死时的剂量:开始用单剂 6.25mg 口服,逐渐增至 25mg,每日 3 次,如果能耐受,可用 50mg 每日 3 次。

3. 赖诺普利。心肌梗死时的剂量:症状出现的 24 小时内用 5mg,24 小时后再用 5mg,48 小时后再用 10mg,然后以 10mg 每日 1 次维持。

4. 雷米普利。开始以 2.5mg 单剂口服,如果能耐受,可调整至 5mg,每日 2 次。

【禁忌证和注意事项】

- 孕妇禁用(可导致胎儿损伤或死亡)。
- 血管性水肿患者禁用。
- 对 ACEI 高度过敏的患者禁用。
- 肾功能不全的患者应减量(男性患者肌酐>0.14mmol/L,女性患者>0.11mmol/L);双侧肾动脉狭窄患者应避免使用。
- 血钾大于 5mmol/L 不能使用。
- 低血压患者(收缩压<100mmHg 或低于基础血压 30mmHg 以上)或容量不足患者不能使用。
- 通常不在急诊室开始用药,一般在再灌注治疗完成和血压稳定后 24 小时内开始使用。

(十五)β 受体阻滞剂

β 受体阻滞剂在心血管疾病的治疗中占有重要地位。长年来,β 受体阻滞剂被用于抗心肌缺血、抗心律失常和抗高血压,但近年来,其在心力衰竭治疗中的益处已得到证实。β 受体阻滞剂能选择性结合 β 肾上腺素能受体,竞争性、可逆性拮抗 β 肾上腺素能刺激物对各器官的作用。β 受体阻滞剂可分为:①非选择性:竞争性阻断 β_1 和 β_2 肾上腺素能受体;②β_1 选择性:对 β_1 受体有更强的亲和力。但选择性为剂量依赖性,大剂量使用将使选择性减弱或消失。另外,β 受体阻滞剂可分为脂溶性和水溶性。β 受体阻滞剂的作用机制复杂,尚未完全清楚。不同药物机制可能有重大差别。对抗儿茶酚胺类毒性是主要机制。其他机制还有:①抗高血压作用;②抗缺血作用;③阻断肾小球旁细胞 β_1 受体,抑制肾素释放和血管紧张素 Ⅱ 和醛固酮的产生;④改善左室结构和功能,缩小心脏,增加射血分数;⑤抗心律失常作用。

　　此类药物包括:①美托洛尔 metoprolol(倍他乐克);②阿替洛尔 atenolol;③普萘洛尔 propranolol(心得安);④艾司洛尔 esmolol;⑤拉贝洛尔 labetalol;⑥比索洛尔 bisprolol(康可);⑦索他洛尔 sotalol(施太可);⑧阿罗洛尔 arotinolol。

　　【使用指征】

● β 受体阻滞剂是有效的抗心绞痛类药物,能降低室颤的发生率。如没有禁忌,所有怀疑心肌梗死和不稳定性心绞痛的患者都应使用本类药物。

● 可以作为溶栓治疗的辅助用药,可降低再缺血、再梗死的发生率。

● 用于室上性心动过速(PSVT、房颤、房扑)心律转复或心室率控制,是继腺苷后使用的二线药物(同钙通道阻滞剂)。

● AMI 患者伴有心率加快、血压升高时使用,以减少心肌缺血和损伤。

● 用于出血性和缺血性脑卒中患者的紧急抗高血压治疗。

● 索他洛尔使用指征:在美国,尚未批准使用索他洛尔的静脉剂型,为非一线的抗心律失常药,需要专科会诊介入其使用。口服剂型已获准用于室性和房性心律失常的治疗。美国之外的国家常用于治疗无结构性改变心脏病的室上性或室性心律失常。

　　【用法】

1. 美托洛尔(AMI 治疗方案)。

● 初始剂量:5mg 缓慢推注,每隔 5 分钟重复,直至总量达 15mg。

● 静脉用药后的口服用量:24 小时内用 50mg,一日 2 次,然后加量至 100mg,一日 2 次。

2. 索他洛尔:静脉给药。

● 按 1~1.5mg/kg 使用,随后按 10mg/min 的速度静滴。

● 必须缓慢推注。

● 有肾脏损害时必须减量。

3. 阿替洛尔(AMI 治疗方案)。

● 5mg 缓慢推注(用 5 分钟)。

● 等待 10 分钟,然后给第 2 个剂量的 5mg,缓慢推注(用 5 分钟)。

● 如果能耐受,10 分钟后可给 50mg 口服;然后每 12 小时给 50mg 口服,用 2 次,然后按 100mg 每日 1 次使用。

4. 普萘洛尔。

● 总量:0.1mg/kg,分成 3 个相等的剂量,每隔 2~3 分钟缓慢推注 1 个剂量,速度不超过 1mg/min。

● 如需要,总剂量用后 2 分钟,可再次重复。

5. 艾司洛尔。

● 0.5mg/kg 用 1 分钟推注,随后以 0.05mg/kg·min 维持 4 分钟。最大剂量:0.2mg/kg,最大速度 0.3 mg/kg·min。

- 如果初始剂量不足,可追加 0.5mg/kg 用 1 分钟推注,然后增加维持量至0.1mg/kg·min;最大速度 0.3mg/kg·min。
- 半衰期较短(2～9 分钟)。

6. 拉贝洛尔。

- 10mg 用 1～2 分钟静脉推注。
- 每 10 分钟重复或加倍给药,直到总量达 150mg,也可给初始剂量静脉推注后,以 2～8mg/min 静滴维持。

【禁忌证和注意事项】

1. 经静脉给药时,如同时经静脉使用钙通道阻滞剂维拉帕米或地尔硫䓬等,可引起严重的低血压。

2. 避免在气管痉挛性疾病、心力衰竭及严重心脏传导功能异常的患者中使用。

3. 给药过程中应严密监测心肺功能。

4. 可导致心肌抑制。

5. 出现下列情况时应禁用:严重的心动过缓、收缩压<100mmHg、严重的左心功能不全、低灌注状态、二度或三度房室传导阻滞。

6. 可卡因导致的急性冠脉综合征时禁用心得安。

7. 索他洛尔的禁忌证和注意事项:

- 具有显著的负性肌力作用,因此灌注不良的患者应避免使用。该药必须缓慢输注。
- 不良反应包括心动过缓、低血压和心律失常(尖端扭转型室速)。
- 与其他可导致 Q-T 间期延长的药物合用时需小心(如普鲁卡因酰胺、胺碘酮)。

(十六)氯吡格雷[clopidogrel(波立维)]

为口服抗血小板药物,通过选择性地、不可逆地阻断血小板膜表面的二磷酸腺苷(ADP)受体而抑制血小板的活性,具有抗血小板聚集的作用。

【使用指征】

- 在没有禁忌证的情况下,所有具有高危 ST 段压低或动态 T 波倒置的患者(非 ST 段抬高的心肌梗死和不稳定性心绞痛)如有下述情况,均应尽早服用:
  ——已计划住院进行保守治疗;
  ——或已计划使用心导管和经皮冠状动脉介入治疗(PCI),且出血的风险较低。
- 已进行心导管检查并计划行 PCI 者。
- 作为抗血小板疗法,尤其适用于不能耐受阿司匹林治疗的患者。

【用法】

首剂用 300mg 口服,随后用 75mg 口服,每日 1 次,服用 1～9 月。完全起效需等待数天后。

【禁忌证和注意事项】

- 有活动性出血的患者不能使用(如消化性溃疡);有出血倾向者慎用。
- 肝功能不全者需慎用。
- 计划在 5～7 天内接受冠脉搭桥术(CABG)的急性冠脉综合征患者应禁止使用。

(十七)糖化蛋白Ⅱb/Ⅲa 抑制剂

血小板糖化蛋白Ⅱb/Ⅲa 受体被认为是血小板聚集的最后共同通道,而这类药物可以调整受体的活性从而抑制血小板的聚集。

常用药物有阿昔单抗、依替巴肽和替罗非班。

【使用指征】

此类药物能抑制糖化蛋白Ⅱb/Ⅲa受体与血小板细胞膜结合,从而抑制血小板的聚集。用于无ST段抬高的急性冠脉综合征。

【用法】

注意查看药物说明书上有关治疗指征、剂量和治疗周期的最新信息,理想的治疗周期目前尚未有定论。

【禁忌证和注意事项】

下列情况禁忌使用:用药前30天内有活动性内出血或出血性疾病,或有颅内或其他部位的出血史,1个月内进行过外科手术或有创伤史,血小板计数$<150\times10^9/L$,对该类药高度过敏或已使用过同类的其他药物。

1. 阿昔单抗 abciximab

【使用指征】

FDA批准用于计划在24小时内进行PCI的NSTEMI或不稳定性心绞痛患者。

【用法】

• 24小时内准备行PCI的ACS患者:0.25mg/kg静脉推注,于术前10~60分钟使用,然后按0.125mg/kg·min静滴维持12~24小时。

• PCI前常规准备:首剂0.25mg/kg静推,然后按10μg/min静滴维持。

【禁忌证和注意事项】

必须和肝素一起使用。该药将与血小板进行不可逆性结合,血小板功能的恢复需要48h,重复用药可发生高度过敏反应。

2. 依替巴肽 eptifibatide

【使用指征】

不稳定性心绞痛或NSTEMI患者准备行药物保守治疗或拟行PCI时。

【用法】

• ACS:首剂180μg/kg用1~2分钟静脉推注,然后按2μg/kg·min静滴维持72~96小时。

• PCI:首剂180μg/kg用1~2分钟静脉推注,然后按2μg/kg·min静滴维持,10分钟后重复初始剂量。

• ACS/PCI的最大剂量(121kg患者):首剂最大22.6mg,维持速度15mg/h。

• 肌酐清除率<50ml/min时,需调整剂量。

【禁忌证和注意事项】

停药后4~8小时内血小板功能恢复。

3. 替罗非班 tirofiban

【使用指征】

不稳定性心绞痛或NSTEMI患者准备行药物保守治疗或拟行PCI时。

【用法】

• 首次剂量按0.4μg/kg·min静脉用30分钟,然后按0.1μg/kg·min维持48~96小时。

• 肌酐清除率<30ml/min时,需调整剂量。

【禁忌证和注意事项】

停药后4~8小时内血小板功能恢复。

(十八)肝素钠(heparine)和低分子肝素钠[clexane(依诺肝素)]

抗凝治疗是 ACS 治疗的三大策略之一。普通肝素通过与凝血因子Ⅲ相结合而产生抗血栓形成或抗凝血作用,它们结合后形成的复合物可促进对凝血因子Ⅱa(凝血酶)、Ⅸa、Ⅹa、Ⅺa、Ⅻa 的灭活。部分凝血活酶时间(APTT)和活化全血凝固时间(ACT)常被用作衡量未分离肝素抗凝血或引起出血作用的指标。对肝素分离产物的研究显示,降低其相对分子质量会相应引起抗凝血因子Ⅱa 的活性降低,对 APTT 的影响减弱,但可加强抑制凝血因子Ⅹa 活性的作用。与常规肝素相比,该结果具有更高的抗Ⅹa 与抗Ⅱa 比值;与未分离肝素相比,低分子量肝素抑制血小板聚集的作用也有所减弱,而肝素抑制血小板聚集的作用能促使出血。常规肝素或低分子量肝素的抗血栓形成作用主要应归功于对凝血因子Ⅹa 的抑制,因此低分子量肝素引起出血的可能性比普通肝素低。

与未分离肝素相比,低分子量肝素还有其他一些潜在的优越性,包括:具有更强的抗血栓形成作用、更高的皮下注射生物利用度、更长的消除半衰期(院外患者一日皮下注射 1 次即可);降低对血浆中脂肪分解活性的刺激、降低发生肝素相关性血小板减少症的可能性;并且,在使用未分离肝素或口服抗凝血药有禁忌的患者中也能安全地使用。

A. 肝素钠。未分离肝素或普通肝素(UFH),浓度范围在 1000~40000U/ml。

【使用指征】

- AMI 的辅助治疗。
- 肝素与特殊的溶栓剂一起使用(如阿替普酶、瑞替普酶、替奈普酶)。

【用法】

1.静脉输注——用于 STEMI。

- 首剂 60U/kg(最大剂量 4000U)。
- 维持剂量:12~50U/kg·h(最大剂量:体重>70kg 患者可用至 1000U/h)。
- 调节剂量至 APTT 保持在比对照延长 1.5~2 倍(大约 50~70 秒),维持 48h 或直至进行血管造影。
- 初次使用后 3 小时测定 APTT,然后每 6 小时一次检测直至稳定,随后每日检测 1 次。
- 每日检查血小板计数。
- 遵循相关的肝素使用流程和制度。

2.静脉输注——用于 NSTEMI。

- 首剂 60~70U/kg,最大剂量 5000U。
- 12~15U/kg·h 维持,最大剂量 1000U/h。
- 初次使用后 3 小时测定 APTT,然后每 6 小时一次检测直至稳定,随后每日检测 1 次。
- 每日检查血小板计数。
- 遵循相关的肝素使用流程和制度。

【禁忌证和注意事项】

- 禁忌证同溶栓治疗:活动性出血、近期进行过颅内、脊髓内或眼科手术、严重高血压、胃肠道出血、出血性疾病。
- 在与溶栓治疗同时使用时,剂量要根据实验室指标来调整。
- 血小板计数$<100 \times 10^9$/L 或有肝素致血小板减少症的病史者应禁止使用,这些患者可考虑用直接凝血酶抑制剂。

B. 低分子肝素钠(依诺肝素)

【使用指征】

用于 ACS,特别是无 ST 段抬高的心肌梗死(NSTEMI)和不稳定性心绞痛患者,此类药物通过抑制 Ⅹa 因子来抑制纤溶酶的产生,同时通过形成抗纤溶酶Ⅲ复合物来抑制纤溶酶。这类药物不被肝素结合蛋白中和。

【用法】

1. NSTEMI 依诺肝素流程。

● 1mg/kg 皮下注射,每日 2 次;首剂可静脉推注 30mg。

2. STEMI 依诺肝素流程——作为溶栓治疗的辅助疗法。

● 30mg 静推,然后 1mg/kg 皮下注射,每日 2 次,直至出院。

● 用于<75 岁而无明显肾功能不全临床表现的患者。

● 禁用于肌酐>0.14mmol/L(女性>0.11mmol/L)的患者(当与溶栓剂替奈普酶同时应用时)。

3. 依诺肝素——用于肾功能不全。

● 肌酐清除率<30ml/min 时,减量至 1mg/kg 皮下注射,每日 1 次。

4. 肝素过量的拮抗剂。颅内出血或有危及生命的出血时:根据药物包装上的说明注射鱼精蛋白。

【禁忌证和注意事项】

● 低分子肝素(LMWH)治疗的过程中有出血的可能,对肝素高度过敏或对猪源性产品过敏,或有药物过敏史者应禁止使用,尤其在有Ⅱ型肝素相关性的血小板减少症患者中,使用依诺肝素要非常小心。

● 肾功能不全时调整剂量。

● 血小板计数<100×10^9/L 时禁忌使用,这些患者可考虑用直接凝血酶抑制剂,如比伐卢定(bivalirudin),FDA 批准其用于进行 PCI 的 ACS 患者:首剂 0.25mg/kg;静脉推注;维持静滴;0.5mg/kg·h 用 12 小时;然后用 0.25 mg/kg·h 维持 36 小时,第 1 个 12 小时内如 APTT>75s 应减量。

(十九)氯化钙(calcium chloride)

10%溶液为:10ml 中每 ml 含 100mg。

【使用指征】

● 已知或怀疑有高钾血症(如肾功能不全)。

● 低钙血症(如大量输血后)。

● 作为药物毒性作用的解毒剂,如钙通道阻滞剂或 β 受体阻滞剂过量而导致的低血压和心律失常。

【用法】

● 高钾血症和钙通道阻滞剂过量时,用 500～1000mg (10%的溶液 5～10ml)静脉推注,如需要,可重复给药。

【禁忌证和注意事项】

● 不作为心脏骤停的常规用药。

● 不能与碳酸氢钠混合使用。

(二十)腺苷(adenosine)

腺苷是普遍存在于人体细胞的内源性核苷,主要由三磷酸腺苷(ATP)降解形成,是一种能终止阵发性室上速的独特药物,但不适合用通常的抗心律失常药来分类。它本身是机体能量系统的组成部分,同时还作为几种生化途径的中间代谢产物,参与调节许多生理过程,包括血小板功能、冠状血管和全身血管张力以及脂肪降解等。

研究表明,本药和 ATP 均能产生短暂的负性变力、变传导和变时作用。其电生理作用包括降低窦房结和浦肯野纤维自律性、抑制房室结传导,使心房动作电位缩短并超极化、抗异丙肾上腺素对心室肌细胞动作电位的影响等。本药及 ATP 均可产生一过性房室传导阻滞,从而打断室上性心动过速在房室结的折返环。本药对预激综合征患者旁路的前向传导无作用。窦房结和房室结对本药的生理剂量均很敏感,因而能成功地终止房室结参与折返的阵发性室上性心动过速。

本药的选择性抗心律失常作用,可用于鉴别宽 QRS 波心动过速的类型,是否为室性心动过速还是室上性心动过速伴室内差异传导。可引起一过性的完全房室阻滞,在不通过房室结传导的情况下,能清楚地显示室上性心律失常患者的心房活动,对诊断心房扑动、结内折返、心房颤动或多旁道传导有一定价值。另外,本药持续静脉给药时可产生强烈的血管舒张作用。用药后正常冠状动脉的血流量增加,而狭窄冠状动脉的血流轻度增加或不增加,从而可增大正常动脉供血组织和狭窄动脉供血组织之间放射性核素分布的差异,故也可作为一种辅助药物用于铊-201 心肌灌注显影。

【使用指征】

● 对大多数稳定的窄波型阵发性室上速(PSVT)患者为首选药物,能有效终止因房室结或窦房结折返引起的心动过速。

● 对于不稳定的窄波折返性心动过速,在准备电复律期间可考虑使用。

● 规则的宽波心动过速,考虑或先前诊断为折返性室上速的患者。

● 对于未确定诊断的稳定性窄波室上速(SVT)患者,可作为诊断方法。

【用法】

1.快速静脉推注。

● 给药前将患者置于轻度的反向垂头仰卧位。

● 1～3 秒内快速推注 6mg 的初始量,随后推注 20ml 生理盐水,然后抬高肢体。

● 如需要,1～2 分钟后可给第 2 个剂量 12mg。

● 如需要,可再次重复上述剂量(12mg)。

● 注射时持续监测心电图并打印出心脏节律的记录。

2.注射技巧。

● 将腺苷和推注用液体用不同的注射器分别抽好备用。

● 将两副注射器分别与靠近患者端输液管道上的三通相连。

● 关闭注射端上方的输注液体管道。

● 打开连接腺苷侧三通,快速推入腺苷(1～3 秒内)。

● 立即打开与推注液体注射器相连侧的三通,快速推入 20ml 生理盐水。

● 打开输液管道,滴注液体。

【禁忌证和注意事项】

● 禁忌证:中毒或药物所致心动过速或二度和三度房室传导阻滞。

● 一过性的不良反应包括:面部潮红、胸痛、胸闷、短暂的心脏停搏或心动过缓、室性异位节律。

● 摄入茶碱或咖啡因时的药物疗效下降(可能需加大剂量);使用双嘧达莫或卡马西平的患者应减量至 3mg。

- 宽波或室性心动过速患者使用时可使病情恶化(包括出现低血压)。
- 室上速(SVT)终止后常出现短暂的窦性心动过缓和室性异位节律如室性早搏等。
- 不能转复房颤、房扑或室性心动过速。
- 孕妇使用是安全、有效的。

(二十一)钙通道阻滞剂

本类药物能抑制钙离子进入细胞内,也抑制心肌细胞兴奋-收缩耦联中钙离子的作用,因而抑制心肌收缩,减少心肌氧耗,扩张冠状动脉,解除冠状动脉痉挛,改善心内膜下心肌的供血;能扩张周围血管,降低动脉压,减轻心脏负荷;还能降低血黏度,抗血小板聚集,改善心肌微循环。常用的药物有地尔硫䓬和维拉帕米。

1. 地尔硫䓬(diltiazem)

【使用指征】

- 控制房颤或房扑的心室率。可终止依赖房室结传导而致反复发作的折返性心律失常。
- 对于顽固性的折返性室上速患者,如伴有窄 QRS 波而血压稳定,可在使用腺苷后考虑地尔硫䓬(二线用药)。

【用法】

- 快速控制心率:用 2 分钟静脉输注 15~20mg(0.25mg/kg);15 分钟后可重复给药:再用 2 分钟给 20~25mg(0.35mg/kg)。
- 静脉维持用药:按 5~15mg/h,根据心率调整至合适剂量(可溶于 5%GS 或 NS 中)。

【禁忌证和注意事项】

- 禁用于未明确类型的宽 QRS 波心动过速或由药物/中毒所致的心动过速。
- 预激综合征(Wolff-Parkinson-White syndrome)伴快速频率的房颤或房扑、病窦综合征或未安装起搏器的房室阻滞患者,都应避免使用钙通道阻滞剂。
- 由于其外周扩血管作用,可引起血压下降(维拉帕米的降血压作用较地尔硫䓬更强)。
- 口服 β 受体阻滞剂的患者应避免使用。
- 同时经静脉使用 β 受体阻滞剂时会导致严重的低血压。

2. 维拉帕米 verapamil

【使用指征】

- 在血压稳定和左心室功能正常的情况下,可用于终止窄 QRS 波的阵发性室上速。常作为腺苷使用后可考虑选择的药物之一。
- 可用于控制房颤、房扑或多源性房性心动过速患者的心室率。

【用法】

静脉用药:

- 初始剂量:用 2 分钟静脉推注 2.5~5mg(老年患者应使用 3 分钟)。
- 第二次剂量:5~10mg,如需要,可每 15~30 分钟用 1 次。最大剂量:20mg。
- 另一可选择的用法:5mg 静推,每 15 分钟用 1 次,直至总量达 30mg。

【禁忌证和注意事项】

- 仅用于窄波的 PSVT,或已知为室上性的心律失常。
- 不要用于类型不明的宽 QRS 波心动过速,避免在 WPW 综合征和房颤、病态窦房结综合征或没有安装起搏器的二度或三度房室传导阻滞的患者中使用。
- 可使心肌收缩力下降,导致外周血管扩张和低血压。在药物中毒时,静脉推注钙剂可恢复血压。

• 同时经静脉使用 β 受体阻滞剂时会导致严重的低血压。在口服 β 受体阻滞剂的患者中使用时,必须非常小心。

(二十二)伊布力特(ibutilide)

为新的Ⅲ类抗心律失常药物,具有延长复极作用,可阻滞钾离子外流,并有独特的加速钠离子内流作用。可轻度减慢窦性节律,对房室传导和 QRS 间期作用轻微,但可延长 Q-T 间期,主要用于终止心房扑动和心房颤动的发作。不宜用于预防反复发作或阵发性房颤。禁用于低钾、心动过缓和已应用延长 Q-T 间期药物的患者。与该药有同样作用的另一治疗选择是直流电复律。

【使用指征】

用于室上性心律失常,包括起病≤48 小时的房颤和房扑的治疗。作用持续时间短。能有效转复发作持续时间相对较短的房颤或房扑节律。

【用法】

• ≥60kg 成人的剂量:用 10 分钟静脉推注 1mg(10ml,可稀释亦可不稀释),如需要,10 分钟后可以同样速度使用第 2 个剂量。

• <60kg 成人的剂量:0.01mg/kg 作为初始静脉用量。

【禁忌证和注意事项】

禁用于 Q-T 间期>440ms 的患者。大约 2%～5% 的患者可发生室性心律失常(如多形性室速,包括尖端扭转型室速)。用药期间及用药后 4～6 小时要持续监测 ECG,以观察有无心律失常的出现,并在床边备用除颤仪。明显左室功能不全的患者具有发生心律失常的高度危险。

(二十三)地高辛(digoxin)

本药为毛花洋地黄中提纯制得的中效强心苷,治疗剂量时有两方面作用:①增加心肌收缩力和速度:由于本药抑制细胞膜上的 Na^+-K^+-ATP 酶,减少钠、钾交换,使细胞内 Na^+ 增加,从而肌膜上 Na^+、Ca^{2+} 交换趋于活跃,使细胞内 Ca^{2+} 增多,作用于收缩蛋白,增加心肌收缩力和速度。②对心肌电生理的影响:通过直接对心肌细胞和间接通过迷走神经的作用,降低窦房结自律性,提高浦肯野纤维自律性,减慢房室结传导速度,缩短心房和浦肯野纤维的有效不应期。大剂量时可增加交感神经活性,而这可能与地高辛的心脏毒性有关。

规格:0.25mg/ml 或 0.1mg/ml,置于 1～2ml 的安瓿内(总剂量为 0.1～0.5mg)。

【使用指征】

有时其使用可能会受限。

• 减慢房颤或房扑的心室率。

• 折返性 SVT 时也可考虑使用。

【用法】

静脉用药:

• 负荷量:10～15μg/kg,根据体重调整以保证最佳疗效,同时最大程度地减少不良反应。

• 静脉使用地高辛后 4h 应检测地高辛血药浓度,口服后 6h 应进行检测。

• 维持剂量受患者体型大小和肾功能的影响。

• 注意与胺碘酮的相互作用,如需同时使用胺碘酮,应将地高辛的剂量减半。

【禁忌证和注意事项】

• 不良反应很常见,常伴发严重的心律失常。

• 除非出现危及生命的状况,否则接受地高辛治疗的患者应避免使用电复律。如必须使用,应选用低能量:10～20J。

(二十四)洋地邦(digibind)

为洋地黄的特异性抗体。每小瓶含 40mg(每瓶能结合 0.6mg 洋地黄)。

【使用指征】

出现以下洋地黄中毒情况时:

• 致命性心律失常。

• 休克或充血性心力衰竭。

• 高钾血症(血钾水平>5mmol/L)。

• 有症状患者的地高辛血清水平持续>10～15ng/ml。

【用法】

1. 慢性中毒。3～5 瓶可能会起效。

2. 急性洋地黄过量。

• 根据摄入的地高辛剂量而选择不同的静脉用量。

• 平均剂量为 10 瓶(400mg);如需要,可用至 20 瓶(800mg)。

• 详见药物内的说明书。

【禁忌证和注意事项】

洋地邦治疗后会出现血清地高辛水平的升高,故此水平不能用以指导进一步的治疗。

(二十五)胰高血糖素(glucagon)

本药是一种由 29 个氨基酸组成的多肽激素,由胰岛 α_2 细胞分泌产生,相对分子质量约为 3500。具有拮抗胰岛素的作用,其对代谢的影响与肾上腺素有相似之处。本药能通过激动胰高血糖素受体而激活腺苷酸环化酶,使细胞内 cAMP 增加而发挥正性肌力作用,从而使心肌收缩力增强、心率加快、心排血量增加和血压上升,这种正性肌力作用不会被普萘洛尔所阻断;能兴奋肾上腺髓质分泌儿茶酚胺类物质;还能增加胰岛素、甲状腺激素、降钙素及生长激素的分泌。有 1mg 和 10mg 两种针剂,自带溶媒。

【使用指征】

用于钙通道阻滞剂或 β 受体阻滞剂中毒反应时的辅助治疗。

【用法】

静脉用药:首剂用 3mg,如需要,随后以 3mg/h 的速度静滴维持。

【禁忌证和注意事项】

• 勿与生理盐水配伍。

• 可导致呕吐、血糖增高。

(二十六)磷酸二酯酶抑制剂

1. 氨力农(inamrinone)

本药是一种新型的非苷、非儿茶酚胺类强心药物,为磷酸二酯酶抑制药,兼有正性肌力和血管扩张作用,其作用不受 α、β、H_1 及 H_2 受体阻断剂的影响,与儿茶酚胺及 Na^+-K^+-ATP 酶的作用亦无关。本药的正性肌力作用主要是通过抑制磷酸二酯酶,使心肌细胞内环磷酸腺苷浓度增高,进而使细胞内钙含量增加,心肌收缩力增强,心排血量增加。其血管扩张作用可能是直接作用于小动脉或经改善心功能后减轻交感神经过度激活所致,可降低心脏前后负荷,降低左心室充盈压,改善左室功能,增加心脏指数,但对平均动脉压和心率无明显影响。本药尚可使房室结功能和传导功能增强,故对伴有传导阻滞的患者较安全。此外,还具有抗血栓形成、改善周围血微循环、改善肺顺应性及增加冠脉血流量等作用。

本药对合并房室传导阻滞和心肌缺血的心力衰竭患者尤为适用,可使心肌耗氧量平均降低 30%;慎用于急性心肌梗死合并心力衰竭的患者。治疗原发性肺动脉高压及心源性休克时可收到良好效果,能使心脏指数、肺毛细血管楔压、右房压、体循环阻力和肺血管阻力均得到明显改善。国外资料报道,与多巴酚丁胺相比,本药缓解急性心力衰竭的作用更持久,但是缺乏更进一步的比较研究。

【使用指征】

使用利尿剂、血管扩张剂和常规的正性肌力药物难以控制的严重充血性心力衰竭。

【用法】

静脉用负荷量和维持量:

- 0.75mg/kg(不要超过 1mg/kg)用 2~3 分钟推注,左室功能不全的患者(如复苏后)应用 10~15 分钟的时间给予负荷量。
- 随后按 5~15μg/kg·min 静滴,逐步调整剂量直至临床起效。
- 如需要,30 分钟内可追加一推注剂量。
- 用药时应进行血液动力学监测。
- 肌酐清除率<10ml/min 时应减量 25%~50%。

【禁忌证和注意事项】

- 勿与葡萄糖溶液或其他药物混合。
- 可导致快速性心律失常、低血压或血小板减少症。
- 可加重心肌缺血。

2. 米力农(mileinone)

为氨力农同类药,作用机制与氨力农相同,兼有正性肌力作用和血管扩张作用,但其作用较强,为氨力农的 10~30 倍。本药的心血管效应还与剂量有关,小剂量时主要表现为正性肌力作用,但当剂量加大,逐渐达到稳定状态的最大正性肌力效应时,其扩张血管作用也可随剂量增加而逐渐加强。

本药增加心脏指数的作用优于氨力农,对动脉血压和心率无明显影响,患者耐受性较好,现已取代氨力农用于严重充血性心力衰竭的治疗。半衰期比氨力农短。

【使用指征】

心功能不全和体循环或肺循环血管阻力增加时,包括:

- 心血管手术后出现的充血性心力衰竭。
- 体循环阻力增高的休克患者。

【用法】

- 负荷量:50μg/kg 用 10 分钟静脉推注。
- 维持量:按 0.375~0.75μg/kg·min 维持 2~3 天。需要进行血液动力学的监测。肾功能不全者应减量。

【禁忌证和注意事项】

可导致恶心、呕吐、低血压,尤其是容量不足患者。和氨力农相比,其半衰期短,对血小板的影响小,但发生室性心律失常的风险大。在肾功能不全和低心排的患者中,药物容易蓄积,故而肾功能不全者应减量。

（二十七）硝普钠(nitroprusside)

为强力的外周血管扩张剂，对动脉和静脉平滑肌均有作用。给药后即刻起效，停止滴注后数分钟内作用即消失。硝普钠通过红细胞代谢为氢氰酸，后者进而在肝脏内代谢为硫氰酸盐，经肾排泄。肝肾功能不全时影响硝普钠及其毒性代谢产物的清除。

【使用指征】

- 高血压危象。
- 用于降低心力衰竭和急性肺水肿时的后负荷。
- 降低急性二尖瓣或主动脉瓣反流时的后负荷。

【用法】

静脉给药：

- 将 50～100mg 加入 250ml 5% 的葡萄糖中(参照各医院的药物使用制度)。
- 以 $0.1\mu g /kg \cdot min$ 的速度开始静滴，每 3～5 分钟调整滴速，直至达理想疗效(常增至 $5\mu g /kg \cdot min$，需要时可增至 $10\mu g/kg$)。
- 用静脉输液泵给药，进行血液动力学监测以确保安全。
- 通常会在 1～2 分钟内起效。
- 药物对光敏感，输注时需要避光，用药时的输液管道、针管等均需用不透明材料覆盖。

【禁忌证和注意事项】

- 可能会导致低血压、硫氰酸盐中毒和二氧化碳潴留。
- 对有肺部疾患者，可能会反向地导致携氧不足的肺血管收缩，加剧肺内分流，从而导致缺氧。
- 其他不良反应包括头痛、恶心、呕吐和腹部痉挛。
- 使用磷酸二酯酶抑制剂者应慎用(如使用西地那非者)。

（二十八）呋塞米[furosemide(速尿)]

本药为强效的髓袢利尿药，能增加水和电解质(如钠、氯、钾、钙、镁、磷等)的排泄。能抑制前列腺素分解酶的活性，使前列腺素 E_2 含量升高，从而扩张肾血管，降低肾血管阻力，使肾血流量尤其是肾皮质深部血流量增加；能扩张肺部容量静脉，降低肺毛细血管通透性，结合其利尿作用，使回心血量减少，左心室舒张末期压力降低，有助于治疗急性左心衰竭。由于本药可降低肺毛细血管通透性，为其治疗成人呼吸窘迫综合征提供了理论依据。

【使用指征】

- 用于收缩压大于 90mmHg(没有休克的临床表现和体征)的急性肺水肿的辅助治疗。
- 高血压急症。
- 颅内压增高。

【用法】

静脉给药：

- 0.5～1mg/kg 用 1～2 分钟推注。
- 如果无效，剂量加倍至 2 mg/kg，用 1～2 分钟缓慢推注。
- 对于新发生的伴有低血容量的肺水肿，剂量应＜0.5mg/kg。

【禁忌证和注意事项】

可引起脱水、低血容量、低血压、低血钾或其他电解质紊乱。

（二十九）甘露醇(mannitol)

本药是组织脱水剂，为单糖，在体内不被代谢，经肾小球滤过后在肾小管内很少被重吸收,从而起到渗透利尿作用。具体表现为:①组织脱水作用。通过提高血浆胶体渗透压,使组织内(包括眼、脑、脑脊液等)水分进入血管内,从而减轻组织水肿,降低眼内压、颅内压和脑脊液容量及其压力。②利尿作用。通过增加血容量,促进前列腺素 I_2 分泌,从而扩张肾血管、增加肾血流量(包括肾髓质血流量);此外,本药自肾小球滤过后极少(<10%)由肾小管重吸收,故可提高肾小管内液渗透浓度,减少肾小管对水及 Na^+、Cl^-、K^+、Ca^{2+}、Mg^{2+} 和其他溶质的重吸收。有 5%,10%,15%,20% 和 25% 的溶液。目前临床常用 20% 的溶液。

【使用指征】

用于神经科急症抢救中出现的颅内压增高。

【用法】

静脉给药:

- 用 5～10 分钟经有过滤器的输液管道给 0.5～1g/kg。
- 如需要,可每 4～6 小时给 0.25～2g/kg。
- 在给氧和通气支持的同时使用。

【禁忌证和注意事项】

- 监测液体状态和血渗透压。
- 肾功能不全时因可引起液体过量,故要小心使用。

(三十)纳洛酮(naloxone)

本药为阿片受体拮抗药,对阿片样物质和内源性阿片样物质有特异性拮抗作用,对巴比妥类药物引起的呼吸抑制无对抗作用。本药通过对内源性阿片样物质内啡肽和脑啡肽的拮抗而发挥兴奋中枢神经、兴奋呼吸和抑制迷走神经的作用,能使血中去甲肾上腺素和肾上腺素水平升高,使血压上升。动物实验表明本药能改善大脑皮质氧的供应,增加神经细胞的电活动。

【使用指征】

用于阿片类制剂中毒导致的呼吸抑制和神经系统功能减退而对氧气和通气支持无效时。

【用法】

- 常用剂量 0.4～2mg,逐步调整直到通气充足。
- 可使用较高剂量以中和过量的麻醉药物作用。
- 短时间内(<10 分钟)可以给 6～10mg。
- 肌内或皮下注射的剂量为 0.4～0.8mg。
- 对于慢性阿片类药物成瘾者,应使用较小的剂量并缓慢滴注。
- 当无法经静脉或骨髓腔给药时,可以经气道导管内给药(但优先考虑 IV/IO 途径)。

【禁忌证和注意事项】

- 可导致阿片类制剂的戒断症状。
- 半衰期比麻醉剂短,可能需要重复用药。
- 监测有无再发性的呼吸抑制。
- 很少发生过敏反应。
- 给药前给予通气辅助,避免对交感神经的刺激。
- 因哌替啶导致的抽搐时避免使用。

(三十一)氟马西尼(flumazenil)

苯二氮䓬类药物(benzodiazepines,BZs)与 γ-氨基丁酸(GABA)受体结合形成一种含氯离子通道的蛋白复合物,被称为 GABA-BZ 受体-氯通道复合物,本药竞争性地置换受体上的

BZs,可逆转传统的 BZs 和非 BZs 佐匹克隆对 BZ 受体的完全激动作用。随着 BZs 对 BZ 受体占有率的升高,可产生不同程度的药理作用,受体占有率为 20%～25% 时可产生抗焦虑、抗惊厥作用,当 50% 时可产生轻度镇静、注意力下降和记忆缺失,当 60%～90% 时可产生肌肉松弛、催眠和麻醉,而本药则以相反顺序逐步逆转 BZs 的上述作用。BZs 安定药可降低体内催乳激素的水平,而本药能拮抗此作用。此外,本药还可逆转 BZs 可能产生的呼吸和心血管抑制等不良反应。

【使用指征】

拮抗苯二氮䓬过量引起的呼吸抑制和镇静作用。

【用法】

- 首剂:0.2mg 用 15 秒静推。
- 第二剂:0.3mg 用 30 秒静推,如果未达到预期效果,给第三剂。
- 第三剂:0.5mg 用 30 秒静推,如果效果不充分,每分钟重复一次直至达到预期效果或总量达 3mg。

【禁忌证和注意事项】

- 作用时间比苯二氮䓬短,因此影响其疗效。
- 监测有无再发性的呼吸抑制。
- 怀疑三环类抗抑郁药过量时禁止使用。
- 有癫痫倾向或病史者应避免使用。
- 不明药物过量时,或已知过量的药物中有可诱发癫痫者(如三环类抗抑郁药、可卡因、安非他明等),应避免使用。

(三十二)普鲁卡因酰胺(procainamide)

本药属 I a 类抗心律失常药。能减慢传导速度、延长不应期、抑制舒张期除极及降低自律性。对心肌收缩力的抑制作用较弱;还具有间接抗胆碱作用,小剂量可使房室传导加速,用量偏大则直接抑制房室传导;尚有直接扩血管作用,但不阻断 α 肾上腺素受体。

【使用指征】

- 可治疗多种心律失常,包括 Q-T 间期正常,左室功能正常的单形性室性心动过速。
- 血压稳定时,可用于治疗腺苷和迷走神经刺激无效的 PSVT。
- 用于类型不明确的稳定性宽波心动过速。
- 用于伴有 WPW 综合征时的快速性房颤。

【用法】

1. 复发性 VF/VT。

- 20mg/min 静脉输注(最大累积量不超过 17mg/kg)。
- 紧急情况下,可按 50mg/min 输注,总量不超过 17mg/kg。

2. 其他用途。

- 20mg/min 静脉输注,直至出现下列情况之一:①心律失常已控制;②低血压;③QRS 增宽>50%;④给药总量已达 17mg/kg。
- 心脏骤停抢救时,因其需缓慢给药和不确定的疗效而使应用受限。

3. 维持量。1～4mg/min(用 5% 葡萄糖或生理盐水稀释)。肾功能不全时应减量。

【禁忌证和注意事项】

- 如果有心或肾功能不全,将最大总量减至 12mg/kg,维持滴注的速度为 1～2mg/min。
- 药物本身有导致心律失常的作用,尤其在 AMI、低钾或低镁时。

- 左心室功能不良的患者可引起低血压。
- 与可致 Q-T 间期延长的药物联用时需谨慎，建议专科会诊。

(三十三)去甲肾上腺素

去甲肾上腺素(noradrenaline,NA)是去甲肾上腺素能神经末梢释放的主要递质，为非选择性 α 肾上腺素受体激动药，进入体内后，直接激动 α_1、α_2 受体，对 β_1 受体激动作用较弱，对 β_2 受体几无作用。其主要作用机制如下：①血管：NA 能激动血管肾上腺素 α_1 受体，使血管(尤其是小动脉和小静脉)收缩。对全身各部分血管收缩的程度与血管中所含 α_1 受体的多少和所用剂量有关，皮肤和黏膜血管收缩最明显，其次为肾、肝、肠系膜及骨骼肌血管。但 NA 可使冠状动脉扩张，可能与其兴奋心肌并使心肌的代谢产物(腺苷)明显增加有关，而舒张期延长和血压升高也有助于冠脉舒张(因血压升高可提高冠状血管的灌注压力而使冠脉血流量增加)。②心脏：NA 主要激动心脏 β_1 受体而使心肌收缩力加强、心率加快、传导加速和心排血量增加，可提高心脏的兴奋性，但上述作用比肾上腺素弱。由于血压升高反射性地兴奋迷走神经而使心率减慢或无改变；又由于 NA 强烈的血管收缩作用，使外周阻力增高，增加了心脏射血的阻力，故心排血量无明显增加，有时甚至有所下降。另外，当剂量过大、注射过快时，还可引起心律失常，但较肾上腺素少见。③血压：NA 升压作用较强，小剂量(10μg/min)时由于心肌兴奋和血管收缩作用使收缩压升高，此时血管收缩作用尚不十分剧烈，故舒张压升高不明显，脉压加大；大剂量时血管收缩强烈，外周阻力明显增加，使收缩压和舒张压均明显升高且脉压变小，导致肾、肝等组织的血液灌注量减少。

【使用指征】
- 用于严重的心源性休克和血液动力学障碍性低血压(收缩压<70mmHg)，同时伴周围血管阻力下降时。
- 作为治疗缺血性心脏疾患和休克的最后手段。

【用法】
静脉用药(是唯一的给药途径)。
- 0.5～1μg/min 滴注，用于改善血压(可用至 30μg/min)。
- 将 4mg 去甲肾上腺素或 8mg 酒石酸去甲肾上腺素加至 250ml 5% 的葡萄糖或葡萄糖盐水(而非单纯的生理盐水)中。
- 不可与碱性溶液使用同一路静脉进行输注。
- 中毒或药物所致低血压者，可能需要较高剂量，以获得足够灌注。

【禁忌证和注意事项】
- 可增加心肌对氧的需求，使血压增高、心率加快。
- 可导致心律失常，急性缺血患者应慎用；需监测心排出量。
- 外溢时可导致组织坏死。
- 如果发生外溢，用酚妥拉明 5～10mg 溶于 10～15ml 生理盐水中，局部湿敷。

(三十四)异丙肾上腺素(isoproterenol)

本药为非选择性肾上腺素受体激动药，对肾上腺素 β_1 和 β_2 受体均有较强的激动作用，对 α 受体几乎无作用。主要作用机制：①作用于心脏肾上腺素 β_1 受体，使心肌收缩力增强、心率加快、传导加速、心排血量和心肌耗氧量增加；②作用于血管平滑肌肾上腺素 β_2 受体，使骨骼肌血管明显舒张，肾、肠系膜血管及冠状动脉亦不同程度舒张，血管总外周阻力降低。其心血管作用导致收缩压升高、舒张压降低、脉压差变大；③作用于支气管平滑肌肾上腺素 β_2 受体，使支气管平滑肌松弛。

【使用指征】

• 作为在没有体外起搏器的情况下临时性治疗症状性心动过缓的方法，使用时应非常小心。

• 对硫酸镁无效的顽固性尖端扭转型室速。

• 临时性控制心脏移植患者的心动过缓。

• β受体阻滞剂中毒。

【用法】

静脉给药：

• 以 $2\sim10\mu g/min$ 滴注。

• 调整滴速直至心率增快至正常。

• 用于尖端扭转型室速患者，调整滴速使心率增快，直至 VT 被抑制。

【禁忌证和注意事项】

• 不要用于心脏骤停的治疗。

• 可增加心肌对氧的需求，从而可加重心肌的缺血。

• 不能与肾上腺素合用；可导致 VF/VT。

• 不要用于中毒或药物过量所致休克的患者（β受体阻滞剂除外）。

• β受体阻滞剂中毒时可能需使用较大剂量。

(三十五)氧气

可通过氧气筒或预置的墙式供氧系统连接氧气输送装置进行吸氧。

【使用指征】

• 任何可疑的心肺急症。

• 主诉气急或怀疑为缺血性疼痛。

• 所有 ACS 患者均应常规给氧 6 小时，如合并肺充血、持续缺血，或氧饱和度<90%时，应持续吸氧。

• 用于疑似脑卒中、血氧不足或未知的氧合血红蛋白饱和度的患者。

• 没有低氧血症的患者也可使用。

【设施、方法和氧浓度】

见表 21-1 所示。

表 21-1　给氧设施、方法与浓度

设施	流量	O_2(%)
鼻导管	$1\sim6L/min$	$21\sim44$
文丘里面罩	$4\sim12L/min$	$24\sim50$
部分重吸气式氧气面罩	$6\sim10L/min$	$35\sim60$
无重吸气式储氧面罩	$6\sim15L/min$	$60\sim100$
无重吸气式储氧球囊面罩	$15L/min$	$95\sim100$

【注意事项】

• 对于主要依靠组织缺氧驱动呼吸的肺部疾患患者（较少见），给氧时应严密观察。

• 指脉搏氧饱和度监测仪是用于调整用氧量以维持生理性氧饱和度的有效方法。但在低心排状态下，如伴有血管收缩或一氧化碳中毒时，可导致氧饱和度监测仪数据的不准确。

（周道扬　黄建一　张悦怡）

附　录

一、抢救药物毒理学

（一）潜在心脏毒性药物的种类、心血管中毒表现和治疗方案

潜在毒性药物类别	心肺中毒表现	可考虑的治疗方案
拟交感药 ● 安非他明 ● 甲基苯丙胺 ● 古柯碱 ● 苯环己哌啶（PCP） ● 麻黄素	● 心动过速 ● 室上性心律失常 ● 室性心律失常 ● 传导功能受损 ● 高血压危象 ● 急性冠脉综合征 ● 休克 ● 心脏骤停	● 苯二氮䓬类 ● 利多卡因 ● 碳酸氢钠 ● 硝酸甘油 ● 硝普钠 ● 基于心导管术获得的信息考虑再灌注治疗 ● 酚妥拉明（α 受体阻滞剂） ● 勿用 β 受体阻滞剂
钙通道阻滞剂 ● 维拉帕米 ● 硝苯地平（及其他二氢吡啶类） ● 地尔硫䓬 β 受体阻滞剂 ● 普萘洛尔 ● 阿替洛尔 ● 索他洛尔	● 心动过缓 ● 传导功能受损 ● 休克 ● 心脏骤停	● 生理盐水快速滴注（0.5~1L） ● 肾上腺素或其他 α/β 受体激动剂 IV ● 起搏器 ● 循环辅助设施* ● 钙剂静滴* ● 葡萄糖/胰岛素静滴* ● 胰高血糖素*
三环类抗抑郁药 ● 阿米替林 ● 去甲丙咪嗪 ● 去甲替林	● 心动过速 ● 心动过缓 ● 室性心律失常 ● 传导功能受损 ● 休克 ● 心脏骤停	● 碳酸氢钠 ● 过度通气 ● 生理盐水快速滴注（0.5~1L） ● 硫酸镁 ● 利多卡因 ● 肾上腺素或其他 α/β 受体激动剂 IV
强心苷 ● 地高辛 ● 洋地黄毒苷 ● 毛地黄 ● 夹竹桃（强心苷）	● 心动过缓 ● 室上性心律失常 ● 室性心律失常 ● 传导功能受损 ● 休克 ● 心脏骤停	● 恢复体内总钾、镁的含量 ● 恢复血管内容量 ● 地高辛特定抗体（抗原结合片段：洋地邦） ● 阿托品 ● 起搏器（小心使用,监测室性心律失常） ● 利多卡因 ● 苯妥英钠*

续表

潜在毒性药物类别	心肺中毒表现	可考虑的治疗方案
抗胆碱能药 ● 苯海拉明 ● 抗敏安	● 心动过速 ● 室上性心律失常 ● 室性心律失常 ● 传导功能受损 ● 休克、心脏骤停	● 毒扁豆碱
胆碱能药 ● 氨甲酸酯 ● 神经毒剂 ● 有机磷酸酯	● 心动过缓 ● 室性心律失常 ● 传导功能受损、休克 ● 肺水肿 ● 支气管痉挛 ● 心脏骤停	● 阿托品 ● 去污染 ● 解磷定 ● 双复磷
阿片类 ● 吗啡 ● 芬太尼 ● 美沙酮	● 低通气(浅慢的呼吸,呼吸暂停) ● 心动过缓 ● 低血压 ● 瞳孔缩小	● 纳洛酮 ● 辅助通气 ● 气管插管 ● 纳美酚
异烟肼	● 乳酸酸中毒伴或不伴抽搐 ● 心动过速或心动过缓 ● 休克、心脏骤停	● 维生素 B_6
钠通道阻滞剂(I_{vw}抗心律失常剂) ● 普鲁卡因胺 ● 丙吡胺 ● 普罗帕酮 ● 氟卡尼	● 心动过缓 ● 室性心律失常 ● 传导功能受损 ● 抽搐 ● 休克、心脏骤停	● 碳酸氢钠 ● 起搏器 ● α 和 β 受体激动剂 ● 利多卡因 ● 高渗盐水

(二)药物导致的心血管急症与治疗

药物所致心血管急症或生命体征的改变	可选择的治疗方案	禁忌证或注意事项
心动过缓	● 起搏器(经皮或经静脉起搏) ● 钙通道阻滞剂或 β 受体阻滞剂中毒:生理盐水,肾上腺素,氯化钙*葡萄糖/胰岛素*胰高血糖素*	● 阿托品(除了胆碱酯酶抑制剂中毒之外很少有效) ● 低血压时用异丙肾上腺素 ● 预防性经静脉起搏
心动过速	● 拟交感剂中毒:苯二氮䓬类,利多卡因,碳酸氢钠,硝酸甘油,硝普钠 ● 三环类抗抑郁剂中毒:碳酸氢钠,过度通气,生理盐水,硫酸镁,利多卡因 ● 抗胆碱能剂中毒:毒扁豆碱	● β 受体阻滞剂(对药物所致心动过速几乎从未见效) ● 电复律(很少有效) ● 腺苷(很少有效) ● 钙通道阻滞剂(很少有效) ● 毒扁豆碱(用于三环类抗抑郁药过量时)
传导受损 /室性心律失常	● 碳酸氢钠 ● 利多卡因	● 三环类抗抑郁药过量者:使用 I_{vw} 类抗心律失常剂(普鲁卡因胺)

药物所致心血管急症或生命体征的改变	可选择的治疗方案	禁忌证或注意事项
高血压急症	• 拟交感剂中毒:苯二氮䓬类,利多卡因,碳酸氢钠,硝酸甘油,硝普钠,酚妥拉明	• β受体阻滞剂
急性冠脉综合征	• 苯二氮䓬类 • 利多卡因 • 碳酸氢钠 • 硝酸甘油 • 阿司匹林,肝素 • 基于心导管术获得的资料进行再灌注治疗	• β受体阻滞剂
休克	• 钙通道阻滞剂或β受体阻滞剂中毒:生理盐水,肾上腺素,去甲肾上腺素,多巴胺,氯化钙*葡萄糖/胰岛素*胰高血糖素* • 如果对所有的内科治疗方案无效,可考虑循环辅助设施	• 异丙肾 • 如怀疑有地高辛中毒,应避免使用氯化钙
急性胆碱能综合征	• 阿托品 • 解磷定/双复磷	• 氯琥珀胆碱
急性抗胆碱能综合征	• 毒扁豆碱	• 抗精神病药 • 其他抗胆碱能药
阿片制剂中毒	• 纳洛酮 • 辅助通气 • 气管插管	

备注:

除非特别说明,所列生命体征的改变(心动过缓,心动过速,呼吸急促)是指具有显著血液动力学特点者。应基于相应的指征来选择治疗方案。带"*"的治疗属于未确定级别。

二、高血钾的紧急药物治疗方案

疗法	剂量	作用机制	起效时间	作用持续时间
氯化钙	10％的溶液 5～10ml 静脉用（500～1000mg）	• 作用于细胞膜以对抗高血钾的毒性作用	• 1～3 分钟	• 30 ～ 60 分钟
碳酸氢钠	• 开始用 1 个安瓿,可用至 1mmol/kg,15 分钟内可重复 • 然后将 2 个安瓿（100mmol）加入 1L 的 5％GS 中,必要时在随后的 1～2 小时静脉用	• 重新分布:细胞内转移	• 5～10 分钟	• 1～2 小时
胰岛素加葡萄糖（每 5g 糖加 2U 胰岛素）	• 10U 常规胰岛素加入 50ml 50％GS(25g)静脉用 • 然后将 10～20U 常规胰岛素加入 500ml 10％GS 中,必要时静脉用(用 1 小时时间输入)	• 重新分布:细胞内转移	• 30 分钟	• 4～6 小时
沙丁胺醇（舒喘灵）雾化吸入	• 10～20mg 用 15 分钟的时间给予 • 需要时可重复	• 重新分布:细胞内转移	• 15 分钟	• 15 ～ 90 分钟
呋塞米利尿	• 40～80mg 静脉推注	• 从体内排除	• 利尿开始	• 利尿结束
阳离子交换树脂（降钾树脂）	• 15～50g 口服或与山梨醇混合进行灌肠	• 从体内排除	• 1～2 小时	• 4～6 小时
腹膜透析或血液透析	• 遵循医院制订的相关规程执行	• 从体内排除	• 透析开始	• 透析结束

（张悦怡）

参考文献

1. 浙江省护理中心主编. 护理工作流程再造. 2005

2. Robert Berkow 主编,薛纯良主译. 默克诊疗手册,第 16 版 北京:人民卫生出版社,1997

3. 申艳芳. 急诊科分诊护士的角色与功能. 中华护理杂志,2005,40(4):294-295

4. 宋继兰,龙福真. 急诊护士分诊准确率的调查分析. 中国实用护理杂志,2005,21(1):56-57

5. Hazinski MF, Chameides L, Elling B, et al. American Heart Association Guidelines For Cardiopulmonary Resuscitation and Emergency Cardiovascular Care, *Supplement to Circulation*. 2005,112(24).

6. Field JM, Hazinski MF, Gilmore D. *Handbook of Emergency Cardiovascular Care for Healthcare Providers*. Dallas:American Heart Association,2006.

7. Cummins RO, Field JM, Hazinski MF. *Advanced Cardiovascular Life Support Provider Manual*. Dallas:American Heart Association,2006.

8. Proehl JA. *Emergency Nursing Procedures*. Philadelphia:W. B. Saunders Company,1999.

9. Wiegand DL, Carlson KK. *AACN Procedure Manual for Critical Care*. St. Louis:Elsevier Saunders,2005.

10. Fernandes CM, Tanabe P, Gilboy N, et al. Five-level triage:a report from the ACEP/ENA five-level triage task force. *J Emerg Nurs*, 2005,31:39-50.

11. Gilboy N, Travers D, Wuerz R, et al. Emergency nursing at the millennium:re-evaluation triage in the new millennium:a comprehensive look at the need for standardization and quality. *J Emerg Nurs*,1999, 25: 468-473.

12. Tanabe P, Gimbel R, Yarnold PR.. et al. The emergency severity index (version3) 5-level triage system scores predict ED resource consumption. *J Emerg Nurs*. 2004,30:22-29.

13. Murray M, Bullard M, Grafstein E. Revisions to the Canadian Emergency Department Triage and Acuity Scale Implementation Guidelines. *Can J Emerg Med* 2004;6(6):421-427.

14. Fielden NM, Oleksiak T. Clinical and injury prevention abstracts:integration of the emergency severity index triage system into an existing 5-category triage system. *J Emerg Nurs*. 2005,31(1):14.

15. Antman EM, Bennett JS, Daugherty A, et al. Use of nonsteroidal anti-inflammatory drugs:an update for clinicians:a scientific statement from the American Heart Asso-

ciation. *Circulation*. 2007 Mar 27;115(12):1634—1642.

16. Eisenstein EL, Anstrom KJ, Kong DF, et al. Clopidogrel use and long-term clinical outcomes after drug-eluting stent implantation. *JAMA*. 2007 Jan 10;297(2):159—168.

17. Folsom AR, Chambless LE, Ballantyne CM, et al. An assessment of incremental coronary risk prediction using C-reactive protein and other novel risk markers: the atherosclerosis risk in communities study. *Arch Intern Med*. 2006 Jul 10;166(13):1368—1373.

18. Hochman JS, Lamas GA, Buller CE, et al. Coronary intervention for persistent occlusion after myocardial infarction. *N Engl J Med*. 2006 Dec 7;355(23):2395—2407.

19. Hochman JS, Sleeper LA, Webb JG, et al. Early revascularization and long-term survival in cardiogenic shock complicating acute myocardial infarction. *JAMA*. 2006 Jun 7; 295(21): 2511—2515.

20. 2010 American Heart Association Guidelines for Cardiopulmonary Resuscitation and Emergency Cardiovascular Care. Circulation. 2010;122(suppl 3):S639—S870, doi: 10.1161/ CIRCULATIONAHA. 110.970889—971085 http://circ.ahajournals.org/cgi/content/full/122/18_ suppl_3/S640—S862

21. Hazinski MF 主编《2010 美国心脏协会心肺复苏及心血管急救指南》摘要. 美国心脏协会 2010.10

网络资源

1. www. nhlbi. nih. gov(美国国家健康学会——心脏、肺和血液学会网)

2. www. acc. org（美国心脏病学会网）

3. www. americanheart. org(美国心脏协会网)

4. http://www. pimsmultimedia. com/AHA_CPR/Comparison chart(美国心脏协会生命支持培训导师网)